Walter J. Dahlhaus

Seelische Erkrankungen bei Menschen mit Behinderung

aethera®

die heilenden Kräfte im Menschen stärken,
die Bildung des eigenständigen Urteils unterstützen,
die Initiativbereitschaft von Patienten und Verbrauchern fördern.

Über dieses Buch: Seelische Gesundheit ist stark mit der Bewältigung der eigenen Biografie und belastender Ereignisse verbunden. Menschen mit Intelligenzminderung haben es hier besonders schwer. Dies führt oft zu unverständlichem Verhalten. Der Autor zeigt die psychischen Hintergründe auf, denn nur durch ein tieferes Verständnis dieses Verhaltens können angemessene Reaktionen erfolgen und die spezifischen Bedürfnisse der Betroffenen erfüllt werden. Auf diese Weise können sie lernen, mit ihrer individuellen Situation immer besser umzugehen.

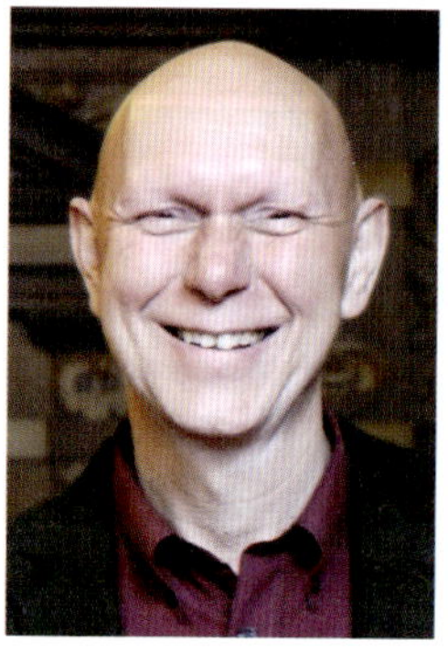

Der Autor: **Walter J. Dahlhaus**, geboren 1953, war als Heilpädagoge tätig, bevor er sich zum Facharzt für Psychiatrie und Psychotherapie weiterbildete. Im Anschluss an verschiedene klinische Erfahrungen übernahm er eine leitende Tätigkeit an der Friedrich-Husemann-Klinik in Buchenbach. Nach dem Aufbau einer eigenen Praxis widmet er sich seit mehr als 20 Jahren vornehmlich seelisch erkrankten Menschen mit Intelligenzminderung. Daneben ist er als Vortragsredner und Ausbilder (zum Beispiel an der Höheren Fachschule für anthroposophische Heilpädagogik, Sozialpädagogik und Sozialtherapie in Dornach) aktiv. Walter J. Dahlhaus ist in zweiter Ehe verheiratet und hat fünf Kinder.
Kontakt: wjdahlhaus@posteo.de

Walter J. Dahlhaus

Seelische Erkrankungen bei Menschen mit Behinderung

Ein Handbuch für Heilpädagogen und Angehörige

aethera®

Wichtiger Hinweis:
Sämtliche Angaben und Empfehlungen in diesem Buch wurden sorgfältig überprüft und in Übereinstimmung mit dem neuesten Wissensstand erarbeitet. Bei Heilmittel- oder Therapie-Empfehlungen handelt es sich um eine subjektive Auswahl ohne Anspruch auf Vollständigkeit, in der sich die Verordnungspraxis des Autors spiegelt.
Die Nennung von Handelsnamen oder Warenbezeichnungen geschieht im Rahmen der allgemeinen Pressefreiheit ohne Rücksicht auf Erzeugerinteressen; eine Werbeabsicht ist damit keinesfalls verbunden.
Angaben zu Medikamenten und therapeutischen Maßnahmen erfolgen mit der Einschränkung, dass Dosierungs- und Anwendungshinweise durch neue Erkenntnisse in der Forschung, klinische Erfahrungen und das sich verändernde Angebot an Präparaten dem Wandel der Zeit unterworfen sein können. Da auch menschliche Irrtümer und Druckfehler nie ganz auszuschließen sind, wird für Anwendungs- und Dosierungshinweise sowie für die Wirkung der Präparate keine Gewähr übernommen.
Jeder Benutzer wird dringend aufgefordert, die Angaben in diesem Buch anhand der Herstellerinformationen auf dem Beipackzettel auf ihre Richtigkeit zu überprüfen und die dort gegebenen Empfehlungen für die Dosierung und Kontraindikationen zu beachten. In Zweifelsfällen sollte immer ein Arzt oder ein Angehöriger der Heilberufe aufgesucht werden, insbesondere wenn die Beschwerden über mehrere Tage andauern. Die Angaben in diesem Buch sind weder dazu bestimmt noch geeignet, einen notwendigen Arztbesuch zu ersetzen. Eine Haftung vonseiten der Autoren oder des Verlages für Personen-, Sach- und Vermögensschäden ist ausgeschlossen.
Trotz sorgfältiger inhaltlicher Kontrolle übernehmen wir keine Haftung für die Inhalte externer Links. Für den Inhalt der verlinkten Seiten sind ausschließlich deren Betreiber verantwortlich.

ISBN 978-3-8251-8014-0

3. Auflage 2024
aethera® ist ein Imprint des Verlags Urachhaus, Stuttgart
Landhausstraße 82, 70190 Stuttgart
www.aethera.de

Layout und Einbandgestaltung: Manfred Christ
Druck: Print Best, Viljandi, Estonia

Inhalt

Das Buch ist in Dankbarkeit den Menschen mit Unterstützungsbedarf gewidmet – für alles, was sie mir anvertraut haben. Und dafür, wie sie mich gebildet haben.

Vorwort

Es gibt eine Ungewaltsamkeit hingebend hörender Haltung bei Unbeirrbarkeit des Grundes.
Karl Jaspers

Auf dieses Buch haben viele von uns seit Jahrzehnten gewartet – auf ein solches Buch!

Walter Dahlhaus schreibt über seelische Erkrankungen bei Menschen mit »kognitiven Einschränkungen«, oder anders: bei »Seelenpflege-bedürftigen Menschen« (Rudolf Steiner). Er schreibt aus »eingehenden persönlichen Erfahrungen« und einer umfassenden Kenntnis heraus, jedoch in einfacher, verständlicher Sprache, in einer Sprache, die uns allen zugänglich ist, Angehörigen und Betroffenen, Begleitern, Studenten, Therapeuten und Ärzten. Vor dem staunenden Blick des Lesers entfaltet sich ein Lehrbuch, wie es zuvor noch keines gegeben hat. Es vermittelt grundlegende Kenntnisse psychiatrischer Erkrankungen und heilpädagogischer Syndrome, ohne je die »Frage nach dem grundsätzlich Menschlichen« (Karl Jaspers), ja, ohne den konkreten Menschen je aus dem Blick zu verlieren. Er bleibt vielmehr in lebendiger Anschauung als Betroffener stets gegenwärtig. Das Buch weist den Weg, wie auch in sogenannten »Verhaltensstörungen« die Sprache des ringenden Menschen vernehmbar, »lesbar« und verstehbar ist oder werden kann. Die krankhaften Erscheinungen sind, in einem solchen Verständniszugang, nicht lediglich Abweichungen von der gesunden Norm, sondern werden, so Wolfgang Blankenburg, »in den Bedingungen ihrer Möglichkeit positiv aus dem Wesen des Menschen« deutlich, d.h. aus den konstituierenden Momenten des menschlichen Daseins. Die auffälligen Erscheinungen sind in gewisser Weise Leistungen, aktive Versuche der Selbstbehauptung in krisenhaften Situationen. Lernen wir, sie tiefer zu verstehen, so beginnen wir, den betroffenen Menschen anders zu erleben, und können anders mit ihm umgehen, unsere innere Haltung zu ihm neu justieren. »Man kann kaum einem Menschen seelisch etwas sein, in dessen Innenlage man sich nicht versetzen kann«, so zitiert Walter Dahlhaus Rudolf Steiner. Aus der neuen Erkenntnis und veränderten Haltung aber ergeben sich auch neue Weisen des Umgangs und der Förderung, der Bejahung, »Bestätigung« (Martin Buber) und Unterstützung.

Das Buch ist ein Handbuch für eine neue, veränderte Praxis – und es weist auf, wie vielfältig diese Förderung sein kann, sofern »Therapie« im griechischen Wortsinn als »Dienst« am anderen neu verstanden wird, an seinem Werden, seiner Entwicklung und Entfaltung. Walter Dahlhaus schuf nichts weniger als ein Schulungsbuch, auf der methodischen Suche nach dem »inneren Ort« des anderen, des »gemeinten Menschen« in seiner »geheimen Gestalt« (Viktor Frankl). »Es kommt darauf an, etwas bis dahin Unbeachtetes beachtlich zu finden, den Blick auf Möglichkeiten zu lenken«, schrieb einst der Psychiater Karl Jaspers in der Einführung zu seiner *Allgemeinen Psychopathologie*.

Das Werk ist zutiefst ermutigend. Es weist nach, wie weit man im Verstehen des vordergründig Unverständlichen und Fremden kommen kann und welche Möglichkeiten der neuen »Beheimatung« sich dadurch erschließen, in einer gemeinsamen, menschlichen Welt. Als Betroffene, Angehörige, Begleiter und Therapeuten ergeben sich uns vor diesem Hintergrund Perspektiven, mit denen wir praktisch arbeiten und in die Zukunft gehen können. Die Salutogenese-Kategorien von Aaron Antonovsky wendet die vorliegende Schrift daher vollkommen zu Recht auch auf diejenigen an, die sich, solchermaßen mit neuen Grundlagen versehen, in der Begleitung und Förderung der Betroffenen engagieren, mit einem neuen »Gefühl der Verstehbarkeit«, der »Handhabbarkeit« und »Sinnhaftigkeit«. Walter Dahlhaus steht in seiner ärztlichen und psychotherapeutischen Arbeit nicht nur seit Jahrzehnten erkrankten oder bedürftigen Menschen und ihren Freunden und Angehörigen bei, sondern auch den therapeutischen Gemeinschaften, die sich um sie kümmern. In dem Buch wird für alle Leser fassbar, was er ihnen zu geben vermag – oder anders: was eine vertiefte Menschenerkenntnis und Beziehungsbereitschaft zu geben vermag.

Ein zentrales, wenn auch nur verhalten ausgesprochenes Anliegen des Buches ist es, Seelenpflege-bedürftige Menschen in krankheitsbedingten Lage-Zuspitzungen an ihrem Ort, ihrem zur Heimat gewordenen Ort halten zu können. Wir können lernen, ihr herausforderndes Verhalten in Krisenlagen besser zu verstehen und ihnen anders beizustehen. Sie sind gefährdeter in ihrer Konstitution und es gehört viel Erfahrung, aber auch ein »in Liebe vertiefter Blick« (Steiner) dazu, ihnen in Notlagen gerecht zu werden, ihre »Verhaltensstörung« nachvollziehen und behandeln zu können, ihnen die Treue zu halten. Folgt man den Ratschlägen dieses Buches, so wird dies in sehr vielen Fällen in Zukunft möglich sein.

Die Würdigung des Werkes sollte vor dem Hintergrund einer Jahrhundertgeschichtsschreibung erfolgen – was für ein Weg von Alfred Hoches und Karl Bindings *Die Freigabe der Vernichtung lebensunwerten Lebens* (1920) zu diesem Buch, einem Buch der Auferstehung aus schwersten Niederungen, des Genozids und der Krankenmorde. »Die Begründung des Lebenswertes liegt im Leben selbst«, betont der Autor, und nicht zuletzt seine »menschenkundlichen Reflexionen« zeigen auf, welchen Fortschritt die Humanität in den letzten Jahrzehnten, nach furchtbaren Verfinsterungen, genommen hat. Auf der anderen Seite ist uns deutlich, wie gefährdet und bedroht humanistische Positionen in einer technisierten Hochleistungsgesellschaft noch immer sind, die nur sehr bedingt Abstand vom Selektionsprinzip genommen hat. Das große »Ja des Sein-Dürfens«, das dem Menschen »nur von menschlicher Person zu menschlicher Person gewährt werden kann« (Buber), braucht in der Gegenwart wache und mutige Befürworter. Die Geschichten von Einzelnen, die in die Kapitel des Buches eingefügt sind, handeln in oft tief berührender Weise davon. Sie handeln letztlich von der unantastbaren Würde des Menschen, jedes Menschen in jeder Gestalt. »Die Gesellschaft sollte ihre Meinung gegenüber Menschen mit einer Schwäche überdenken«, so zitiert Walter Dahlhaus aus dem Text eines Betroffenen, einem der vielen »Lehrmeister von Eindeutigkeit und Aufrichtigkeit«.

Freiburg, Februar 2020 *Peter Selg*

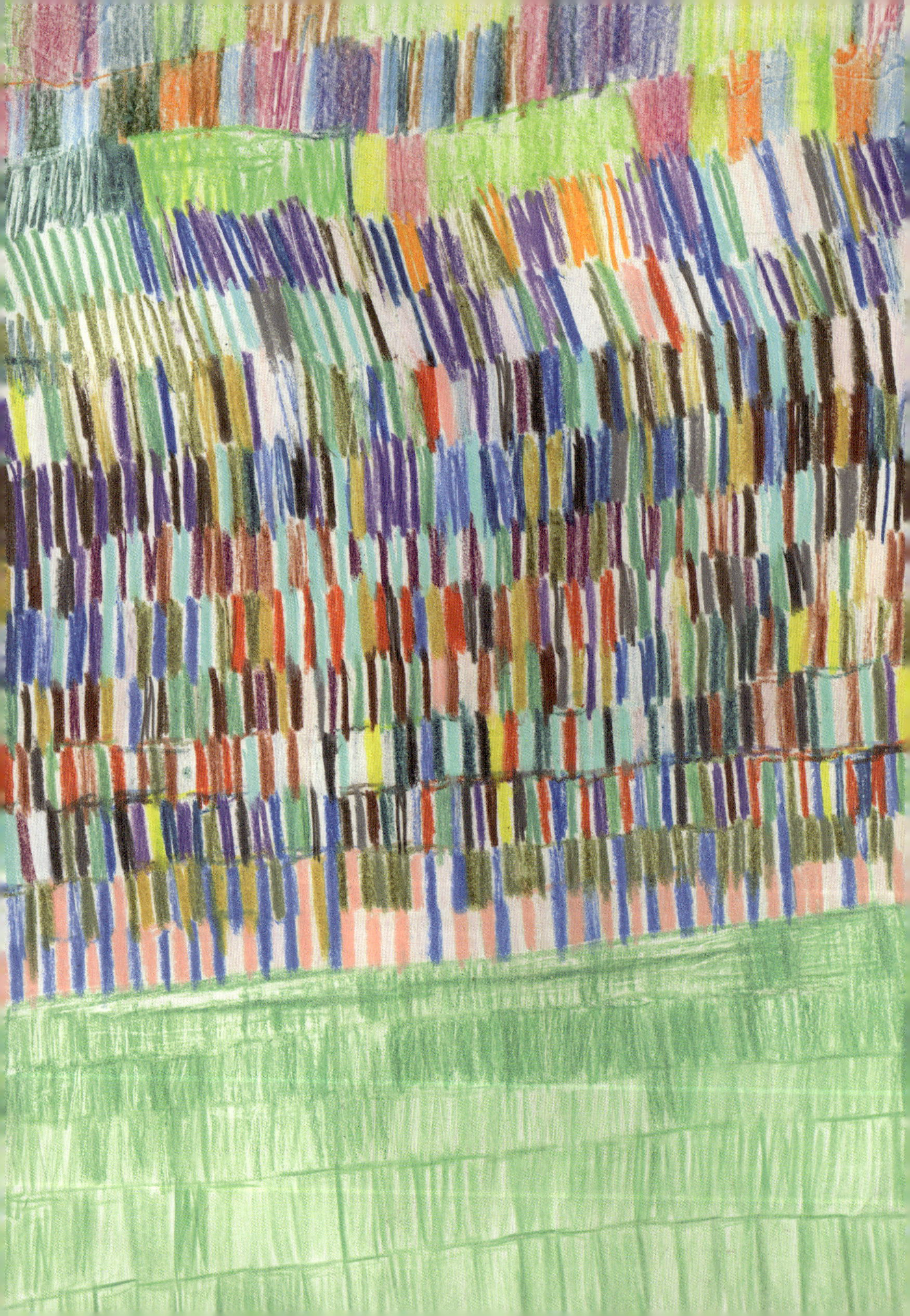

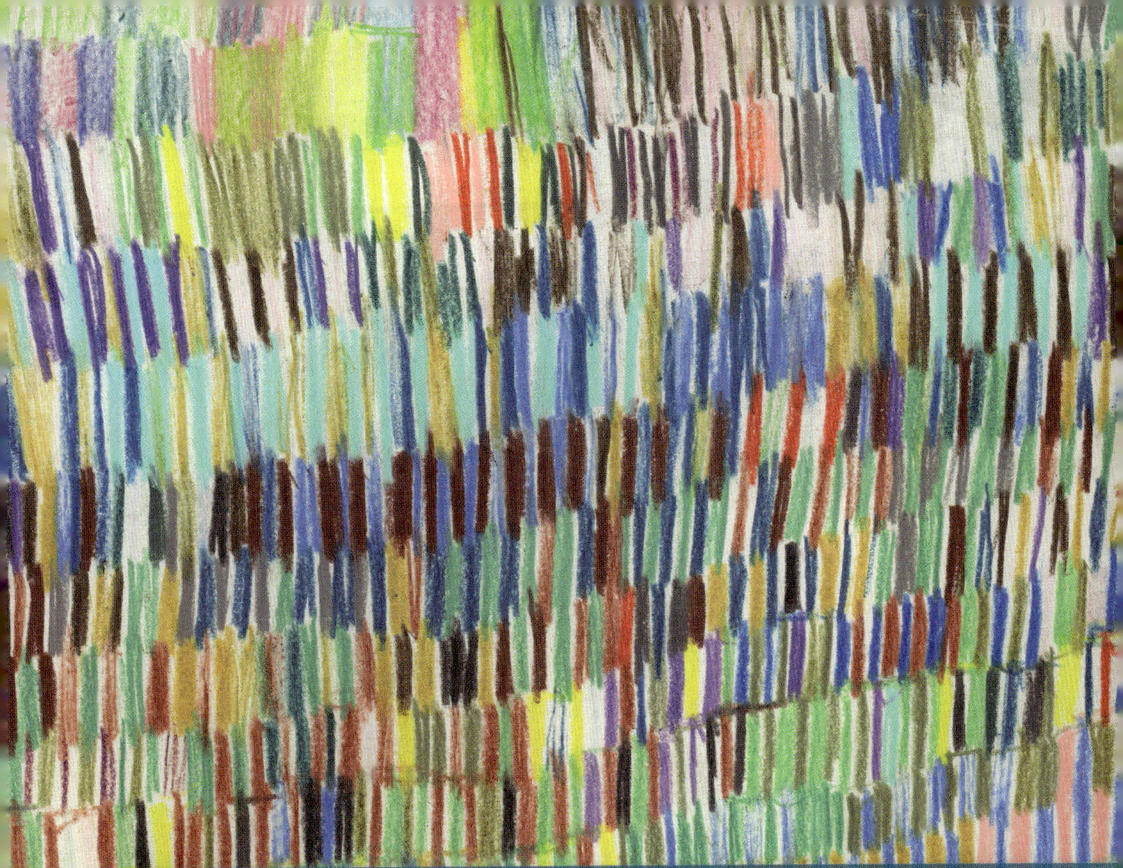

Einleitung – Warum ein solches Buch?

Man kann kaum einem Menschen seelisch etwas sein, in dessen Innenlage man sich nicht versetzen kann. *Rudolf Steiner*

Vor dem Hintergrund meiner Tätigkeit als Heilpädagoge sowie meiner daran anschließenden psychiatrisch-psychotherapeutischen Ausbildung stellt die Behandlung von Menschen mit Assistenzbedarf, die zusätzlich an einer seelischen Erkrankung leiden, seit mehr als zwanzig Jahren den Schwerpunkt meiner ärztlich-psychiatrischen Praxis dar. So durfte ich einen großen Kreis Betroffener – Kinder, Jugendliche und Erwachsene – kennenlernen und als Arzt begleiten. Wichtige Erfahrungen eröffnete mir dabei die häufig langjährige, zum Teil jahrzehntelange Begleitung dieser Menschen.

besonderes Umfeld

Die oft große Not vieler dieser Menschen hat mich betroffen gemacht. Menschen mit Assistenzbedarf leben praktisch immer in einem besonderen Umfeld – in einem heilpädagogischen Rahmen wie Kindergarten oder Schule oder im sozialtherapeutischen Bereich bzw. im Zusammenhang einer WfbM, einer Werkstatt für behinderte Menschen. Zusätzlich steht dieser Personenkreis in einem weiteren unterstützenden Bezugsrahmen wie Heim, Tagesstätte oder betreuten Wohnstrukturen. Daneben gibt es noch das familiäre Umfeld. Hier habe ich unterschiedliche Beziehungsstrukturen kennengelernt. Menschen mit kognitiven Einschränkungen und Assistenzbedarf erfahren teilweise durch Eltern und Geschwister eine entscheidende Förderung und Unterstützung. Gerade auch bedingt durch den Umstand, dass Mitarbeiter heilpädagogischer und sozialtherapeutischer Institutionen häufig nur begrenzte Zeit verweilen, kann der familiäre Hintergrund oft Garant von Kontinuität sein.

Überforderung von Angehörigen

Daneben habe ich wiederum Angehörige erlebt, die durch das So-Sein der Betroffenen – gerade auch wenn zusätzlich eine seelische Erkrankung besteht – überfordert waren.

Dies bedingt, dass ich die betroffenen Menschen fast ausschließlich im Zusammenhang mit ihren Begleitern aus dem fachlich-institutionellen wie auch aus dem familiären Hintergrund betreue.

Not der Begleiter

Die Not der Erkrankten ist fast immer auch eine Not der Begleiter. Dies führte in den vergangenen Jahren dazu, dass ich für Kollegien heilpädagogisch-sozialtherapeutischer Einrichtungen, auf Fortbildungen und Tagungen sowie in Ausbildungsstätten vermehrt Weiterbildungsangebote über den Zusammenhang »seelische Erkrankungen bei Menschen mit Intelligenzminderung« gestaltet habe.

Es galt und gilt, für diese Thematik zu sensibilisieren – um darauf aufbauend anzuregen und zu unterstützen, dass hilfreiche Strukturen geschaffen werden können, die den Bedürfnissen der Betroffenen angemessen sind. Auf diesem Boden können dann weitere therapeutische Maßnahmen angewendet werden.

hilfreiche Strukturen schaffen

Die in diesem Zusammenhang in mehr als 20 Jahren gesammelten Erfahrungen sind in dieses Buch eingeflossen.

Mein Schreiben ist getragen von der Hoffnung, dass ein größeres Wissen über seelische Erkrankungen helfen kann, sich entwickelnde Krankheiten früher zu erkennen, um möglichst früh möglichst hilfreiche Bedingungen – persönlicher wie struktureller Art – für die Betroffenen wie auch für die Begleiter gestalten zu können.

Allzu lange ist dieser Zusammenhang – das gleichzeitige Auftreten von intellektueller Beeinträchtigung und psychischer Erkrankung – nicht hinreichend wahrgenommen worden. Viele herausfordernde Verhaltensweisen von Betroffenen wurden unter dem Begriff der »Verhaltensstörung« be- und verurteilt. So wurde oft versäumt, die wirklichen Ursachen, den zielführenden Grund des Verhaltens, aufzusuchen, um adäquate Hilfen, Therapien und positive Strukturen anzubieten und aufzubauen. Oft ist übersehen worden, dass für viele Menschen mit kommunikativer und intellektueller Beeinträchtigung das jeweilige Verhalten die einzige zur Verfügung stehende »Sprache« ist.

Gemeint ist damit Folgendes: Wie soll sich ein Mensch, der sich sprachlich-kommunikativ nicht ausdrücken kann, der nicht über konstruktive Äußerungsmöglichkeiten wie Gebärdensprache, Bilder oder andere Formen einer »Unterstützten Kommunikation« (UK) verfügt, anders ausdrücken als über sein Verhalten?

Verhalten als »Sprache«

Wir können als Menschen nicht nicht kommunizieren, wie es einmal benannt wurde.[1] So können wir jedes Verhalten als Kommunikation verstehen – Rückzug, scheinbar situationsinadäquate Verhaltensweisen, expansiv-aggressive Zustände ... alles, ohne Ausnahme, ist Kommunikation, oder anders ausgedrückt: »Sprache«. Es obliegt den Begleitern, zu versuchen, dieses jeweilige Verhalten zu »lesen«, diese »Sprache« nach und nach zu erlernen, also hinreichend zu verstehen. Und es gibt viele dieser Sprachen!

Entscheidend ist, diesen Zugang zu einem Verständnis nicht zu früh und zu schnell durch ein Urteil (beispielsweise, indem man den Begriff »Verhaltensstörung« ins Spiel bringt) zu verschließen.

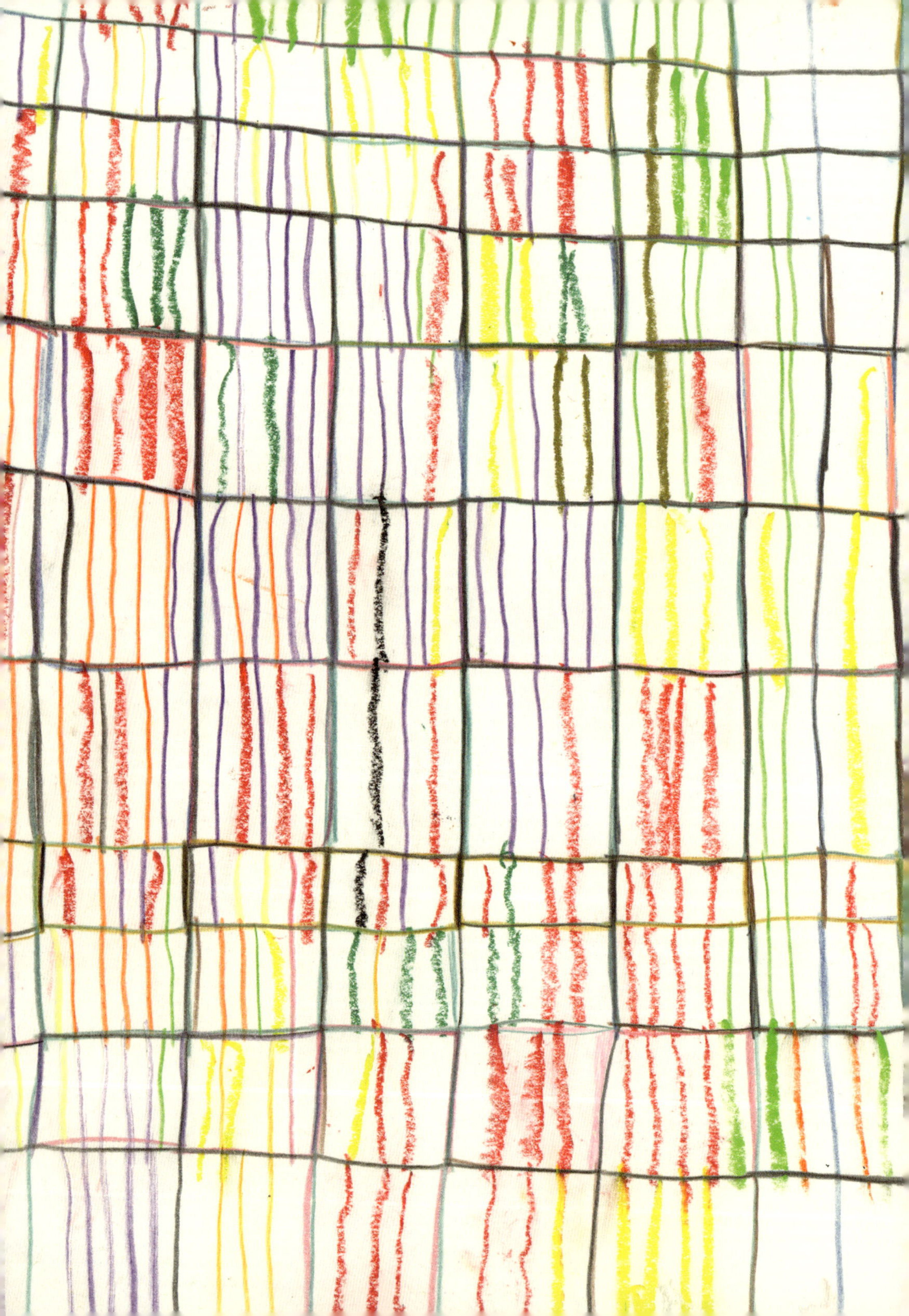

Dieser Zugang des aufmerksamen Beobachtens ist der Beginn jeder Therapie.

aufmerksames Beobachten

Erst etwa seit den 1990er-Jahren wurde zunehmend erkannt, dass all die seelischen Erkrankungen, die wir bei sogenannten nicht behinderten Menschen kennen und behandeln, auch bei Menschen mit Behinderungen auftreten.

Ein wesentlicher Pionier auf diesem Weg ist der holländische Psychiater Professor Dr. Anton Došen, der 2010 schrieb: »Im letzten Jahrzehnt wurde der große Rückstand der psychiatrischen Diagnostik und Behandlung von Menschen mit intellektueller Behinderung zum Teil aufgeholt. Während damals noch vor allem betont werden musste, dass Menschen mit einer intellektuellen Behinderung psychische Störungen – wie alle anderen Menschen auch – haben können, ist diese Tatsache heutzutage bekannt und weitgehend akzeptiert.«[2]

Wir sind heute weiter – haben aber noch eine lange Wegstrecke vor uns. Immer noch begegnet mir bei meinen Kontakten mit Betroffenen – vor allem aber mit Angehörigen, Mitarbeitern und Teams heilpädagogischer und sozialtherapeutischer Einrichtungen – ein großes Bedürfnis, diese Zusammenhänge tiefer zu verstehen. In vielen Fortbildungen für Kollegien und Einrichtungen oder in Unterrichtssituationen vertiefte sich die Frage, wie therapeutische Strukturen aussehen und gestaltet werden könnten, die die spezifischen Bedürfnisse der Betroffenen berücksichtigen. Dies darzustellen und zu entwickeln ist Anliegen dieses Buches.

Zusammenhänge verstehen

Die folgenden Ausführungen sind von meinem persönlichen Hintergrund geprägt: Ich bin Psychiater, d.h. ich bin Arzt. Als solcher bin ich bemüht, die Erkrankungen gemäß einer allgemein gültigen Sichtweise in Diagnose und Therapie darzustellen. Und ich bin anthroposophisch orientierter Arzt – das bedeutet, dass ich in meiner ärztlichen Tätigkeit eine Erweiterung dieses gültigen medizinischen Ansatzes zu verwirklichen versuche. Diese Erweiterung findet sich insbesondere in den sogenannten »menschenkundlichen Beschreibungen«.

Der Begriff »Menschenkunde« geht auf Rudolf Steiner und sein erweitertes Menschenbild zurück. In meinem ärztlichen Tun eröffnet mir dieser Ansatz wesentliche Zugänge zum Verstehen von und Handeln mit erkrankten Menschen, insbesondere auch bei Menschen in Heilpädagogik und Sozialtherapie.

Menschenkunde

Das Buch folgt dabei einem ausgesprochen pragmatischen Ansatz: Sowohl die allgemeinen Beschreibungen der Krankheitsbilder, insbesondere aber die menschenkundlichen Erweiterungen verdienten vielfach eine breitere Aus-

die Betroffenen verstehen

führung. Vor dem Hintergrund des zur Verfügung stehenden Rahmens ist alles allein auf das Ziel ausgerichtet, das Verstehen der Betroffenen zu fördern sowie die therapeutischen Zugänge zu ihnen anschaulich darzulegen und somit zu erleichtern.

Zielgruppen

Das Buch richtet sich vor allem an Heilpädagoginnen und Heilpädagogen, an Heilerziehungspflegerinnen und Heilerziehungspfleger (HEP) und an in der Sozialpädagogik sowie der Sozialtherapie Tätige. Im Besonderen wendet es sich auch an Menschen, die sich in einer diesbezüglichen Ausbildung befinden. Ganz allgemein ist es für Menschen in sozial, medizinisch und pädagogisch ausgerichteten Berufen gedacht, auch für Ärzte, deren Tätigkeitsbereich nicht primär in diesem Bereich liegt; aber auch für Personen, die beispielsweise im Rahmen einer Behörde im Kontakt zu Menschen mit Unterstützungsbedarf stehen.

Eine wichtige Zielgruppe sind aber auch die Angehörigen. Oft lange alleine gelassen im Verstehen wie im Unterstützen ihrer Kinder oder Geschwister, sind sie doch – wie bereits erwähnt – diejenigen, die eine Kontinuität in der Begleitung gewährleisten, gerade auch in Zeiten kritischer Zuspitzung. Und letztlich hoffe ich, dass auch die Betroffenen selbst von diesen Darstellungen profitieren können.

Vorbemerkungen

Mensch im Allgemeinen angesprochen

- Unsere Sprache bietet kaum Möglichkeiten, sich in einheitlicher Form an Frau und Mann zu wenden. Das allgemeine Sprachgefühl ist sensibel geworden für die ungerechte Seite einer männlich dominierten Ausdrucksweise. Das Problem ist erkannt – aber eine befriedigende Lösung ist noch nicht gefunden. Die konsequente Anfügung der jeweils anderen Flexionsform verhindert das fließende Lesen. Im Folgenden geht es meist um den Menschen im Allgemeinen und um ein Zusammenwirken der Geschlechter. Zumal keine Frau ganz ohne männliche und kein Mann ohne weibliche Anteile ist. Mit meiner Entscheidung, dem tradierten Sprachgefühl zu folgen und *den* Menschen in der männlichen Form zu benennen, will ich nichts Männliches über Weibliches stellen. Ich bin mit meiner Entscheidung nicht zufrieden, weiß aber – noch – keine bessere.

- Das Buch handelt von besonderen Menschen. Sie alle tragen etwas, das sie von einer sogenannten »Normalbevölkerung« abhebt, sei es die besondere Konstitution, die von einer veränderten Gestaltung ihrer Chromosomen herrührt, und/oder eine Beeinträchtigung ihrer Gehirnentwicklung oder -funktion. Vor Jahren sprach man von »Behinderung«, von einer »geistigen Behinderung« zumal. Die heutige Form der Beschreibung ist davon meist abgerückt – zu Recht, wie ich meine: kann man doch gerade das »Geistige«, sieht man es als die spirituelle oder transzendente Seite des Menschen an, letztlich als »unkrankbar« beschreiben – sie *ist,* nicht mehr und nicht weniger. Der Mensch ist ein geistiges Wesen – jeder Mensch –, und dieses kann nicht behindert sein. Vor allem außerhalb der Fachkreise ist der Begriff der Behinderung allerdings noch immer weit verbreitet. Diesem Umstand ist die Verwendung in der Titelformulierung dieses Buches geschuldet.

  Mensch als geistiges Wesen

  In der anthroposophisch orientierten Heilpädagogik hat Rudolf Steiner den Begriff »Seelenpflege-bedürftige Menschen« vorgeschlagen und hier die Förderung seelischer Fähigkeiten in den Vordergrund gestellt. Damit sind die Förderung von kognitiven und emotionalen Fähigkeiten sowie Aspekte von Antrieb und Motivation gemeint, wie später noch erläutert wird (siehe Seite 61 f.). Heute finden wir eher die Beschreibungen »Menschen mit Intelligenzminderung« oder auch »Menschen mit Unterstützungs- bzw. Assistenzbedarf«. Ich habe mich diesen letzteren Benennungen in meinem Buch im Wesentlichen angeschlossen, auch in Ermangelung eines Begriffs, der sich nicht mehr am Defizit, an der Einschränkung orientieren muss – vielleicht finden sich da in der Zukunft noch andere, erweiterte Begriffe.

- Und noch ein Abspüren einer stimmigen Benennung: Das Buch behandelt die Not von Menschen. Ich halte es aber nicht für passend, von »Patienten« (d.h. »Leidenden«) zu sprechen. Auch der häufig gebrauchte Begriff des »Klienten« beschreibt nicht wirklich, worum es geht, nämlich um Beziehung, um adäquate unterstützende Beziehungsgestaltung. Am ehesten scheint mir dies in dem Begriff des »Betroffenen« zu liegen – im Sinne von »dem, um den es geht« – oder auch in dem Begriff »des anderen« als Bezeichnung für einen Menschen, der einem gegenübersteht.

  Begriff des »Betroffenen«

  In den angeführten Beispielen verwende ich meist den Vornamen, auch bei Erwachsenen. Dies spiegelt meine persönlichen Beziehungserfahrungen im sozialtherapeutischen Alltag – auch in der Gegenseitigkeit. Die Namen der in den Fallbeispielen genannten Menschen wurden zu ihrem Schutz geändert.

unterschiedliche Blickwinkel

- Die Schilderungen des Buches nehmen immer wieder unterschiedliche Blickwinkel ein. Zum einen schreibe ich von mir und persönlichen Erfahrungen und Einschätzungen. Dann spreche ich von »mir« oder sage »ich«. Dann wieder spreche ich von »uns« oder sage »wir« – hier nehme ich die Position möglicher Begleiter oder Bezugspersonen mit herein.

- Seit vielen Jahren bin ich dankbar für Worte, die helfen können, besondere Zustände besser zu erfassen, die aber auch mir selbst helfen können, mich besser und aus einem tieferen Verständnis heraus auf diese Zustände einzustellen und einzulassen. Die Dichtkunst, die Fähigkeit der Dichterin, des Dichters, etwas Wesentliches ins »ver-dichtete« Wort zu führen, Geistiges fassbarer auszudrücken, ist mir eine tägliche Hilfe, mich angesichts der oft großen Herausforderungen, Verdunklungen und Verwirrungen, die seelische Leiden mit sich bringen, immer wieder selber aufzurichten und den Blick wieder frei auf das dahinterstehende, auf das eigentliche Wesen des anderen zu richten. Einige Beispiele solcher Worte sind den einzelnen Kapiteln vorangestellt oder tauchen im Verlauf eines Kapitels auf.

- Die Hinweise auf ergänzende Literatur (siehe Seite 422 ff.) sind sehr begrenzt und subjektiv. Viele weitere sehr wesentliche Veröffentlichungen könnten zu jedem Kapitel genannt werden. Die hier angegebenen können als anfänglicher Hinweis zu einer Vertiefung des Geschilderten verstanden werden.

zum Umgang mit dem Buch

- Zum Umgang mit diesem Buch: Liest man es von vorne bis hinten, hat das gewisse Vorteile, da einzelne Bereiche aufeinander aufbauen, Begriffe entwickelt und wieder aufgegriffen werden. Es ist aber auch möglich, die Kapitel für sich zu lesen; zum Beispiel je nach den aktuell anstehenden Fragen bzw. begleiteten Personen. Vielleicht möchte sich eine Leserin oder ein Leser anhand der Beispiele durcharbeiten, die die jeweiligen Kapitel illustrieren wollen, auch das kann sinnvoll sein. Bei wieder anderen kann es sein, dass sich das Bedürfnis oder die eigene

Fragestellung zunächst auf die menschenkundlichen Hinweise richtet. Möglicherweise kann das Buch aber auch von hinten nach vorne gelesen werden, beginnend mit inneren Fragen wie der nach der »Selbstfürsorge« oder auch dem »Ausblick«, wenn mehr die innere Seite der Heilpädagogik gesucht wird. Vor allem aber hoffe ich, dass das Buch auch »zwischen den Zeilen« gelesen wird – denn das »Sagbare« ist doch begrenzt, die innere Seite überragt das gedruckte Wort oft um ein Vielfaches.

zwischen den Zeilen lesen

Bevor die einzelnen Formen seelischer Erkrankungen beschrieben werden, möchte ich grundlegende biografische Aspekte anführen. Zum einen, weil wir den Menschen vornehmlich vor dem Hintergrund seiner biografischen Bedingungen verstehen müssen, im Gesamtzusammenhang seines gelebten Lebens, mit all seinen fördernden oder verhindernden Aspekten. Es gilt daneben aber auch, übergeordnete Aspekte biografischer Entwicklung zu beschreiben, um dadurch möglicherweise auch die individuelle Biografie besser verstehen zu können.

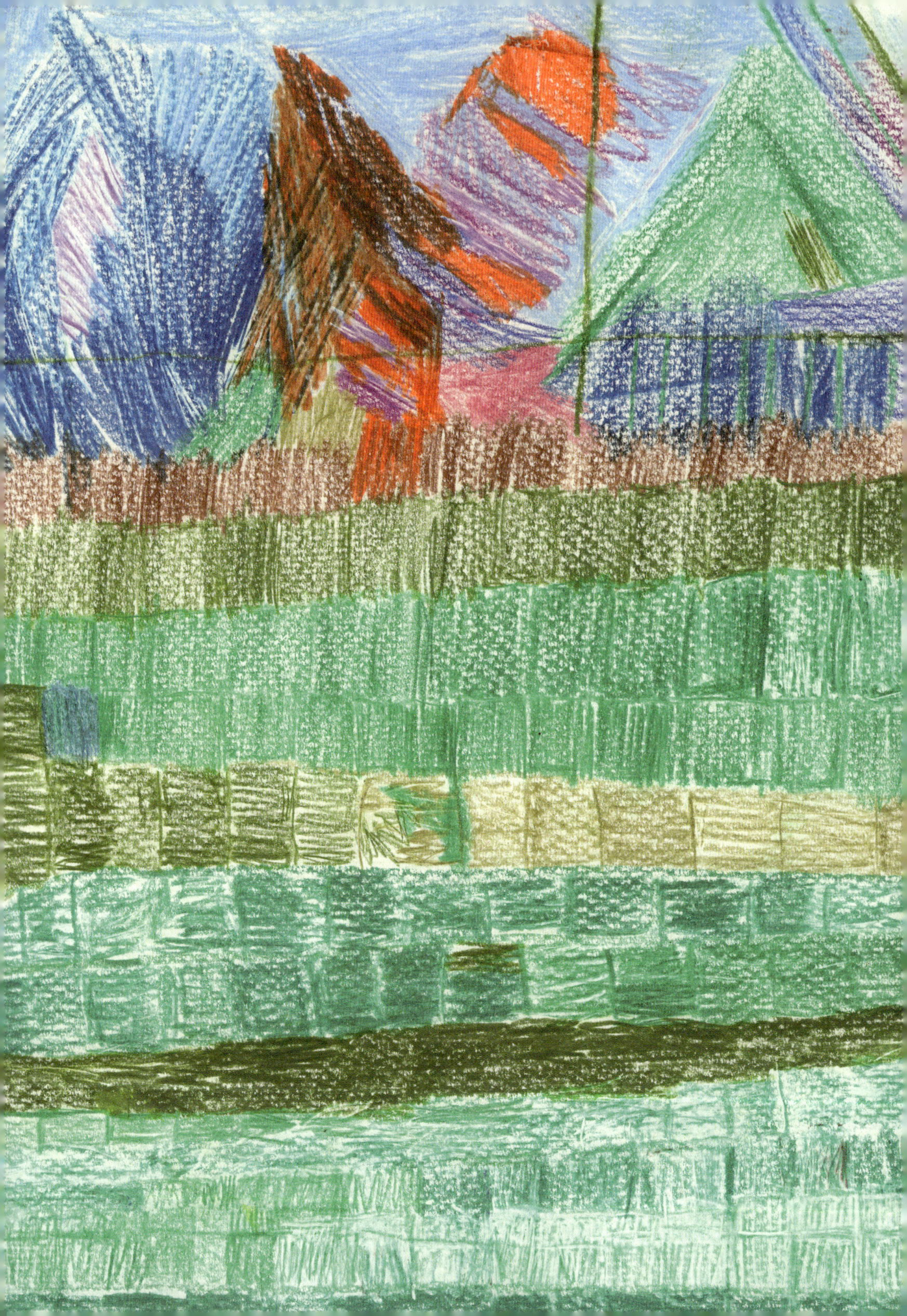

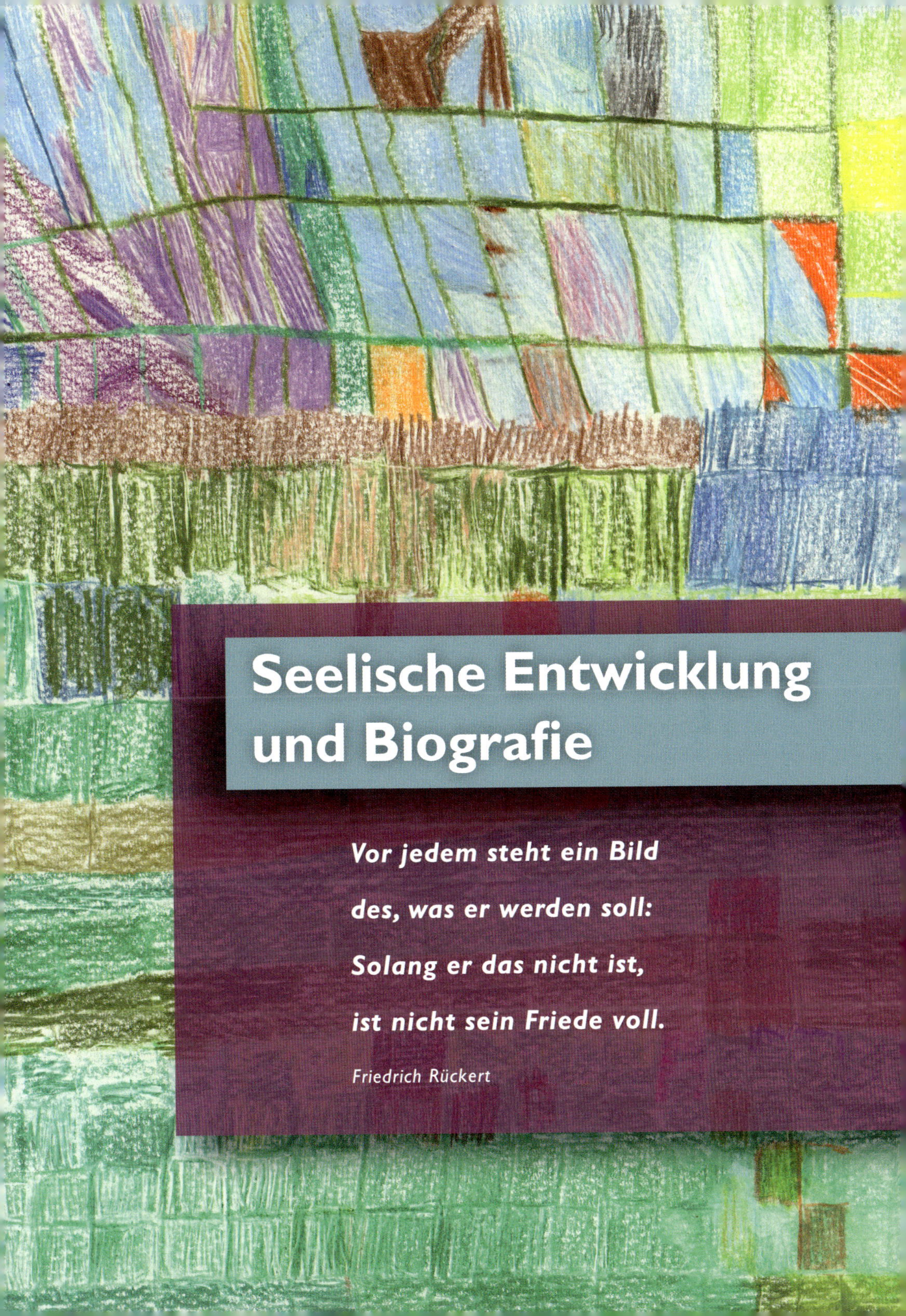

Seelische Entwicklung und Biografie

Vor jedem steht ein Bild
des, was er werden soll:
Solang er das nicht ist,
ist nicht sein Friede voll.

Friedrich Rückert

Jede Biografie, jede biografische Entwicklung ist einmalig und einzigartig. Jeder Mensch bemüht sich um ein »Gelingen«, ein »Bewältigen« seiner Biografie. Manche Menschen ringen darum.

Es gibt keine äußeren Anhaltspunkte, an denen sich festmachen ließe, ob dieses »Bewältigen« gelungen ist oder unvollständig bzw. unerfüllt bleibt.

Gefühl von Stimmigkeit

Letztlich wird allein ein Gefühl von Stimmigkeit, von Kohärenz hier entscheidend sein. Ob dieses gelebte Leben dem eigenen »Schicksal« entspricht, das eigene Schicksal erfüllt – ob es »mein Leben« ist, das kann nur der jeweilige Mensch selbst spüren.

Dazu ein Gedanke aus der Schrift *Die Lebensalter* von Romano Guardini: »Die menschliche Existenz kann unter vielen Gesichtspunkten betrachtet werden, und es gehört zu ihrem Wesen, dass sie unter keinem zu erschöpfen ist. [...] Der Mensch charakterisiert sich immer neu. Seine körperlich-seelischen Zustände wechseln beständig. [...] Trotzdem ist es immer der gleiche Mensch, um den es sich handelt. Die Verschiedenheit der Zustände hebt die Einheit nicht auf, sondern diese behauptet sich in jener. Noch in der scheinbaren Zerstörung ist sie durch das Moment des Schicksals zu ahnen.«[3]

Bejahung der Bedingungen

Die Fähigkeit jedes Einzelnen, sich belastenden, herausfordernden oder auch widrig erscheinenden Bedingungen des eigenen Lebens zu stellen, kann entscheidend sein. In der Möglichkeit der Anerkennung und vielleicht auch der Bejahung der Bedingungen liegt eine unerschöpfliche Kraft. Damit ist in keinem Fall ein resignatives Hinnehmen gemeint im Sinne von »Ich kann ja sowieso nichts daran ändern«, sondern die Befähigung, sich innerlich aktiv den gegebenen Bedingungen zu stellen, soweit wir sie nicht zu verändern vermögen. Das Wort »Schicksalsakzeptanz« mag diesen aktiven Prozess beschreiben. Oder wie es der schon schwer erkrankte Dichter Christian Morgenstern in seinem Tagebuch festhielt: »Kein Augenblick ohne ein Ja!«[4]

das eigene Schicksal finden

> ***Es ist die vorrangige ärztliche wie therapeutische Aufgabe,*** dem anvertrauten Menschen zu helfen, »sein Schicksal« zu finden. Und Krankheit verhindert nicht dieses Schicksal – sondern ist Teil desselben!

Menschen mit Assistenzbedarf brauchen im tiefsten Sinne dieses Wortes gerade hier Unterstützung, bis hin zur Eröffnung neuer und erweiternder

Blickwinkel. Ich empfinde es immer wieder als tief berührend, wenn Menschen mit ausgeprägten kognitiven, neurologischen, motorischen oder auch anderen Beeinträchtigungen eine solche Schicksals- und damit Selbstakzeptanz ausstrahlen – und dabei häufig durchaus auch ansteckend wirken. Darin können uns diese Menschen oft ein leuchtendes Vorbild sein.

Dies scheint mir wesentlich zu sein: Seelische Gesundheit ist stark mit der Bewältigung bzw. Akzeptanz der eigenen Biografie verbunden.

belastete Persönlichkeitsentwicklung

Die Persönlichkeitsentwicklung von Menschen mit Intelligenzminderung ist hier oft in einem besonderen Maße belastet. Viele der Betroffenen erleben schon früh eine geringe Akzeptanz und Wertschätzung, was oft zu Abwertungen und Ausgrenzungen führt und in der Folge zu einer ausgeprägten Fremdbestimmung. Das Selbstwertgefühl wird beeinträchtigt. Die gerade im Hinblick auf die eigene biografische Entwicklung so wesentliche Selbstwahrnehmung wird überschattet und die Erfahrung von Selbstwirksamkeit eingeschränkt.

Umso wesentlicher ist – gerade unter dem Aspekt einer gelingenden Biografie – das Bemühen um eine umfassende und anhaltende Förderung. Die Stärkung der Resilienz, der »seelischen Widerstandskraft«, aufbauend auf versichernde Bindung und ermutigende Beziehungsgestaltung, wird zum zentralen Anliegen heilpädagogischer und sozialtherapeutischer Begleitung.

Einzigartigkeit jeder Biografie

Die Besonderheit und Unverwechselbarkeit jeder Biografie hat Viktor E. Frankl eindrücklich beschrieben: »Der Mensch muss sich auch dem Leid gegenüber zu dem Bewusstsein durchringen, dass er mit diesem leidvollen Schicksal sozusagen im ganzen Kosmos einmalig und einzigartig dasteht. Niemand kann es ihm abnehmen, niemand kann an seiner Stelle dieses Leid durchleiden. Darin aber, wie er selbst, der von diesem Schicksal Betroffene, dieses Leid trägt [oder darin begleitet wird, Anm. d. V.], darin liegt auch die einmalige Möglichkeit zu einer einzigartigen Leistung.«[5]

Es gibt viele Wege, einen Zugang zur menschlichen Biografie zu finden, ihre Bedingungen zu verstehen und Lösungsmöglichkeiten zu erkennen. Ein für mich wesentlicher Zugang sind die einer Biografie zugrunde liegenden Rhythmen und inneren Bedingungen, wie sie der anthroposophisch orientierte Ansatz eröffnet.

Neben einem eigenen, inneren – vielleicht auch einsamen – Weg gibt es für die Entfaltung der Biografie noch übergeordnete Faktoren. In seiner anthropo-

biografische Rhythmen

sophisch begründeten Menschenkunde beschreibt Rudolf Steiner diese Entwicklungsgesetze allgemeiner, überpersönlicher Art: neben anderen Rhythmen vor allem das Prinzip der Siebenjahresrhythmen (»Jahrsiebte«) und der »Mondknoten« (siehe das folgende Kapitel). Wer mit diesen Gedankengängen nicht bereits vertraut ist, kann sie unvoreingenommen auf ihre Plausibilität prüfen und die eigene Entwicklung und die nahe stehender anderer Menschen unter diesen Gesichtspunkten anschauen.

In jeder einzelnen menschlichen Biografie existiert ein individueller Spielraum, der das Spannungsverhältnis zwischen allgemeinen Gesetzmäßigkeiten und individueller Ausprägung sichtbar werden lässt.

Menschenkundliche Aspekte zur Biografie

Die Jahrsiebte

leibliche Reifung

Hinter dem individuellen Schicksal kann neben anderen Rhythmen derjenige von Siebenjahres-Perioden mitprägend gesehen werden. In den ersten drei Abschnitten, bis zum 7., bis zum 14. und bis zum 21. Lebensjahr, erfolgt vornehmlich die leibliche Reifung, mehr oder minder »durch das Schicksal bestimmt«.

Im *ersten Abschnitt bzw. »Jahrsiebt«* ist die Entwicklung von einem Aufnehmen und Nachahmen des Erlebten geprägt. Leitmotiv für den Erzieher gegenüber dem Kind kann hier die Stimmung sein: »Die Welt ist gut.«

Vom 7. bis zum 14. Lebensjahr besteht bei einem Kind das Bedürfnis, die es umgebende Welt empfindend mitzuerleben, unterstützt durch die Stimmung: »Die Welt ist schön.«

Im *dritten Jahrsiebt* steht dann ein zunehmend verstehendes Lernen der Bedingungen der Welt im Vordergrund, unterstützt durch die Stimmung: »Die Welt ist wahr.«

Das *vierte Jahrsiebt,* vom 21. bis zum 28. Lebensjahr, lässt Menschen oft die Fülle der Möglichkeiten der Welt erleben: bis an Grenzen gehen, Freiheit und Verantwortung ausbilden, zunehmend lernen, eigene Urteile zu bilden, dabei aber zu frühe Festlegungen vermeiden, all das ist in dieser Lebensphase wichtig.

28. Lebensjahr

Eine besondere Bedeutung in der Biografie eines Menschen stellt *das 28. Lebensjahr* dar. Es wirkt oft so, als sei vieles von dem, was einem Menschen »geschenkt« wird, mit diesem Alter in gewisser Hinsicht abgeschlossen; jetzt muss das Leben stärker aus eigener Kraft bewältigt werden.

weitere Jahrsiebte

Im *fünften Jahrsiebt,* bis zum 35. Lebensjahr, hat sich oft ein konkreter Lebensort gebildet, man ist dann oft »niedergelassen«. Eine mögliche Verstrickung in äußere Verhältnisse kann hier die freie Entfaltung der Biografie beeinträchtigen. Freude an der Fähigkeit zu eigenen Leistungen und die zunehmende Übernahme von Verantwortung prägen diese Zeit.

Im *sechsten Jahrsiebt,* vom 35. bis zum 42. Lebensjahr, stellt sich zunehmend die Frage, was wirklich wichtig ist – auch die Frage nach dem eigenen Wirksamwerden in der Welt. Sinnfragen tauchen vermehrt auf, vielleicht auch das Bedürfnis, über sich hinauszublicken und Neues zu wagen.

Im *siebten dieser Abschnitte,* vom 42. bis zum 49. Lebensjahr, kann das Bedürfnis entstehen, die Welt aus unterschiedlichen Blickwinkeln zu erleben, vielleicht eine Erneuerung aus einer überpersönlichen Perspektive heraus zu suchen. Das Bestreben, Eigenes in die Welt zu stellen, kann vorherrschend werden.

Im *Jahrsiebt zwischen dem 49. und dem 56. Lebensjahr* kann auch die Entwicklung und Förderung anderer wesentlich für einen Menschen werden; erworbene Kompetenzen möchten jüngeren Menschen zur Verfügung gestellt werden, Selbstlosigkeit kann zunehmende Bedeutung erlangen – vor dem Hintergrund einer wachsenden Fähigkeit, Wesentliches vom Unwesentlichen zu trennen.

Im *Lebensabschnitt vom 56. bis zum 63. Lebensjahr* entsteht die Möglichkeit, den Blick zunehmend nach innen zu richten; ein bewusster Umgang mit Verzicht, eine wachsende Fähigkeit, »abschiedlich« zu leben, kann sich einstellen.

In dem dann anschließenden *Jahrsiebt vom 63. bis zum 70. Lebensjahr* kann die Fähigkeit des »Sich-Schenkens« als tief befriedigend erlebt werden.

Hilfe zum Verständnis der Entwicklung

Selbstverständlich sind damit die charakteristischen Merkmale der Jahrsiebte nur kurz angedeutet und in keiner Weise erschöpfend dargestellt. Ich empfinde diese Gesichtspunkte aber als wesentliche Hilfe zum Verständnis einer biografischen Entwicklung.

Aus dem bisher Gesagten mag bereits deutlich werden, in welch eingeschränktem Maße die biografische Entwicklung von Menschen mit Assistenzbedarf zunächst unter diesen Aspekten gesehen werden kann bzw. wie schwierig es für einen Begleiter sein kann, diese Aspekte bei den ihm anvertrauten Personen zu verfolgen. Doch auch wenn die Bedingungen oft eingeschränkt sind, können und sollten wir versuchen, diese übergeordneten Gesetzmäßigkeiten einer Biografie aufzusuchen.

Um noch einmal Romano Guardini zu Wort kommen zu lassen: »Jede Phase hat ihren eigenen Charakter, der sich so stark betonen kann, dass es für den sie Lebenden schwer wird, aus ihr in die nächste überzugehen.«[6]

Mondknoten

Was verbirgt sich hinter den sogenannten Mondknoten?

Zusammentreffen von Vergangenheit und Zukunft

Alle 18 Jahre, 7 Monate und 9 Tage steht der Schnittpunkt der Bahnen von Sonne und Mond im Verhältnis zum Fixsternhimmel an derselben Stelle wie bei der Geburt eines Menschen. Wenn wir den Mond als Ausdruck für Vergangenes und die Sonne als Bild für das Zukünftige sehen, beschreibt diese Konstellation das Zusammentreffen von Vergangenheit und Zukunft im Jetzt.

Oder wie Rudolf Steiner es formulierte:

Das Künftige ruhe auf Vergangenem.
Vergangenes erfühle Künftiges
Zu kräftigem Gegenwartsein.[7]

Der Mondknoten-Rhythmus ist ein kosmischer Rhythmus, der sich in der individuellen Biografie widerspiegeln kann, also oft Auswirkungen auf die entsprechenden Phasen im Leben eines Menschen hat.

Zeiten des Aufbruchs und Umbruchs

Wir erleben den ersten dieser Mondknoten mit gut 18 ½ Jahren, den zweiten mit etwa 37 Jahren und 3 Monaten, den dritten mit etwa 55 Jahren und 10 Monaten, den vierten mit gut 74 Jahren. Es können dies Zeiten des Aufbruchs, vielleicht auch des Abschieds, oft des Umbruchs sein. Der Begriff des »Sterbens« liegt hier nahe – Sterben als dieses tiefste Loslassen, als umfassendsten Ausdruck für Abschied wie Aufbruch.

»Rubikon«

Für die pädagogische Arbeit wichtig ist auch die Kenntnis des halben Mondknotens. Gemeint ist die Zeit, die ein Mensch mit ungefähr 9 Jahren und 3 Monaten durchlebt. In seiner »Menschenkunde« nennt Rudolf Steiner diese Zeit den »Rubikon«,[8] in Anlehnung an die Überschreitung des Flusses Rubikon durch Caesar. Damit wird eine Situation bezeichnet, in der es kein Zurück gibt, in der etwas radikal anders wird – ein Umbruch hin zu etwas gänzlich Neuem.

Unter dem menschenkundlichen Aspekt betrachtet, beschreibt dies eine konstitutionelle Veränderung. Das Seelische des Kindes schwingt immer weniger mit der Umgebung mit, sondern bildet mehr und mehr einen selbstständigen Innenraum. Menschenkundlich ausgedrückt heißt das: Der »zentrale Punkt« (das »Ich«) des Kindes verlagert sich in die Stoffwechsel-Gliedmaßen-Region, also in den zentralen Ort des Willenslebens – den Ort der individuellen Schicksalsgestaltung.

Bedeutung des Rubikons

Rudolf Steiner misst dieser Umwandlung eine große Bedeutung zu. Immer wieder hat er betont, wie wichtig die liebevolle Begleitung eines Kindes in diesem Lebensalter ist.

Viele Kinder erleben diesen »Rubikon«-Lebensabschnitt sehr konkret. Die innere Nähe von »Umbruch« und Aspekten des »Sterbens«, wie sie oben bereits beschrieben wurden, kann sich unter anderem auch in konkreten Ängsten vor dem Sterben, zum Teil im übergeordneten Sinne, zeigen:

- Ein Kind kommt morgens ins Zimmer, steht lange vor der Uhr, weint heftig und sagt: »Es ist alles so anders geworden.«
- Ein anderes Kind sucht nach den Eltern, die gerade im benachbarten Bauernhof Milch holen, wie sie es auch sonst immer tun (also eine eigentlich vertraute Situation), und beginnt aus tiefer Angst zu schreien. Später sagt es: »Ich dachte, ihr seid gestorben.«
- Ein Kind betrachtet sinnend die Haare seiner Schwester und sagt: »So wie diese Haare heute liegen, werden sie das nie wieder tun.«

Bezeichnend ist auch, dass Heinrich Schliemann nachgesagt wird, er habe als gut neunjähriges Kind – ohne einen äußeren familiären oder kulturellen Bezug dazu zu haben – den Entschluss gefasst, Troja und Mykene auszugraben, wie er es später dann auch tat.

die ersten drei Mondknoten

Der *erste Mondknoten* mit gut 18 Jahren prägt unser Verhältnis zur sozialen Umwelt. Bei vielen Menschen taucht um diese Zeit der Gedanke auf: »Was will ich?« Diese an das eigene Innere, an das eigene Selbst gerichtete Frage steht im Zusammenhang mit einem tiefen Erinnern an den eigenen Geburtsimpuls. Der *zweite Mondknoten* mit gut 37 Jahren wirft oft die Frage nach Kraft und Mut auf: Bleibe ich auf dem bisherigen, vielleicht geebneten Weg oder entscheide ich mich zu meinem ureigenen Weg?

Beim *dritten Mondknoten* mit gut 55 Jahren kann es darum gehen, Illusionen und Wünsche »sterben« zu lassen und dem Leben noch mal eine neue Richtung zu geben, sich zu einem neuen Impuls zu entschließen. Wenn die Kraft dazu fehlt, können auch Resignation, Krankheit oder in einzelnen Fällen vielleicht sogar ein frühzeitiger Tod folgen.

Ein *vierter Mondknoten,* im Alter von gut 74 Jahren, zeigt meist weniger Übergeordnetes – wesentliche Dinge sind da meist schon bewältigt.

Wendepunkte der Biografie

Auf diese Wendepunkte in der Biografie kann in der Begleitung von Menschen mit Unterstützungsbedarf die Aufmerksamkeit gerichtet werden – insbesondere, wenn man eine seelische Verschattung beobachtet, die von Mitarbeitenden zunächst nur als schwer einfühlbar empfunden wird.

Andreas, ein 38-jähriger Mann mit leichter bis mittelgradiger Intelligenzminderung, war mir persönlich aus der heilpädagogischen Betreuung als Kind bekannt. Fast 30 Jahre später – dazwischen bestanden nur kurze punktuelle Kontakte – bat er mich, ihn aufzusuchen. Zum verabredeten Termin stand er, festlich mit Anzug und Krawatte gekleidet, vor seiner Einrichtung. Er leitete mich zunächst wortlos durch den Wald zu einer Lichtung und offenbarte dann: »Ich möchte einmal Kutsche fahren.«
Mit diesen Worten drückte er einen inneren Impuls, ein Bedürfnis nach Veränderung aus. Es resultierte daraus ein mehrwöchiges Praktikum in einer Einrichtung mit Landwirtschaft – und eben Pferden. Dort konnte diesem Wunsch, Kutsche zu fahren, entsprochen werden. Nach dem Praktikum kam Andreas erfüllt und seelisch befriedigt in seine ursprüngliche Einrichtung zurück.

Biografische Entwicklung bei Menschen mit Assistenzbedarf

Vertrautes loslassen

Fast in jeder Biografie geht es, einmal oder mehrmals, darum, Vertrautes loszulassen. Gerade die wesentlichen Entwicklungsschritte bedürfen oft dieses Loslassens – manchmal gar eines wirklichen Sprungs in gänzlich Neues, Unbekanntes und Herausforderndes.

In seinem *West-östlichen Divan* beschreibt Goethe das folgendermaßen:

Und so lang du das nicht hast,
Dieses: Stirb und werde!
Bist du nur ein trüber Gast
Auf der dunklen Erde.[9]

Dieses »Stirb und werde« vollzieht sich in der Biografie von Menschen mit Intelligenzminderung auf unterschiedlichste Weise. Sei es das Verlassen des

Elternhauses, der Umzug in eine andere Einrichtung, ein Werkstattwechsel, sei es der Umgang mit einer Krankheit, das Lösen einer Beziehung, was ja beim Wechsel von Bezugspersonen recht häufig notwendig ist – immer wird es das Loslassen von Vertrautem beinhalten und den Mut zu Neuem erfordern, den Mut des Betroffenen, aber auch den der Begleiter.

Mut zu Neuem

Erika, eine 34-jährige Frau mit Down-Syndrom und leichter Intelligenzminderung, lebte seit 15 Jahren in einer Lebensgemeinschaft. Sie lernte einen Mann aus einem benachbarten Dorf kennen, einen Arbeiter ohne Intelligenzminderung – wie sich später zeigte, ein Alkoholiker. Nach langem Ringen und Widerständen der Mitarbeitenden in der Einrichtung und der rechtlichen Betreuerin wurde ihr zugestimmt, zu ihm zu ziehen. Wenig später erlitt er einen Schlaganfall. Sie pflegte ihn ein Jahr lang bis zu seinem Tod. Dann gliederte sie sich im Rahmen eines betreuten Einzelwohnens wieder an die Gemeinschaft an. Beeindruckend war ihre gerade auch in dieser herausfordernden Zeit erworbene tiefe Reife und Persönlichkeitsentwicklung sowie eine neue Eigenständigkeit, die sie im Weiteren prägte.

Das »Verpassen« der eigenen Biografie, möglicherweise bedingt durch die Angst vor dem Schritt in etwas Neues hinein, kann etwas Schmerzliches sein. Und es kann die Ursache seelischer Krisen und seelischer Erkrankungen darstellen. Nicht nur, aber gerade auch depressive Zustände können Folge einer verhinderten oder beeinträchtigten Entfaltung der Biografie sein.

beeinträchtigte Entfaltung der Biografie

In bedrängender Weise schildert Franz Kafka dies in mancher seiner Kurzgeschichten: beispielsweise wie ein Mensch vor einer Tür stehen bleibt, die nur für ihn selbst bestimmt ist und vor der ein »Wächter« (vielleicht die Personifizierung der Angst?) steht, der vermeintlich den Eintritt verwehrt – aber eigentlich ist diese Tür offen und bereit, durchschritten zu werden.[10]

In der Sozialtherapie kann diese Aufmerksamkeit auf mögliche individuelle wie übergeordnete Entwicklungsschritte und die Hemmnisse davor wesentlich sein. »Biografiearbeit«, d. h. die Reflexion der individuellen Vergangenheit einer Person unter Berücksichtigung allgemeingültiger biografischer Rhythmen, stellt oft ein wesentliches, hilfreiches therapeutisches Mittel dar. In der Biografiearbeit kann ein Bewusstsein für den eigenen Lebensweg entwickelt werden. Menschen mit Intelligenzminderung können hier, wenn sie entsprechend unterstützt werden, erleben: »Ja! Ich bin auf einem Weg – und zwar auf meinem!« Das kann dann ermöglichen, im Fluss des eigenen Lebens

Biografiearbeit als Hilfe

nicht nur mitzuschwimmen, sondern auch einmal herauszutreten, um den Fluss vom Ufer aus zu betrachten. Oder bei der Wanderung auf dem eigenen Lebensweg über schwindelnde Höhen und durch tiefe Abgründe, durch weites und offenes, helles Gelände und durch finstere Schluchten einmal innezuhalten und einen Turm zu besteigen. Und von dort aus kann dieser Lebensweg rück- und vielleicht auch vorausblickend angeschaut werden. In diesem Sinne ist Biografiearbeit oft eine sehr adäquate Form der Psychotherapie für Menschen mit Intelligenzminderung.[11]

Biografiearbeit als adäquate Form der Psychotherapie

SEO – Sozio-emotionaler Entwicklungsstand

Das »biologische« Lebensalter ist nur begrenzt aussagefähig, was das Verstehen von Menschen mit Assistenzbedarf betrifft. Von deutlich höherer praktischer Relevanz ist die Berücksichtigung des verfügbaren Intelligenzniveaus sowie insbesondere der jeweiligen sozio-emotionalen Entwicklung. Häufig stehen diese beiden Ebenen in einem unmittelbaren Bezug zueinander.

Skala der emotionalen Entwicklung

Der holländische Psychiater Professor Anton Došen hat diesen Aspekt aufgegriffen und ein auf entwicklungspsychologischen Theorien basierendes Konzept entwickelt, eine Skala der emotionalen Entwicklung (SEO – Schema van Emotionele Ontwikkeling). Er geht dabei von der durchschnittlichen Entwicklung und den sozio-emotionalen Reifungsschritten von Kindern aus und überträgt dies mit erheblichem Erkenntnisgewinn auf Menschen mit Assistenzbedarf bzw. Intelligenzminderung, aufgebaut auf erreichte Stufen der emotionalen Entwicklung.

Oft fällt in der Beschreibung von Menschen mit Intelligenzminderung in bestimmten Lebenssituationen der Begriff »kindlich« auf, ergänzt durch die Feststellung einer »Überforderung«, oder wir finden Hinweise auf die verfügbare – oder eben nicht verfügbare – Reife.

Beziehungsbedürfnisse

Der hier geschilderte Ansatz des emotionalen Alters oder auch des sozio-emotionalen Entwicklungsstandes geht von den Beziehungsbedürfnissen eines Menschen aus, d.h. von seinen Bedürfnissen in Bezug auf die Beziehungsgestaltung. Diese sind phasenspezifisch, sie verändern sich in unterschiedlichen Entwicklungsphasen eines Menschen. Und es bedarf eines differenzierten entwicklungspsychologischen Fachwissens, um diese jeweils dominierenden Beziehungsbedürfnisse hinreichend zu erkennen.

Der Ansatz von Anton Došen und seinen Mitarbeitern differenziert nun zunächst fünf Phasen und unterscheidet darin die Beziehungsbedürftigkeit eines Säuglings bzw. Kleinkindes im Alter bis zu 6 Monaten, bis zu 18 Monaten, dann bis zu 3 Jahren, bis zu 7 Jahren und bis zum Lebensalter von 12 Jahren. Diese Phasen bilden die Kategorien SEO I bis V:

fünf Phasen

SEO I: 0 bis 6 Monate: erste Adaptation,
SEO II: 6 bis 18 Monate: erste Sozialisation,
SEO III: 1 1/2 bis 3 Jahre: erste Individuation,
SEO IV: 3 bis 7 Jahre: erste Identifikation,
SEO V: 7 bis 12 Jahre: Entwicklung von Realitätsbewusstsein.

Dieses Konzept wird ständig weiterentwickelt und hat insbesondere als sogenanntes SEED eine vereinfachte Handhabbarkeit erlangt.[12] Im Folgenden soll dieser Ansatz, der die Begleitung von Menschen mit Unterstützungsbedarf insbesondere im Zusammenhang mit herausforderndem Verhalten fördern und erleichtern soll, kurz dargestellt werden.

Verständnis durch Wissen um Beziehungsbedürfnisse

Der Grundgedanke ist, dass Menschen mit Intelligenzminderung aus ihren phasenspezifischen Beziehungsbedürfnissen heraus entsprechend ihrer sozio-emotionalen Entwicklung verstanden werden können. Dazu ist ein Wissen über die generellen Entwicklungsstufen nötig. Im heilpädagogischen wie im sozialtherapeutischen Alltag können »Entwicklungsverzögerungen« auf diese Weise konkret und differenziert beschrieben werden, sodass es möglich wird, auf diesem Fundament ein geeignetes therapeutisches Milieu zu gestalten.

Die vollständige korrekte Anwendung dieses Ansatzes bedarf einer spezifischen Vorbereitung sowie unter anderem eines strukturierten Interviews.[13]

Trotzdem sollen hier kurz einige grundlegende Gesichtspunkte genannt werden, die ausgesprochen hilfreich für das Verständnis der Entwicklungsphasen von Menschen mit Assistenzbedarf sein können.

Dazu lösen wir uns vom tatsächlichen biologischen Lebensalter und versuchen, das emotionale Entwicklungsalter beobachtend zu verstehen – vornehmlich unter dem Aspekt der jeweiligen Beziehungsbedürftigkeit.

- Menschen im Entwicklungsalter des ersten Lebenshalbjahres (SEO I) haben eine besondere Sensibilität für das atmosphärische Umfeld. Vor diesem Hintergrund ist die Wahrnehmung im Wesentlichen auf den

sensibel für atmosphärisches Umfeld

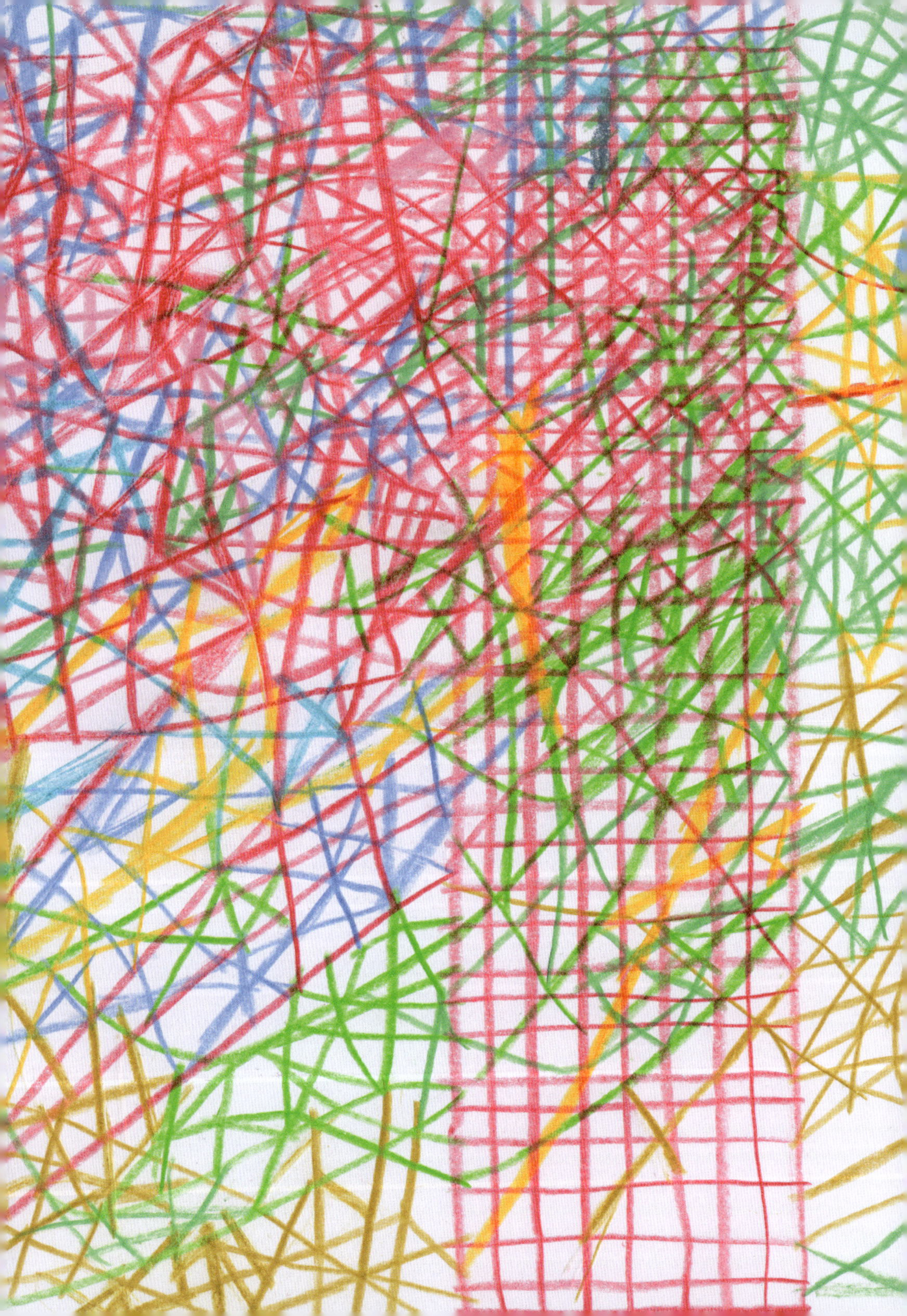

Körper und die nähere Umgebung bezogen, und ein Kontakt zur Außenwelt erfolgt vornehmlich über die Regulation körperlicher Bedürfnisse.
Es bedarf hier einer größtmöglichen Konstanz in der räumlichen Umgebung und vornehmlich in der Gewährung von Vertrautheit durch eine Bezugsperson.

Regulation körperlicher Bedürfnisse

Bei Überforderungen können Verhaltensstereotypien auftreten, auch schnell einschießende Erregungszustände mit Wutausbrüchen, schweren Selbstverletzungen und sachaggressivem Verhalten.
Ein Mensch in diesem Entwicklungsalter bedarf besonderer milieutherapeutischer Strukturen. So müssten pflegerische Tätigkeiten durch bewussten, einfühlenden und individuellen Beziehungsaufbau geschehen, in der Regel auch durch zentralen Körperkontakt. Es gilt, Sicherheit zu schaffen in den grundlegenden alltäglichen Notwendigkeiten wie Mahlzeiten und Hygiene. Weiterhin ist es wichtig, eine konsequente Reizregulation zu ermöglichen und Zustände von Unwohlsein schnell zu erkennen und entsprechend zu lindern. Außerdem sollte man darauf achten, regelmäßige Kontaktzeiten zu gewähren, aber auch zu begrenzen.

Zustände von Unwohlsein schnell erkennen

- Ein Mensch im Entwicklungsalter bis zu ca. 1½ Jahren (SEO II) zeigt dann auch die Fähigkeit, in kleinen homogenen Gruppen verweilen zu können. Die Beschäftigung mit Materialien (Sand, Knete, Papier) beginnt. Das entspricht dem Niveau eines Förder- und Beschäftigungsbereichs.

  Förder- und Beschäftigungsbereich

  Überforderungen würden sich hier zum Beispiel bei Menschen im Bereich der Sozialtherapie in Form von regressivem (»rückschrittlichem«) Verhalten, wie Kot schmieren oder Ähnliches, zeigen.
  Eine milieutherapeutische Struktur in diesem Entwicklungsalter sollte eine Ritualisierung der Abläufe ermöglichen sowie die andauernde Verfügbarkeit einer Bezugsperson.
  Weiter gilt es hier, für Pausen in vertrautem Milieu mit Entspannungsangeboten zu sorgen und erwünschtes Verhalten unmittelbar zu verstärken. In diesem Lebens- bzw. emotionalen Alter ist es oft noch sinnvoll, unübersichtliche und ausgedehnte größere Veranstaltungen, wie Konzerte oder Ähnliches, eher zu vermeiden oder gut äußerlich und innerlich zu begleiten oder aber ein solches Angebot so auf den Betroffenen zuzuschneiden, dass er es gut bewältigen kann.

wachsende persönliche Autonomie

- Im Entwicklungsalter bis zu 3 Jahren (SEO III) verfügt ein Mensch über wachsende persönliche Autonomie. Sogenannte Übergangsobjekte (Stofftiere, Puppen usw.) gewinnen wesentliche Bedeutung. Es wird wichtig, Fähigkeiten der Betroffenen hervorzuheben und durch die Umgebung anzuerkennen. In einer Verhaltenskonsolidierung gilt es, erwünschtes und sozial hilfreiches Verhalten zeitnah zu verstärken und zunehmend auch kognitiv zu bewältigen. Dieses Lebensalter bedarf noch stark der Begleitung einer vertrauten Bezugsperson in der »Eroberung« von zunehmend sich öffnenden sozialen Bereichen (Haus oder Werkstatt).

soziale Kompetenz

- Bei einem Menschen im sozio-emotionalen Entwicklungsalter von 3 bis ca. 7 Jahren (SEO IV) bildet sich zunehmend das Bedürfnis, soziale Kompetenz zu zeigen. Er strebt in eine »Peer-Group«, hält sich also gerne unter »Gleichaltrigen« auf; Regeln und Normen des sozialen Lebens werden zunehmend kognitiv erfasst.
  Der Mensch mit Unterstützungsbedarf fragt nun nach der Förderung eigener Interessen. So können spezifische Gruppen etwa in der Freizeitgestaltung aufgesucht werden.
  Für die Begleitung bedeutet das: Vorgeben und Supervision von Leitlinien für alle Bereiche des Alltags; zunehmend können Entscheidungsalternativen angeboten werden, um Ambivalenz zu vermeiden.

Orientierung ohne Gruppenführung

- Im sozio-emotionalen Lebensalter von 7 bis 12 Jahren (SEO V) entfaltet sich dann immer deutlicher die soziale Autonomie des Einzelnen – des Kindes in der Präpubertät bzw. des Menschen mit Unterstützungsbedarf, der vor dem Hintergrund dieser Entwicklungsphasen verstanden werden kann. Jetzt gelingt zunehmend auch eine anfängliche Orientierung ohne Gruppenführung. Der Betreuer als Ansprechpartner ist erreichbar bei Krisen, ambulante soziale Betreuung wird möglich, alltagsübliche Situationen können selbstständig bewältigt werden.

Individuelle Überforderung ist oft eine Grundlage von herausforderndem Verhalten. Die Kenntnis der hier skizzierten Stufen bzw. der phasenspezifischen Beziehungsbedürfnisse kann eine wesentliche Hilfe sein, Überforderungen zu vermeiden. Dies umso mehr, als sowohl in Wohngruppen wie in Werkstätten prinzipiell Menschen unterschiedlichster sozio-emotionaler Entwicklung leben. Eine genauere Kenntnis dieser Stufen ermöglicht die je spezifische Ansprache.

In der Sozialtherapie wird oft von »dem Erwachsenen« gesprochen, dem Menschen, der »jetzt erwachsen geworden ist«. Der hier skizzierte Ansatz ermöglicht es, dies differenzierter zu sehen und den Aspekt der Assistenz bzw. des Unterstützungsbedarfes adäquater an die individuellen Möglichkeiten anzupassen. Überforderungen als ein möglicher Ausgangspunkt seelischer Erkrankungen können auf diese Weise besser vermieden werden.

Überforderungen vermeiden

Das Konzept des emotionalen Alters (SEO) ersetzt nicht die psychiatrische Diagnose, aber es ermöglicht einen entscheidenden Zugang zu einem adäquaten und fördernden Milieu, das von dem Betroffenen gut bewältigt werden kann. Im heilpädagogischen und vor allem im sozialtherapeutischen Alltag scheint mir dies unverzichtbar zu sein.

Eine Ergänzung noch: Der *Heilpädagogische Kurs* Rudolf Steiners beginnt fast unmittelbar mit diesen Worten: »Es ist ja natürlich, dass vorangehen soll bei jedem, der unvollständig entwickelte Kinder erziehen will, eine Erkenntnis, eine wirklich eindringliche Erkenntnis der Erziehungspraxis für gesunde Kinder.«[14] Mir scheint, dass mit dem SEO-Konzept ein sehr hilfreicher Ansatz entwickelt wurde, um diese »eindringliche Erkenntnis der Erziehungspraxis für gesunde Kinder« in einen praktikablen und objektivierbaren Zugang zu Menschen mit Assistenzbedarf zu überführen.

Thomas, jetzt 36-jährig, ist mir seit seinem 15. Lebensjahr bekannt. Hintergrund ist eine chromosomal geprägte Konstitution in Form eines Fragilen-X-Syndroms; außerdem besteht eine Autismus-Spektrum-Störung. Die psychiatrische Symptomatik zeigte, zunehmend etwa seit seinem 18. Lebensjahr, ein ausgeprägt herausforderndes Verhalten mit schweren Unruhe- und aggressiven Zuständen in Form von selbst- und fremdverletzendem Verhalten. In der Gestaltung des therapeutischen Milieus wurde auf die besondere Situation vieler Menschen mit einem Fragilen-X-Syndrom Rücksicht genommen: hohe Verletzbarkeit und Verunsicherbarkeit bei ausgeprägt hoher Empfindsamkeit und Sensibilität. Dies bedeutet weiter: im Umgang Verzicht auf zu direkte Ansprache, weitgehender Verzicht auf emotionale Ansprache, insgesamt ruhige Sprachführung, ruhige Gesten, Schaffen von Nischen und Rückzugsmöglichkeiten.

Vor dem Hintergrund der ebenfalls zu berücksichtigenden Autismus-Spektrum-Störung wurde auf ausgeprägte Ritualisierung des Tagesablaufs sowie eine Strukturierung der Abläufe in der Werkstatt und der Wohngruppe Wert gelegt, einschließlich der Ermöglichung von Pausen. Eine Visualisierung des Ablaufplanes zur Förderung von Sicherheit sowie der Reduzierung von Angst vor Neuem wurde im Verlauf zunehmend eingerichtet. Zusätzlich wurde der Ansatz bezüglich des sozio-emotionalen Entwicklungsalters in die Begleitung integriert. Zunächst orientierte sich die Milieugestaltung am SEO I. Das bedeutete: kontinuierliche Bekräftigung des Beziehungsaufbaus nach gleichem Muster bei ritualisierten Abläufen wie Körperpflege, Mahlzeit und Ähnlichem. Daneben wurde, unter Berücksichtigung jeweils begrenzter Kontaktzeiten, an der Vertiefung der Sensorik sowie einer Verstärkung der Körperwahrnehmung (unter anderem durch Einsatz einer Kugeldecke) gearbeitet.

Nachdem eine zunehmende Stabilisierung erreicht wurde, orientierte sich die Beziehungs- und Milieugestaltung am SEO II: Unter fortgeführter Beachtung der Bezugspflege wurde die Frequenz der Kontaktzeiten ausgedehnt. In Situationen von Anspannung wurde Kontakt angeboten. Die Werkstattbetreuung wurde weiter im fördernden Bereich durchgeführt.

Etwa ab dem 25. Lebensjahr wurde, bei weiterer Stabilisierung und Nachreifung, die »motivationale Ebene« (analog SEO III) verfolgt. Im Einzelnen hieß dies: Ermöglichung und Berücksichtigung von Selbstwirksamkeit sowie zunehmendes Erkennen und Bekräftigen sozialer Regeln. Es gelang Thomas immer mehr, autonome Beschäftigungen im sozialen Umfeld wahrzunehmen (zum Beispiel ein erstes eigenständiges Aufsuchen von Geschäften). Während er sich immer häufiger als »Ich« benennt, fällt ein zunehmendes Streben nach Peer-Groups auf, was aber wegen rascher Überforderung noch sehr begrenzt eingesetzt wird. Vermehrt bewegt er sich selbstständig zwischen vertrauten Sozialräumen.

In seiner biografischen Entwicklung im fünften Jahrsiebt zeigte sich ein wachsendes Bedürfnis nach neuer Tätigkeit (im Sinne von: »Einen Platz im Leben finden«). Verbunden mit einer sichtbaren äußeren Unruhe drängte Thomas im Rahmen der Freizeitgestaltung zu einem zur Einrichtung gehörenden Café. Dort blieb er zunächst befriedigt am Rande, beobachtend am Geschehen Anteil nehmend. Immer stärker drängte er aber an den Platz hinter dem Tresen. Seit etwa einem Jahr ist er im Café tätig und dabei meist mit der Vorbereitung der Speisen beschäftigt. In ruhigeren Zeiten wächst er in die Service-Tätigkeit hinein, er bringt die Speisekarte und deckt ab. Vielleicht deutet sich hier auch ein Motiv des zweiten Mondknotens an (siehe Seite 30 ff.).

Die einzelnen Ebenen durchdringen sich und können in ihren Auswirkungen letztlich nicht voneinander getrennt werden. Dennoch hilft die Orientierung

an den Entwicklungsstufen, um die damit jeweils im Zusammenhang stehenden Bedürfnisse zu befriedigen. Nicht erwähnt sind hier weitere therapeutische Ansätze, insbesondere eine medikamentöse Behandlung wechselnden Ausmaßes mit Phytotherapeutika und Neuroleptika – Letztere mittlerweile stark reduziert – sowie längere kunsttherapeutische Interventionen.
Über die Jahre konnte eine weitgehende Beruhigung insbesondere der aggressiven Tendenzen beobachtet werden. Daneben zeigt sich eine beeindruckende Festigung der Persönlichkeit, der Selbstwahrnehmung und des Selbstbewusstseins.

Verbindung unterschiedlicher Konzepte

Dieses Beispiel soll zeigen, wie im heilpädagogischen bzw. sozialtherapeutischen Alltag die unterschiedlichen Konzepte und Blickwinkel fruchtbar verbunden werden können – sie können sich gegenseitig tragen: zum einen die Berücksichtigung der Bedürfnisse, die aus der Autismus-Spektrum-Störung sowie der Konstitution des Fragilen-X-Syndroms resultieren, die dann durch die Beachtung der jeweiligen Stufen des emotionalen Alters ergänzt wird. Und letztlich ermöglicht die Betrachtung biografischer Motive, die sich in den Jahrsiebten wie den Mondknoten spiegeln, eine aufmerksam stützend-fördernde Assistenz.

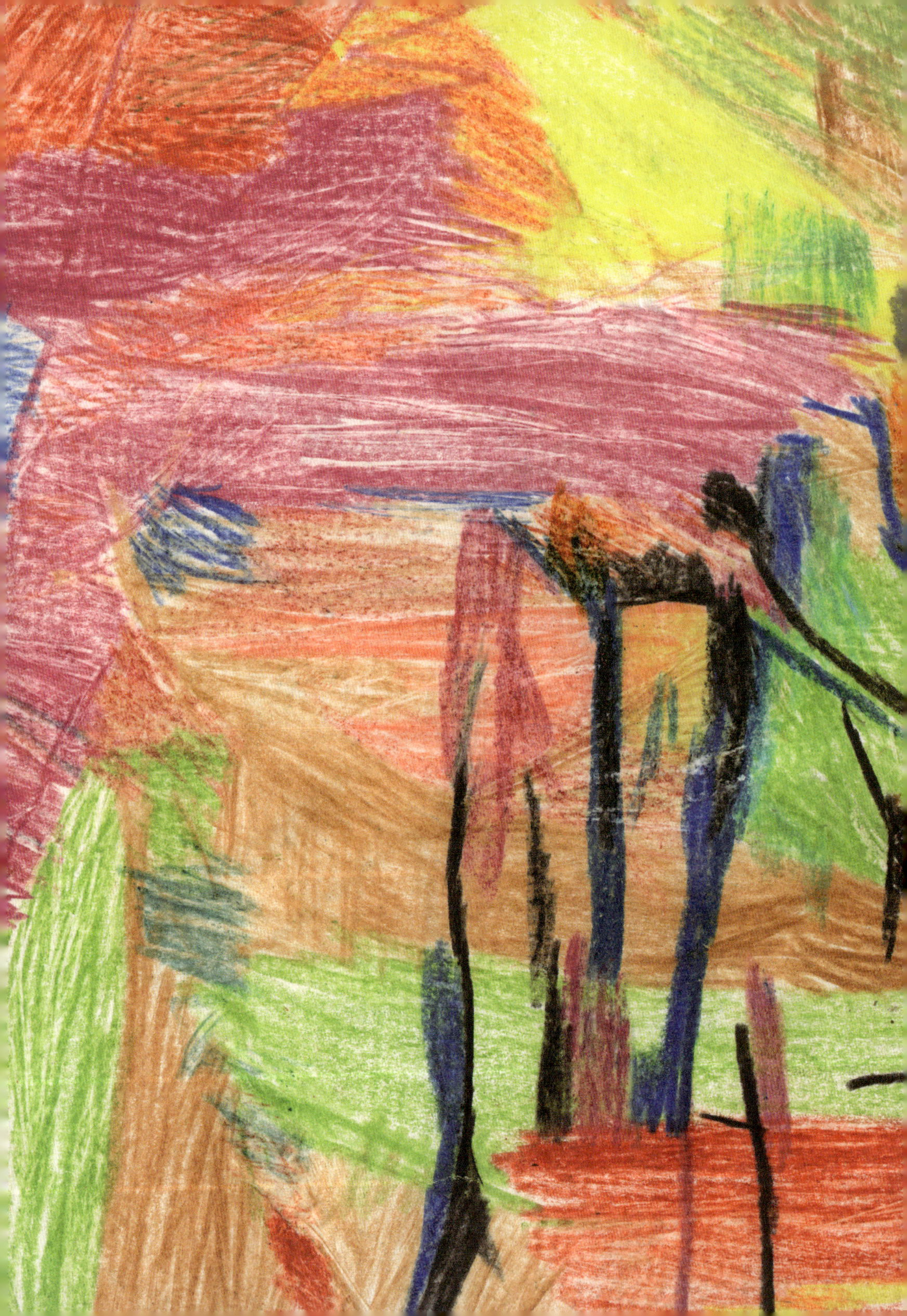

Diagnosefindung

Wer vielmehr nicht von der ersten Stunde an und wer nicht auch in der kritischen Phase immer und unbeirrt das Positive, das Ganze und Heile, den »gemeinten Menschen« und seine geheime Gestalt im Auge hat und innerlich anspricht, der versäumt den entscheidenden Ansatz jedweder Menschenführung und -behandlung.

Viktor E. Frankl

Warum braucht es denn eine Diagnose?«, wird gelegentlich gefragt. Oder auch: »Ich will gar nicht wissen, was mein Klient hat – ich will ihn/sie unbelastet und unbeeinflusst kennenlernen.«

Ich kann die Haltung nachvollziehen, aus der das gesagt wird. Mitarbeitende in heilpädagogischen und sozialtherapeutischen Einrichtungen wehren sich damit gegen die »Stigmatisierung«, den »Stempel«, als den sie eine Diagnosestellung oft erleben. Sie suchen häufig einen »geschwisterlich« unverstellten Zugang zu den Menschen, die ihnen anvertraut sind. Sie suchen einen Zugang zum Wesen des anderen, den sie begleiten und unterstützen wollen.

Suche nach Zugang zum Wesen des anderen

Aber spricht das gegen eine Diagnose? Schließt eine Diagnosestellung eine respektvolle, achtungsvolle und unverstellte Begleitung aus?

Der Begriff »Diagnose« kommt aus dem griechischen »dia-gnosis« und meint »genau kennenlernen« oder auch »durch und durch zu einer Erkenntnis kommen«. Eine wirkliche Diagnose will kein »Stempel« sein, sondern Betroffenen die richtige Unterstützung eröffnen. Eine Diagnose ist nicht etwas Abschließendes (»Jetzt weiß ich es«), sie will Wege eröffnen. Eine Diagnose will mein Verstehen der Situation des anderen mehren, sie will mein Verständnis für seine Person vertiefen.

Wege eröffnen

Eine Diagnose baut auf der *Anamnese* auf, auf der Kenntnis des Gewordenen, sie bezieht die Vergangenheit dadurch mit ein, sie will die aktuelle Situation vor diesem Hintergrund einordnen – vor allem aber ist sie etwas in die Zukunft Weisendes.

Nur die richtige Diagnose führt zu einer adäquaten Therapie – und damit zu einer wirklichen Unterstützung Betroffener.

Ebenen der Diagnostik

Verdachts- oder Arbeitsdiagnose

Der Weg zu einer Diagnose erfolgt in Schritten. Zunächst wird eine *Verdachts-* oder *Arbeitsdiagnose* erstellt. Je nach den vorherrschenden Symptomen werden mögliche zusätzliche Symptome erfragt oder aufgesucht, die die Verdachtsdiagnose erhärten könnten – oder entkräften. Auf dieser ersten Stufe ist absolute Offenheit gegenüber dem Ergebnis nötig.

Mitarbeitern fällt auf, dass Erika, eine 41-jährige Bewohnerin mit mittelgradiger Intelligenzminderung, seit Herbstbeginn zunehmend in sich gekehrt ist, ein größeres Rückzugsbedürfnis zeigt, gelegentlich weinend erlebt wird und in der Werkstatt deutlich antriebsgemindert erscheint. Die Nachfrage bei früher in der Gruppe tätigen Mitarbeitenden und den Eltern bestätigt (neben anderen Ausschlussfaktoren, siehe unten) den Verdacht einer saisonalen Depression, die auch schon in Vorjahren manifest war. Dies öffnet den Weg in eine milde, pflanzlich orientierte Therapie, ergänzt durch eine Lichttherapie, die dann auch in den Folgejahren, schon vorbeugend, über die Herbst- und Wintermonate durchgeführt wird.

Andreas, ein 46-jähriger Bewohner mit Fragilem-X-Syndrom, zeigt, bei ihm bisher unbekannt, erhebliches sachaggressives Verhalten, zunehmend auch verbale Aggressionen. Bei weiterer Nachfrage treten zusätzliche Symptome zutage: Rückzugstendenzen, nachlassende Leistungsfähigkeit in der sonst geliebten Werkstatt, ein zunehmender Appetitverlust mit Gewichtsabnahme. Es stellt sich heraus, dass die veränderte Situation einige Wochen nach dem Auszug seines Bruders in eine andere Wohngruppe eingetreten ist. Nachdem weitere diagnostische Möglichkeiten ausgeschlossen wurden, kann die Diagnose einer Depression gestellt werden, was den Weg in eine unterstützende Therapie öffnet.

Werner, ein 25-jähriger Bewohner mit Zustand nach frühkindlicher Hirnstörung, erscheint den Mitarbeitenden zunehmend »wesensverändert«. Er zeigt Verhaltensweisen, die bei ihm bisher unbekannt waren, vor allem in Form einer ausgeprägten Reizbarkeit und Zurückweisung. Er wirkte in immer stärkerem Maße »nicht einfühlbar« für die Mitarbeitenden. Bei einer weiteren Beobachtung über die nächsten Wochen unter Einschluss der Werkstatt und der Familie fielen weitere Symptome auf: zunächst ein eingeschränkter Schlaf sowie nächtliches Umherirren, außerdem Selbstgespräche. Auf vorsichtige Nachfrage erläutert er, dass »jemand zu ihm spricht«. Aus seinem Verhalten wird immer mehr ersichtlich, dass er sich beobachtet, zunehmend auch bedroht fühlt.
Nach der Abklärung beispielsweise möglicher körperlicher Ursachen (siehe den Abschnitt über die Differenzialdiagnose, Seite 46 ff.) kann die Diagnose einer Psychose gestellt und eine entsprechende Therapie eingeleitet werden.

Jede Diagnose baut auf vielfältigen Symptomen auf. Je umfassender und eindeutiger die Symptome sind, desto sicherer kann die Diagnose gestellt werden.

Wahrnehmung der Begleitenden

Die Wahrnehmungen der Begleitenden, auch der Angehörigen ergänzen die Wahrnehmungen des Arztes entscheidend. Der Arzt hat oft nur einen sehr begrenzten Einblick in die Abläufe und das Alltagsgeschehen. Wesentlich ist der Eindruck, den er in der persönlichen Untersuchung des Betroffenen bekommt – danach liegt es an ihm, ergänzend an die Begleiter die »richtigen« Fragen zu stellen sowie gegebenenfalls weitere Untersuchungen zu veranlassen. Durch diese unterschiedlichen Blickwinkel und Aspekte wird das Bild gerundet und eine Beurteilung, d.h. Diagnose ermöglicht. Hier kann es wesentlich, ja entscheidend sein, wenn Mitarbeitende in heilpädagogischen wie sozialtherapeutischen Institutionen Grundkenntnisse über Erscheinungsformen seelischer Krankheiten haben.

vom Einzelnen zum Allgemeinen

Immer ist es zunächst der Einzelne, von dem all das ausgeht, der Betroffene, seine Symptomatik, sein Leiden. Dann gilt es, diese jeweils individuell erscheinende Symptomatik vor einem übergeordneten Bild zu sehen: Man geht vom Einzelnen zum Allgemeinen. Wenn sich die Symptome des Einzelnen im übergeordneten Bild einer seelischen Erkrankung (einer Psychose, einer PTBS, einer Depression, einer Demenz etc.) wiederfinden, hilft mir das entscheidend auf dem Weg zur Diagnose. Und mit dem Wissen über das Krankheitsbild und die damit zusammenhängenden Therapiemöglichkeiten komme ich dann wieder zum Individuellen zurück und kann einen individuellen Therapieplan entwickeln.

Ausschlussdiagnose

Unmittelbar neben der Arbeitsdiagnose steht die *Ausschlussdiagnose*.

Die Ausschlussdiagnose beinhaltet auch eine Differenzialdiagnose. Das meint: Ein und dasselbe Symptom kann für unterschiedliche Krankheiten sprechen. Dies führt zu der Frage: Gibt es mögliche Ursachen der Symptomatik, die zunächst ausgeschlossen werden können oder auch müssen?

Abklärung möglicher körperlicher Ursachen

Prinzipiell setzt das Stellen einer seelischen Diagnose eine Abklärung *möglicher körperlicher Ursachen* voraus. Bei Menschen mit einer primären Behinderung, d.h. einer bekannten Entwicklungsbeeinträchtigung, bei denen eine erhebliche seelische (psychische) Symptomatik hinzutritt, gilt dies ganz besonders. Schmerzen oder andere Missempfindungen können oft nicht unmittelbar verstehbar artikuliert werden, können aber das veränderte oder herausfordernde Verhalten verursacht haben. Die eingeschränkte Kommunikationsfähigkeit ist ein entscheidender Faktor, der hinreichend berücksichtigt werden muss. Eine seelische Veränderung kann aber immer auch durch schwerwiegende Veränderungen im Gehirn (beispielsweise durch einen Tumor oder eine Entzündung) oder durch eine veränderte Stoffwechselsituation verursacht sein. Eine gründliche Abklärung ist also in jedem Fall erforderlich.

So gehört im Allgemeinen das Erstellen einer CT (Computertomografie) oder MRT (Kernspintomografie) des Kopfes zum Ausschluss eines Tumors oder einer entzündlichen Erkrankung im Kopf zur Basisdiagnostik. Ebenso müssen Laboruntersuchungen durchgeführt werden, um eventuelle Stoffwechselstörungen auszuschließen. So es noch nicht erfolgt ist, können oft auch genetische Untersuchungen zum Ausschluss einer genetisch bedingten Ursache einer Diagnosesicherung dienen.

Basisdiagnostik

Trotz manchmal beeindruckender Hinweise auf eine wahrscheinlich seelische Ursache von aufgetretenen Symptomen ist es also unabdingbar, generell eine mögliche körperliche Ursache auszuschließen – gemäß dem Satz: »Körperlich vor seelisch.« Dies beinhaltet keine Wertung, aber eine körperliche Ursache bedarf oft eines raschen Eingreifens, die Folgen können schwer sein, wenn eine Behandlung zu spät oder gar nicht vorgenommen wird. Im Zweifelsfall sollte eine stationäre Untersuchung mit den entsprechenden technischen Mitteln ermöglicht werden, auch wenn dies betreuungstechnisch oft schwierig ist.

»körperlich vor seelisch«

Eine 27-jährige Frau ohne Intelligenzminderung wurde bei zunehmender Nahrungsverweigerung und Gewichtsabnahme bis zur Kachexie (also einer extremen, krankhaften Abmagerung) unter der Verdachts- bzw. Arbeitsdiagnose einer Anorexie in eine psychiatrische Klinik aufgenommen. Wenige Wochen vor ihrem Tod wurde als Ursache ihrer Gewichtsabnahme eine Krebserkrankung festgestellt.

Bernd ist ein 22-jähriger Bewohner mit Down-Syndrom und mittelgradiger Intelligenzminderung. Schon anamnestisch wird eine ausgeprägte Schwäche und Kränklichkeit beschrieben sowie eine Antriebsarmut. Er wird vorgestellt wegen Reizbarkeit und negativer Stimmung unter der Verdachtsdiagnose einer Depression.
Seine unreine Haut, sein blass-fahles Aussehen sowie ausgeprägt »schlechte« (demineralisierte) Zähne fallen auf. Bei Nachfrage wird ein übel riechender

häufig voluminöser Stuhlgang beschrieben. Daraufhin veranlasste weitere Untersuchungen brachten zutage, dass er an Zöliakie litt. Eine daran angepasste Diät führte im Laufe eines Jahres zu einer ausgeprägten Aufhellung der Stimmung und zu einer allgemeinen Kräftigung.

Bei Ernst, einem ansonsten ruhigen und gewissenhaften Bewohner mit Zustand nach FKHS (frühkindlicher Hirnschädigung) und leichter bis mittelgradiger Intelligenzminderung fielen starke Spannungszustände auf sowie ein zunehmend unwillkürliches Verhalten, Unruhe und Schlafbeeinträchtigung. Weitere Symptome wiesen unmittelbar auf eine paranoid-psychotische Erkrankung hin. Da bisher noch keine radiologische Bildgebung erfolgt war, wurde eine MRT-Untersuchung eingeleitet, die Hinweise auf einen entzündlichen Prozess im Gehirn zeigte. Eine Untersuchung des Liquors (der Gehirn- und Rückenmarksflüssigkeit) durch Lumbalpunktion bestätigte den Verdacht.
Eine zu frühe neuroleptische Behandlung hätte diesen bedrohlichen Befund verschleiert und die hier entscheidende frühzeitige antibiotische Behandlung verhindert. So konnten die Untersuchungen auf eine physische Ursache der Symptome den Zustand letztlich entscheidend positiv beeinflussen.

Medikamenteneinnahme

Auch muss berücksichtigt werden, ob *aktuell gegebene Medikamente* ursächlich für die seelische Veränderung verantwortlich sein können.

Prinzipiell kann dies für kein Medikament ausgeschlossen werden, man muss jedes Medikament entsprechend prüfen. Besonders aber muss das bei Antiepileptika, Antibiotika sowie Herzmedikamenten berücksichtigt werden.

Bei Johanna, einer zehnjährigen Schülerin mit Zustand nach frühkindlicher Hirnschädigung durch einen Ertrinkungsunfall im Kleinkindalter und einer daraus resultierenden sekundär generalisierten Epilepsie traten zunehmend starke Verhaltensauffälligkeiten auf, vor allem erhebliche fremdaggressive Verhaltensweisen. Nach einer Klärung des Umfeldes wurde deutlich, dass diese Verhaltensänderungen nach dem Einsatz eines Medikamentes mit dem Wirkstoff Levetiracetam aufgetreten waren. Eine Veränderung der antiepileptischen Medikation führte zu einer entscheidenden Verbesserung der Symptomatik.

Manchmal ist es bei der Diagnosestellung gut, wenn wir als Untersucher »blinzeln«. Das bedeutet: Manchmal wird man von der Sonne so geblendet, dass man blinzelt, um noch etwas sehen zu können. Übertragen heißt das: Manche Symptome erscheinen so eindeutig, dass man nicht mehr nach links und rechts schaut, d. h. auch alternative Verursachungen einer Symptomatik nicht mit einbezieht. So kann es generell helfen, durch »Blinzeln« aufmerksam zu sein, ob eventuell doch andere Ursachen bestehen. Wenn das ausgeschlossen ist, kann dann umso beherzter und eindeutiger aufgrund einer bestätigten Diagnose gehandelt werden.

zu frühe Festlegung vermeiden

Wichtig ist bei einer Diagnosefindung auch, eine zu frühe Festlegung auf eine Diagnose zu vermeiden. Man muss immer auch die Möglichkeit berücksichtigen, dass – auch wenn vieles dagegen spricht – einmal eine andere Diagnose zutreffen kann.

Eine 42-jährige Bewohnerin mit einer ausgeprägten Intelligenzminderung wurde zum wiederholten Mal in den Akutbereich einer psychiatrischen Klinik aufgenommen. Bei den häufigen früheren Aufnahmen stand jeweils ein erheblicher Erregungszustand mit Fremdaggressivität und Schreizuständen im Mittelpunkt. Unter der Diagnose einer psychotischen Episode wurde neuroleptisch behandelt, was den Zustand jeweils sehr rasch besserte, sodass die Bewohnerin nach einer Krisenintervention wieder in ihre vertraute Einrichtung zurückkehren konnte. Bei der erneuten Aufnahme zeigte sich grundsätzlich das gleiche Verhalten, dem erfahrenen Stationspfleger fielen nur geringfügige Verhaltensänderungen auf. (»Irgendwie schreit sie diesmal anders.«) Bei der körperlichen Untersuchung wurde ein »akutes Abdomen« festgestellt, also eine chirurgische Notfallsituation. Die am selben Tag durchgeführte erfolgreiche chirurgische Behandlung erbrachte die Diagnose einer Eileiterschwangerschaft.

Differenzialdiagnose

Nahezu jede Diagnose einer seelischen Erkrankung umfasst relativ eindeutige Kernsymptome, die die Diagnose erleichtern und bestätigen können, aber es gibt auch viele Symptome, die prinzipiell unterschiedlichen Erkrankungen zugeordnet werden können. Zur Klärung ist also eine *Differenzialdiagnose* notwendig.

aggressives Verhalten

So können insbesondere *auto- wie fremdaggressive Verhaltensweisen* durch unterschiedlichste Ursachen und Bedingungen ausgelöst werden. Die Feststellung von »aggressivem Verhalten« rechtfertigt noch keine diagnostische Einschätzung. Diese muss dann aber zwingend erfolgen (siehe hierzu auch das Kapitel »Aggressive Verhaltensweisen«, Seite 359 ff.).

Schlafstörungen

Ähnliches gilt für *Schlafstörungen*. Grundsätzlich kann das Schlafverhalten individuell sehr unterschiedlich sein. Äußere Faktoren wie Lärm, Wärme oder Mangel an frischer Luft können den Schlaf beeinträchtigen, ebenso freudige wie belastende Eindrücke. In den Wechseljahren kann bei betroffenen Frauen ein vorher stabiles Schlafverhalten schwer beeinträchtigt sein. Ein gestörter Schlaf kann aber auch Symptom einer Traumafolgestörung oder einer Psychose sein; außerdem können Angststörungen den Schlaf massiv beeinflussen. Depressionen können sowohl zu vermindertem wie auch zu vermehrtem Schlaf führen. Nicht zuletzt müssen körperliche Ursachen bedacht werden: Eine »Somnolenz«, also eine sehr ausgeprägte und zunehmende Schläfrigkeit kann beispielsweise durch einen erhöhten Hirndruck bedingt sein.

Auch die Feststellung eines anhaltend veränderten Schlafverhaltens ist mit der Notwendigkeit einer breiten diagnostischen Abklärung verbunden.

Angst

Hinter dem Symptom der *Angst* kann eine reale Bedrohung stehen, zum Beispiel wenn nach einer Traumatisierung weiter die Möglichkeit einer Täterexposition besteht.

Angst ist außerdem ein Kernsymptom psychotischer Erkrankungen sowie von Depressionen oder generell der Posttraumatischen Belastungsstörung (PTBS). Angst kann eine Ess-Störung begleiten oder ein Frühsymptom der Demenz bei nachlassender Orientierungsfähigkeit sein. Natürlich stellt Angst auch das zentrale Symptom bei den unterschiedlichen Formen einer »Angststörung« dar, hier oft noch begleitet von körperlichen Symptomen (siehe auch das Kapitel »Angst«, Seite 65 ff.).

Zwangssymptome

Auch die Feststellung einer *Zwangssymptomatik* ergibt noch keinen Hinweis auf die »Ätiologie«, also die Ursache des Zwangsverhaltens. Eine Zwangsstörung kann beispielsweise Ausdruck einer neurotischen Störung sein (siehe auch das entsprechende Kapitel, Seite 210 ff.).

Andrea, 20-jährig mit primärer Chromosomenanomalie (Turner-X0-Syndrom), zeigte in den Monaten vor einer angedachten Aufnahme in eine Lebensgemeinschaft zunehmend psychotisch anmutende Zwangssymptome (Kontrollzwänge), eine »lauschende Kopfhaltung« wie bei innerem Dialog sowie immer öfter eine aggressive Verteidigung der Zwänge. In einer einfühlsamen Klärung der Situation wurde ein tiefer Konflikt deutlich: zwischen dem Wunsch, die vertraute Geborgenheit im Elternhaus auch weiter genießen zu können, und der Lust auf Veränderung und das Zusammenleben mit Gleichaltrigen. In einer intensiven psychotherapeutisch ausgerichteten ergotherapeutischen Begleitung wurde an Ermutigung gearbeitet. Zunehmende Kontakte mit der angedachten Gemeinschaft, Besuche dort, einzelne Übernachtungen etc. ließen die Angst immer mehr zurücktreten, sodass die Freude auf die Veränderung gestärkt wurde. Die Zwangssymptomatik bildete sich letztlich gänzlich zurück.

Hinter Zwängen kann aber auch eine Psychose stehen. Sehr häufig ist eine Autismus-Spektrum-Störung Ursache einer Zwangssymptomatik. Daneben müssen auch weitere mögliche Ursachen bedacht werden. Die einzelnen hier angedeuteten Krankheitsbilder werden in den jeweiligen Kapiteln eingehend beschrieben.

Die hier geschilderten differenzialdiagnostischen Überlegungen stellen nur verhältnismäßig häufige Ursachen dar – immer gilt es, die jeweilige Situation mit dem behandelnden Arzt umfassend abzuklären.

Berücksichtigung der primären Behinderung

Teil der differenzialdiagnostischen Klärung ist auch die *Berücksichtigung der primären Behinderung*. So zeigen Menschen mit einem Fragilen-X-Syndrom häufig Ängste in ihrem Verhalten. Betreute mit einem Williams-Beuren-Syndrom entwickeln oft Zukunftsangst, Menschen mit einem Fetalen Alkoholsyndrom (FAS) Unruhe, Somatisierungen (»Bauchschmerzen«) sowie depressive Zustände. Angst ist auch bei Kindern, Jugendlichen und Erwachsenen mit einem Angelman-Syndrom ein dringend zu beachtendes Symptom. Erwachsene mit einem Rubinstein-Taybi-Syndrom können ausgeprägte Stimmungsschwankungen zeigen, die an eine bipolare Störung denken lassen. Bei Menschen mit einer Tuberösen Hirnsklerose besteht oft eine Zwangssymptomatik.

Dies sind nur exemplarische Beispiele, die in der Einzelsituation gründlich erwogen werden müssen.

Diagnosis ex juvantibus

Eine besondere Form der Diagnose ist die »*Diagnosis ex juvantibus*«. Das bedeutet: Wenn eine Maßnahme bzw. ein Medikament, das zur Behandlung einer bestimmten Erkrankung eingesetzt wird, zur Verbesserung einer Symptomatik führt, kann dies eine Verdachtsdiagnose bestätigen.

Bei Simone, einer 16-jährigen Jugendlichen mit Autismus-Spektrum-Störung, traten erhebliche nicht einfühlbare morgendliche Stimmungsveränderungen mit Reizbarkeit und Müdigkeit auf, zum Teil verbunden mit nächtlichem Einnässen. Eine EEG-Untersuchung zeigte keine eindeutigen Hinweise, die die Verdachtsdiagnose epileptischer Anfälle gestützt hätte. Eine EEG-Dauerableitung war aufgrund der primären Symptomatik in Form erheblicher Ängste nicht möglich. Auch eine nächtliche Überwachung einschließlich eines Epi-Care®-Gerätes, das epileptische Anfälle registrieren kann, erbrachte keine eindeutigen Hinweise. Aufgrund der dringenden Verdachtsdiagnose einer Epilepsie mit schlafgebundenen Anfällen wurde dennoch eine antiepileptische Medikation durchgeführt. Die nächtliche Situation stabilisierte sich daraufhin vollständig.

Bei Ludwig, einem 42-jährigen Mann mit zunehmenden Verhaltensbesonderheiten in Form von Rückzugstendenzen, Zurückweisungen, eingeschränkter Emotionalität und zunehmender Abgezogenheit, zeigte sich – auch nach Prüfung von Ausschlusskriterien – die Verdachtsdiagnose einer psychotischen Entwicklung. Nach Klärung des Umfeldes und dem Versuch einer veränderten Milieugestaltung wurde ein niedrig dosiertes Neuroleptikum eingesetzt. Die Symptomatik glich sich darauf weitestgehend wieder aus, sodass ihm seine vorherige emotionale Schwingungsfähigkeit wieder zur Verfügung stand. Die Gabe des Neuroleptikums bestätigte als Ursache der Symptomatik eine psychotische Entwicklung.

Möglichkeit einer Fehldiagnose

Immer muss man sich bewusst sein, dass die zunächst gestellte Diagnose falsch sein kann – also eine Fehldiagnose darstellt. Wenn aufgrund des Abwägens und der Abklärung etc. eine Diagnose gestellt und eine entsprechende Therapie eingeleitet wurde, diese aber letztlich ohne Wirkung bleibt, die Symptomatik vielleicht sogar zunimmt, muss dringend in Erwägung gezogen werden, dass die Diagnose falsch war. Es kann sogar sein, dass die gewählte Therapie eine vorherige Symptomatik noch verstärkt.

Bei Peter, einem 53-jährigen Bewohner mit primärer schwerer psychomotorischer Entwicklungsbeeinträchtigung ohne gesicherte Diagnose mit mittelgradiger bis schwerer Intelligenzminderung und minimaler sprachlicher Ausdrucksfähigkeit, traten Unruhezustände und eine zunehmende Schlafbeeinträchtigung bis hin zu aggressivem Fremdverhalten auf. Ein verabreichtes Neuroleptikum mit primär sedierender (beruhigender) Wirkung (Pipamperon) verstärkte die Symptomatik. Eine körperliche Untersuchung zeigte eine schwere Blasenentleerungsstörung mit letztlich bis zu zwei Litern Restharn – das Neuroleptikum hatte die Blasenentleerungsstörung noch verschlimmert. Die Unruhe war durch die hochgradig erschwerte Urinausscheidung bedingt.

Joseph, ein 23-jähriger Bewohner mit einer Autismus-Spektrum-Störung, zeigte bei ihm bisher nicht bekannte Spannungs- und Erregungszustände, eine Schlafbeeinträchtigung und zum Teil erhebliche fremdaggressive Verhaltensweisen. Der Einsatz des Neuroleptikums Melperon verbesserte die Symptomatik nur geringfügig und oberflächlich. Eine dann akute Symptomatik, mit Erbrechen und darauf folgendem Kreislaufzusammenbruch, führte zu einer akuten Krankenhauseinweisung unter der notärztlichen Diagnose eines lebensbedrohlichen Schockzustandes. Im Krankenhaus wurde eine schwere Obstipation (Verstopfung) diagnostiziert, die diesen Schockzustand verursacht hatte. Auslöser für die Unruhe war die Obstipation, die durch das Neuroleptikum noch verstärkt wurde.

differenzierte Tests

Zur Objektivierung von Verhaltensbesonderheiten werden in einzelnen Krankenhäusern, Zentren und spezialisierten Praxen auch differenzierte Tests angewendet. In der Hand von erfahrenen Untersuchern können diese Tests helfen, eine Situation einzuschätzen, und dementsprechend eine differenzierte Therapie unterstützen.[15]

Anamnese

In die diagnostische Einschätzung und Klärung fließt ganz zentral eine gründliche *Anamnese* ein. Zunächst eine generelle Anamnese – also eine Bildgestaltung über die bisherige Entwicklung des zu untersuchenden Kindes, Jugendlichen oder Erwachsenen. Eine Bildgestaltung, die nicht alleine die zur Frage stehende Symptomatik berücksichtigt, sondern möglichst breite Felder von Kognition, Emotionalität und Motorik mit einbezieht. Hier ist jede hilfreiche Aussage wertvoll – die der Eltern, Großeltern, Geschwister, die früherer Lehrer, Sozialarbeiter, Therapeuten oder früher behandelnder Ärzte.

Eine gründliche Anamnese entspricht manchmal einem komplexen Puzzle: Erst wenn alle Teile zusammengetragen wurden, zeigt sich das gültige Gesamtbild. Bevor ein solchermaßen umfassendes Bild erstellt wurde, sollte möglichst nichts abschließend festgelegt, bewertet, beurteilt werden.

systemische Ansätze integrieren

Ein solches Bild ermöglicht es auch, wichtige systemische Ansätze zu integrieren – also mit einzubeziehen, inwieweit sich in dem Verhalten der Betroffenen (aus systemischer Sicht auch »Indexpatient« genannt) Fragestellungen spiegeln, die ursächlich einem anderen Glied dieses Systems (Familie, aber möglicherweise auch Mitglieder der Wohngruppe oder Ähnliches) zugehören.

Kai war ein zehnjähriger Schüler, der in die dritte Klasse einer Schule für Erziehungshilfe ging. Bei einem Test wurde eine Normalintelligenz im unteren Bereich festgestellt – er wies aber ein ausgeprägt kontrollierendes, stark angstgetöntes, sich und andere kontrollierendes Zwangsverhalten auf, das den Unterrichtsablauf zunehmend beeinträchtigte und sein Lernverhalten nachhaltig blockierte. Bei der Exploration des Elternhauses stellte sich heraus, dass der Vater an einer schweren Zwangsstörung litt. Die Eltern willigten nach mehreren Gesprächen ein, dass Kai in einer stationären Jugendhilfemaßnahme untergebracht wurde. Im Verlauf von zwei Jahren besserte sich seine Zwangssymptomatik erheblich; er konnte später in eine Waldorfschule wechseln, die er gut bewältigte. Der Kontakt zum Elternhaus konnte gerade dadurch, dass das tägliche Zusammenleben beendet wurde – was letztlich als eine Entlastung erlebt und benannt werden konnte –, langfristig gefestigt werden.

Umgebungsbedingungen

Es ist wichtig, nicht nur die Symptomatik einer psychischen Erkrankung selbst genau wahrzunehmen, sondern auch die Umgebungsbedingungen zu ermitteln, die zu der jeweiligen Erkrankung geführt haben. In diesem Sinne kann man an der jeweiligen Situation ausgerichtete Fragen stellen:

- Wann hat sich der Zwang entwickelt, welche Umgebungsbedingungen haben bestanden?
- Was ging einer paranoiden Entwicklung voraus?
- Wann kommt es jeweils zu aggressiven Verhaltensweisen?
- Treten die neu beobachteten Schreiattacken jeweils in ähnlichen Situationen auf?

Evelin, eine lebhafte und temperamentvolle Bewohnerin mit Fragilem-X-Syndrom, zeigte die ausgeprägte Symptomatik einer Grippe-Erkrankung. In deren Folge trat eine Lungenentzündung auf. Die Gesamterkrankung zog sich über gut zwei Monate hin. Im Anschluss daran kam es zu einer Veränderung der sonst so ansteckend anregenden Stimmung. Evelin machte einen antriebslosen und depressiven Eindruck, was im Zusammenhang mit einem Erschöpfungssyndrom gesehen wurde. Die Regeneration unterstützende Maßnahmen führten zu einer zunehmenden Kräftigung und verbesserten letztlich die Stimmungsveränderung gänzlich, sodass sie zu ihrer früheren emotionalen Stärke zurückfand.

Johann, ein 37-jähriger Bewohner mit einem Down-Syndrom, litt an einer zunehmenden Angstsymptomatik in Form von Vergewisserungszwängen, nächtlichen Kontrollgängen und Auffälligkeiten, die an eine paranoid bedingte Angst erinnerten. Bei der Klärung des Umfeldes wurde deutlich, dass im zurückliegenden Jahr zwei Bewohner der Einrichtung verstorben waren, beide hatte er aus der Werkstatt gekannt. Außerdem war sein Vater schwer an Krebs erkrankt, was die Familie aber nicht kommunizierte. Einfühlsam wurde mit Johann psychotherapeutisch gearbeitet, indem das Thema »Tod als Verwandlung« aufgegriffen wurde. Heileurythmische Maßnahmen unterstützten den Prozess, sodass im Rahmen einer mehrmonatigen Begleitung wieder eine Stabilität erreicht werden konnte.

Eine professionell-respektvolle Diagnostik geht zunächst vom Einzelnen aus. In einem zweiten Schritt können dann alle Erfahrungen reflektiert werden, die der Untersucher bisher im Zusammenhang mit diesem Krankheitsbild bzw. den Entwicklungsbeeinträchtigungen gemacht hat. Im Weiteren versucht man, bei dem konkreten Menschen Übergeordnetes wiederzuerkennen – um dann bereichert von den Erfahrungen und Gesetzmäßigkeiten wieder beim Einzelnen anzukommen und auf ihn zugeschnittene, individuelle Behandlungsmöglichkeiten zu entwickeln. Darin besteht »professionelles Handeln«, das außerdem nie »fertig« ist, das nie müde wird, sich um weitere übergeordnete Erkenntnisse zu bemühen.

»professionelles Handeln« ist nie »fertig«

Diagnostische Klassifikation

Eine psychiatrische Diagnose wird nach Maßgabe der WHO nach einem Schlüssel – dem sogenannten ICD-Code (Internationale Klassifikation der Krankheiten) – eingeordnet. Der derzeit weltweit gültige Code ist der ICD-10. Im Anschluss an jedes folgende Kapitel wird dieser Code angeführt (zum Beispiel bei der Paranoiden schizophrenen Psychose: ICD-10 F 20.0).

Menschenkundliche Diagnostik

Denn darauf kommt es an, dass man es in seiner Macht hat, sich herauszureißen aus der einen Welt und sich hineinzufinden in die andere Welt. Und das ist überhaupt der Anfang alles Aufrufens innerer Kräfte.

Rudolf Steiner[16]

Anthroposophisch orientierte Heilpädagogik und Sozialtherapie verstehen sich als Erweiterung der Verstehens- wie der therapeutischen Zugänge. Hinsichtlich der Diagnosefindung wollen sie keine Alternative zu dem bisher Beschriebenen sein. Aber sie beziehen wesentliche weitere Ebenen mit ein.

Existenz eines »unkrankbaren Wesenskerns«

Grundlage dieses Ansatzes ist die Existenz eines individuellen »unkrankbaren« Kerns, eines »Wesenskerns«, eines Ichs des Menschen. Dieser Kern ist geistiger Natur. Heilpädagogisches Tun in all seinen Facetten ist bemüht, diesen Kern zur Entfaltung zu bringen.

vertiefte Persönlichkeitsentwicklung

Es liegt im Wesen einer durch Anthroposophie erweiterten Diagnostik, dass diese sich nicht an äußeren Kriterien orientiert, sondern erweiterte Erkenntniszugänge beim Untersucher voraussetzt. Entsprechend einem Wort von Johann Wolfgang von Goethe kann »das Gleiche [...] nur vom Gleichen erkannt werden«.[17] Das bedeutet, dass ich als Untersucher mit meinen sinnlich unterstützten Erkenntnismöglichkeiten auch nur das sinnlich erfassbare erkennen kann, also zum Beispiel Größe, Augenfarbe, äußere Konstitution usw. Je tiefer meine um erkennendes Verstehen bemühte Diagnostik zum Wesen des anderen vordringen möchte, umso tiefer setzt dies eine eigene Vorbereitung voraus. Im Sinne einer »Erweiterung« geht es bei der hier gemeinten Vorbereitung um eine Entwicklung und Ausbildung meiner eigenen seelischen Fähigkeiten, der vertieften Persönlichkeitsentwicklung des Heilpädagogen bzw. der Sozialtherapeutin. Rudolf Steiner hat einen solchen Weg der »Selbsterziehung« an verschiedenen Stellen seines Werkes ausführlich beschrieben.[18] Im Einzelnen sind dies hier die Erkenntnismöglichkeiten, die in stufenweiser Folge mit den Begriffen »Imagination«, »Inspiration« und »Intuition« umschrieben werden. Letztlich beschreibt dies Stufen eines immer vertiefteren Vordringens in einen geistig-spirituellen Bereich.

tieferes Verbundensein

Das Besondere dieses erweiterten diagnostischen Zugangs ist, dass es den Untersucher bzw. Begleiter und den anderen auf der jeweiligen Ebene tiefer verbindet: Der andere bleibt nicht nur ein beschreibbares Gegenüber, sondern ich weiß mich ihm in den tieferen Ebenen meines Menschseins verbunden.

Meditation und künstlerische Tätigkeit

Ermöglicht wird dieser Zugang zum einen durch eigenes spirituell-meditatives Bemühen, zum anderen ist es auch die künstlerische Tätigkeit, die hilft, entsprechende Wahrnehmungs-»Organe« zu entwickeln. Es ist ein Anliegen anthroposophisch orientierter Ausbildungsstätten, diesen künstlerischen Ansatz zu fördern.

Im engeren Sinn entwickelte Rudolf Steiner diesen erweiterten Ansatz in dem zum Ende seines letzten Wirkensjahres 1924 gehaltenen *Heilpädagogischen Kurs.*[19] Dieser baut auf seinem in den vorangegangenen Jahrzehnten kontinuierlich ausgearbeiteten Modell einer »Menschenkunde« auf.

Zentrale Ansatzpunkte eines solchermaßen diagnostischen und damit auch erweiterten therapeutischen Zugangs sind folgende Ebenen:
- die dreigliedrige menschliche Organisation,
- die viergliedrige menschliche Organisation,
- polare Krankheitstendenzen und das Bedürfnis nach Ausgleich,
- die psychische Auswirkung der funktionellen Organtätigkeit.

Zugänge zur dreigliedrigen menschlichen Organisation

»Systeme« der menschlichen Organisation

Die Gliederung der menschlichen Organisation in drei unterschiedliche »Ebenen« bildet einen zentralen Ansatz Rudolf Steiners Menschenkunde ab. Sie stellt ein Nerven-Sinnes-System (NSS) einem rhythmischen System (RS) und einem Stoffwechsel-Gliedmaßen-System (SGS) gegenüber. Dabei umfasst das *NSS* neben seinem vorrangigen Pol des Zentralnervensystems (Gehirn und Rückenmark) alle auf neuronalen Strukturen fußenden Bereiche. Das *RS* beschreibt vorrangig die Bereiche im mittleren Menschen – in erster Linie die Herz- und Lungentätigkeit mit dem entsprechenden Puls- und dem Atemrhythmus, aber auch alle anderen rhythmischen Vorgänge im Organismus. Der dritte Bereich, das *SGS,* schließt alle Bereiche im Organismus ein, die der Tätigkeit dienen, also die Glieder, aber auch alle dem Stoffwechsel dienenden Organe.

Grundlage seelischer Prozesse

Rudolf Steiner führt im Zusammenhang mit diesem wesentlichen und originären menschenkundlichen Ansatz aus, wie diese unterschiedlich gegliederten Bereiche des menschlichen Organismus Grundlage differenzierter seelischer Prozesse sind: Unser Denken, also die bewusste, reflektierende

Auseinandersetzung mit der Welt, stützt sich auf das NSS; die ihm angegliederten Sinnesorgane, unser Fühlen, fußt auf dem RS; mit dem SGS werden wir tätig, es dient unserem Willen, unserer Handlungsfähigkeit. Der Fähigkeit des wachen Bewusstseins im NSS steht eine eher dem Traum ähnliche Bewusstseinslage im RS gegenüber; die Vorgänge im SGS sind uns, ähnlich denjenigen während des Schlafes, nicht bewusst.[20]

Ein weiterer Bezug wird formuliert: Das Denken richtet sich am Gewordenen, an der Vergangenheit aus; mit dem Gefühl stehen wir in der unmittelbaren Gegenwart; mit dem Willen wenden wir uns dem zu, was werden will, der Zukunft.[21]

Gleichgewicht der Kräfte

Das Bemühen um ein jeweils individuelles Gleichgewicht dieser Kräfte ist zentrales Anliegen von anthroposophischer Pädagogik und Medizin.

Michael, bei der Aufnahme acht Jahre alt, verhält sich ausgeprägt ängstlich und unruhig. Er ist ein Kind, das zu früh mit zu viel konfrontiert wurde – mit mehr, als es verarbeiten konnte –, und das dabei alleingelassen wurde. So leidet Michael an einer komplexen Traumatisierung. Durch zu früh erzwungenes »Aufwachen« lebt er stark im Nerven-Sinnes-Bereich.

Der therapeutische Ansatz sucht den Ausgleich, die Stärkung der Stoffwechsel-Gliedmaßen-Region; Ziel ist es, Michael zu helfen, mehr in seinen Leib, »zu sich« zu kommen, also durch eine Stärkung dieser Funktionen die Überwachheit in der Nerven-Sinnes-Region zu beruhigen.

Zugang wird zunächst durch eine Haltung gesucht, die in allem ausdrücken möchte: »Es ist gut, du musst keine Angst haben, ich bin da!« Dies wird verstärkt durch die Prinzipien einer sicheren Bindung, d.h. Verzicht auf Willkür, Schaffen von Verlässlichkeit und Vorhersehbarkeit. Weiterhin werden Maßnahmen zur Beruhigung der Sinnesfunktionen vorgenommen, unter anderem, indem der Gebrauch von Medien stark eingeschränkt und die Sinneseindrücke generell begrenzt werden. Hinzu kommt eine Stärkung des Stoffwechselbereichs durch Wärmung, enstsprechende Ernährung, Massage, heileurythmische Übungen (vor allem »B« und »A«) oder Substanzen mit dem Schwerpunkt Silber und Bryophyllum.

In jahrelanger Begleitung wich die Angst einer wachsenden Sicherheit. Mit dem Ausgleich der beiden Pole stärkte sich auch der mittlere, der »rhythmische« Bereich: Der Schlaf vertiefte sich, die zunächst hohe Pulsfrequenz beruhigte sich, ebenso die Atemfrequenz. Die Fähigkeit zur Ausdauer, die Aufmerksamkeitsspanne, nahm deutlich zu.

Zugänge zur viergliedrigen menschlichen Organisation[22]

- Das Prinzip des viergliedrigen menschlichen Organismus beschreibt – von außen betrachtet – zunächst den formbaren, gestalteten, tastbaren Leib *(»physischer Leib«)*. *physischer Leib*
- Dieser ist von Leben durchzogen, in ihm finden Prozesse von Ernährung, Absonderung, Regeneration und Wachstum statt; weiter erhalten ihn Atmung und Wärmung lebendig. Die Gesamtheit dieser Lebenskräfte wird auch *»ätherischer Leib«* genannt. Von besonderer Bedeutung in der Begleitung vor allem von Kindern mit einem heilpädagogischen Hintergrund ist die Kenntnis der sogenannten *sieben Lebensprozesse* – gewissermaßen eine Differenzierung der oben genannten Lebenskräfte. Diese umfassen die Prozesse der Atmung, der Wärmung, der Ernährung und Absonderung, der Erhaltung, des Wachstums und der Reproduktion. *Ätherleib und Lebensprozesse*
- Zusätzlich ist der menschliche Organismus »beseelt«, in ihm leben Stimmungen, Affekte, Begierden, Triebe, Freude, Schmerz, Spannung wie auch Entspannung *(»astralischer Leib«)*. *astralischer Leib*
- Und er ist getragen und durchdrungen von einer unverwechselbaren Individualität, einem Wesenskern – von einer Instanz, die bemüht ist, die Ausgestaltung des eigenen Lebens an inneren Werten auszurichten *(»Ich«)*. *Ich*

Diese vier Bereiche des menschlichen Organismus werden auch *Wesensglieder* genannt.

Timo war bei der Aufnahme in Schule und Internat ein zehnjähriger Junge, dessen Verhalten stark von plötzlich einschießenden Stimmungen und Impulsen geprägt war. Eine große Unruhe umgab ihn, die Aufmerksamkeitsspanne war bei hoher Ablenkbarkeit minimal. Eine mangelnde Impulskontrolle führte häufig dazu, dass er Gegenstände zerstörte, ohne es zu wollen; selten kam es auch zu fremdaggressivem Verhalten. Wollte man eine Diagnose stellen, konnte man unter anderem eine ADHS-Symptomatik attestieren.

Die Berücksichtigung des viergliedrigen Organismus ergab ein Überwiegen des Astralleibes – ablesbar an der erheblichen Spannung und Unruhe sowie an den abrupten Stimmungsschwankungen. Zusätzlich wurde diese Kräfteorganisation nicht gestützt, gehalten und ausgeglichen durch die Kräfte des Lebensleibes

(quasi »von unten« – ersichtlich aus der mangelnden Befähigung zu Erholung und Regeneration) und des Ichs (»von oben« – ablesbar an der mangelnden Befähigung zu Selbststeuerung, Selbststruktur und Impulskontrolle).
Der therapeutische Zugang zielte – unter anderem – vor allem auf eine Stärkung der Lebenskräfte ab, indem rhythmische Abläufe (Tagesstruktur, Mahlzeiten, Schlafzeiten) intensiv gepflegt und begleitete Zeiten von Regeneration eingeführt wurden, es wurde auf Durchwärmung und eine gute natürliche Ernährung geachtet, aufbauende Substanzen (Aufbaukalk und anderes) verabreicht, Leibwickel (Kamille) und Einreibungen (Primula) angewendet – immer getragen von einer beruhigend-ermutigenden Beziehungsgestaltung.
Nachdem auf diese Weise ein Boden geschaffen worden war, wurde versucht, die Selbstwahrnehmung und Selbstregulation zu stärken: »Was magst du dir vornehmen?« – »Welche Ziele setzt du dir?« – »Was schaffst du?« Damit wurde dem übergeordnet-ordnenden Prinzip des »Ichs« Rechnung getragen.

Zugänge zu den polaren Krankheitstendenzen

Heilpädagogische Zustände sind keine »Defektzustände«, sondern Einseitigkeiten, die nach Ausgleich suchen.

Grundtypen heilpädagogischer Entwicklung

Rudolf Steiner beschreibt in seinem *Heilpädagogischen Kurs* Krankheitsbilder bzw. Formen oder Grundtypen heilpädagogischer Entwicklung. Dabei werden in diesem anthroposophisch orientierten Ansatz zur Heilpädagogik beispielhaft drei Bereiche herausgehoben und an jeweils polar gegenüberliegenden Paaren von spezifischen Krankheitstendenzen verdeutlicht:[23]

Verkrampfung und »Ausfließen«

- *Beeinträchtigung von Einschlafen und Aufwachen*. Dahinter steht die Frage des Inkarniertseins, die Verbindung von Seele und Körper, konkret, im Sinne von Rudolf Steiners Menschenkunde, das beeinträchtigte Eingliedern der oberen in die unteren Wesensglieder.[24] Eine Neigung zu Verkrampfung (Stau bzw. zu starkes In-sich-Sein) wird einem »Ausfließen« (d.h. zu großer Offenheit, zu starkem Außer-sich-Sein) gegenübergestellt. Steiner verwendet hierfür die Begriffe »epileptisch« auf der einen und »hysterisch« auf der anderen Seite. Dies bedeutet aber keine Begrenzung auf ein konkretes epileptisches Anfallsgeschehen bzw. auf hysterische Zustände, vielmehr sind übergreifende Seinszustände gemeint (siehe hierzu auch das Kapitel »Psychiatrische Aspekte der Epilepsie«, Seite 345 ff.).

- Ein zweites polares Paar beschreibt den *Umgang mit Vergessen und Erinnern.* Hier wird Leiblich-Seelisches auf konkrete Stoffwechselprozesse bezogen, insbesondere auf das Gleichgewicht von Schwefel zu Eisen.
  Ein Ungleichgewicht in diesem Bereich kann Entwicklungsverzögerungen verursachen (beispielsweise eine Phenolketonurie bei einer schwefelbedingten Stoffwechselstörung) oder zu Zwangszuständen führen (bei einem Übergewicht der Eisenkomponente; siehe hierzu auch das Kapitel »Zwangsstörungen«, Seite 210 ff.).

Entwicklungsverzögerung und Zwangszustände

- Ein drittes sich polar gegenüberstehendes Paar bezieht sich auf den *Bewegungstypus:* Schwere, gehemmte, verlangsamte Bewegung wird in einen Zusammenhang mit der Sinnesbefähigung gebracht; dem gegenüber steht ein überbewegliches und ruheloses Bewegungsbild, das Menschen kennzeichnet, die schwer nur bei einem Eindruck verweilen können.
  Im Kontext des *Heilpädagogischen Kurses* benennt Rudolf Steiner diesen Zustand des ruhelosen Bewegungsdrangs als »maniakalisch«, angelehnt an den Begriff der »Manie«.[25]

gehemmte und ruhelose Bewegung

Hintergrund dieser polaren Bilder ist die sich gegenseitig bedingende Verbindung von leiblicher Konstitution und seelischer Bedingtheit. Die jeweiligen Zustände werden dabei vom Gesichtspunkt des Ungleichgewichts her beschrieben. Das therapeutische Bemühen hat daher einen Ausgleich zum Ziel und setzt auf unterschiedlichen Ebenen an.

leibliche Konstitution und seelische Bedingtheit

Zugänge zu den funktionellen Organtätigkeiten

Eine anthroposophisch orientierte Psychiatrie stellt die seelischen Fähigkeiten – insbesondere die Bereiche des Denkens, der Emotionen sowie des Antriebs – stark unter den Aspekt der Leibes- bzw. Organtätigkeit. Rudolf Steiner formulierte dies einmal folgendermaßen: »Geisteswissenschaft braucht nicht davor zurückzuschrecken, […] zu zeigen, wie die sogenannte Geistes- oder Seelenkrankheit immer zusammenhängt mit irgendetwas im menschlichen

seelische Fähigkeiten und Organtätigkeit

Leibe.«[26] Dieses »Irgendetwas« konkretisiert sich insbesondere in der differenzierten Beschreibung der funktionellen Tätigkeiten von Herz, Lunge, Leber und Niere.

seelenwirksamer Leib

Gemäß Rudolf Steiners medizinischer Menschenkunde kann eine seelische Erkrankung nicht alleine als Gehirnkrankheit gesehen werden. Vielfach wird hier der Begriff des »Spiegels« hinzugezogen: Der gesamte Leib wird als »seelenwirksam« gesehen – bewusst wird das Geschehen durch das Gehirnorgan. Eine anthroposophisch orientierte Psychiatrie sucht in Erscheinungsbild wie Therapie diese funktionellen Organprozesse auf, gemäß einer sogenannten »Psychologie der Organe« (siehe auch das Kapitel über Epilepsie, Seite 345 ff.).[27]

Zusammenfassung

gewissenhaft erstellte Diagnose

Ein Mensch mit Unterstützungsbedarf hat das Recht auf eine zutreffende und umfassend geprüfte Diagnose unter Beachtung der genannten Diagnoseschritte. Er hat das Recht, dass auf diese gewissenhaft erstellte Diagnose eine für ihn hilfreiche Therapie aufgebaut wird. Und er hat das Recht darauf, dass er nicht auf diese Diagnose reduziert wird, sondern dass gerade die hinreichende Einschätzung einer Symptomatik und die entsprechende therapeutische Behandlung eine Wesensbegegnung ermöglichen.

schicksalhafter Aspekt

Fragen wie: »Warum diese Erkrankung?«, »Warum diese Erkrankung *jetzt?*« und »Warum habe *ich* diese Erkrankung?« werden wesentlich, sie führen zum Wesen des anderen und können den schicksalhaften Aspekt einer Erkrankung zu erhellen versuchen. Auch wenn sie der Betreffende nicht selber stellen kann, wir als Begleiter können es für ihn tun.

So kann die Diagnosefindung vom ganz Konkreten ausgehen, dieses berücksichtigen und klären – und letztlich immer weiter und immer tiefer hin zur Persönlichkeit des anvertrauten Menschen führen.

Fähigkeiten und Ressourcen aufsuchen

Der tiefste diagnostische Blick auf einen Menschen wird der achtsame Blick sein: ein Blick, der sich nicht auf Defizite stützt, sondern Fähigkeiten und Ressourcen aufsucht, der sich auf das richtet, was im anderen werden will. Ein Blick, der ohne Kommentar, vor allem ohne jegliches Urteil ist. Ein Blick, der unverstellt sehen will, was ist. Ein aufmerksamer und liebevoller Blick birgt Erkenntniskraft in sich. »Liebevoll« meint hier: ein Blick, der einen Menschen nicht auf Gewordenes reduziert, sondern der offen ist für das Potenzial eines

Menschen, für das, was er werden kann und will – und damit für das, was er eigentlich ist.[28]

Die folgenden Zitate mögen die Tiefe und das Spannungsfeld des hier Gemeinten verdeutlichen: »Der Grund der Liebe aber, in der das Unbedingte gegründet ist, ist eins mit dem Willen zur eigentlichen Wirklichkeit. Was ich liebe, von dem will ich, dass es sei. Und was eigentlich ist, das kann ich nicht erblicken, ohne es zu lieben.«[29] (Karl Jaspers)

»Gerechtigkeit. Beständig zu der Annahme bereit sein, dass ein anderer etwas anderes ist als das, was man in ihm liest, wenn er zugegen ist [...]. Oder vielmehr in ihm lesen, dass er gewiss etwas anderes, vielleicht etwas völlig anderes ist als das, was man in ihm liest.«[30] (Simone Weil)

wahrhaftiges Interesse

»Wo man einem anderen Menschen mit innerem Anteil, mit tiefem Verständnis, mit wahrhaftigem Interesse für sein innerstes Seelenleben, für sein ganzes Sichdarleben, entgegentritt, in dem Augenblick wird man [...] im gewöhnlichen Leben hellsichtig. Es ist dem Menschen eben nur zugeteilt im gewöhnlichen Leben, in diesem einen Falle hellsichtig zu werden; für die anderen Fälle hat er sich erst auf methodische Weise, auf mühsame Weise die entsprechenden Fähigkeiten anzueignen.«[31] (Rudolf Steiner)

Dies ist ein herausforderndes Wort – es soll keine Überheblichkeit hervorrufen, eher Bescheidenheit. Aber auch ein Vertrauen auf ein eigenes Empfinden, und es knüpft an dem Begriff der Intuition an, der im *Heilpädagogischen Kurs* entwickelt wird.

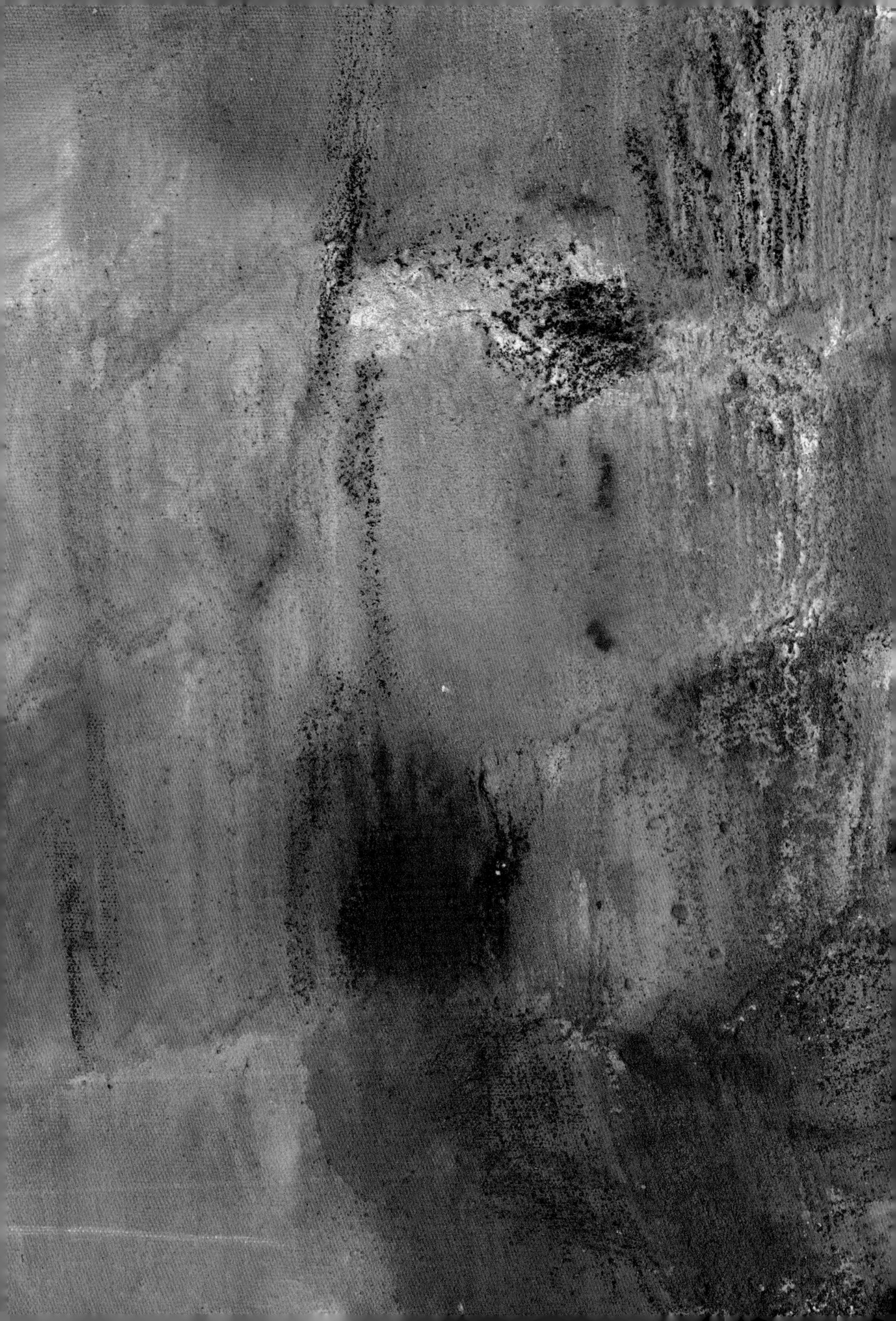

Angst

Wo aber Gefahr ist, wächst das Rettende auch.

Friedrich Hölderlin

unterschiedliche Erscheinungsformen

Das Phänomen der Angst umfasst sehr unterschiedliche Aspekte und Erscheinungsformen und begleitet die Menschheit und den einzelnen Menschen immer und überall. Angst weist ein weites Spektrum auf: Sie kann hilfreich sein, indem wir durch sie auf Gefahren aufmerksam werden, aber sie kann auch ein Leben schwer überschatten.

Seelische Erkrankungen sind ohne Angst nicht zu denken. Angst kann sowohl Hintergrund wie Folge einer seelischen Erkrankung sein. Aus diesem Grund leitet sie die Darstellung seelischer Erkrankungen ein.

An den Anfang dieses Kapitels möchte ich ein Zitat des Psychoanalytikers Fritz Riemann stellen, in dem er den Bogen von der Bedeutung der Angst für die persönliche Entwicklung jedes einzelnen Menschen über die menschheitsgeschichtliche Dimension hin zur Angst als Erkrankung spannt: »Angst gehört unvermeidlich zu unserem Leben. In immer neuen Abwandlungen begleitet sie uns von der Geburt bis zum Tode. Die Geschichte der Menschheit lässt immer neue Versuche erkennen, Angst zu bewältigen, zu vermindern, zu überwinden oder zu binden. Es bleibt wohl eine unserer Illusionen, zu glauben, ein Leben ohne Angst leben zu können; sie gehört zu unserer Existenz und ist eine Spiegelung unserer Abhängigkeit und des Wissens um unsere Sterblichkeit. Wir können nur versuchen, Gegenkräfte gegen sie zu entwickeln: Mut, Vertrauen, Erkenntnis, Macht, Hoffnung, Demut, Glaube und Liebe. Diese können uns helfen, Angst anzunehmen, uns mit ihr auseinanderzusetzen [...].

Gegenkräfte der Angst

Wenn wir Angst einmal »ohne Angst« betrachten, bekommen wir den Eindruck, dass sie einen Doppelaspekt hat: Einerseits kann sie uns aktiv machen, andererseits kann sie uns lähmen. Angst ist immer ein Signal und eine Warnung bei Gefahren, und sie enthält gleichzeitig einen Aufforderungscharakter, nämlich den Impuls, sie zu überwinden. Das Annehmen und das Meistern der Angst bedeutet einen Entwicklungsschritt, lässt uns ein Stück reifen. Das Ausweichen vor ihr und vor der Auseinandersetzung mit ihr lässt uns dagegen stagnieren; es hemmt unsere Weiterentwicklung und lässt uns dort kindlich bleiben, wo wir die Angstschranke nicht überwinden.

Begleiter von Reifungsschritten

Angst tritt immer dort auf, wo wir uns in einer Situation befinden, der wir nicht oder noch nicht gewachsen sind. Jede Entwicklung, jeder Reifungsschritt ist mit Angst verbunden, denn er führt uns in etwas Neues, bisher nicht Gekanntes und Gekonntes, in innere oder äußere Situationen, die wir noch nicht und in denen wir uns noch nicht erlebt haben. Alles Neue, Unbekannte, erstmals zu Tuende oder zu Erlebende enthält, neben dem Reiz des Neuen, der Lust am Abenteuer und der Freude am Risiko, auch Angst. Da unser Leben immer wieder in Neues, Unvertrautes und noch nicht Erfahrenes führt, begleitet uns Angst immerwährend. Sie kommt am ehesten ins Bewusstsein an besonders wichtigen Stellen unserer Entwicklung, da, wo alte, vertraute Bahnen verlassen werden müssen, wo neue Aufgaben zu bewältigen oder Wandlungen fällig sind. Entwicklung, Erwachsenwerden und Reifen haben also offenbar viel zu tun mit Angstüberwindung, und jedes Alter hat seine ihm entsprechenden Reifungsschritte mit den dazugehörenden Ängsten, die gemeistert werden müssen, wenn der Schritt gelingen soll.«[32]

Neues, Unbekanntes macht Angst

Ängste als Teil eines gesunden Seelenlebens

»Gesunde« Angst beschreibt einen sehr notwendigen, Sicherheit gebenden Schutzmechanismus. Angst können wir in diesem Sinne als sinnvoll und lebensnotwendig, ja, wie ein Alarmsystem verstehen. Wir werden gewissermaßen durch einen »automatischen« Schutzmechanismus in die Lage versetzt, eine Gefahr schnell zu erkennen und darauf zu reagieren. So kann diese Alarmreaktion in plötzlichen Gefahrensituationen – im Straßenverkehr, in der Begegnung mit einem wilden Tier, in Naturkatastrophen, bei Feuer oder Ähnlichem – unser Leben retten. Wir müssen es sogar als pathologisch ansehen, wenn diese Angstreaktion nur begrenzt möglich ist, wie beispielsweise bei manchen Formen des ADHS. Bei der sogenannten Aufmerksamkeitsdefizit-Hyperaktivitätsstörung fehlt Kindern, durchaus auch betroffenen Erwachsenen, oft ein hinreichendes Gefühl für reale Gefahren.

Angst als Schutzmechanismus

Angst kann auch helfen, herausfordernde Situationen zu bewältigen. Wir können dabei vor der Angst stehen bleiben und vor ihr zurückweichen oder durch die Angst hindurchgehen – und daran wachsen. Ein charakteristisches Beispiel ist das »Lampenfieber«: die Angst vor einem Konzert, einem Vortrag, einem Referat oder Ähnlichem. Hier kann Angst helfen, Kräfte zu aktivieren. Unterstützend kann dann sein, wenn ich mir sage: »Ich weiß, dass ich das kann«, wenn ich mich also auf die eigene Befähigung besinne, die gestellte Aufgabe zu bewältigen. Es kann hier auch helfen, sich bewusst zu machen: »Es geht nicht um mich, sondern um die Sache, und die Sache ist gut«, wenn es sich um eine Herausforderung handelt, die nicht nur dem persönlichen

Angst als Helfer, Kräfte zu aktivieren

Interesse dient. Eine vertiefte Motivation kann dazu beitragen, Angst auszuhalten. Ich kann mir auch sagen: »Hier bin ich, und ich werde tun, was ich kann und was in meinen Kräften steht.« Dieses Aufrufen einer inneren Haltung, die Anspannung der eigenen Kräfte trägt häufig dazu bei, dass Unruhe und Angst nachlassen und der Fokus zielstrebig auf die anstehende Aufgabe gerichtet werden kann.

Vertiefung der Persönlichkeit

Wenn man sich einer solchen Aufgabe gestellt und sie bewältigt hat, ist dies anschließend oft mit einem tiefen Glücksgefühl, dem Gefühl eines persönlichen Reifeschrittes und damit einer Vertiefung der Persönlichkeit verbunden.

Fritz Riemann beschreibt die Angst in dem Zitat am Anfang dieses Kapitels auch als einen wesentlichen Aspekt persönlicher Reifung. Jeder Mensch durchläuft diese Schritte. Ein Mensch mit Unterstützungsbedarf benötigt hier unsere Wahrnehmung, wo für ihn möglicherweise angstbesetzte Reifungsschritte anstehen. Er fragt uns gewissermaßen nach Strategien, diesen jeweiligen angstauslösenden Herausforderungen zu begegnen. Gerade auch im Umgang mit Angst wird der Begriff des »Assistenzbedarfs« sehr konkret.

Grundtendenzen psychosozialer Entwicklung

Im weiteren Verlauf seines Buches schildert Fritz Riemann unterschiedliche Angsttendenzen, die wir als Menschen in uns tragen. Er beschreibt damit das Spannungsfeld zwischen Individuation und sozialer Integration, in das jeder Mensch sich auf die ihm gemäße Weise eingliedern kann und muss. Riemann unterscheidet vier Grundtendenzen individueller psychosozialer Entwicklung: Die Fähigkeit, sich einem Größeren eingliedern zu können, steht der Fähigkeit gegenüber, im Sinne einer Individuation die eigenen Bedürfnisse wahrnehmen und verfolgen zu können. Und die Fähigkeit, Dauer und Beständigkeit im eigenen Leben zu entwickeln, steht in einem Spannungsverhältnis zu der Fähigkeit, sich zu verändern und zu wandeln.

Letztlich sind es gerade diese scheinbaren Widersprüche, deren jeweilige Integration Entwicklung ermöglicht: Die Angst vor *Selbsthingabe,* die Angst vor *Selbstwerdung,* die Angst vor *Notwendigkeit und Endgültigkeit* und die Angst vor *Wandlung* entwickelt und beschreibt Fritz Riemann als die »Grundformen der Angst«. Jeder Mensch trägt diese Ängste in unterschiedlicher Gewichtung in sich.

Die Lösung und damit die Voraussetzung zur persönlichen Freiheit sieht er in der *Akzeptanz unserer menschlichen Begrenztheit,* in der Annahme von Abhängigkeit in unserem Leben, anders ausgedrückt: darin, sich vertrauensvoll dem Fremden zu öffnen. Weitere Aspekte sind die *Annahme von Einsamkeit,* also die Akzeptanz, dass ein Verlust an Geborgenheit Teil der persönlichen Entwicklung sein kann, sowie die *Akzeptanz eigener Schwächen*. Und letztlich ist auch die *Annahme von Vergänglichkeit* von Bedeutung, also den Tod als Teil des Lebens, die Notwendigkeit von Abschied zu akzeptieren.[33]

Diese grundlegenden Aspekte von Angst können als wesentliche Bestandteile einer gesunden persönlichen Entwicklung gesehen werden.

altersgebundene Ängste von Kindern und Jugendlichen

Einen weiteren Bereich von Ängsten, die Teil einer normalen Entwicklung sind, stellen die altersgebundenen Ängste des Kindes und der Jugendlichen dar. So zeigen Kinder in unterschiedlichen Entwicklungsstufen Angst vor Gewitter, Gespensterangst und Dunkelangst. Fremdenangst, Trennungsangst, Angst vor Einbrechern oder ein »Pavor nocturnus«, die Angst vor Nacht und Dunkelheit, sollten nicht generell als pathologisch erachtet werden, sondern als naturgegebener Aspekt biografischer Entwicklung.

Eine charakteristische Angst von Jugendlichen in der Pubertät ist das angstvolle Betrachten des sich verändernden Körpers und die Frage nach Normalität. Dies sind keine pathologischen Ängste, sie begleiten vielmehr die Entwicklung. Es gilt hier darauf zu achten, dass diese Ängste nicht über ein im Sinne der Angst adäquates Alter hinausgehen bzw. dass das Maß dieser Ängste andere Entwicklungsschritte nicht überschattet.

Es kann vielleicht verallgemeinernd gesagt werden: Ob und wieweit eine seelische Situation als Krankheit angesehen werden muss, liegt immer auch daran, wie die Angst individuell bewältigt werden kann, und letztlich auch, ob ein Mensch daran leidet. Hier sind die Grenzen sehr fließend: Was der eine Mensch verarbeiten kann oder vielleicht sogar als positive Herausforderung erlebt, kann für den anderen unerträglich sein.

Fähigkeit zur Individuation fördern

Die Unterstützung von Menschen mit intellektueller Beeinträchtigung bzw. Assistenzbedarf in diesen Fragen gehört zu herausragenden Aufgaben einer heilpädagogischen bzw. sozialtherapeutischen Begleitung. Diese unsere Begleitung muss der Fähigkeit zur Individuation jedes Einzelnen dienen, also auf dem Bemühen gründen, einem anvertrauten Menschen ein selbstbestimmtes, d. h. ein auf Selbstfindung aufgebautes Leben zu ermöglichen. So können gerade die hier geschilderten Aspekte der Angst als einer möglichen Hemmung vor anstehenden Entwicklungsschritten entweder der persönlichen Reifung dienen – oder Ausgangspunkt einer die Entwicklung beeinträchtigenden Angstsymptomatik darstellen.

Selbstbestimmungsrecht achten

Aber auch dies: Wir haben kein Recht, von außen einem Menschen abzuverlangen, einen Schritt zur Bewältigung von Angst zu gehen. Immer müssen wir die individuelle Freiheit und das damit einhergehende Selbstbestimmungsrecht achten.

In der Begleitung von Menschen mit Unterstützungsbedarf obliegt es dem Begleiter, gerade dafür ein Gefühl zu entwickeln und gegebenenfalls Hilfen bzw. Bewältigungsstrategien (sogenannte Coping-Strategien) anzubieten.

Angst ist eine Herausforderung – deshalb sollten immer, wirklich immer in der Begleitung eines Menschen unsere Fragen sein: »Willst du da herangehen?« – »Willst du, dass ich dir dabei helfe?« – »Kann ich dir helfen, an diese Angst heranzugehen?« – »Meinst du, wir können zusammen da herangehen?« usw. Da gibt es viele möglichen Formen, immer getragen von der Achtung der Freiheit des anderen. Aber niemals dürfen wir vermitteln: »Du musst da durch!«
Dann kann – wie für jeden Menschen – die Bewältigung bzw. Überwindung einer Angst ein tiefes Entwicklungspotenzial bedeuten.

frei gewählte innere Entwicklung

Neben dieser »not-wendigen« Angst beschreibt Jakob Böhme (1575–1624), der in Görlitz als Philosoph und Mystiker lebte, eine ganz andere Form. Hier wird Angst in einen ganz anderen Zusammenhang gestellt. Es geht ihm um Angst als Begleitung einer frei gewählten inneren Entwicklung. Er sagt: »Es wird kein Leben, es zerbreche denn dasjenige, daraus das Leben gehen soll. Es muss alles in die Angstkammer ins Centrum eingehen, und muss den Feuerblitz in der Angst erreichen, sonst ist keine Anzündung, wiewohl das Feuer mancherlei ist, also auch das Leben; aber aus der größten Angst urständet auch das größeste Leben, als aus einem rechten Feuer.«[34]

In dieser uns heute fremd anmutenden Sprache weist Jakob Böhme auf Bedingungen der inneren Entwicklung und der Meditation. Gemeint ist, dass Menschen auf einem inneren Weg durchaus vor Situationen der Angst vor der Tiefe des Erlebten stehen können. Das Durchgehen durch diese Angst ermöglicht dann eine vertiefte innere Entwicklung: »... aus der größesten Angst urständet auch das größeste Leben ...«.

Angst als begleitendes Symptom seelischer Erkrankungen

Angst begleitet fast alle wesentlichen seelischen Erkrankungen und stellt dabei oft ein zentrales Symptom dieser jeweiligen Erkrankung dar. Angst tritt aber auch bei körperlichen Erkrankungen auf und als Teil von Syndromen von Menschen mit einer intellektuellen Einschränkung.

umfassendes Symptom bei jeder seelischen Erkrankung

Im Einzelnen wird dies bei den jeweiligen Krankheitsbildern beschrieben und vertieft abgehandelt. Hier soll nur kursorisch und mit entsprechenden Hinweisen angeführt werden, dass Angst ein umfassendes Symptom ist, das bei jeder seelischen Erkrankung eine wichtige Rolle spielt.

Psychose

So kann ein Mensch im *psychotischen Erleben* schwere wahnhafte Ängste erleiden, insbesondere paranoide, also Verfolgungsängste. Eine solche Angst kann Teil der erlebten »Grenzauflösung« sein. Dies bedingt dann einen zunehmenden und letztlich umfassenden Verlust an Schutz durch Abgrenzung.

Das für unsere Sicherheit so grundlegende Wissen »Hier bin ich und dort ist der andere, hier bin ich und dort ist die Welt« kann für den Betroffenen verloren gehen. Ein psychotisch erlebender Mensch kann sich ungeschützt und elementarsten Kräften ausgeliefert erleben. In der akuten Psychose können schwerste Ängste auftreten, bis hin zu einer Todesangst und tiefster Isolation: ein letztlich absolutes Bedroht-Sein. »Der Mensch, das Selbst, die Person, der andere, die Welt haben keine Grenzen mehr bzw. die Grenzen verschwimmen.«[35]

Depression

In der *Depression* kann ein Mensch mit den Urängsten menschlichen Erlebens konfrontiert sein. Mit der Angst, Schuld auf sich geladen oder sich »versündigt« zu haben, mit der Angst vor Verarmung oder schwerer unerkannter Erkrankung. Mit der Angst, ausgestoßen zu sein und damit vereinsamen zu müssen, und letztlich der Angst, nicht geliebt zu werden.

Die Angst ist stark mit der Depression verbunden – sie kann so im Vordergrund stehen, dass die Depression dahinter nicht gesehen werden kann.

Neurotische Angst setzt gewissermaßen bei dem an, was Fritz Riemann ausgeführt hat: Diese Angst kann entstehen, wenn Entwicklungsschritte nicht angegangen oder bewältigt werden und ein Mensch vor den Herausforderungen stehen bleibt, die sein Leben ihm stellt. Ein englisches Wort mag dies erläutern: »A ship in a harbour is safe – but this is not what ships are built for« (Ein Schiff im Hafen ist sicher – aber dafür ist es nicht gebaut!). Stehen zu bleiben kann vielleicht vordergründig Sicherheit bedeuten, letztlich aber führt das Verharren, der mangelnde Mut, Schritte im eigenen Leben zu gehen, zu einem ausgeprägten Leiden.

Letztlich ist der Kern dieser Angst ein Zurückschrecken vor der eigenen Entwicklung, die Angst vor der »Individuation« (nach C. G. Jung).[36]

Borderline-Syndrom

Das *Borderline-Syndrom* kann von schweren Ängsten begleitet werden, die im Grunde diese Erkrankung prägen. Die Ängste kreisen hierbei um ein chronisches Gefühl der Leere und Langeweile und ein oft unerträgliches Empfinden innerer Orientierungslosigkeit. Dies bedingt die affektive Instabilität mit sowie das verzweifelte Bemühen, ein tatsächliches oder vermutetes Verlassen-Werden zu verhindern. Darin besteht vor allem der Kern dieser tiefen Angst. Der Versuch, dieser oft als gänzlich unerträglich empfundenen Angst auszuweichen, kann hinter den meisten der vielfältigen Symptome dieses Syndroms erkannt werden.

Demenz

Gerade am Beginn einer *Demenz* erlebt der Mensch seine nachlassende Orientierungsfähigkeit. Der damit einhergehende Verlust und die zunehmend erzwungene Aufgabe von Autonomie kann zunächst eine Quelle tiefer Angst sein. Im weiteren Verlauf der Erkrankung wird letztlich alles immer wieder neu und unüberschaubar für die Betroffenen. Sie können nicht auf Erfahrungen und erworbene Bewältigungsstrategien von Aufgaben und Herausforderungen zurückgreifen. Dies verunsichert einen Menschen zutiefst und führt zu extremster Angst. Das damit einhergehende Ausgeliefertsein verstärkt diese Angst.

Posttraumatische Belastungsstörung

Auch die Symptomatik der *Posttraumatischen Belastungsstörung (PTBS)* oder auch Traumafolgestörung ist geprägt durch Angst. Hintergrund dieser wesentlichen seelischen Erkrankung ist eine massive Überforderung, ein Ausgeliefertsein, erlittene Gewalt oder Ähnliches. Ursache ist ein einmal oder anhaltend erlittener Einbruch in schützende Hüllen – seien dies Hüllen der umgebenden Personen, seien es eigene seelische Hüllen. Die PTBS ist gekennzeichnet durch fehlende Hilfe, vermissten Schutz, Ohnmacht, Ausgeliefertsein und Entgrenzung.

Angst ist ein zentrales begleitendes Symptom der Posttraumatischen Belastungsstörung. Eine frühe schwere Traumatisierung kann die Ausbildung und Funktion von Gehirnstrukturen beeinträchtigen, die mit Angstentstehung, Angstwahrnehmung und Angstbewältigung grundlegend verbunden sind (siehe das Kapitel über die PTBS, Seite 80 ff.).

Anorexie

Ess-Störungen werden geprägt und verursacht durch Angstphänomene. So verbirgt sich hinter der *Anorexie,* insbesondere der Pubertätsmagersucht, die

Angst vor der Selbstwerdung, vor der eigenen Persönlichkeitsreifung, insbesondere auch der Ausbildung einer sexuellen Identität. All dies steht hinter der Angst vor einer Gewichtszunahme – die in der Selbstwahrnehmung äußerer Ausdruck dieser »Selbstwerdung« ist.

Bulimie

Bei Menschen, die eine *Bulimie* entwickeln, zeigt sich oft hinter einer äußeren »Fassade« eine tiefe Selbstunsicherheit: die Angst, als der Mensch »entdeckt zu werden«, der man eigentlich ist – und tiefe Scham gerade auch gegenüber dem eigenen Essverhalten. Eine Scham, die auch den Zugang zum anderen oft sehr erschwert.

Angst als begleitendes Symptom körperlicher Erkrankungen

Ehe die eigentlichen und zentralen Angstkrankheiten angesprochen werden, ist es auch in diesem Zusammenhang zwingend erforderlich, noch einmal zu betonen, dass einer psychiatrischen Diagnose immer eine gründliche Abklärung möglicher körperlicher Ursachen vorausgehen muss. Dies gilt insbesondere für Menschen, die sich verbal nicht ausdrücken können.

internistische Erkrankungen

Mögliche internistische Erkrankungen, die mit Ängsten auftreten können, sind zum Beispiel Hypoglykämien (Unterzuckerung) bei Blutzuckererkrankungen, Eisenmangel, generell Formen einer Anämie, Schilddrüsenstoffwechselstörungen, Elektrolytstörungen sowie Lungenerkrankungen. Außerdem werden vor allem Zustände und Erkrankungen, die mit dem Herzen zusammenhängen, oft als ängstigend erlebt: Ohnmachtssituationen bzw. Synkopen (zum Beispiel verursacht durch plötzlich aufgetretenen erniedrigten Blutdruck) sowie auch schwerere Erkrankungen wie Angina pectoris, Herzschlagunregelmäßigkeiten (kardiale Arrhythmie) und natürlich die schwerste hier mögliche Erkrankung, der Herzinfarkt.

neurologische Erkrankungen

Auch im Bereich der Neurologie gibt es Erkrankungen, die mit Ängsten einhergehen können, wie Formen der *Epilepsie* (vor allem die Temporallappenepilepsie), *multiple Sklerose, neuro-degenerative Erkrankungen* sowie die *Parkinson-Erkrankung* (insbesondere im Hinblick auf die damit einhergehenden Bewegungseinschränkungen).

Diese Erkrankungen sollen hier nur als wenige Beispiele einer großen Anzahl internistischer oder neurologischer Erkrankungen aufgeführt werden, die zu einer Angstsymptomatik führen können.

Angst als begleitendes Symptom von frühkindlichen Hirnschäden sowie von chromosomal bedingten Syndromen

Reaktion auf Überforderung

Im Bereich von Heilpädagogik und Sozialtherapie ist Angst ein sehr häufig anzutreffendes Symptom. Fast immer tritt es als Reaktion auf eine individuelle oder spezifische Überforderung auf.

Im besonderen Maße bedürfen Menschen mit einem *Fragilen X-Syndrom,* aber auch Menschen mit einem *Williams-Beuren-Syndrom* hier unserer schützenden Aufmerksamkeit. Aber auch das Gebaren von Menschen mit einem *Angelman-Syndrom* muss hier genannt sein: Allzu häufig wird deren offenes, scheinbar lächelnd-zugewandtes Verhalten verkannt, dem diese Personen *ausgeliefert* sind.

Herauszuheben sind unter diesem Aspekt auch Menschen mit einer autistischen Veranlagung, einer *Autismus-Spektrum-Störung (ASS).* Bedingt durch deren alles dominierende Sinnesverarbeitungsstörung können auch scheinbar alltägliche Sinneseindrücke überwältigend und dadurch angstauslösend wirken (Weiteres hierzu siehe in den Kapiteln über die »Psychiatrischen Aspekte heilpädagogischer Bilder« und die »Autismus-Spektrum-Störung«, Seite 277 ff. und 317 ff.).

Das gilt es voranzustellen: Angst ist unabdingbar, Angst begleitet die gesunde Entwicklung, ja: fördert sie im immer neuen Aushalten und Bewältigen. Angst geht mit den unterschiedlichen Formen seelischer Erkrankungen einher. Das heißt aber auch: Wenn ich mich auf die Begleitung eines Menschen mit Assistenzbedarf einlasse, werde ich Angst begegnen. Und wenn ich der Angst des anderen begegne, werde auch ich mit meiner eigenen Angst konfrontiert. Und ich werde dem anderen umso mehr ermutigende Unterstützung sein, wie ich meiner eigenen Angst, meinen eigenen Ängsten nicht ausweiche.

der eigenen Angst nicht ausweichen

> ***Die Akzeptanz, selber Ängste zu haben,*** und ein offener und wachsend freier Umgang mit meinen eigenen Ängsten eröffnen dem anderen den Weg, sich seinen Ängsten anzunähern. Die vertrauensvolle Akzeptanz, das bewusste Einlassen auf meine Ängste ist eine wesentliche Grundlage, das Entwicklungspotenzial des anderen wahrnehmen zu können.

Auf dieser Haltung baut Therapie auf – auf der Akzeptanz, dass Angst Teil jeder Entwicklung ist, und zwar ein »not-wendiger« Teil. Und auf der Akzeptanz, dass auch ich als Begleiter nicht ohne Angst bin – sondern dass ich, wenn ich mich um Offenheit bemühe, auch meiner eigenen Angst begegne.

Wenn wir solchermaßen mit Angst umgehen, können wir erleben, dass auf der einen Seite der Mut der Angst gegenübersteht, dass Mut helfen kann, Angst auszugleichen. Darunter liegt aber noch ein weiteres »Geheimnis«: Letztlich ist es vor allem die Fähigkeit der Dankbarkeit, die helfen kann, an der Angst zu wachsen. Dankbarkeit, die sich auf Bereiche bezieht, die außerhalb der jeweiligen Ängste liegen. Und Dankbarkeit ist lernbar!

Fähigkeit der Dankbarkeit

Angst als eigenständige Erkrankung wird in dem Kapitel »Angststörungen« beschrieben, siehe Seite 199 ff.

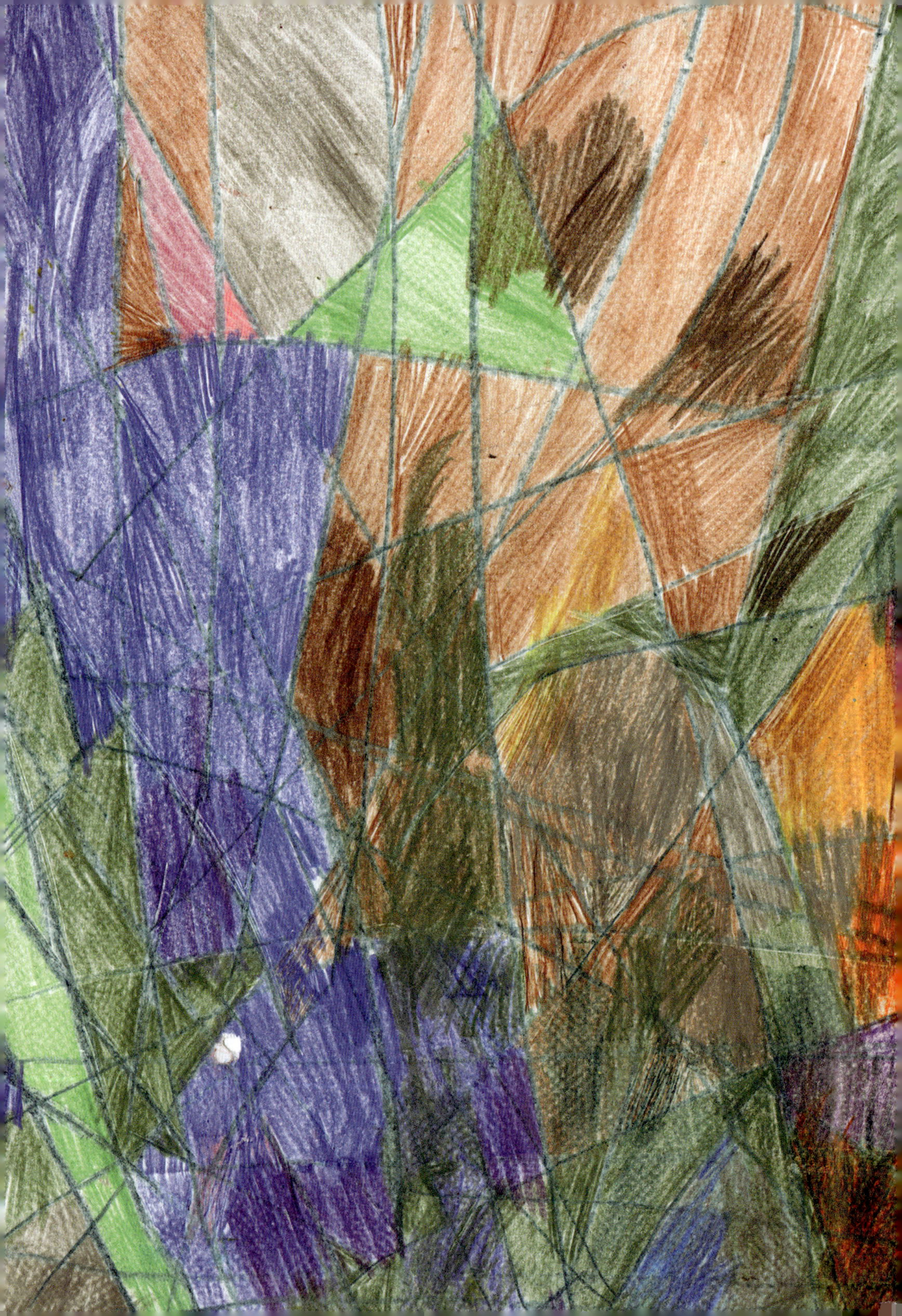

Psychiatrische Erkrankungen

Wer, wenn nicht diejenigen unter ihnen, die ein schweres Los getroffen hat, könnte besser bezeugen, dass unsere Kraft weiter reicht als unser Unglück, dass man, um vieles beraubt, sich zu erheben weiß, dass man enttäuscht, und das heißt ohne Täuschung, zu leben vermag.

Ingeborg Bachmann

Wie in der Einleitung erwähnt, sind es die gleichen seelischen (psychischen) Erkrankungen, an denen Menschen mit und Menschen ohne Intelligenzminderung erkranken. Die eingeschränkte Kommunikationsmöglichkeit vieler Betroffener »verschleiert« oft das eigentliche Geschehen.

Hinsichtlich der einzelnen Krankheitsbilder möchte ich zunächst einen allgemeinen Überblick über diese jeweilige Erkrankung geben: Erscheinungsformen, Grundsymptome – ein Basiswissen. Da die Symptomatik des jeweiligen Krankheitsbildes nicht immer unmittelbar erkennbar ist, gilt es darüber hinaus, die besonderen Erscheinungsformen jeder bekannten seelischen Erkrankung bei Menschen mit intellektuellen Beeinträchtigungen herauszuarbeiten, und dies beinhaltet insbesondere auch, die erforderlichen spezifischen diagnostischen Zugänge darzustellen.

»Blick von außen« und »Blick von innen«

Meine Schilderung folgt dabei einem Weg, den ich auch in der jeweiligen Beratung von Betroffenen zu verfolgen versuche. So gilt es zunächst, zwei unterschiedliche Blickwinkel zusammenzuführen – den Blick »von außen« und den Blick »von innen«. Der Blick »von außen« meint: Was sehe ich – als Angehöriger, als Heilpädagoge oder Sozialtherapeut, als Arzt oder Therapeut? Was zeigt mir der andere durch sein Verhalten ebenso wie durch seine Äußerungen?

Dies ist aber nur ein Blickwinkel. Bliebe er allein, würde das Wesentliche übersehen. Deshalb auch ein Blick »von innen«. Die Indianer benennen es so: »Wenn du den anderen verstehen willst, musst du in seinen Mokassins gehen.« In einem Brief aus dem Jahre 1915 drückt Rudolf Steiner es so aus: »Man kann kaum einem Menschen seelisch etwas sein, in dessen Innenlage man sich nicht versetzen kann.«[37] Søren Kierkegaard sagt einmal: »Habe ich verstanden, was der andere verstanden hat?«[38] Nur dies kann sinnvoller Ausgangspunkt meines Handelns sein. Dieser zweite und letztlich entscheidende Blickwinkel ist also der Versuch, sich in den Betroffenen hineinzuversetzen, zu versuchen, die Dinge mit seinen Augen zu sehen, aus seiner Seele her nachzuempfinden. Es ist selbstverständlich, dass dieser vorrangig empathische Zugang immer nur eine Annäherung sein kann, ein Versuch.

reflexive Distanz

So wird es immer wieder die Frage sein, ob ich mich wirklich dem anderen nähere oder ob ich in einer Interpretation, einem Vorurteil, befangen bin. Kritische Distanz zu mir, reflexive Distanz, ist da erforderlich.

In eindrucksvoller Weise hat der Psychiater und Philosoph Karl Jaspers den Zusammenhang dieser beiden Blickrichtungen »von innen« und »von außen« 1965 dargestellt: »Das Eigentümlichste, das der Psychopathologe [hier ersetzt durch: »der / die Heilpädagoge/in« bzw. »Sozialtherapeut/in«, d. V.] erkennt, erwächst ihm im Umgang mit Menschen. Was er hier erfährt, ist abhängig davon, wie er in der Situation sich dem Menschen gibt und wie er therapeutisch mitwirkt an dem Geschehen, in dem er zugleich sich selbst und den anderen erhellt. Er vollzieht nicht nur ein indifferentes Wahrnehmen, wie beim Ablesen eines Maßes, sondern das ergreifende Verstehen im Erblicken der Seele. Der Psychopathologe [»der / die Heilpädagoge/in« ... d. V.] ist abhängig von seiner Erlebens- und Sehfähigkeit, ihrer Weite, ihrer Offenheit und Fülle. Es ist ein großer Unterschied zwischen den Menschen, die blind trotz offener Augen durch die Welt der Kranken gehen, und der Entschiedenheit klaren Wahrnehmens aus einer Sensibilität der Teilnahme. Das Miterzittern der eigenen Seele mit den Ereignissen im anderen fordert dann vom Forscher [von »dem / der Heilpädagogen/in« ... d. V.] das denkende Vergegenständlichen solcher Erfahrung. Ergriffenheit ist noch keine Erkenntnis, sondern Quelle der Anschauungen, die für die Erkenntnis das unerlässliche Material bringen. Kühle und Ergriffenheit gehören zusammen und sind nicht gegeneinander auszuspielen. Kühle Beobachtung allein sieht nichts Wesentliches. Nur beides in Wechselwirkung kann zu Erkenntnis führen. Der Psychopathologe [»der / die Heilpädagoge/in bzw. der / die Sozialtherapeut/in«, d. V.], welcher wirklich sieht, ist eine vibrierende Seele, die ständig das Erfahrene bewältigt, in dem sie es in rationale Fassung bringt.«[39]

eigene Erlebens- und Sehfähigkeit

Diesen Zusammenklang – den jeweiligen Blick von außen und von innen – möchte ich bei den unterschiedlichen Phänomenen und Krankheitsbildern versuchen, im Wissen, dass dies immer nur eine Annäherung sein kann.

Ergänzen möchte ich dies mit »Reflexionen«. Damit meine ich ein Einordnen der jeweiligen Bilder in einen medizinischen, neurobiologischen und auch gesellschaftlichen Kontext. Dies auch im Sinne einer »Erweiterung« des Blickwinkels in einen anthroposophisch-menschenkundlichen Zugang.

Erweiterung des Blickwinkels

All das möchte dann hinführen zur Therapie, also zu spezifischen heilpädagogisch-sozialtherapeutischen Maßnahmen, angemessenen Strukturen, erweiterten Therapien oder auch medikamentösen Maßnahmen.

Das Wort »Therapie« meint von der Bedeutung des griechischen Wortes her: »dienen«. Das verlangt von den angesprochenen Maßnahmen, dass sie dem Betroffenen konkrete Unterstützung sein können. Es liegt im Wesen von psychiatrischen Erkrankungen, dass die hilfreiche Unterstützung Betroffener oft auch Hilfe für Begleiter bedeutet.

Beispiele von Entwicklungen und Verläufen sollen helfen, das Geschilderte zu konkretisieren und zu illustrieren.

Als ich zum wiederholten Male in einer Einrichtung zur Mitarbeiterfortbildung war, stellte sich unvermittelt ein Bewohner vor mich hin und sagte: »Sie haben mit den Mitarbeitern über Autismus-Spektrum-Störungen gesprochen. Warum nicht mit uns? Wir sind doch die Betroffenen!« Dies leuchtete mir unmittelbar ein, und ich erweiterte dahingehend mein Fortbildungsangebot.

bildhafte Darstellung für Betroffene

So schließt sich hier in ausgewählten Kapiteln der Versuch an, die Inhalte in bildhafter Weise auch den eigentlich Betroffenen zu vermitteln. Es liegt im Wesen der Sache, dass dies immer nur beispielhaft sein kann. Die jeweilige Vermittlung des Geschehens, das Übersetzen in die individuellen kognitiven und emotionalen Auffassungsmöglichkeiten der Betroffenen kann nur immer wieder neu formuliert werden.

Herausforderndes Verhalten bringt auch die Mitarbeiter an Grenzen. An ihre eigenen Grenzen, an die Grenzen der Strukturen und der Teams. Dies gilt es zu achten, und dem widmet sich auch das Kapitel über die Selbstfürsorge.

Eingebettet sollen diese Schilderungen in das eigentlich Entscheidende sein, das wir den Betroffenen entgegenbringen möchten – unsere Haltung.

unsere Haltung als Zugang zum anderen

Dahinter steht die Prämisse, dass unsere Haltung – unser inneres, authentisches Stehen vor dem anderen – einen eigenen und unmittelbar wirksamen Zugang zum anderen darstellen kann.

Posttraumatische Belastungsstörung (PTBS)

der Begriff »Trauma«

Der Begriff »Trauma« kommt aus dem Griechischen und bedeutet »Wunde«. Er wird von jeher in der Medizin gebraucht, um eine erhebliche Verletzung, wie durch einen starken Schlag oder Stoß gegen einen Körperteil, zu bezeichnen. In der Psychologie und Psychiatrie beschreiben wir mit diesem Begriff eine starke seelische Erschütterung.

Der Begriff der Posttraumatischen Belastungsstörung (PTBS) oder auch Traumafolgestörung bezeichnet eine umfassende und vielschichtige Symptomatik, die durch ein solches seelisches Trauma ausgelöst wird und in der Folge das Erleben und Verhalten von betroffenen Menschen in einer ausgeprägten Weise beeinflusst.

Immer deutlicher wird durch ein gewachsenes Bewusstsein hinsichtlich möglicher Traumatisierungen, wie viele Menschen davon betroffen sind. Im Nachhinein kann es tief erstaunen, wie lange die oft schweren Folgen einer Traumatisierung von der Medizin wie der Pädagogik nicht hinreichend erkannt und gewürdigt wurden.

In aller Kürze vorangestellt: Auch ein schweres und massiv herausforderndes Geschehen oder Ereignis muss nicht zu einer Traumafolgestörung (PTBS) führen. Solange ein Mensch in der Lage ist, sich genügend zu schützen und in Sicherheit zu bringen, oder solange er in der Lage ist, sich hinreichend zu wehren, muss das Erlebte oder Erlittene nicht in eine Folgeschädigung münden. Auch gibt es – der Möglichkeit nach wie bei jeder Krankheit – prinzipiell auch einen »natürlichen Traumaverlauf« und eine »natürliche Traumaheilung«.

»natürliche Traumaheilung«

Die Ärztin und bedeutende Traumaforscherin Luise Reddemann formulierte es einmal so: »Nicht alles Belastende ist ein Trauma. Unter einer traumatischen Erfahrung versteht man, dass die Situation überwältigend ist und dazu führt, dass man sich extrem ohnmächtig und hilflos fühlt. Außerdem erlebt man Gefühle von Panik, Todesangst, Ekel.«[40]

In einfachsten Worten ist die Voraussetzung für die Ausbildung einer Traumafolgestörung in dem »Konzept der vier F« zusammengefasst: Menschen wie Lebewesen kämpfen generell, wenn sie belastet, herausgefordert oder bedrängt werden. Oder sie fliehen, wenn sie spüren, dass ihre Kräfte nicht reichen: »*Fight* and *Flight*«. Ist beides nicht möglich, führt dies zu einer Erstarrung: »*Freeze*«. Da Menschen mit Behinderung entwicklungsbedingt bei Kampf und Flucht in ihren Möglichkeiten begrenzt sind, ist die Häufigkeit der Erstarrung, des »Freeze«, besonders hoch. Und eine zentrale Folge des Erstarrens ist die »*Fragmentation*«, Dissoziation, eine Aufsplitterung insbesondere der seelischen Fähigkeiten, wobei die Beeinträchtigung auch bis ins Körperliche und in zentrale Persönlichkeitsbereiche dringt.

»Konzept der vier F«

Es ist zutiefst wichtig, in Heilpädagogik wie Sozialtherapie eine Professionalisierung sowohl im Erkennen der Symptomatik wie im Wissen um Therapiemöglichkeiten zu entwickeln. Dies umso mehr, da Menschen mit Intelligenzminderung in ihren kognitiven Bewältigungsmöglichkeiten oft überfordert sind, zusätzlich aber auch bei eingeschränkten Kommunikationsmöglichkeiten nur bedingt in der Lage sind, eigenes erlittenes Leid hinreichend auszudrücken. Vor allem aber, weil Traumatisierungen so häufig geschehen!

Professionalisierung

Blick von außen – Begegnungen mit einem traumatisierten Menschen

scheinbare Widersprüchlichkeit

Die Begegnung mit einem traumatisierten Menschen ist oft in einer starken Weise herausfordernd. Es gibt kein einheitliches Bild, die möglichen Erscheinungsformen können höchst unterschiedlich sein; und sie können sich im Verlauf in Form und Intensität erheblich verändern. Manches an diesem Erscheinungsbild kann auf den Begleiter auch bizarr oder verwirrend wirken. Die scheinbare Widersprüchlichkeit in den oft stark wechselnden Stimmungen und Verhaltensweisen verleitet Begleiter immer wieder zur Verkennung der bestehenden Not.

Blick für dissoziative Zustände

Wichtig ist es, einen Blick für sogenannte dissoziative Zustände zu entwickeln. In diesen Zuständen reagiert der andere oft nicht oder nur eingeschränkt. Er entgleitet dem Betreuer, kann dann wie unnahbar und unerreichbar wirken, eigentümlich »abgezogen«; im Erscheinungsbild kann das fatalerweise als »überheblich« oder »desinteressiert« verkannt werden. Vielleicht wird der andere in diesem Moment eingeholt von Erlittenem, ist wieder in diesem Geschehen festgehalten, also in einem sogenannten Flashback (siehe Seite 91) befangen. Ein Mensch in diesem Zustand wird dann extrem dissoziiert wirken, zusätzlich wie erstarrt, oft mit ausgeprägt kalten Extremitäten, in den Augen tiefe Angst.

Oder er ist Intrusionen ausgesetzt, intensiven Sinneseindrücken, die ihn jäh überwältigen, ebenfalls von der jeweiligen Umgebung abziehen und »entrückt« erscheinen lassen (siehe auch Seite 92).

plötzliche Verhaltensänderungen

Auch können wir plötzliche und unmittelbare Veränderungen im Gebaren und Verhalten des anderen erleben, wie aus dem Nichts aufschießende aggressive Zustände oder ein nicht einfühlbarer Rückzug, eine abrupt entstehende Abwehr – ein befremdliches Verhalten. Wir können Vermeidungsverhalten beobachten, eine große Übervorsichtigkeit.

Vielleicht können wir mit der Zeit Bedingungen erkennen, die solchen Veränderungen vorausgehen, zum Beispiel die Anwesenheit einer bestimmten Person, der Übergang zur Nacht oder Ähnliches. Doch oft bleibt es uns – zunächst – ein Rätsel, was die jeweilige Situation auslöst.

Die Stimmung mag sich verändern und umschlagen von Aggression in eine tiefe Verstimmtheit, Dysphorie, oder auch in eine (scheinbare) Gefühlsabflachung. Eine Schreckhaftigkeit, oft eine Hoffnungslosigkeit mag uns begegnen und immer und unentwegt die Neigung zu einer großen Angst.

Die unterschiedlichen Bilder können eine erhebliche Dimension annehmen und sehr an eine Psychose erinnern, sie können dem Bild einer Depression ähneln oder auch schwer abgrenzbar sein von der Symptomatik einer emotional instabilen Persönlichkeitsstörung (Borderline-Persönlichkeits-Störung).

Abgrenzung von anderen Erkrankungen

Weiterhin können Formen der Verweigerung auftreten, auch ungewöhnliche Kontaktgestaltungen wie ein Anklammern oder umgekehrt ein heftiges abweisendes Verhalten. Regressive Phänomene, die an ein ausgeprägt kindliches Verhalten erinnern, treten auf.

Es können sich anhaltende Ess- und Schlafstörungen zeigen, aber auch körperliche, somatische Phänomene wie nicht einfühlbare und nicht abklärbare Kopfschmerzen, Erbrechen oder Durchfall. Zittern, Schwitzen und Herzrasen treten auf; wir können eine erhöhte Krankheitsanfälligkeit wahrnehmen, eine taktile Über- und Unterempfindlichkeit, ein oft intensives oder auch abgeschwächtes Schmerzempfinden. Oder der andere zeigt uns Nacken- und Körperschmerzen unklarer Genese.

Im Sozialen ergeben sich Bindungsstörungen wie der Abbruch von scheinbar sicher gewähnten Beziehungen, Probleme mit der Affektregulation oder Angst vor fremden Personen, oft auch ein Bedürfnis nach intensiver Rückversicherung, verbunden mit Trennungsängsten oder wiederum auch Kontaktvermeidung.

Immer ist es ein sehr vielschichtiges Bild, wobei nur einzelne der geschilderten Symptome auftreten können oder auch mehrere Symptome sich gelegentlich abwechseln und auch in Stärke und Intensität in unterschiedlicher Weise auftreten.

vielschichtiges Bild

Wir erleben den anderen in seinem Verhalten und Gebaren, in seinen Handlungen und Äußerungen. Gleichzeitig aber erleben wir ihn auch innerlich, wir fühlen mit ihm, oder anders ausgedrückt: Der andere spiegelt sich in unserer Seele. Hier liegt der wesentliche Schlüssel zum Erkennen des Zustandes des anderen – als Grundlage und unabdingbare Voraussetzung unseres adäquaten Verhaltens. Unser wichtigstes diagnostisches wie therapeutisches »Werkzeug« in der Begleitung von Menschen, insbesondere in der Begleitung von Menschen mit herausforderndem Verhalten, ist also unsere eigene Seele. Die aufmerksame Selbstbeobachtung kann eine ganz wesentliche Erweiterung unserer Wahrnehmung und damit ein wichtiges Korrektiv darstellen. Hier können wir die tiefe Not nachempfinden, in der ein traumatisierter Mensch steht.

Ursachen einer Traumatisierung

Es gibt sehr vielfältige Ursachen einer Traumatisierung. Traumatisierungen können auf ein einmaliges Erlebnis zurückgehen. Wir sprechen dann von einem »Typ-1-Trauma«. Die Entwicklung eines Menschen kann aber auch durch wiederholte Traumatisierungen über lange Jahre geprägt sein. Dies umfasst innerfamiliäre Traumatisierungen (zum Beispiel wiederholten sexuellen Missbrauch oder anhaltende Gewalterfahrungen), aber auch Formen der schweren Verwahrlosung oder Ähnliches. Wir sprechen dann von einem »Typ-2-Trauma«.

Typ-1- und Typ-2-Trauma

Gerade die lang anhaltenden Traumatisierungen in einem Umfeld, das eigentlich Schutz und Sicherheit gewähren sollte (vor allem die Familie, aber auch Institutionen wie Schule oder Heim), wirken sich besonders schwer aus, da hier zusätzlich zur seelischen und gegebenenfalls körperlichen Verletzung der Verlust an Vertrauen entscheidend hinzutritt.

Mitbedingt wird das Ausmaß einer Traumafolgestörung durch die Vorerfahrungen eines Menschen. Es ist ein erheblicher Unterschied, ob ein Mensch schon früh in seiner Entwicklung beeinträchtigt wurde oder ob er eine sogenannte Resilienz entwickeln durfte.

Resilienz

»Resilienz« bedeutet eine seelische Widerstandsfähigkeit, die es einem Menschen ermöglicht, Krisen und Herausforderungen zu bewältigen und – mehr noch – sie durch Rückgriff auf persönliche wie sozial vermittelte Ressourcen als Anlass für Entwicklungen zu nutzen. Resilienz ist eine Fähigkeit, die ein Mensch durch achtsame, fördernde und ermutigende Erziehungsbedingungen in der Kindheit erwirbt oder die er in der weiteren Entwicklung mit Unterstützung in sich entwickelt.

Die Förderung von Resilisienz können wir als eine herausragende Aufgabe in Heilpädagogik und Sozialtherapie verstehen.

Ohnmacht und Hilflosigkeit

Vereinfachend können wir sagen, dass Ohnmacht und Hilflosigkeit wesentlich dazu beitragen, dass ein Geschehen zu einem traumatischen oder traumatisierenden Geschehen wird. Gemeint sind also Erfahrungen, die die Verarbeitungsfähigkeit des Einzelnen überfordern.

Die jeweilige Grenze der Überforderung des Einzelnen, der jeweilige Beginn der Hilflosigkeit kann nicht generell beschrieben oder definiert werden, ebenso wie wir nicht wissen, über welche resilienten Möglichkeiten der andere verfügt. Was uns bleibt, ist die aufmerksame, wache und anteilnehmende Zuwendung zum anderen.

Das Erleiden von Gewalt

Ein zentraler Bereich von Traumatisierungen ist das Erleiden von körperlicher Gewalt. Gerade Kinder, auch Menschen mit Intelligenzminderung, erleben sich einer solchen Gewalt gegenüber hilflos und ausgeliefert. Diese kann körperliche Gewalt wie vor allem Schläge umfassen, aber auch Einschließen, Essensentzug, massive körperliche Bedrohungen oder andere Formen von zwingendem Ausgeliefertsein und entsprechender Ohnmacht.

Formen körperlicher Gewalt

Hinzu kommt das Erleiden von Gewalt und Aggressivität auch außerhalb der Familie. Dazu gehört auch, Folter oder kriegerischen Handlungen schutzlos ausgeliefert zu sein.

Weiterhin müssen in diesem Zusammenhang die Opfer von Raub, Geiselnahme, Entführung, Nötigung und Ähnlichem erwähnt werden. Das Erleiden von Mobbing kann ebenfalls diese Dimension erreichen.

Selbstverständlich ist auch all die Gewalt relevant, die Menschen im Zusammenhang mit Genozid und Holocaust erleiden mussten und müssen.

Eine sehr häufig auftretende besondere Form von Gewalt ist die des sexuellen Ausgeliefertseins, der sexuellen Gewalt oder des sexuellen Missbrauchs. Dies müssen Menschen in jedem Lebensalter erleiden. Bedingt durch ihre Schutzlosigkeit und Schutzbedürftigkeit sind Kinder hier – wie bei fast jeder Form einer Traumatisierung – vorrangig betroffen. Aber auch Menschen mit schweren körperlichen Behinderungen können dem ausgeliefert sein.

sexuelle Gewalt

Letztlich ist hier jede Form einer sexuellen Nötigung gemeint, beginnend bei dem ungewollten oder unsensibel vermittelten Wahrnehmen von Nacktheit, dem ungewollten Miterleben sexueller Handlungen anderer über erlittene ungewollte Berührungen, auch wenn diese nicht primär Intimzonen betreffen, bis hin zu erzwungenen sexuellen Handlungen und schweren Formen des sexuellen Übergriffs, vor allem Formen der Vergewaltigung.

Nicht ausschließlich, aber ganz überwiegend sind Mädchen und Frauen Opfer einer solchen Traumatisierung. Allerdings werden zunehmend auch Fälle sexueller Gewalt gegenüber männlichen Kindern und Jugendlichen bekannt, oft von Vertrauenspersonen wie beispielsweise Geistlichen, Lehrern, Erziehern oder Sporttrainern ausgeübt.

In Bezug auf das Erleiden von Gewalt, auch von sexueller Gewalt, ist es generell von großer Bedeutung, ob diese innerhalb der Primärfamilie oder durch dem Opfer unbekannte Menschen erlitten wurde. Die Familie ist der

Primärfamilie oder unbekannter Täter

Ort, an dem ein heranwachsender Mensch die primären Beziehungserfahrungen macht. Hier wird der Grund für die Erfahrung von Sicherheit und Geborgenheit gelegt. Die Förderung von »Resilienz« hängt stark mit den hier gemachten Primärerfahrungen zusammen.

Bedeutung von Vertrauen, Geborgenheit und Sicherheit

Erlebt ein Mensch in diesem Zusammenhang das beschriebene ohnmächtige und hilflose Ausgeliefertsein, dann erleidet er nicht »nur« die Traumatisierung durch die entsprechende Tat oder Handlung, einem solchen Menschen wird gleichermaßen der Boden für die Entwicklung von Vertrauen, Geborgenheit und Sicherheit entzogen. Das hat zur Folge, dass diese Formen von Traumatisierung sich oft sehr tief und schwer auswirken und therapeutische Möglichkeiten begrenzter sind bzw. dass oft ein deutlich längerer therapeutischer Weg gegangen werden muss. Vielleicht ein Leben lang.

Traumatisierungen durch das Erleben überwältigender Ereignisse

Erfahrungen können eine traumatisierende Dimension haben, auch wenn sie die jeweilige Person nicht primär betreffen. Dies kann in unterschiedlicher Weise geschehen, beispielsweise durch das Miterleben eines schweren Unfalls oder indem ein Mensch Zeuge eines Verbrechens wird (einen Mord mit ansehen muss, eine Leiche auffindet etc.). Hierzu gehört auch das Miterleben von Großbränden oder Naturkatastrophen wie schweren Überschwemmungen, Erdbeben, Vulkanausbrüchen, Hurrikans oder Ähnlichem. Auch die Konfrontation mit einer schwerwiegenden Erkrankung oder dem Tod besonders von Angehörigen kann traumatisierend wirken, vor allem, wenn die Vermittlung dieser eingreifenden Veränderung in unsensibler Weise geschieht.

Gemeinsam ist all diesen schmerzlichen Erfahrungen die eigene Ohnmacht, die Hilflosigkeit, das Entsetzen und die damit zusammenhängende schwere Angstsymptomatik.

Das Erleiden einer emotionalen Traumatisierung

Unterschätzung durch »undramatischen Verlauf«

Eine besondere Form der Traumatisierung stellt die emotionale Traumatisierung dar. Da diese Form der Traumatisierung meist »undramatisch« verläuft, für die Umgebung oft nicht unmittelbar wahrnehmbar, werden die Bedeutung, die Schwere und die Auswirkungen dieser Erfahrungen für die Entwicklung eines Menschen häufig gravierend unterschätzt. Hierzu gehört all das, was mit Vernachlässigung, Deprivation (d.h. Mangel, Verlust oder Entzug von elementaren Beziehungen), seelischer Verwahrlosung oder auch mit der Missachtung von primären Bedürfnissen zusammenhängt.

Kinder können durchaus spüren, ob die erlittene Gewalt, der sie ausgesetzt sind, ungerecht, »nicht richtig« ist. Je älter sie werden, können sie auch das grundlegend Falsche und für sie Schädliche von sexueller Gewalt ahnen und zunehmend erkennen. Den Formen der emotionalen Gewalt sind sie jedoch in besonderer Weise ausgeliefert. Sie verstehen oft nicht das Unrechte daran, erleben diese Bedingungen als gegeben. Oder sie empfinden sich selber als »schuldig«, als so wertlos, dass sie diese Art des Umgangs »verdienen«.

Einschätzung oft nicht möglich

Diese »leisere« Form der Gewalt kommt ganz überwiegend in der Primärfamilie vor. In etwas abgewandelter Form können Kinder dies jedoch auch in Kindergarten, Schule oder anderen sozialen Zusammenhängen erleiden.

Auch der sogenannte »Liebesentzug« stellt eine subtile Form der Gewalt dar.

Da Kinder diese Erlebnisse als primäre Erfahrungen machen, fehlt ihnen ein Korrektiv, das Wissen, welches Maß an Beachtung, Unterstützung bzw. Förderung ihnen »eigentlich« zusteht.

Oft wird die Bedeutung einer emotionalen Traumatisierung erst in der weiteren Entwicklung, immer wieder auch erst im Erwachsenenalter sichtbar. Es bedarf eines sehr aufmerksamen Nachfragens, um die hiermit zusammenhängenden Umstände bewusst zu machen.

In der Therapie – im Einzelnen dazu später (siehe Seite 113 ff.) – wird es hier vorrangig und zentral um ein »Nachschaffen« von Vertrauensbildung und Wahrgenommen-Werden gehen.

Transgenerationale Traumatisierung

Mit wachsender Aufmerksamkeit für Formen der Traumatisierung und deren Erforschung wurde deutlich, dass eine Traumafolgestörung auch bei Menschen auftreten kann, die selber kein Trauma erlitten haben. Zunehmend wird deutlich, dass dieses Phänomen nicht selten ist – häufig aber übersehen wird. Wir müssen heute davon ausgehen, dass nicht nur individuell erlittene Verletzungen zu einer Traumatisierung führen, sondern dass Traumata von einer Generation zur nächsten – möglicherweise auch noch auf weitere nachfolgende Generationen – übertragen werden können. Dabei handelt es sich oft um »kollektive Traumata« wie Kriegserlebnisse, erlittene Gewalt bei Migranten und Ähnliches. Aber auch individuell erlittene schwere Traumata

Übertragung auf spätere Generationen

wie Missbrauch und Vernachlässigung können in ihren Auswirkungen übertragen werden.

epigenetische Faktoren möglich

Der Weg dieser Weitergabe über Generationen ist noch nicht hinreichend erforscht. Möglicherweise spielen hier sogenannte epigenetische Faktoren eine Rolle. Vielleicht aber muss auch der Begriff der »Vererbung« – der sich bisher fast ausschließlich auf die genetisch vermittelte Weitergabe stützt – neu formuliert werden.

Begünstigend für diese Form der »Vererbung« scheint es zu sein, wenn es einer Person nicht möglich ist, im Rahmen des eigenen Lebens das Erlittene zu thematisieren und weitestmöglich zu «klären«. Problematisch wirkt es sich aus, wenn ein Geschehen »im Dunkel« geblieben ist.

Die Folgen einer Traumatisierung

hirnorganische Veränderungen

Die Auswirkungen einer Traumatisierung können sehr vielfältig und tiefreichend sein und müssen differenziert betrachtet werden. Schwere, anhaltende frühe Traumatisierungen können bis hin zu hirnorganischen Veränderungen führen. Dies betrifft insbesondere drei Strukturen des Gehirns.

Amygdala

Zum einen kann die Funktion der *Amygdala* beeinträchtigt sein. Diese auch als »Mandelkern« bezeichnete Zellstruktur im Zentralnervensystem ist Teil des Temporallappens und somit Teil des Limbischen Systems. Dieser Bereich verarbeitet von außen kommende Impulse und leitet vegetative Reaktionen dazu ein. Insbesondere gehören hierzu die Wahrnehmung von Erregung und im weiteren Sinne alle Bereiche von Angst und Furcht, wie sie als Reaktionen auf so empfundene Bedrohungsreize auftreten können; wir nennen sie auch unser »Angstzentrum«. Eine der Folgen einer frühen Traumatisierung ist eine erhöhte Aktivität der Amygdala – und damit eine oft erhöhte Angstbereitschaft.

Hippocampus

Ein weiterer Bereich des Limbischen Systems ist der *Hippocampus.* Er ist wichtig für die Gedächtniskonsolidierung, also die Überführung von Gedächtnisinhalten aus dem Kurzzeit- in das Langzeitgedächtnis. Diese Funktionen haben mit dem Lernen zu tun. Bei früh traumatisierten Menschen kann die Ausbildung dieses Hippocampus beeinträchtigt sein, er bleibt dann kleiner. Dies hat zur Konsequenz, dass die Lernfähigkeit, besonders die Fähigkeit Betroffener zum Lernen aus Erfahrung, beeinträchtigt sein kann, vor allem auch das Erlernen der wesentlichen Erfahrung: Das war, das kommt nicht wieder –

oder auch: Der, der mir das angetan hat, kommt nicht wieder. Und: Ich weiß, dass ich ein anderer geworden bin!

Ein weiterer Bereich ist der Frontallappen oder auch Stirnlappen des Gehirns. Dieser Bereich, darin vor allem der *präfrontale Cortex,* reguliert die kognitiven Prozesse mit dem Ziel, dass jeweils situationsgerechte Handlungen ausgeführt werden können. Auch beeinflusst der Stirnlappen die Amygdala im Hinblick auf Beruhigung und Angstregulierung. Dieser Frontallappen wird durch eine im frühen Lebensalter erlittene Traumatisierung ebenfalls in seiner Ausbildung gehemmt und bleibt kleiner.

präfrontaler Cortex

Diese zutiefst mit dem Angsterleben und der Angstentwicklung zusammenhängenden komplexen hirnorganischen Veränderungen führen dazu, dass sich betroffene Menschen schneller fürchten, einen stärkeren Schreckreflex aufweisen, dass sie viel eher eine Angst vor der Nähe zu anderen Menschen empfinden, im Alltag allgemein ängstlicher sind – kurz: dass sie ein Leben in Alarmbereitschaft leben.

Unabhängig von diesen konkreten, bis in die hirnorganische Struktur gehenden Veränderungen sprechen wir bei der PTBS oft auch vom »*Körpergedächtnis*«. Der Traumaforscher Bessel van der Kolk hat folgerichtig sein wesentliches Buch zur Traumafolgestörung *Verkörperter Schrecken* benannt und darin Traumaspuren im Gehirn oder auch übergreifend im Körper beschrieben.[41]

Körpergedächtnis

Vereinfachend benennen wir mit Körpergedächtnis eine umfassende Reaktion unseres Körpers auf traumatisierende Ereignisse. Diese kann – wie beschrieben – bis in die Gehirnstruktur reichen, Formen der Muskelanspannung ebenso wie vegetative Symptome umfassen und Einfluss auf die Herzaktionen, die Verdauungsbereiche, regenerative Faktoren, die Krankheitsanfälligkeit, Regulationsstörungen und etliche Funktionen mehr nehmen.

Entscheidend und übergreifend verbindet alle diese Symptome, dass bei einem Betroffenen die aktive, bewusste und willentliche Handlungs- und Reaktionsfähigkeit beeinträchtigt ist.

Ein wesentliches Phänomen zum Verständnis von Auswirkung und Folgen einer Traumatisierung ist die *Dissoziation* (auch »*Fragmentation*«). Dissoziation beschreibt das teilweise oder vollständige Auseinanderfallen von körperlichen und seelischen Funktionen und umfasst damit Bereiche der Wahrnehmung, des Bewusstseins, des Gedächtnisses, der Identität, aber auch der Motorik.

Dissoziation

Dissoziation kann zwischen Bewusstsein und Körper auftreten, Dissoziation kann einen Teil des Körpers umfassen, dann eine Spaltung beispielsweise zwischen dem Kopf und den Gliedmaßen oder den Gliedmaßen und dem restlichen Körper bewirken mit der Folge, dass Gliedmaßen nicht mehr willentlich gesteuert werden können. Bei einer Dissoziation kann ebenso eine Spaltung zwischen dem Ich und den Emotionen, zwischen Gedanken und Empfindungen auftreten. Auch zu einer Spaltung zwischen dem Ich und der Erinnerung an einen Teil eines Ereignisses oder an ein Ereignis als Ganzes kann eine Dissoziation führen.

Spaltung zwischen Ich und Emotionen

Somit erschwert oder verhindert eine solche Dissoziation die Möglichkeit, dass ein Mensch seiner selbst in der Fülle bewusst wird, auch über die Möglichkeiten der eigenen Entwicklung, Bewältigung und Verwandlung. So können die eigenen Gefühle als fremd oder nicht zugänglich erlebt werden, was zur Folge hat, dass sich die Betroffenen in ihrer Autonomie des eigenen Handelns als beschränkt und begrenzt erfahren.

Ein 32-jähriger Mann wurde Opfer eines heimtückischen Raubüberfalls, bei dem sein Vertrauen ausgenutzt wurde. Trotz weitgehender Integration in Privat- wie Berufsleben treten Zustände einer vermeintlichen Apathie auf; er erlebt sich dann handlungsunfähig, ausgeprägt verlangsamt, nimmt die Umgebung »wie von weit her« wahr und hat kein Gefühl dafür, wie seine Füße auf dem Boden stehen.

Eine 32-jährige Frau war in der Kindheit schwerster Isolation und teilweise Bedrohung ausgesetzt. Sie hat nicht die einem Kind von Natur zustehende Hilfe und Unterstützung erfahren dürfen. Kleine Herausforderungen, Änderungen eines Vorhabens oder Konflikte führen zu dissoziativen Zuständen. Sie erlebt sich dann »wie schwebend«, hat kein Gefühl für den Körper, alles geht ihr zu schnell, sie empfindet sich wie abgeschnitten von sich selbst, wie gelähmt. Dies führt in sozialen Situationen (unter anderem bei Ämterkontakten) zu schwierigen Situationen: Sie »stelle sich dumm«, wird ihr gesagt, sie »verweigere sich«, sei »affig und überheblich«. Diese Konflikte, die Unfähigkeit, sich zu erklären, verstärken die Symptomatik erheblich.

Wie andere Symptome der PTBS beinhaltet die Dissoziation auch den Aspekt einer – wenn auch nur vorläufigen – Lösung, die eine Hilfe für die Betroffenen darstellen kann: Durch die Abspaltung des Affekts, der Gefühle oder auch von belastenden Erinnerungen bleibt die Seele von den überwältigenden, bedrängenden und überfordernden Eindrücken »verschont«. Dies kann uns in der

»Schonung« der Seele

Begleitung eines traumatisierten Menschen lehren, mögliche therapeutische Prozesse vorsichtig und abwartend einzusetzen. Grundgedanke der Therapie bleibt es, zuzuwarten, Hilfe anzubieten, aber nicht aufzudrängen und die jeweilige und aktuelle Möglichkeit des Betroffenen zu einzelnen Schritten zu respektieren – und so lange gegebenenfalls das Fortbestehen einer Symptomatik zu akzeptieren.

Kernsymptome einer PTBS

Flashback

Als *Flashbacks* bezeichnen wir plötzlich auftretende ungesteuerte Erinnerungseinschübe, die einen Menschen ereilen und überwältigen können – wie ein »Blitz«, plötzlich und unmittelbar. Der oder die Auslöser eines solchen Flashbacks werden Trigger genannt. Solch ein Trigger verweist immer in meist unspezifischer Weise auf die ursächlich traumatisierende Situation oder auf Personen, die damit in Zusammenhang stehen.

Im Durchleben eines Flashbacks kann ein einmal Erlittenes wie gegenwärtig erlebt und erneut durchlitten werden. In gewisser Hinsicht ist die ganze Fülle des traumatischen Geschehens in diesem Erleben wieder da. Und zwar immer wieder in gleicher oder zumindest sehr ähnlicher Weise – immer mit der gleichen ursprünglichen Ohnmacht, Hilflosigkeit und Angst, aber ohne dass die traumatisierende Situation selber bewusst erinnert bzw. eingeordnet werden kann. Ganz so, als wäre der betroffene Mensch in dem Alter, in dem er stand, als sich das traumatisierende Geschehen ereignete. Ein Flashback stellt somit auch eine massive aufgezwungene Regression dar.

aufgezwungene Regression

Solche Flashbacks ereignen sich immer dann, wenn das Geschehene nicht zwischenzeitlich bewältigt oder verarbeitet werden konnte, wenn auch noch so unzureichend.

Das Geschehene ist in einer tiefen Schicht des Gedächtnisses »gelagert«. Wir beschreiben diese Ebene auch als »Körpergedächtnis«.

Eine jetzt 25-jährige Frau wurde im ersten Schulalter Opfer sexueller Gewalt in der Herkunftsfamilie durch den Stiefvater. Trotz insgesamt sehr positiver und zukunftsgerichteter, kraftvoller Entwicklung treten immer wieder – oft unvermittelt – Phasen auf, in denen sie wie in das damalige Erleben »versinkt«, mal »getriggert« durch Erleben von Gewalt (beispielsweise in Nachrichten etc.), mal ohne erkenntliche Auslöser. In diesen oft über Stunden anhaltenden

Zuständen regrediert sie (d. h. sie geht auf eine frühere Stufe ihrer Entwicklung zurück), sie wirkt unbeholfen und schutzlos wie das Kind, das sie zur Zeit der Tat war.

Intrusionen Eine leicht abgeschwächte Form dieser Flashbacks sind *Intrusionen*. Es handelt sich dabei um sich aufdrängende, stark belastende isolierte Sinneseindrücke, Erinnerungen, Gedanken und Gefühle. Intrusionen können getriggert werden durch charakteristische Situationen, Geräusche, Gerüche oder andere Sinneseindrücke. Auch Intrusionen führen zu einem Empfinden des Ausgeliefertseins und sind mit oft ganz erheblicher Angst verbunden.

Ein jetzt 23-jähriger Mann wurde als Jugendlicher von einer Gruppe Jugendlicher überfallen und misshandelt. Dabei wurde er auf den Wiesenboden niedergedrückt. Dieser Geruch, auch der von gemähtem Gras, oder manchmal eine sich aufdrängende Geruchserinnerung daran lässt die damals erlebte Angst wieder unmittelbar aufbrechen.

Ein Zugführer konnte es nicht verhindern, einen Menschen, der in suizidaler Absicht auf den Gleisen stand, zu überfahren. Immer wenn ein Signalhorn ertönt, führt dies bei ihm zu Panik, heftigem Schweißausbruch und einer Erstarrung.

Amnesie Ein weiteres Symptom der PTBS kann die *Amnesie* sein, ein *Gedächtnisverlust*. Dieser kann ein Geschehen in Gänze oder Teilaspekte eines Geschehens der Erinnerung verschließen; das traumatische Geschehen als solches kann dann nicht erinnert werden. So kann in bestimmten Situationen eine beeinträchtigte Stimmung, ein Missbehagen, eine Dysphorie, Ängstlichkeit oder Ähnliches auftreten, ohne dass der Betroffene dies durch aktive Erinnerung einem entsprechenden Geschehen zuordnen kann. Dies kann als sehr verunsichernd erlebt werden.

Amnesien sind relativ häufig, insbesondere »partielle Amnesien«, also ein auf eine bestimmte Zeit oder bestimmte Eindrücke begrenzter Gedächtnisverlust.

Eine 49-jährige Frau erlitt vor über dreißig Jahren eine Vergewaltigung. Dies geschah am Strand während eines Urlaubsaufenthalts. Sie lebte ihr Leben dann nach außen hin scheinbar unbeeinträchtigt weiter, gründete eine Familie, war berufstätig. Allerdings litt sie unter diffusen Ängsten, einer depressiven

Grundstimmung und eingeschränkter sexueller Empfindungsfähigkeit, ohne von den Ursachen dieser Beeinträchtigungen zu wissen. Ohne es begründen zu können, vermied sie all die Jahre, in die Nähe eines Meeres zu kommen. Eine Amnesie hatte alles verborgen.
Ausgelöst durch ein verordnetes Heilbad wurde ihr das Geschehen wieder bewusst. Nach einer dann sehr schweren Zeit konnte eine Bewältigungsarbeit des Erlittenen beginnen.

Ein weiteres Kernsymptom der PTBS kann eine *Übervorsichtigkeit* oder auch ein entsprechendes *Vermeidungsverhalten* sein. So werden bestimmte Orte gemieden, die möglicherweise unmittelbar mit dem traumatisierenden Geschehen in Verbindung standen. Ein Betroffener meidet dann beispielsweise Menschenansammlungen oder sucht Geschäfte nur in ruhigen Situationen auf. Er verzichtet auf Fahrten mit dem Aufzug oder Ähnliches oder möchte im Kino ganz am Rand sitzen, um jederzeit schnell den Raum verlassen zu können. Es gibt zahlreiche Formen einer Vermeidung, und viele schränken die Erlebensmöglichkeiten der Betroffenen stark ein.

Vermeidungsverhalten

Auf der anderen Seite können wir dieses Verhalten auch als eine (vorläufige) Lösung bzw. Selbsthilfe sehen: Das Verhalten stellt einen Selbstschutz dar – in gewisser Weise ist es »Not-wendig«.

Schlaf

Der *Schlaf* kann im Zuge einer PTBS erheblich beeinträchtigt sein. Jede Form von schwerem Einschlafen, unterbrochenem Schlaf, frühem Aufwachen und Ähnliches ist hier denkbar. Albträume können beispielsweise zu einer Angst vor dem Einschlafen führen und so die Erholung im Schlaf weitgehend verhindern.

Stimmungsveränderungen

Weiterhin kann es zu feineren oder auch tieferen *Stimmungsveränderungen* kommen. Konkrete *depressive Zustände* sind möglich, auch eine *Dysphorie,* eine bedrückte, gereizte Stimmungslage vielleicht mit Missmut oder einer anderen Form der Gefühlsabflachung verbunden. Das kann bis zu einer tiefen Hoffnungslosigkeit traumatisierter Menschen führen. Aber auch Impulsivität oder schwer einfühlbares aggressives Verhalten kann im Rahmen einer solchen Stimmungsveränderung auftreten.

Die Beziehung zum Partner einer 25-jährigen Frau mit erlittener schwerer sexueller Traumatisierung war durch immer wieder plötzlich aufbrechende Stimmungsveränderungen, aggressive Reizbarkeit und hohe Verletzlichkeit erheblich belastet. In wiederholten Paargesprächen konnte insbesondere dem tief verunsicherten Partner vermittelt werden, nicht ursächlich für diese Stimmungseinbrüche verantwortlich zu sein, wie er vermutete. Er musste nun nicht mehr – bedrängend – nach dem jeweiligen Grund fragen. Er konnte zum einen besser für sich sorgen, zum anderen signalisieren, dass er »da sei«, wenn sie seine Nähe suchte. Die Entspannung vertiefte das Vertrauen in die Beziehung.

Angst

Ein alles übergreifendes Phänomen ist die *Angst*. Die hirnorganischen Veränderungen, die durch frühe, schwere und anhaltende Traumatisierungen bewirkt werden können, haben wir bereits oben ausgeführt (siehe Seite 88 f.).

All dies führt dazu, dass von einer Traumatisierung betroffene Menschen eine erhöhte Angstbereitschaft haben, sehr leicht erschrecken, sich schlecht auf nahe Beziehungen zu anderen Menschen einlassen können und ihr Leben oftmals um die Vermeidung ihrer Ängste herum konstruieren müssen.

Eine 52-jährige Frau hat lange Kinderjahre mit emotionaler Deprivation (siehe Seite 86 f.) und anhaltenden Gewalterfahrungen durchlitten. Dennoch hat sie ein eigenes Leben aufbauen können, ist sowohl in eine Beziehung wie auch beruflich gut integriert. Sie lebt stark in Befürchtungen, erwartet immer »das Schlimmste« und traut sich nur sehr wenig zu. Hinter jeder aufkommenden Freude liegt die Befürchtung, dass ihr diese rasch wieder genommen werden könnte.

Ein Leben in ständiger Angstbereitschaft ist schrecklich. Wie viel schrecklicher aber ist es, wenn die eigentlichen Ursachen der Angst nicht im Hier und Jetzt gefunden und damit auch nicht wirksam angegangen werden können.

Traumatisierte Kinder

größere seelische Verletzlichkeit

Neben Erwachsenen, die Zeichen und Folgen einer frühen Traumatisierung tragen, begegnen uns auch traumatisierte Menschen im Kindesalter. Kinder sind seelisch verletzbarer und ungeschützter. Kinder tragen aber auch immer wieder eine große Fähigkeit in sich, mit ihrer Lebendigkeit und ihrem Hunger nach Leben dennoch ihr eigenes Leben aufzubauen. Und das insbesondere, wenn sie nicht in ihren primären Bindungen beeinträchtigt wurden, sondern anfänglich eine Resilienz entwickeln konnten. Der Kinder- und Jugendpsychiater und Traumaforscher Andreas Krüger beschreibt diese Kinder als »Löwenzahn-Kinder« – die trotz allem, selbst durch dichten »Asphalt« hindurch, zum Licht, d.h. zu ihrem eigenen Leben durchbrechen.[42] Beide scheinbar sehr widersprüchlichen Aspekte können wir bei Kindern erleben.

Bedeutung des Lebensalters

Wie ein Kind auf ein Trauma reagiert, hängt auch wesentlich damit zusammen, in welchem Alter es traumatisiert wurde. Ist ein erstes Lebenskonzept, ein Unterscheidungsvermögen zwischen Gut und Böse erworben, sind allererste Bewältigungsstrategien schon möglich? Je früher die Traumatisierung erfolgt, desto stärker wird sie ein Kind auch im Sinne einer Gedeihstörung bis ins körperliche Wachstum hinein beeinflussen. Besonders gravierend wirkt sich eine Traumatisierung im sogenannten »präverbalen« Alter aus, vor allem im ersten und zweiten Lebensjahr, wenn Kinder noch keine Worte für das Geschehene haben.

> ***Ein knapp dreijähriges Kind*** musste miterleben, wie der Vater seine Mutter ermordete – und zwei Tage lang alleine neben der getöteten Mutter ausharren, bis man auf die Situation aufmerksam wurde. Trotz vielfältiger intensiver wie behutsamer therapeutischer Maßnahmen verblieb es über Jahre in einer tiefen Erstarrung mit zutiefst eigeschränkter Kommunikationsfähigkeit sowie einer ausgeprägt gehemmten Kontaktfähigkeit. Das Bild erinnerte lange an eine ausgeprägte Autismus-Spektrum-Störung.

Symptome in verschiedenen Altersstufen

Je älter ein Kind ist, werden die Folgen umso stärker vorrangig in seelischen Phänomenen zu finden sein. Was sich beim Kind im ersten Lebensjahr noch mehr als Gedeihstörungen zeigt, äußert sich dann bei einem Kind in den ersten Lebensjahren in anklammerndem Verhalten, Sprachlosigkeit, immer stärker auch in einer Hyperaktivität und angespannter Wachsamkeit – einer Hypervigilanz.

Ein Kind im höheren Kindergartenalter wird wie erstarrt wirken oder die traumatischen bzw. traumatisierenden Erlebnisse mit Spielsachen nachspielen, es wird vielleicht eine rückläufige Sprachentwicklung zeigen und schon erlangte soziale Fähigkeiten wieder verlieren. Zunehmend fällt dann auch eine Überanpassung, Misstrauen, regressives Verhalten (siehe Seite 152), vielleicht auch aggressives Verhalten auf, was auch bei einem Schulkind verstärkt auftritt. Hier kann es auch zu Einnässen und vor allem Einkoten kommen. Auch depressiv erscheinende Stimmungen bis hin zur Suizidalität sind zu beobachten, bis beim älteren Jugendlichen schließlich eine umfassende Symptomatik der Posttraumatischen Belastungsstörung auftreten kann.

Gerade auch Jugendliche sind empfänglich dafür, eine eigene Schuld im traumatischen Geschehen zu erleben. Die Position von Täter und Opfer kann hier verschoben werden – eine fatale Entwicklung, in der Jugendliche dringend klärender Unterstützung bedürfen. Schwere Ängste, insbesondere Zukunftsängste (»Steht mir denn eine Zukunft zu?«) können die Folge sein.

fehlende Fähigkeit zu Wut und Empörung

Bedrückend für Begleiter kann es sein, bei traumatisierten Kindern deren fehlende Fähigkeit zu Wut und Empörung zu erleben. Ein wichtiges Therapieziel ist es dann, diesen Kindern den Zugang zu dem Affekt der Wut zu eröffnen: »Ja, du darfst wütend sein, du darfst dich wehren – du musst kein Opfer mehr sein!«

Traumatisierungen bei Menschen mit Intelligenzminderung

Alle geschilderten Ursachen und Folgen einer Traumatisierung betreffen auch Menschen mit einer intellektuellen Beeinträchtigung. Wir müssen aber davon ausgehen, dass wir im Bereich der Menschen mit Assistenzbedarf durch deren Voraussetzungen und ihre erhöhte Verletzbarkeit der Symptomatik einer PTBS sehr häufig begegnen.

eingeschränkte kognitive Verarbeitungsprozesse

In der bereits genannten Definition von Luise Reddemann (siehe Seite 40) wird hervorgehoben, dass es zu einer Traumatisierung kommt, wenn »die Situation überwältigend ist und dazu führt, dass man sich extrem ohnmächtig und hilflos fühlt«. Gerade die mangelnde Fähigkeit, Situationen oder Handlungen adäquat einzuordnen, senkt gewissermaßen die Schwelle dieser Ohnmacht und Hilflosigkeit. Diese Menschen haben behinderungsbedingt Einschränkungen der kognitiven Verarbeitungsprozesse, oft verbunden mit einer Beeinträchtigung des Selbstbewusstseins und einer damit einhergehenden Ich-Schwächung. Sie sind schneller »überwältigt« von einer Situation, in ihrer eigenständigen Handlungsfähigkeit abhängiger (»ohnmächtiger«) und somit hilfloser.

Wir müssen davon ausgehen, dass Verhaltensweisen, die wir heute als Phänomene oder Symptome einer Posttraumatischen Belastungsstörung ansehen, lange als »Verhaltensstörungen« verkannt wurden, wodurch den Betroffenen wichtige Therapiemöglichkeiten vorenthalten wurden. Insofern müssen wir berücksichtigen, dass die »Dunkelziffer« bei diesen Menschen erheblich ist – und umso genauer und sensibler hinschauen.

Kinder mit einer Intelligenzminderung erleiden verhältnismäßig häufig *körperliche Gewalt*. Nicht selten ist dies durch die Hilflosigkeit und Überforderung der Erziehungspersonen und die mangelnde Inanspruchnahme von Hilfen bedingt.

Ein 16-jähriger Junge wird tief verstört in einer heilpädagogischen Einrichtung aufgenommen. Sobald sich ihm jemand nähert, hebt er schützend die Hände. Erlebt er Unruhe oder Streit in seiner Umgebung, zeigt er erhebliche Zeichen von Angst, schreit und versucht wegzulaufen.
Hintergrund ist bei dem Jugendlichen ein Fragiles-X-Syndrom, verbunden mit einer mittelgradigen Intelligenzminderung – und ein massiv überfordertes Elternhaus, das auf die charakteristischen Verhaltensauffälligkeiten des Kindes, vor allem seine Unruhe und Impulsivität, mit großer Strenge und körperlicher Gewalt reagierte.

Wichtigkeit von Bezugspersonen

Bei Menschen mit Intelligenzminderung müssen wir gerade auch von möglicher erlittener *sexueller Gewalt* ausgehen. Durch die oft belastete Sozialisation und die besonderen Lebensumstände, die sich immer in einer erhöhten Abhängigkeit von Bezugspersonen äußern, haben Menschen mit Behinderung ein höheres Risiko, sexuell missbraucht oder ausgebeutet zu werden. Die Gefahr eines sexuellen Missbrauchs betrifft auch hier vorrangig Mädchen und Frauen, darüber hinaus oft auch schwerer behinderte Menschen.

Die möglichen Formen eines sexuellen Missbrauchs sind sehr vielfältig. Wir kennen hier alle Formen sexueller Gewalt, wie sie weiter oben angeführt sind (siehe Seite 85).

Bei einer 35-jährigen Frau lässt sich die Ursache der leichten Intelligenzminderung nicht mehr sicher bestimmen – Nikotin in der Schwangerschaft, massive Verwahrlosung im ersten Lebensjahr und frühe ausgeprägte Mangelernährung wirkten zusammen. Durch den Partner der Mutter erlitt sie, wohl im dritten und vierten Lebensjahr, schwere sexuelle Gewalt, bis sie in eine Pflegefamilie aufgenommen wurde. Als ihr der Tod der leiblichen Mutter mitgeteilt wurde, reagierte sie mit den Worten: »Schade, da kann sie sich gar nicht mehr bei mir entschuldigen!«

besondere Hilfsbedürftigkeit

Durch die Hilfsbedürftigkeit bei hygienischen Maßnahmen und besonders der Intimpflege, die sowohl Kinder und Jugendliche als auch Erwachsene betrifft und ein besonderes Maß an Ohnmacht und Hilflosigkeit bedingt, eröffnet sich hier ein weites Feld möglichen übergriffigen oder sexuell verletzenden Verhaltens durch pflegende oder betreuende Personen. Die intellektuelle Beeinträchtigung führt dazu, dass die Situationen nicht in ihrer Tragweite erfasst werden können, das Herstellen von Zusammenhängen erschwert sein kann, Behauptungen und Versprechen nicht auf ihren Wahrheitsgehalt überprüft und Drohungen nicht realistisch eingeschätzt werden können.

vorbeugende Maßnahmen und Aufmerksamkeit

Es gibt bis heute keine gesicherte Statistik, Schätzungen gehen aber davon aus, dass mindestens ein Viertel der Betroffenen schon einmal sexuelle Übergriffe erlebt hat – eine erschreckend große Zahl! Hier sind vorbeugende Maßnahmen und hohe Aufmerksamkeit gefragt. Die vielerorts eingerichteten Präventionsstellen sind zu diesem Zweck entstanden.

Das Erkennen einer solchen sexuellen Gewalt ist für die Betreuer und Angehörigen oft erschwert, da eine verminderte Artikulationsfähigkeit besteht: Menschen mit einer intellektuellen oder einer Mehrfachbehinderung können sich oft nur unzureichend verbal mitteilen. Nonverbale Kommunikation ist meist vielseitig interpretierbar und missverständlicher als verbale. Gelegentlich werden auch Berichte über sexuelle Belästigung als Fantasien, Übertreibung oder auch Wunschdenken abgetan. Belastend ist hier auch ein geringes Selbstwertgefühl, da diese Menschen in ihrem sozialen Umfeld häufig nicht als gleichwertige Persönlichkeit akzeptiert und respektiert werden.

übergriffiges Verhalten Betroffener untereinander

Ein weiterer Bereich ist das mögliche übergriffige Verhalten von betreuten Personen untereinander. Hier sind in vielen Einrichtungen noch entscheidende Schritte zu gehen, um einen umfassenden Schutz der Intimsphäre des Einzelnen hinreichend zu gewährleisten. Der Umgang mit Körperhygiene und Nacktheit sowie die Toilettenbenutzung kann oft noch verbessert werden. Ich halte es für dringend erforderlich, gerade unter dem Blickwinkel einer möglichen Verletzung der Gefühle bzw. der Förderung eines entsprechenden Bewusstseins von Intimsphäre, hier die einzelnen Situationen und Bereiche noch zu optimieren – das bedeutet: würdiger zu gestalten.

In einer Einrichtung für erwachsene Menschen mit Assistenzbedarf wurde mir geschildert, dass die Bewohnerinnen nach dem Duschen über einen Gang gehen mussten, der auch von Männern bewohnt wurde. Sie waren dabei nur teilweise durch ein Badetuch oder einen Bademantel geschützt, in manchen Fällen sogar nackt und somit den Blicken und Äußerungen der männlichen Mitbewohner ausgesetzt. Ein Bewusstsein konnte erst durch die Frage geweckt werden, ob sich die Mitarbeitenden selber in einer solchen Situation sehen wollten.

Aufmerksamkeit und Unterstützung

Der Umgang der Menschen mit Assistenzbedarf untereinander bedarf großer Aufmerksamkeit und Unterstützung. Dies beinhaltet auch den Schutz vor übergriffigem Verhalten anderer.

Ernst, ein 27-jähriger Bewohner mit Prader-Willi-Syndrom und leichter Intelligenzminderung, zeigte ein ausgeprägt triebhaftes Verhalten mit nahezu aufgehobener Steuerungsfähigkeit. Wiederholt wurde beobachtet, dass er, selbst wenn seine Beaufsichtigung nur für wenige Minuten nicht gewährleistet war, in Zimmer von Mitbewohnern und Mitbewohnerinnen ging und unmittelbar sexuelle Handlungen ausführte (Entkleiden anderer, vor allem Schwächerer, intime Berührungen, Versuch der Penetration, auch anal). Das Bestreben, den erheblichen Triebdruck und die mangelnde Impulskontrolle medikamentös durch das Neuroleptikum Risperidon bzw. durch Cyproteron (ein Medikament, das auf den männlichen Sexualhormonhaushalt einwirkt) zu beeinflussen, führte nur zu einer minimalen Beruhigung. Letztlich konnte nur eine lückenlose Begleitung den Schutz der Mitbewohner gewährleisten – und ihm auch den Schutz vor sich selbst ermöglichen. Damit war auch verbunden, dass er in Situationen, in denen diese Begleitung nicht ermöglicht werden konnte, für begrenzte Zeit (mit richterlicher Genehmigung) in seinem Zimmer eingeschlossen werden musste.
Erstaunlicherweise akzeptierte er diese Maßnahme weitgehend. Offensichtlich empfand er es letztlich als Hilfe - auch als Hilfe, vor seinem eigenen Verhalten geschützt zu sein.

Beziehungsgestaltung von Paaren

Aber auch die Beziehungsgestaltung von Paaren untereinander bedarf der Unterstützung, um mögliche sexuelle Gefährdungen und Verletzungen zu verhindern.

Thomas, ein 28-jähriger Bewohner mit Zustand nach früher erheblicher emotionaler Verwahrlosung und einer frühkindlichen Hirnschädigung mit leichter Intelligenzminderung, und Andrea, eine Bewohnerin mit Smith-Magenis-Syndrom und leichter Intelligenzminderung, befreundeten sich. Nach über einem Jahr der Freundschaft äußerten sie das Bedürfnis nach einer intimen Beziehung. Den Betreuern fiel auf, dass Andrea in den darauf folgenden Monaten zunehmend verstört wirkte, wechselnde Stimmungen zeigte, unkonzentrierter war und teilweise auch fremdaggressive Verhaltensweisen zeigte. Obwohl die sexuellen Kontakte von den Mitarbeitenden vorbereitend begleitet worden waren, wobei es zunächst insbesondere um Fragen der Empfängnisverhütung ging, wurde vermutet, dass die sexuelle Beziehung für Andrea eine erhebliche Herausforderung darstellte. Im Rahmen eines Forschungsprojekts einer Fachhochschule für Heilpädagogik betreuten zwei Studenten – eine junge Frau und ein junger Mann – Andrea und Thomas über ein Jahr. Sie besprachen eingehend deren sexuelle Kontakte und erläuterten und zeigten anhand von Bildern und Filmen Möglichkeiten der Gestaltung der intimen Beziehung. Insbesondere achtsame Formen der Berührung und der Stimulation wurden dabei vermittelt. Sie verabredeten Zeichen, die insbesondere Andrea geben konnte, wenn sie spürte, dass ihre Grenzen berührt wurden. Die Situation entspannte sich nachhaltig, beide erlebten ihre Beziehung zunehmend angstfreier und erfüllender. Dies ermöglichte beiden eine beeindruckende Vertiefung ihrer Persönlichkeit.

Umgang mit einer intimen Beziehung

Das Beispiel zeigt, wie wichtig gerade die Begleitung von Menschen mit Intelligenzminderung im Umgang mit einer intimen Beziehung ist. Immer wieder ist es erstaunlich, dass wir zwar von »Menschen mit Assistenzbedarf« sprechen, dass aber gerade einer der verletzlichsten Bereiche des zwischenmenschlichen und sozialen Kontakts – Intimität, Erotik und Sexualität – von dieser »Assistenz« ausgeschlossen ist, dass die Betroffenen hier auf sich gestellt bleiben, mit der Gefahr von Verletzungen und Traumatisierungen.

Das Ausgeliefertsein gegenüber überwältigenden Ereignissen betrifft natürlich auch Menschen mit Intelligenzminderung, und auch hier ist die Grenze zum Überwältigtsein, zur Ohnmacht und Hilflosigkeit schnell überschritten. Dies gilt es zu berücksichtigen, um bei *Naturereignissen, Unfällen und anderen, nicht durch Gewalt bedingten Herausforderungen* hinreichend Schutz und Unterstützung gewähren zu können.

Ein Werkstattgebäude neben einem Wohnhaus für Erwachsene mit Assistenzbedarf brannte eines Nachts aus. Auch das Wohnhaus geriet in Gefahr, die Hitze ließ die Fenster teilweise bersten. Alles verlief in der Folge optimal: Die Nachtwache reagierte großartig und brachte alle Bewohner trotz der hochbedrängenden Situation in relativer Ruhe in Sicherheit, die Feuerwehr war rasch vor Ort und konnte die Ausbreitung des Feuers auf das Wohnhaus verhindern. Ein Teil der Bewohner reagierte in der Folge mit Stolz, so etwas miterlebt zu haben. Es kann durchaus ein Schutz vor der Ausbildung einer PTBS sein und sollte deshalb gewährt werden, dass wieder und wieder und wieder das Erlebte erzählt wird, wie es bei vielen Bewohnern des Hauses der Fall war. Ein anderer Teil blieb aber verängstigt. Hier wurden nun die Grundbedingungen eines sicheren Ortes praktiziert (Zimmer im zentralen Hausbereich in unmittelbarer Nähe zu Betreuern, nächtliche Begleitung über Monate, weiter auch künstlerischer Umgang mit dem Erlebten, Körpertherapien und sehr viel Nähe). Es schien aber, dass ein wesentlicher Schritt zur Bewältigung war, dass die Bewohner des Hauses in den Wiederaufbau des Werkstattgebäudes miteinbezogen wurden: Das praktische Tun, das Hand-Anlegen ermöglichte ihnen Handlungsfähigkeit. Und genau diese Handlungsfähigkeit – als das Gegenteil der Erstarrung – ist ein wesentlicher Schutz vor einer PTBS.

emotionale Traumatisierung

Ein wesentlicher Bereich der Traumatisierung von Menschen mit Assistenzbedarf ist die *emotionale Traumatisierung*.[43] Dies wird begünstigt durch die oft erheblich eingeschränkte Entwicklung eines stabilen Ich-Bewusstseins.

Menschen mit einer Behinderung erleiden sehr oft seelische Verletzungen und Traumatisierung durch häufige und sich wiederholende Verlassenheitssituationen und Trennungen. Sie erleiden oft in einem hohen Maße Fremdkontrolle ihrer Eigenbestimmung bis hin zur Verweigerung von Selbstbestimmung, sie werden häufig zurückgesetzt gegenüber anderen, vor allem auch Geschwistern, oder ausgegrenzt von sozialen Situationen. Viele der Betroffenen erleiden und erleben eine verminderte Wertschätzung. Die mangelnde Möglichkeit einer Selbstentfaltung und das eingeschränkte Entwickeln eines eigenen Lebensentwurfes sind häufige Folgen.

Der 16-jährige Michael stammt aus einer sozial schwachen Familie. Beide Eltern gingen keiner Arbeit nach, Alkohol spielte eine große Rolle, und es muss dringend vermutet werden, dass er unter Gewalt litt.
Die Ursache von Michaels leichter Intelligenzminderung war ein Sauerstoffmangel unter der Geburt. Er erfuhr in den ersten ca. fünf Lebensjahren – bis durch Nachbarn vermittelt das Jugendamt aktiv wurde – praktisch keinerlei Förderung. Zuwendung, Ernährung und Körperpflege waren auf ein Minimum begrenzt. Er wurde zehnjährig in das Wohnheim der Schule für geistig behinderte Kinder aufgenommen, die er zuvor schon besuchte. Bei der Aufnahme zeigten sich vor allem eine tief beeinträchtigte Bindungsfähigkeit und ein extrem geringes Selbstwertgefühl. Bei Kontakten wies er bei auch nur geringsten Anlässen ein zum Teil ausgeprägtes fremdaggressives Verhalten auf. Frustrationserlebnisse führten zu Autoaggressionen (Ausreißen von Haaren und Fingernägeln).

Er bekam eine anthroposophisch begründete medikamentöse Unterstützung (*Amnion, Argentum, Bryophyllum, Oxalis-Salbe* und vor allem *Aurum comp.*) sowie heileurythmische Behandlung.
Außerdem wurde das immer neue Schaffen eines sicheren Ortes (unter anderem Zimmergestaltung, positive Rückzugsmöglichkeiten, Wickel und Einreibungen) berücksichtigt. Michael liebte zwei Winter hindurch ein zweimal in der Woche durchgeführtes »Bad« in angewärmten Kastanien. Über Jahre bekam er täglich nach dem Mittagessen einen warmen, trockenen Kamille-Leibwickel, nach dem er selber fragte.
Die Mitarbeitenden waren um eine immer neu bekräftigte »sichere Bindung« bemüht sowie insbesondere um eine weitgehende Vorhersehbarkeit des eigenen Handelns und den Verzicht auf Willkür.
Es war beeindruckend, welches Maß an Vertrauen und Sicherheit Michael entwickelte. In den sozialen Beziehungen konnte er die fremdaggressiven Verhaltensweisen deutlich einschränken, das selbstverletzende Verhalten trat nicht mehr auf. Im Acht-Klass-Spiel nach einer Erzählung von Tolstoi spielte er in beeindruckend ruhiger und gefestigter Weise einen im Glauben verankerten Bauern.

Viele Eltern, die ein Kind mit Behinderung erwarten, sind während der Schwangerschaft – in der ja heute häufig die anlagebedingten Behinderungen früh durch zunehmend vereinfachte Bluttests erkannt werden können – sehr betroffen bis schockiert von dieser Prognose.

emotionale Bindung in der Schwangerschaft

Wir wissen heute immer mehr über die emotionale Bindung zwischen Mutter und Kind in der Schwangerschaft und deren Auswirkung auf das ganze Leben. In einer ausgeprägten Belastung dieser frühen Bindung und Beziehung kann eine Mitbedingung eines traumatisierenden Geschehens gesehen werden. Die Verunsicherung der Eltern kann zu einem emotionalen Verlassensein des Fötus führen mit der Folge einer späteren Posttraumatischen Belastungsstörung.

Eine werdende Mutter wurde in der zehnten Woche der Schwangerschaft während der Ultraschall-Untersuchung durch die Worte des untersuchenden Gynäkologen schockiert: »Das Nackenfett des Kindes beträgt 2,6 mm [statt der zu erwartenden 2,3 mm], das könnte ein Down-Syndrom sein. Wollen Sie es denn haben?«
Die junge Frau war verstört. Dann aber wuchs ihre Empörung über den so wenig einfühlsamen Arzt (den sie dann auch wechselte). Sie fand zu ihrer Kraft

zurück, und gemeinsam mit ihrem Partner entschied sie sich: »Das ist unser Kind!«
Rückblickend beschrieb sie diese Situation folgendermaßen: »In den ersten Tagen war ich nur im Kopf, hatte Angst und dachte hin und her. Ich glaube, unser Kind war da sehr alleine. Nach einigen Tagen aber war ich wieder ganz bei meinem Kind und freute mich auf es.«
Sie entband dann ein gesundes Kind.

Wenn ein Kind mit Behinderung auf die Welt kommt, fühlen sich die Eltern oft alleingelassen und überfordert; das kann die Isolation verstärken. Auch wenn viele Eltern behinderter Kinder sich im Laufe der Zeit konsequent hinter ihre Kinder stellen und um deren Förderung intensiv bemüht sind, dauert der Prozess der Akzeptanz der Eltern oft Jahre – Jahre, in denen die heranwachsenden Kinder vielfach emotional alleingelassen sind.

Prozess der Akzeptanz

Der bedeutende, 1981 verstorbene österreichisch-amerikanische Psychoanalytiker Heinz Kohut formulierte einmal den Satz: »Das Kind wächst heran im Glanz der Augen der Mutter.«[44]

Wenn sich kein »Glanz in den Augen der Mutter« einstellt – weder in den Augen der Mutter noch in denen des Vaters, bedingt durch deren Verunsicherung, mögliche Enttäuschung oder auch deren Trauer –, kann dies zu einer Irritation des Kindes und einem mehr oder weniger tiefgehenden Gefühl des emotionalen Verlassenseins führen.

emotionales Verlassensein

Dann gibt es Eltern, die die »Schuldfrage« stellen: Wer ist »schuld« an der Behinderung des Kindes? Dies kann zu Zerwürfnissen der Eltern führen, vielleicht auch zu Trennungen, die das Kind auch erlebt und erleidet – das Kind bleibt emotional vereinsamt.

»Normalerweise« geht die primäre Intention von Entwicklung vom Kind aus (das Kind richtet sich auf, wird von den Eltern gestützt, das Kind spricht Worte, die die Eltern nachsprechen …). Das hierin behinderte Kind tut dies nicht, sondern muss von außen angeregt werden. Auch dies kann zu einer emotionalen Irritation der Eltern führen, die vom Kind nicht eingeordnet werden und den Grad einer Traumatisierung erreichen kann.

Folgen einer Traumatisierung bei Menschen mit intellektueller Beeinträchtigung

Verhalten als »Sprache«

Immer wieder müssen wir uns in diesem Zusammenhang verdeutlichen, dass wir immer differenzierter lernen müssen, dass das Verhalten eines Menschen selbst als »Sprache« verstanden werden kann, insbesondere bei erheblicher kognitiver Einschränkung der sprachlichen Kommunikationsfähigkeit. So muss der Blick stärker auf das Gesamtverhalten gerichtet werden und außerdem auf körperlich-somatische Phänomene wie Erregung, Erstarrung, taktile Über- oder Unterempfindlichkeit, erhöhte Krankheitsanfälligkeit, auffällig intensives oder geringes Schmerzempfinden oder auch Erbrechen.

Bei einer 42-jährigen Bewohnerin einer Einrichtung (Down-Syndrom, ausgeprägte Intelligenzminderung, nur sehr eingeschränkte sprachliche Kommunikationsfähigkeit) treten heftigste Durchfälle auf. Eingehende körperliche Untersuchungen und Stuhlproben geben keinen Hinweis auf die Ursache. Die Beeinträchtigung tritt über ein Jahr auf, nicht nachvollziehbar immer im Zusammenhang einer anstehenden Busfahrt. Nach dem Suizid des früheren Busfahrers werden sexuelle Übergriffe durch ihn bekannt. Mit größter Wahrscheinlichkeit war auch die Bewohnerin davon betroffen, ohne dass sie dies hinreichend verbalisieren konnte. Der Durchfall war ihre »Sprache«.

Symptome

Es gilt verstärkt wahrzunehmen:

- das Verhalten in sozialen Beziehungen, beispielsweise Bindungsstörungen,
- eine verminderte Fähigkeit zur Affektregulation,
- ausgeprägte Ängste vor Unbekanntem,
- Kontaktvermeidung und Rückzugsverhalten,
- ausgeprägtes Verweigerungsverhalten,
- sexualisierte Verhaltensweisen, generell ungewöhnliche Kontaktgestaltung,
- regressive, d.h. auf frühere Entwicklungsstufen zurückfallende Phänomene,
- schwere aggressive und selbstverletzende Verhaltensweisen.

Auch eine Verstärkung der Anfallsfrequenz bei Epileptikern kann vor diesem Hintergrund gesehen werden.

Lea, 27 Jahre alt, weist nach einem Sauerstoffmangel unter der Geburt einen Zustand nach frühkindlicher Hirnschädigung (FKHS) mit einer mittelgradigen Intelligenzminderung auf. Weitere Folge der FKHS sind eine Lähmung im Sinne einer Tetraspastik sowie eine fokale Epilepsie mit Neigung zur Generalisierung mit schweren Grand-mal-Anfällen. Im Elternhaus machte sie bis zur Heimaufnahme zur Zeit der Pubertät schwere Gewalterfahrungen. Vor anstehenden Besuchswochenenden zeigte sie eine deutliche Stress-Symptomatik, dabei vor allem eine ausgeprägt erhöhte Anfallsbereitschaft.

Selbstverständlich können alle hier genannten Phänomene auch durch andere Umstände oder Ursachen bedingt sein. Sollte aber eine Mehrzahl dieser Phänomene beobachtet werden und ist deren jeweilige Ursache nicht erkenntlich, auch nicht einfühlbar, muss an eine Traumatisierung als Mitbedingung gedacht werden.

verschiedene Ursachen möglich

Reflexion

Meines Erachtens reicht es nicht aus und ist es auch nicht sinnvoll, die oben geschilderten Symptome ausschließlich als »krank« oder als »Defizite« zu beschreiben. Natürlich ist das Erleben dieser Symptomatik mit Leiden, oft schwerstem Leiden verbunden, das soll in keiner Weise infrage gestellt werden. Dennoch: Ich halte es für berechtigt, manche dieser Symptome auch unter dem Aspekt einer allerersten »Selbstheilung« zu sehen. Zumindest aber können wir hinter den Symptomen einen – wenn auch unbewussten – Versuch der Betroffenen erkennen, die schweren Folgen einer Traumatisierung für das alltägliche Leben bewältigbar zu machen und damit ein »Überleben« zu ermöglichen. Hier meine ich gerade Aspekte wie Vermeidung, Übervorsichtigkeit, Amnesie, Schlafbeeinträchtigung und auch eine begrenzte Gefühlstiefe, eine eingeschränkte Emotionalität. Auch wenn dies vorläufige »Lösungen« sind, ermöglicht dies vielleicht den Menschen, die Schwere ihres Lebens zu ertragen.

Symptome als Selbstheilung

Ein Jugendlicher, der ohne Begleitung durch seine Eltern oder vertraute Personen eine lange, gefährliche und extrem belastende Flucht aus Afghanistan geschafft hat, verbrachte in den ersten Monaten, die er in Deutschland lebte, die Nächte damit, angekleidet in seinem Bett zu sitzen und immer wieder nur kurz einzunicken. Ein Schlafmittel lehnte er ab. Es war deutlich, dass es ihm darum ging, seine Aufmerksamkeit und Kontrolle aufrechtzuerhalten, die ihm letztlich dazu verholfen haben, die Flucht zumindest äußerlich heil zu überstehen.

Übervorsichtigkeit

Ein seelisch verletzter Mensch, der in der Überforderung und Überwältigung der Traumatisierung ohnmächtig war, zeigt in dem vielleicht als übervorsichtig oder auch vermeidend oder überkontrolliert empfundenen Verhalten, dass die Situation dadurch für ihn im Moment beherrschbarer erscheint.

Sicht von innen oder der Versuch, sich in einen traumatisierten Menschen hineinzuversetzen

Ein Versuch, wie er hier angestrebt wird, ist immer und prinzipiell einer großen Verunsicherung ausgesetzt: Nie bin ich wirklich und definitiv am inneren Ort des anderen. Trotzdem soll hier das Indianerwort »Wer den anderen verstehen will, muss in seinen Mokassins gehen« konkret werden. Anders gesagt: Es sind des anderen Schuhe, nicht seine Füße, in die wir probeweise schlüpfen.

Bereitschaft, die eigene Einschätzung zu ändern

In diesem Sinne wird das nun Folgende eine vorläufige Einschätzung, eine Hypothese sein, die immer aufs Neue ergebnisoffen geprüft werden muss. Es ist wie gesagt als Versuch anzusehen, immer in der Bereitschaft, meine Haltung und Einschätzung zu ändern. Dahinter steht auch das Wort Søren Kierkegaards: »Wenn ich wirklich einem anderen helfen will, muss ich zuallererst begreifen, was er verstanden hat.«[45] Dennoch: Bei Menschen, die nicht in der Lage sind, sich verbal zu artikulieren, ist der Versuch wesentlich, sich die Situation vorzustellen und sie so zu schildern, als würde der andere sich aussprechen. Vielleicht mag es sich so anfühlen, vielleicht würde es ein Betroffener so formulieren, oder auch anders, ganz anders – die Formen des Erlebens sind so vielfältig!

Immer und immer wieder diese Verunsicherung. Abgrundtief, bodenlos. Worauf, auf wen kann ich mich verlassen? Ich kann mich ja nicht auf mich selbst verlassen. Ich nehme mir etwas vor, verabrede mich, will etwas unternehmen – und muss dann spüren, dass meine Kraft nicht reicht. Spüre, wie die Beine weich werden oder zittern.
Ja, zittern, immer diese Angst. Eigentlich macht alles Angst. Mit anderen zusammen sein macht Angst, was wollen sie von mir, kann ich ihnen genügen, lassen

sie mich am Ende alleine oder stellen sie mich bloß – oder ich verstehe nicht, was sie wollen oder meinen oder denken – oder ich bekomme dann wieder diese merkwürdigen Zustände, wo ich nichts mehr blicke, rein gar nichts. Dann mache ich verrückte Dinge, sage etwas, was ich nicht sagen will, oder sage gar nichts, weil mir keine Worte einfallen oder keine Gedanken da sind.
Oder wo ich meinen Körper nicht mehr spüre: Sitzen, stehen, alles fühlt sich so fremd an.
Ich habe Angst, mit anderen zusammen zu sein. Aber alleine sein macht auch Angst.
Ich finde kein Vertrauen mehr, zu nichts und niemand. Gerade habe ich Vertrauen zu jemand aufgebaut, bin ich unsicher: Meint es dieser Mensch denn wirklich ernst? Oder verlässt er mich bei nächster Gelegenheit wieder, oder tut mir etwas an – da wende ich mich doch lieber selbst ab, dann habe ich es wenigstens in der Hand – auch wenn es furchtbar ist, dann wieder alleine zu sein und dazu noch seine Enttäuschung zu spüren.

Ich halte es für lohnend, immer wieder zu versuchen, die innere Seite des anderen nachzuempfinden, sich im Team darüber auszutauschen – zu versuchen, sich der Innensicht, dem inneren Erleben des anderen anzunähern.

die innere Seite des anderen nachempfinden

Ein tief verletztes Leben – Einzelfallschilderung

Astrid kam achtjährig von einer Förderschule in eine Schule und ein Heim für sogenannte geistig behinderte Kinder, einen Lern- und Lebensort für seelenpflegebedürftige Kinder und Jugendliche. Von der Gestalt war sie zartgliedrig, für ihr Alter relativ klein, ihr dunkles Haar war dünn und spröde. Sie hatte Ringe unter den Augen, die Schultern hingen herab, als würde sie eine große Last tragen. Der Schritt war schwer. Dabei verfügte sie über eine einfache Sprache, die Artikulation war nicht durchgestaltet. Unmittelbar aber berührte der Blick – eine eigentümliche Mischung aus hoffnungsvoller Bitte um Geborgenheit und angstvoller Distanz, dabei durch eine nicht kindgemäße große Müdigkeit geprägt.
Was stand im Hintergrund? Manches bleibt im Dunkel. Den Unterlagen und Gesprächen konnte ich entnehmen, dass sie mit einem Geburtsgewicht von ca. 2.700 Gramm geboren wurde, wahrscheinlich in der 34. Schwangerschaftswoche (also sechs Wochen vor dem errechneten Geburtstermin). Es war

eine Kaiserschnitt-Geburt, die wegen beeinträchtigter Herztätigkeit des Kindes erforderlich wurde.

Die Schwangerschaft war belastet. Zum einen durch Nikotin. Dies bedeutet eigentlich ein Doppeltes: Da ist zum einen der Stoff Nikotin, der die Blutgefäße verengen lässt und dadurch insbesondere die Ausgestaltung des hochempfindlichen Gehirnorgans behindert. Aber eine rauchende Mutter bedeutet auch eine Mutter mit mangelnder Fähigkeit, die Bedürfnisse der Leibesfrucht wahrzunehmen. Die Mutter selber wiederum erlitt während der Schwangerschaft schwere körperliche Gewalt durch ihren damaligen Partner. Und mittendrin ein zutiefst ausgeliefertes Kind, auf das all das einwirkte – Nikotin, Gewalt, Angst der Mutter. Trotz allem war die werdende Mutter auch in »guter Hoffnung«, in immer wieder aufkeimender freudig-liebevoller Erwartung des Kindes, das sie trug. Die Dinge sind nie nur schwarz oder weiß.

In den ersten Lebensjahren oblag die Erziehung der überforderten Mutter, die bei wechselnden Partnern Halt suchte und Gewalt fand. Dazwischen ein Kind, das weder die leibliche noch die seelische Ernährung erfahren konnte, derer es bedurft hätte. Die Mutter selbst hatte keinen stützenden familiären Umkreis. In den ersten Lebensjahren Astrids fand eine nur sehr zögerliche Beobachtung durch das Jugendamt statt, keine wirkliche Hilfe auch von dieser Seite. Irgendwann und irgendwie hat Astrid in den frühen Jahren ihrer Kindheit sexuelle Gewalt erlitten, wahrscheinlich über Jahre. Die Äußerungen und das spätere Gebaren des Kindes waren eindeutig. Viel später konnte sie auch anfänglich etwas von dem Erlittenen erzählen. Also ein früher, schwerer zusätzlicher Einbruch in Körper wie Seele des heranwachsenden Kindes. Mit all dem, mit all diesen prägenden Erfahrungen kam Astrid achtjährig in das Heim.

Die Diagnose, die seinerzeit gestellt wurde, war zum einen ein Zustand nach frühkindlicher Hirnschädigung und zusätzlich eine komplexe Traumatisierung. Letztere umfasste sowohl eine emotionale Traumatisierung – dies beschreibt zum einen eine besondere Form der Verwahrlosung, aber auch einen ausgeprägten Verlust von Fürsorglichkeit – als auch auf diesem äußerst labilen Untergrund eine sexuelle Traumatisierung.

Gerade bei früh, anhaltend und komplex traumatisierten Kindern lässt sich oft schwer nur eine Grenze zwischen den Auswirkungen einer möglichen frühkindlichen Hirnschädigung und den Auswirkungen einer Traumatisierung ziehen. Die Symptome können sich überschneiden. Auch die eingeschränkte kognitive Entwicklung mit leichter Minderbegabung oder ein nur mangelhaft durchdrungenes Bewegungsbild kann durch beide Beeinträchtigungen verursacht sein.

Die relativ ausgeprägte Beeinträchtigung ließ mich hier diese kombinierte Diagnose stellen.

Für den therapeutischen Ansatz war dieses zunehmende Wissen um die erlittene Traumatisierung ein wesentlicher Ausgangspunkt. Ebenso das Wissen um die Maxime: Grundlage jedweder therapeutischen Beziehung ist das Schaffen von Sicherheit.

Wir empfanden es folgendermaßen: »Unterstützt mich bitte in meiner Suche nach Sicherheit. Schafft für mich einen sicheren Ort.« Nach den Wirrnissen und Kränkungen der ersten Lebensjahre war das die zentrale Bitte, die Astrid durch ihr So-Sein aussprach. Ein solcher sicherer Ort umfasst vor allem drei Bereiche: eine *vertrauensvolle Beziehung*, einen *positiven Bezug zum eigenen Leib* sowie einen *konkreten sicheren Ort in der konkreten Lebenssituation.*

Im Vordergrund stand das Schaffen und Aufrechterhalten einer sicheren Bindung, auch einer möglichst kontinuierlichen therapeutischen Beziehung. Dabei konnte nicht verhindert werden, dass sich die Lebensentwürfe von Bezugspersonen änderten. Dennoch blieb es das Grundanliegen, die jeweiligen Beziehungen getragen zu wissen von Einfühlung, Vertrauen und Sicherheit, besonders auch von einem Verzicht auf Willkür und einem hohen Maß an Vorhersehbarkeit für Astrid.

Weiterhin galt es einen positiven Bezug zum eigenen Leib zu ermöglichen. So erfuhr Astrid zunächst sensorische Integration,[46] einen Ansatz der Physiotherapie, immer wieder in Epochen, um insbesondere auch Freude an der Bewegung durch deren vertiefte Durchdringung zu ermöglichen. Hinzu kamen Einreibungen, unter anderem mit *Rosenöl* und *Solum.* Gerne hätten wir Astrid anschließend fest eingewickelt, um ihr Halt zu geben; sie reagierte aber mit Angst. So ruhte sie in der Hängematte nach, was sie gut akzeptieren konnte, und behielt dadurch die Kontrolle – es war richtig so.

In diesem Zusammenhang war auch die Gestaltung einer Sinnespflege wesentlich, hier zunächst vor allem das Haltgebende des Tastsinns. Dieser Sinn vermittelt die Urerfahrung: Ja, das bin ich, und ich erfahre es durch das Gehaltenwerden. Weiterhin galt unser Bemühen der Pflege des »Lebenssinns«, also einer Förderung des Wohlgefühls im Körper, unterstützt auch durch die Ritualisierung des Alltags und durch Wärme, immer wieder Wärme.

Als weitere Körpertherapie kam die Heileurythmie zum Einsatz. Ergänzt wurde die Behandlung in dieser Phase durch Medikamente aus der anthroposophischen Medizin, vor allem *Aurum comp.* sowie *Bryophyllum* und *Silber.*

Ein kleiner, aber wesentlicher Ansatz in der gelebten therapeutischen Begleitung war das Bemühen, dass das, was man sich jeweils vorgenommen hatte, auch realisiert wurde, gemäß dem Grundgedanken: Das, was ich mir vornehme und tue, stärkt meinen Willen. Wille hier gesehen als die innere Kraft, die mir Selbstorientierung und Selbstsicherheit vermitteln kann. So einfach dieser Grundsatz erscheint – wir haben ihn auf Astrids Weg immer wieder vergessen und mussten uns dann schmerzlich daran erinnern. Dann waren die Aufgaben zu groß und hatten ein Scheitern, Resignation, Frustration, später auch Aggression zur Folge.

Der Wille muss langsam, fast millimeterweise wachsen dürfen, sonst schreckt er zurück. Für uns Begleiter heißt es dann, dieses Vornehmen und Tun innerlich wie äußerlich zu begleiten.

Der andere, den ersten ergänzende Leitsatz heißt: Was ich mir vornehme und nicht tue, schwächt den Willen. Und solch ein Vorsatz umfasst auch, was ich von dem Kind erwarte und ihm abverlange.

Vornehmen und Tun, d. h. auch ruhig schreiten, Schritt für Schritt, ganz ähnlich wie bei einer anstrengenden Bergwanderung, wo ich auch immer nur jeweils einen Schritt nach dem anderen setzen kann.

Die Anpassung der Erwartungen an die Möglichkeiten Astrids wie an die Möglichkeiten des Teams führte zunächst zu einer Beruhigung der Situation. Dann aber zeigte es sich, dass Astrid mutiger wurde, sich die Frustrationstoleranz verbesserte und auch ihr Durchhaltevermögen zunahm.

Die Jahre um die Pubertät führten bei Astrid zu erheblichen seelischen wie leiblichen Veränderungen. Die zartgliedrige Gestalt wurde gröber und schwerer. Die vorher immer wieder aufleuchtende feine Helligkeit wich einer zunehmenden Dunkelheit, fast Dumpfheit. Manchmal dachte ich: Ob wohl die kompakte Gestalt und die Dunkelheit wie ein Schutzwall sind, um einen Rest von Licht tief drinnen zu bewahren?

Die Art, mit ihr zu sein, veränderte sich: Wer ihr begegnete, ihr begegnen musste – Pädagogen in der Schule, Erzieher im Heim oder Therapeuten –, versuchte zunehmend, sie zu meiden. Sicher unbewusst, aber sie trug einiges dazu bei: Sie verprellte gerade die Menschen, die sich besonders um sie bemühten. Kleptomane Züge zeigten sich; mehr noch, sie nahm Gegenstände von anderen, sogar von der Lehrerin, zu der sie ein besonders inniges Verhältnis hatte, auch Wertvolles – und zerstörte es. Dieses Verhalten nahm immer mehr zu.

Immer stärker wurde in dieser Zeit aber auch das Bedürfnis, sie innerlich zu verstehen, diese empathische Grundhaltung wurde sehr herausgefordert.

Es galt, hinter diesen vordergründig verwirrenden oder auch abstoßenden Erscheinungen und Verhaltensweisen die große Not der Seele dieser nun bereits Jugendlichen zu erkennen, ihre eigentliche Frage wahrzunehmen. Hinter ihrem herausfordernden Handeln stand die kontinuierliche Suche nach Akzeptanz, letztlich das Bedürfnis, ohne jede Bedingung geliebt zu werden. Die Frage an den Begleiter lautete: Schaffst du das, willst du das? Immer wieder neu bedurfte es einer Bekräftigung und Bejahung der therapeutischen Beziehung durch die Bezugspersonen. Diese Haltung und unsere ständige Bemühung darum war in diesen Jahren vorrangiges therapeutisches Mittel. Daneben wurden Maßnahmen der Heileurythmie fortgesetzt, zum Teil auch Physiotherapie als Arbeit an der eigenen Gestalt zur Stärkung der Aufrichtekräfte sowie der besseren Durchdringung der eigenen Bewegung. Astrid liebte im Besonderen die Reittherapie – die aus äußeren Gründen aber leider nur begrenzt eingesetzt werden konnte.

Eine neue, tiefere Frage trat mit dem Erwachsenwerden in Astrids Leben auf. Als ob das Eis, auf dem die sich entwickelnde Seele nun stand, zu dünn sei, zeigten sich tiefe, immer umfassendere Ängste, im weiteren Verlauf auch Zweifel, ob der andere wirklich der andere ist. Kurz gesagt: Ein paranoides Erleben als Ausdruck einer sich entwickelnden Psychose trat auf. Später kamen akustische Halluzinationen dazu, dieses eigentümliche innere Hören. Auf dem Boden der dazugehörigen Ängste, dann auch begleitet von schweren Selbst- und Fremdaggressionen, flammte die Psychose schließlich auf. Vielleicht stand hinter ihr eine Dissoziation, dieses tiefe Aufbrechen des seelischen Zusammenhalts als schwere Auswirkung einer Traumatisierung. Tiefe Selbstzweifel beherrschten Astrid zunehmend. Ein Wort des österreichischen Psychiaters Christian Scharfetter kam mir in den Sinn, das er einem Buch über Psychosen vorangestellt hat und die Äußerung eines an einer Psychose erkrankten Menschen zum Inhalt hat: »Das ist die Kernfrage: Ob ich überhaupt bin.«[47]

Wir setzten uns zum Ziel, in der äußeren Lebensgestaltung die verminderte Belastbarkeit zu berücksichtigen, besonders durch eine Entlastung bei den Anforderungen im Alltag. Angesprochen durch die zunehmende Wirrnis in ihrem Inneren versuchten wir, die Umgebung schön zu gestalten: soweit möglich äußere Ordnung, eine Blume, ein farbiges Tuch, Harmonie und Freude fürs Auge. Vor allem aber wurde die Haltung der Begleitenden herausgefordert, die notwendige Echtheit und Aufrichtigkeit. In ihrer ungemein hohen Sensibilität spürte Astrid unmittelbar, ob diejenigen, die sie begleiteten, aus einer

inneren Authentizität heraus handelten. Dieses Handeln kann nur dann wirksam sein, wenn es von einem echten, vielleicht sogar gesteigerten Interesse am anderen getragen wird.
Die Psychose bedingte einen Therapiewechsel bzw. eine Erweiterung des Therapieangebots. So wurden ab dem jungen Erwachsenenalter auch Neuroleptika eingesetzt, im Wesentlichen *Quetiapin* und *Risperidon.* In den Jahren des jungen Erwachsenenalters trat dann auch Psychotherapie hinzu. Obwohl dieser psychotherapeutische Ansatz jetzt schon Jahre andauert, konnte diese Therapie »nur« dazu genutzt werden, eine vertrauensvolle Beziehung aufzubauen.
Wenn diese Beziehung einmal als wirklich tragfähig erlebt werden kann, dann kann ein Ort entstehen, an dem Bilder, vielleicht auch Worte für das Erlittene gefunden bzw. geschaffen werden können, vielleicht auch unter Einbezug der zunehmend bewährten bilateralen Stimulation, zum Beispiel in Form von EMDR (Eye Movement Desensitization and Reprocessing). Dabei handelt es sich um eine spezifische Traumatherapie, die auf der Erkenntnis beruht, dass die rasche wechselseitige Stimulation der rechten und linken Gehirnhälfte helfen kann, Erlittenes bzw. die Erinnerung an Erlittenes in die Seele zu integrieren.[48] Doch das liegt bei Astrid noch in der Zukunft. Zunächst geht es bei dieser wie bei jeder anderen Therapie um das entscheidende Vermitteln von Vertrauen und Sicherheit.
Als Astrid 26 Jahre alt war, wurden die psychotischen Zustände schwächer und ruhiger. Die ergänzende neuroleptisch-medikamentöse Behandlung konnte weitgehend zurückgenommen werden. Trotzdem traten noch überwältigende Erinnerungsstürme auf, sogenannte Flashback (siehe Seite 91), verbunden mit großer Angst und Hilflosigkeit.
Zunehmend konnten auch innere Entwicklungsschritte angeregt und unterstützt werden. So erwies sich ein Tagebuch in den Jahren des jungen Erwachsenenalters als wichtig, geführt in unterschiedlicher Intensität, zunächst mit Hilfe der Betreuer, dann auch für sich selbst – ein »Dankbarkeits- bzw. Freudetagebuch«. Der Sinn eines solchen inneren Ansatzes ist, durch den Ausdruck von erlebten positiven Eindrücken den belastenden Eindrücken etwas entgegenzustellen, als Grundlage für Hoffnung und die Bewältigung des Erlittenen. Astrid malt seit Jahren zunehmend und nimmt Malunterricht in einer Gruppe. Es geht nicht um eine Technik, einen Stil etc., sondern um schöpferisches Gestalten, um das »Spielen« mit dem Medium Farbe, darum, die eigene Ausdrucksfähigkeit jenseits von Sprache zu vertiefen. Kunsttherapie wie die Beschäftigung mit Kunst, das Aufnehmen von Kunst wie die aktive

Gestaltung kann therapeutische Wirkung entfalten. Es weitet die Sinne und die Seele, fördert die Annäherung an das, was hinter den Dingen liegt, das macht es zur Therapie.

Erstaunlich vor dem Hintergrund der Entwicklungsbedingungen war, dass Astrid eine Beziehung zu einem Mitbewohner einging. Erstaunlich war, dass trotz immer wieder aufbrechender Ängste – vor allem der Angst, verlassen zu werden – die Freude über diese Beziehung über lange Zeit vorrangig war. Sie erfuhr darin Geborgenheit und Halt. Aber sie musste auch Irritation und Verzweiflung erleben, das ist menschlich und kommt in vielen anderen Beziehungen vor. Eine qualifizierte Paartherapie seitens der Sozialtherapeutin unterstützte diese Prozesse.

So weit kann der Weg von und mit Astrid geschildert werden. Er wird weitergehen. Ein Weg, der zunehmend ihr eigener geworden ist, nachdem sie in den Jahren der Kindheit und Jugend therapeutisch begleitet wurde. Die Unterstützung hat die Form einer Assistenz angenommen, die in Absprache gewährt und gestaltet wird.

Dieser Weg hat einen offenen Ausgang – wie jeder therapeutische Prozess. Therapeutisches Handeln kann immer nur prozessorientiert sein. Aufseiten der therapeutischen Begleiter steht das aufrichtige Bemühen. Ob und wie Heilung oder Linderung eintritt, liegt nicht in ihrer Hand – letztlich ist es ein »Moment der Gnade«.

Ist dieser geschilderte Weg eine »Erfolgsgeschichte«? Wohl nicht im vordergründigen Sinn. Aber: Geht es denn überhaupt darum?

Es ist ein Weg, es ist ihr Weg – und es ist der Weg der Begleiter mit ihr.

Zur Therapie der Traumafolgestörung

Schaffen und Erhalten eines sicheren Ortes

Sicherheit und Stabilität

Grundlage und Voraussetzung jeder Therapie bei einer Traumafolgestörung ist das Schaffen eines sicheren Ortes. Sicherheit und Stabilität sind unabdingbare Grundlagen jedweder therapeutischen Bemühungen.

Es reicht nicht, diesen »Ort« einmal zu benennen und einzurichten. Es gilt, ihn immer wieder zu begründen, zu erinnern, zu bekräftigen und zu befestigen.

Dieser »sichere Ort« hat unterschiedliche Ebenen, die sich gegenseitig bedingen und verstärken. Seine Ebenen sind:

- sichere Bindung,
- Schaffen eines äußeren sicheren Ortes,
- Vermitteln eines guten Körperbezugs.

Verlässlichkeit in Beziehungen

Teil dieses sicheren Ortes ist zunächst das, was eine sichere Bindung bedeutet: Verlässlichkeit in Beziehungen. Beziehungen, die auf Willkür verzichten. Ein hohes Maß an Vorhersehbarkeit, Überschaubarkeit und die Möglichkeit der Mitgestaltung in der Beziehung.

Eine solche sichere Bindung ermöglicht es, sich einem Menschen anzuvertrauen und möglicherweise in vorher belasteten Beziehungen beeinträchtigte Bindungsmöglichkeiten wieder aufzubauen.

Beate, eine Jugendliche mit leichter Intelligenzminderung, lebte bis zu ihrem 18. Lebensjahr für acht Jahre in einer Schule für Seelenpflegebedürftige Kinder und Jugendliche mit angeschlossenem Heim. In der Herkunftsfamilie hatte sie schwere emotionale Verwahrlosung sowie eine sexuelle Traumatisierung erlitten. Fast täglich in diesen Jahren äußerte sie Klagen (Albträume, diverse sich abwechselnde Schmerzen, Verdauungsbeschwerden), die von den Erziehenden fürsorglich und ermunternd aufgegriffen wurden. In dieser Zeit entwickelte sie immer mehr eine frisch zupackende Tatkraft und auch Humor. Anlässlich der Verabschiedung in eine Erwachseneneinrichtung wurde sie gefragt: »Beate, wie kann das sein? Du bist mit einem dicken Bündel voller schwerer Erfahrungen hierhergekommen, und jetzt bist du eine so tolle mutige Frau geworden!«
Ihre Antwort lautete: »Als ich zu euch gekommen bin, dachte ich, ihr schlagt mich auch. Dann habe ich gemerkt, dass ihr mich echt lieb habt; da hab ich dann Vertrauen entwickelt und konnte meinen Weg gehen.«

Täterexposition ausschließen

Ein zweiter Aspekt des sicheren Ortes ist der äußere sichere Ort. Hier gilt es, Sorge zu tragen, dass eventuelle erneute Täterexpositionen ausgeschlossen sind, d. h. dass eine Begegnung mit dem »Täter«, dem Verursacher der Traumatisierung, unmöglich ist. Ebenso, dass generell Menschen, deren Anwesenheit Angst verursacht oder an erlittene Traumatisierungen erinnert, nicht der betroffenen Person begegnen können, soweit diese Personen bekannt sind.

Gestaltung des Umfelds

Dieser äußere sichere Ort hat aber weitere reale Dimensionen: Wo ist beispielsweise in einem Wohnheim das Bett, das Zimmer eines betroffenen Menschen? Wo kann er die größtmögliche Sicherheit finden? Setze ich ein traumatisiertes Kind im Unterricht vorne in Blickkontakt zum Lehrer oder eher an den hinteren Rand, sodass es einen Überblick über das Geschehen hat?

Kevin ist ein achtjähriges Kind mit einer alkoholbedingten Beeinträchtigung (Fetales Alkoholsyndrom; siehe auch Seite 285 ff.). Sein Verhalten ist von einer deutlich verminderten Frustrationstoleranz und Unruhe geprägt sowie von einer starken Vorsicht und einer latenten Angst. Trotz seiner Beeinträchtigung besucht er eine Waldorfschule mit einer relativ großen Klasse. Zu Beginn der zweiten Klasse setzt der Lehrer ihn in die letzte Reihe, nachdem er ihm in der ersten Klasse einen Platz in der ersten Reihe – in seiner unmittelbaren Nähe – zugewiesen hatte. In der letzten Reihe nun findet er leichter zur Ruhe: Er hat niemanden mehr hinter sich – muss nichts von hinten »befürchten«.

Platzierung in der Werkstatt

Auf ähnliche Weise kann ein sicherer Ort in einer Werkstatt gefunden werden: Ist es vielleicht auch hier ein Platz am Rand, der einen Überblick über das Geschehen ermöglicht, ohne zu tief in die Abläufe einbezogen zu sein? Oder ein Platz in der Nähe des Betreuenden? Oder eines vertrauten Mitbewohners?

Ruth ist eine 42-jährige Bewohnerin mit Zustand nach frühkindlicher Hirnschädigung und mittelgradiger Intelligenzminderung sowie ausgeprägter Traumafolgestörung durch langjährige schwere Gewalterfahrungen in einer Pflegefamilie. In der Weberei kam es wiederholt zu schwerem fremdaggressivem, herausforderndem Verhalten. Dem Werkstattleiter fiel auf, dass dies vor allem dann auftrat, wenn sich jemand hinter Ruth aufhielt oder hinter ihr vorbeiging. Gemeinsam veränderten sie den Arbeitsplatz, den Standort des Hochwebstuhls. Als dieser in einer Ecke des Raumes gefunden war, wo hinter Ruth nichts ablaufen konnte, war es ihr möglich, entspannter zu arbeiten. Fremdaggressionen traten in der Werkstatt nicht mehr auf. Jetzt war eine hinreichende Kontrollmöglichkeit – und damit ein sicherer Ort – geschaffen worden.

Peter, ein neunjähriger Junge mit Fragilem-X-Syndrom und ausgeprägt verunsichernder Erziehungssituation in der Herkunftsfamilie im Sinne einer emotionalen Traumatisierung, zeigte eine erhebliche Unruhe im Bett, ein Ungehalten-Sein. Ein Mitarbeiter besorgte zwei dicke »Stoffwürste« für das Bett. Er legte sie jeweils in Form eines »U« um den ganzen Körper, den Kopf bzw. die Füße umfassend. In diese dann recht beengenden Bedingungen schmiegte sich Peter ein – und blieb ruhig im Bett. Er hatte den nötigen äußeren Halt als Unterstützung des sicheren Ortes gefunden.

Ein dritter zentraler Ort der Sicherheit ist der Bezug zum eigenen Körper.

Bezug zum eigenen Körper

Wiederholt wurden Aspekte der Dissoziation beschrieben, dabei insbesondere auch die Abspaltung der seelischen Funktionen und Empfindungen vom Körper. Ein verbessertes Körpergefühl kann dementsprechend eine wichtige Unterstützung der Therapie darstellen.

Körpertherapeutische Maßnahmen nach erlittener Gewalt, besonders nach körperlicher und auch sexueller Gewalt, müssen sehr behutsam eingesetzt werden und immer die Frage beinhalten, ob die körperliche Nähe als unterstützend oder als eher bedrohlich erlebt wird. Oft und immer muss die Frage gestellt werden (auch still!): »Darf ich?«

körperorientierte Maßnahmen

Insbesondere bei Formen der emotionalen Traumatisierung sind solche körperorientierten Maßnahmen zentraler Bestandteil der Therapie. Das können im klassischen Sinne Massagen sein oder auch Formen der Physiotherapie oder der sensorischen Integration (siehe Anmerkung 46, Seite 414). Hier sind auch Ansätze des »Embodiments« zu sehen, was als »die Kunst, meinen Körper als Instrument zu stimmen und dauerhaft in guter Beziehung mit ihm zu sein«, übersetzt werden kann.[49]

Samina, ein zunächst neunjähriges Mädchen mit ausgeprägten Gewalterfahrungen und emotionaler Traumatisierung, lehnte anfänglich in der Körpertherapie jegliche Anwendung ab. Gerne aber kam sie ein- bis zweimal pro Woche und legte sich in die Hängematte. Sie genoss die Stille und darin die Anwesenheit der Therapeutin, die in dieser Zeit Schreibtätigkeiten erledigte. Die Therapeutin war sich bewusst, dass jede Zuwendung als Zudringlichkeit verkannt werden könnte. Der Analytiker Donald W. Winnicott hat darauf hingewiesen, dass das »Alleinsein in der Anwesenheit anderer« einen wichtigen Zustand darstellt, den insbesondere Kinder immer wieder brauchen, um ein stabiles »Selbst« zu entwickeln.[50]

Nach etwa einem Jahr ließ Samina eine Massage der Hände zu; anschließend wurde ihr in der Hängematte vorgelesen. Im darauf folgenden Jahr erhielt sie eine warme, trockene Kamille-Bauch-Auflage. Im Anschluss daran wurde sie fest in wärmende Tücher eingehüllt.

Neben der Stärkung des Tast-Erlebens und einer positiven Wahrnehmung der eigenen Körperlichkeit wirkte das behutsame Vorgehen vertrauensbildend.

Ein weiteres Element ist also die Sinnespflege.[51] Im Vordergrund stehen hier die sogenannten »Leibessinne«, also die stark leibnah wirkenden und empfundenen Sinne, vor allem der »Tastsinn« und der »Lebenssinn (siehe Seite 371). Der Tastsinn ermöglicht ein unbewusstes Erleben des Selbst im Leib. Aber auch alle Aspekte eines so zu nennenden »Lebenssinns« kommen hier in Betracht, also alle Bereiche, die ein Wohlfühlen im eigenen Körper ermöglichen: etwa Körperöle, Bäder und äußerlich wärmende Maßnahmen.

Sinnespflege

Im Sinne des sicheren Ortes fordert der Ansatz von Peter Levine, sich in der Traumatherapie zunächst auf »Containment« auszurichten.[52] Das bedeutet vor allem, einen sicheren *Entfaltungsraum* zu schaffen und die Therapie nicht vorrangig auf Katharsis, also das klärende Äußern des Erlittenen, auszurichten. Oft ist dieser Ansatz – auf das Containment zu achten und Sicherheit in den verschiedenen Ebenen zu schaffen – für lange Zeit tragender Inhalt der Therapie, gelegentlich auch dauerhaft.

sicherer Entfaltungsraum

Psychotherapie

Psychotherapie bedeutet zunächst: Therapie mit seelischen Mitteln. Dies umfasst vor allem das *psychotherapeutische Gespräch.*

In einem solchen psychotherapeutischen Gespräch geht es nicht primär darum, das Erlittene anzusprechen. Sollte ein traumatisierter Mensch darauf drängen, muss dem selbstverständlich Raum gegeben werden.

Zunächst ist darauf zu achten, dass die Therapie von einem in Traumafragen erfahrenen Therapeuten durchgeführt wird. Das Vorgehen wird immer maßvoll sein. Auch bei der Erarbeitung von Traumainhalten im Gespräch wird immer und vorrangig die Suche nach Sicherheit und Halt im Vordergrund stehen.

Suche nach Sicherheit und Halt

Somit sind auch sämtliche Formen einer stützenden und unterstützenden Gesprächstherapie bei traumatherapeutischen Maßnahmen von zentraler Bedeutung. Bewältigung der gegenwärtigen Herausforderungen, Unterstützung von Mut gebenden Aspekten, Strategien zur Bewältigung einer Angstsymptomatik – all dies ist Bestandteil einer traumaorientierten Psychotherapie.

Die psychotherapeutische Arbeit bei Menschen mit kognitiven Beeinträchtigungen umfasst prinzipiell die gleichen Bereiche wie eine psychotherapeutische Arbeit bei sogenannten nicht-behinderten Menschen: Die Entwicklung von Strategien zur Lebensbewältigung, zur Verbesserung der Selbst- und Fremdwahrnehmung, Verhaltensänderung, die Verbesserung der emotionalen Bewältigung von Herausforderungen, die Verbesserung der Beziehungsfähigkeit, die Steigerung des Selbstwertempfindens, die Unterstützung von Selbstbestimmung und Sicherheit – alle diese zentralen Ziele wollen durch Psychotherapie gefördert und unterstützt werden.

Ziele der Psychotherapie

Bei Eignung und Bedürftigkeit kann diese Psychotherapie dann im Sinne einer traumaspezifischen Psychotherapie vertieft werden. Hier bieten sich insbesondere Methoden einer Bi-Hemisphärischen Stimulation (BHS) oder des EMDR (Eye Movement Desensitization and Reprocessing).[53] Der theoretische Hintergrund dabei ist, dass die Integration von Erlebtem generell durch die Stimulation beider Hirnhälften besser gelingt. Eine solche Stimulation kann über bestimmte vom Therapeuten angeregte Bewegungen der Augen erfolgen. Unter anderem im nächtlichen REM-Schlaf (Rapid Eye Movements), d. h. der Schlafphase, in der wir die Tageserlebnisse verarbeiten, findet eine solche besondere Aktivität der Augen auch ganz natürlich statt und spiegelt gewissermaßen diese Verarbeitung oder »Verdauung« der Tageseindrücke. Dies wiederum beruht auf einer rasch wechselnden Aktivierung der rechten und linken Gehirnhälfte. Die BHS unterstützt diesen Prozess. Auf unterschiedliche Weise durchgeführt und eingeleitet, können diese Maßnahmen helfen, traumatische Ereignisse besser zu integrieren.

BHS und EMDR

Eine Psychotherapie bezieht aber auch imaginativ-bildhafte Arbeit ein. Auch dies kann in Form von Gesprächen erfolgen, in denen Imaginationen, also schöpferische Bilder, die Halt und Schutz geben, gefördert und unterstützt werden.

imaginativ-bildhafte Arbeit

Thomas, ein 12-jähriger Junge mit leichter intellektueller Beeinträchtigung sowie einer anamnestisch im frühen Kindesalter erlittenen schweren Verwahrlosung und ausgeprägter emotionaler Traumatisierung wird ins Heim einer heilpädagogischen Institution aufgenommen. Er zeigt starke nächtliche Ängste. Im therapeutischen Gespräch wird – neben anderen therapeutischen Maßnahmen – noch ein Schutz auf der Grundlage von phantasiegestützten Bildern (»Imaginationen«) gesucht. Im Dialog entwickelt sich das Bild eines »riesigen Bären«, der »sich um das ganze Bett herumlegen« kann. »Er hört nur auf mich.« Thomas vergewissert sich – imaginativ – abends und auch immer wieder nachts, dass der Bär »noch da ist«, er »tastet« nach dem Fell (es ist wichtig,

diese Bilder so sinnlich wie möglich zu entwickeln!), »spürt« durch das Fell den Herzschlag des Bären.
Die nächtlichen Ängste konnten auf diese Weise weitgehend bewältigt werden.

Letztlich können auch diese imaginativen Übungen als eine Erweiterung des beschriebenen »sicheren Ortes« dienen. Hier kann ein »Wohlfühlort« für alle Sinne innerlich geschaffen werden: ein Ort, an dem die Augen etwas Angenehmes sehen, die Ohren Angenehmes hören, die Hände Angenehmes berühren, an dem eine angenehme Temperatur herrscht und auch angenehme Gerüche. Diese Bedingungen können innerlich imaginativ hergestellt werden und die Möglichkeit des Wohlfühlens unterstützen.[54]

»Wohlfühlort« für alle Sinne

Janine, eine 14-jährige Jugendliche mit Normalintelligenz und langjährig erlittener Gewalt in der Herkunftsfamilie, hat selber einen schützenden Raum für sich entwickelt: Wenn sie durch bedrängende Erinnerungen und Flashback-Eindrücke belastet ist, legt sie sich in eine (imaginativ entwickelte!) Muschel: »Die ist genau so groß, dass nur ich hineinpasse, es ist genau richtig warm da drinnen, es riecht gut, so wie ich es mag, das Licht ist angenehm – damit kann ich tief ins Meer hinuntersinken, dahin, wo mich niemand sieht und stört.« So findet sie aus eigener Kraft und Fantasie Schutz.
Ist das eine »Flucht«? – Nein! Es ist Selbstschutz, stärkt die Autonomie und Selbstwirksamkeit. Therapeutisch kann ein solcher Ansatz nur ermutigend unterstützt werden.

Künstlerische Therapien

Traumatherapie umfasst aber auch alle Ebenen einer *künstlerischen Therapie*, also Malen, Plastizieren und andere Formen künstlerisch-therapeutischer Arbeit.

Dieser künstlerisch-therapeutische Aspekt hat verschiedene Ebenen. Zum einen die angesprochene Kreativität: Betroffene können sich selber wieder als schöpferisch, als mitgestaltend – und nicht nur ausgeliefert – erleben.

Ebenen der künstlerischen Therapie

Zum anderen hat Kunsttherapie aber auch eine innere Seite. Sie möchte an dem arbeiten, was »hinter den Dingen« liegt, also auch eine Erweiterung der Wahrnehmung unterstützen.

Künstlerisch-therapeutische Maßnahmen sind im Grunde immer förderlich. Es gilt, den möglichst hilfreichen spezifischen Ansatz zu suchen, mit dem sich der Einzelne am stärksten identifizieren kann.

Hassan, ein 14-jähriger Kurde, lebt seit zwei Jahren in Deutschland. Beide Eltern wurden im Irak ermordet. Er konnte mit der Familie des Onkels fliehen. Hassan hat Gewalt, auch sexuelle Gewalt auf der Flucht erlitten. Beim Erstkontakt wirkt er erstarrt, emotionslos und ausgeprägt bedrückt. Beim Plastischen Gestalten lernt er das Bilden und Gestalten von »Innenraum« kennen (durch das Bilden einer Höhle). Erst ist er bestürzt über diese Erfahrung. Unter der einfühlsamen Begleitung des Kunsttherapeuten setzt er sich immer mehr damit auseinander, und damit auch mit der eigenen Gefühlswelt.

Ludwig, ein 36-jähriger Mann mit Down-Syndrom, ist durch den plötzlichen Unfalltod seines geliebten Bruders wie erstarrt. In der Kunsttherapie erfährt er Gestaltungsmöglichkeiten mit Farben, auch das Malen »Nass in Nass«. Er muss viel weinen in dieser Therapie. Die Therapeutin ermöglicht den Raum dazu. Später findet er eigenständig zu einer kleinteiligen Strichtechnik, die er mit großer Motivation und Gewissenhaftigkeit verfolgt. Im weiteren Verlauf wirkt er zunehmend schwingungsfähiger und präsenter.

Achtsamkeit

Präsenz

Eine generelle Unterstützung der therapeutischen Arbeit ist die Pflege der *Achtsamkeit.* Achtsamkeit bedeutet nach einem in diesem Sinne arbeitenden bedeutenden Therapeuten, Jon Kabat-Zinn, »wach zu sein, es bedeutet zu wissen, was man tut«.[55] Achtsamkeit bedeutet also Präsenz, Gegenwärtigkeit. Es bedeutet, sich auf das zu beziehen und zu konzentrieren, was jetzt in diesem Moment möglich ist, was zu leisten mir heute möglich ist.

Im Rahmen einer Ergotherapie erfährt die 17-jährige Ursula, bei der eine hirnorganisch bedingte psychomotorische Entwicklungsbeeinträchtigung vorliegt, Übungen zur Vertiefung der Konzentrationsfähigkeit. Hintergrund ist eine anhaltende Anspannung und Unruhe, die auf schwere Gewalterfahrungen und emotionale Vernachlässigung in der Kindheit zurückgeführt werden. Sie erlebt in der Therapie eine vertiefte Körperwahrnehmung (»body-scan«) sowie Maßnahmen der Selbstfürsorge (Geruchsöle, Körperpflege). Der Therapeut trägt die Erfahrungen ins Team, sodass sie im Alltag weiter gepflegt werden können.

Rhythmus

Eine Unterstützung dieses Ansatzes stellt die *Pflege des Rhythmus* dar. Ein in diesem Sinne geregelter Tagesablauf, der sich an einem wiederkehrenden Tages- und Wochenrhythmus orientiert, gibt Sicherheit und dient der besseren Orientierung.

wiederkehrender Tages- und Wochenrhythmus

Thea, 12 Jahre alt, lebte mit Zustand nach Alkoholembryopathie (Schädigung des Embryos durch Alkoholkonsum während der Schwangerschaft) in der Herkunftsfamilie in einem Zustand starker Verwahrlosung, bis sie in eine Pflegefamilie kam. Aufgrund ausgeprägter Unruhe und herausfordernden Verhaltens durchlief sie vier Pflegestellen. Bei der danach erfolgten Aufnahme in eine Heimsituation fiel auf, dass sie praktisch vom ersten Tag an den dort stark ritualisierten Ablauf samt den gemeinsamen Mahlzeiten sehr genoss. Oft saß sie als Erste am Tisch und empörte sich über »trödelnde« Kinder und Jugendliche. Sie hat diese Strukturierung ihres Alltags förmlich aufgesogen wie ein trockener Schwamm.

Medikamentöse Behandlung

Die Behandlung von Menschen mit einer schwereren Traumafolgestörung wird nicht ohne zusätzlichen Einsatz medikamentöser Maßnahmen möglich sein. Hier steht eine breite Palette möglicher Therapieansätze zur Verfügung, beginnend von einer naturgemäßen homöopathisch-anthroposophischen Medikation, die unter anderem auf Mitteln wie *Argentum, Bryophyllum, Amnion, Arnika* und anderen beruht. Weiterhin sind phytotherapeutische Maßnahmen möglich, unter anderem schlafunterstützende Mittel wie *Lavendel*-Präparate oder auch Medikamente wie *Johanniskraut*. Darüber hinaus können auch psychopharmakologisch orientierte Medikamente eingesetzt werden. Hier kommen zum einen Antidepressiva infrage, dabei unter anderem SSRI-Antidepressiva (selektive Serotonin-Wiederaufnahmehemmer) wie *Sertralin, Venlafaxin* und auch *Mirtazapin* oder anders chemisch definierte Antidepressiva wie beispielsweise *Trimipramin*.

breite Palette möglicher Therapieansätze

Weiterhin können Neuroleptika eingesetzt werden, insbesondere *Risperidon, Quetiapin, Olanzapin* und *Promethazin* (siehe auch das Kapitel »Allopathische medikamentöse Therapie«, Seite 378 ff.). Diese Medikamente gehören in die Hand des damit erfahrenen Arztes. Hier gilt es, sehr wach Wirkung und mögliche Nebenwirkungen im Blick zu haben. Oft ist es gerade eine niedrige Dosierung dieser Medikamente, die eine hinreichende Unterstützung gewährt.

Weitere unterstützende Methoden

Ernährung

Flankiert werden all diese therapeutischen Hilfen durch eine Vielzahl unterstützender Methoden. Dies betrifft beispielsweise die *Ernährung*. Gerade in Zeiten größerer seelischer Belastungen zeichnet sich eine leichte, vornehmlich basisch orientierte Kost gegenüber Schwererem, Fetthaltigem aus. Frisches Gemüse, Obst, Reis und andere leichte Nahrungsstoffe können auch die Seele erleichtern und eine entsprechende Arbeit ermöglichen.

»Freude- und Dankbarkeitstagebuch«

Unterstützt werden können diese Maßnahmen beispielsweise durch das Führen eines *»Freude- bzw. Dankbarkeitstagebuchs«*. Hier kann abends auf den Tag zurückgeblickt werden, indem man sich für einige Minuten auf die Tagesereignisse konzentriert, und zwar weniger mit dem oft internalisierten Blick: »Was ist mir heute wieder angetan worden, was ist heute wieder Missliches geschehen ...«, sondern man sollte eher den Blick suchen: »Was ist mir heute Gutes widerfahren, worüber habe ich mich heute freuen können, was gab es am heutigen Tag, für das ich dankbar sein kann?«

Melanie ist eine 36-jährige Bewohnerin mit mittelgradiger Intelligenzminderung sowie in der Primärfamilie langjährig erlittener körperlicher und sexueller Gewalt. Sie erlebt sich immer wieder als ausgeliefert, als würde ihr »etwas angetan«. Immer wieder wird sie von tiefer Hoffnungslosigkeit geplagt. Ein Betreuer im Wohnheim bietet ihr an, mit ihr und für sie Eindrücke des Tages zu erinnern und aufzuschreiben. Seine Anregung dabei war: »Lass uns doch mal schauen, was du heute Schönes erlebt hast.« Dabei ging es vor allem um die »kleinen Dinge«: dass eine Amsel gesungen hat, der Kaffee und das Stück Kuchen gut geschmeckt haben, die Sonne einmal kurz geschienen hat. Mit der Zeit entspannen sich die Gesichtszüge von Melanie etwas. Ihre Aufmerksamkeit richtet sich mit der Zeit immer stärker auf diese positiven Erfahrungen und Aspekte.

Umfeld des Betroffenen

Zusammenfassend kann gesagt werden, dass der weitaus größte Teil der therapeutischen Arbeit mit Menschen mit einer Traumafolgestörung im Alltag, im jeweiligen Umfeld des Betroffenen liegt. Bei Menschen mit Intelli-

genzminderung findet sie im Klassenzimmer statt, in der Heimwohngruppe, in der Werkstatt, im Elternhaus. An all diesen Orten, in all diesen Situationen – wo es kein Detail gibt, das zu klein wäre, als dass in ihm nicht an dieser Sicherheit gearbeitet werden könnte – spielen sich Phänomene einer vertieften Persönlichkeitsstärkung ab.
Dies möchte das spezifische, d.h. Trauma-orientierte therapeutische Bemühen nicht herabwürdigen, denn es hat seinen wesentlichen Platz. Aber das spezifisch therapeutische Bemühen wird nur dann unterstützend wirken können, wenn es auf den kontinuierlichen, alltäglich gebildeten Rahmen aufbauen kann, der zentral, wesentlich und unabdingbar ist.

kontinuierlicher alltäglicher Rahmen

Ein stilles und eindrückliches Beispiel einer solchen im alltäglichen Umgang wirksamen Haltung schildert die Dichterin Christa Wolf in ihrer letzten, 2012 veröffentlichten Erzählung *August*.[56] Sie beschreibt dort ein offenbar schwer traumatisiertes Flüchtlingskind: »Ede [...], der nicht einmal wusste, wie er hieß, als sie ihn aus einem Flüchtlingstreck herausfischten, in dem niemand ihn kannte. Oder kennen wollte. Denn Ede war ein wildes, unberechenbares Kind [...] nicht gut zu leiden [...]. Wegen nichts griff Ede alle Leute an, schlug und kratzte und spuckte, zwei Männer mussten ihn bändigen [...]. Ein Geburtsdatum hatte er nicht, keinen Herkunftsort, keinen Nachnamen [...].« Lilo, eine einfühlsame junge Frau, sagt über ihn: »Der hat einen Schaden durch irgendetwas, was er erlebt hat und was zu viel für ihn war. Darum hat er alles vergessen.« Im Schulunterricht wird er mit seinen eingeschränkten schulischen Leistungen konfrontiert und droht mit einem Suizid: »Dem Ede aber hatte Herr Bauer [der Lehrer] eine Sechs unter seine Arbeit schreiben müssen, und als er das sah, brach er in Wutgeheul aus, griff sein Heft und rannte hinaus auf die Terrasse, wo er sich auf die niedrige Steinmauer schwang und drohte, hinunterzuspringen.« Lilo gelingt es, ihn zu beruhigen und wieder in die Klasse zu führen – zurück auch zu den schockierten anderen Schülern und zum Lehrer. »August sah, wie sie [Lilo] dem Herrn Bauer ein Zeichen machte, er solle jetzt nichts weiter sagen, und wie der verstand und den Unterricht fortsetzte, als sei nichts gewesen. Und wie ruhig die Klasse für den Rest der Stunden war.«[57] Ein großartiges literarisches Beispiel, wie therapeutisch gerade der bewusste Verzicht auf Intervention sein kann.

bewusster Verzicht auf Interventionen

Noch ein Aspekt zur gelingenden Bewältigung einer traumatischen Verletzung: Wenn einem Menschen etwas angetan wurde, ist es ihm ein Anliegen, dass der Verursacher, der »Täter« zur Rechenschaft gezogen wird. Dieser muss Verantwortung für seine Tat übernehmen, und wenn im rechtlichen Rahmen eine Schuld vorliegt, bedarf es einer richterlichen Entscheidung über Schuld und Strafe. Das ist das eine – und es ist für den traumatisierten Menschen meist auch wesentlich, dass eine solche Strafe ausgesprochen wird.

Abwendung vom Opfer-Sein

Daneben gibt es aber noch einen weiteren Zugang: Es kann ein wichtiges Zeichen der Überwindung einer PTBS sein, wenn die traumatisierte Person sich dann, innerlich, vom Täter abwendet – und damit auch von seinem eigenen Opfer-Sein. Wenn der Blick sich nicht mehr dabei aufhält, sondern übergeht zum eigenen Leben, unabhängig von »Schuld«, oder auch: sich frei macht davon, »un-abhängig« macht von dieser Beziehung.[58]

Menschenkundliche Reflexionen

Im nun folgenden Abschnitt möchte ich mich mit der Beschreibung der menschlichen Konstitution im Menschenbild Rudolf Steiners beschäftigen. In diesem Zusammenhang soll es vornehmlich um zwei Aspekte gehen.

Zunächst soll noch einmal die sogenannte »viergliedrige menschliche Organisation« erläutert werden, die Gliederung verschiedener Seinsbereiche im Menschen (siehe auch Seite 59).

Wesensglieder

Zum einen gehört hierzu der Bereich, den Rudolf Steiner den *physischen Leib* nennt. Dies betrifft all die Kräfte im Menschen, die ihm Stabilität vermitteln; man kann auch vereinfachend sagen, alles, »was äußerlich ist«.

Ein weiterer Seinsbereich besteht in der Integrität, d.h. dem Bemühen des Organismus um Regeneration, Wiederaufbau, Wachstum. Dazu gehören auch Gesundungsprozesse beim erkrankten Menschen. Rudolf Steiner nennt diesen Bereich die ätherischen Kräfte oder auch *Lebenskräfte*.

Weiterhin geht es um das, was Seelisches im Menschen ermöglicht, als Ausdruck des eigenen seelischen bzw. emotionalen Erlebens wie auch das Erkennen des seelischen Ausdrucks im anderen. Das beinhaltet auch all die Bereiche, die eine Bewusstseinsfähigkeit im Menschen umfassen. Rudolf Steiner nennt dies den *Astralleib*.

Ein zentraler Seinsbereich besteht schließlich in dem, was Rudolf Steiner als *Ich* bezeichnet: diejenige Fähigkeit im Menschen, die Identität anstrebt und sich zu »verwirklichen« versucht.

Beeinträchtigung in allen Bereichen

In all diesen Bereichen findet bei einer schweren Traumatisierung eine tiefe Beeinträchtigung statt. So kann man die Stabilität dieser Organisation in vielen Ebenen als gebrochen erleben. Erworbene Reaktionsmuster gehen verloren; an ihre Stelle setzen sich starre, oft automatisierte Verhaltensweisen. Also »Muster«, die nicht auf Sicherheit und Orientierung beruhen, sondern wesensfremd anmutende Reaktionen bewirken können. Frühere Reaktionsweisen, die Emotionen, auch freudige Emotionen mit sich bringen, reduzieren sich. Dafür treten starre, unverrückbare, oft ängstigende Bilder in der Seele auf, die dann häufig zu ungewollten Verhaltensweisen führen. Auch Erinnerungen werden wie erstarrt und eingefroren.

Die Voraussetzungen für eine Integrität gehen verloren. Lebenskräfte, die im Schlaf regenerierend wirken, werden schwächer, der Schlaf ist gestört. Kinder können aufhören zu wachsen, nehmen an Gewicht ab, der Appetit geht verloren, vegetative Fähigkeiten lassen nach. Durch eine Beeinträchtigung des Immunsystems kann eine Infektanfälligkeit auftreten.

Die Aufmerksamkeit wird diffus; angstgesteuert nimmt sie auch Nebensächlichkeiten wahr und kann sich schwerer innerlich fokussieren.

In der eigenen Dynamik tritt eine gewisse Dramatisierung auf. Die Möglichkeit einer ruhigen Reaktion auf Erlebtes wird beeinträchtigt; dies kann zu Erstarrung oder Überreaktion führen. Die Reaktionen erscheinen abrupt; ungebremste und ungesteuerte Wut oder Aggression können auftreten. Die Schwingungsfähigkeit, der Atem des Seelischen, ist oft sehr erstarrt und eingeschränkt. Letztlich ist die eigene Identität zutiefst beeinträchtigt: »Das bin ich doch nicht mehr.«

Denken, Fühlen und Wollen

Ein weiterer Aspekt dieser menschenkundlichen Reflexion basiert auf dem sogenannten »dreigliedrigen Menschen«, der die Fähigkeiten des *Denkens, Fühlens* und *Wollens* umfasst, also die konzentrierte kognitive Fähigkeit bzw. Gedächtnisfähigkeit, den emotionalen Bereich sowie den Bereich des ruhigen Schreitens, des geordneten Antriebs (siehe auch Seite 57 f.).

Die freie Entfaltung der Seele ist bei einer Traumafolgestörung zutiefst beeinträchtigt. Das Denken kann auf das traumatische Geschehen eingeengt sein oder auch, als Ausdruck der Amnesie, den Zugriff auf Erinnerungen versperren. Die emotionale Ebene ist eingeschränkt, gepresst, lässt die Schwingung von »Lachen und Weinen«, von Heiterkeit und Ernst nicht zu – Angst überschattet alles. Die Aktivitätsebene ist abgelähmt, die Handlungsmöglichkeit begrenzt.

Die Möglichkeit eines »traumatischen Wachstums«

Mehrere Forscher beschreiben, dass eine Traumatisierung nicht immer nur Lähmung, Blockade und gehemmte Entwicklung bedeuten muss. Traumatisierte Menschen können, wenn sie wieder zu ihrer Kraft finden, an ihrem individuellen Reifungsprozess mitgestalten. Diese Menschen verändern ihre Prioritäten. So kann zum Beispiel die Bedeutung kleiner, scheinbar alltäglicher Dinge zunehmen. In einer solchen wiedererlangten Wertschätzung des Lebens verlieren materielle Dinge an Wert und persönliche Beziehungen werden wichtiger. Dieser Prozess kann mit einer gesteigerten »Wert-Fühligkeit« einhergehen: mit einem erhöhten Mitgefühl für andere, insbesondere für solche Menschen, die Schweres zu tragen haben.

wiedererlangte Wertschätzung des Lebens

Die vertiefte Selbstwahrnehmung kann auch zu einem Bewusstwerden der eigenen Stärken führen. Es ist unabweisbar: Die Sicherheit des Lebens ist jederzeit angreifbar – aber es kann auch das Vertrauen zunehmen, dass mit den Anforderungen auch die eigenen Kräfte wachsen: »Wo aber Gefahr ist, wächst das Rettende auch.«[59]

Bewusstwerden eigener Stärken

Ein weiterer Aspekt dieses Wachstumsprozesses, auch »post-traumatic growth« genannt,[60] besteht darin, dass viele Betroffene neue Möglichkeiten in ihrem Leben entdecken. Nachdem alte Ziele zerbrochen sind oder ihren Wert verloren haben, kann nun die Freiheit empfunden werden, sich neuen Zielen und Aufgaben zu stellen. Nicht zuletzt kann eine Reflexion über den Sinn des Lebens zu einer intensiveren spirituellen Suche bzw. Erkenntnis und zu einer größeren inneren Zufriedenheit führen.

neue Möglichkeiten entdecken

Menschen mit einer kognitiven Beeinträchtigung können diese Aspekte vertieften Wachstums vielleicht nur bedingt für sich selbst entdecken. Sie sind auf die Förderung und Unterstützung von Bezugspersonen angewiesen. Wenn der Begleiter bzw. die Begleiterin ein solches Konzept in sich trägt, können diese Prozesse unterstützt werden.

Hier soll ausdrücklich betont werden, was eigentlich eine Selbstverständlichkeit sein sollte: Ein solches prinzipiell mögliches Wachstum kann nicht von außen aufgedrängt oder gar erwartet werden. Es kann sich – behutsam unterstützt, in Geduld erwartet, vielleicht auch über lange Jahre – dann einstellen, wenn günstige Bedingungen bestehen. An diesen ermöglichenden Bedingungen können wir mitwirken.[61]

an günstigen Bedingungen mitwirken

Beispiel einer Ansprache für Betroffene

Du hast Schweres durchgemacht in deinem Leben, du hast viel erleiden müssen. Vielleicht hat es auch sehr lange gedauert, bis andere gemerkt haben, was dir geschehen ist und was mit dir los ist. Ich hoffe, dass du jetzt an einem Ort bist, wo du begleitet und unterstützt wirst von Menschen, die dir helfen wollen – und die dich verstehen oder eben: versuchen, dich zu verstehen.

Weißt du, wenn man als Kind Schweres erlebt hat, und noch einmal mehr, wenn man dabei ganz alleine ist oder viel allein ist, kann man starke Angst empfinden. Bei ganz vielen ist das so – richtig starke Angst, und man fühlt sich ganz hilflos. Dann kann es auch sein, dass die Angst lange bleibt, vielleicht sogar über viele Jahre, obwohl man schon an einem guten Ort mit guten Menschen ist. Die Angst kann nachts kommen oder wenn viele Menschen da sind oder wenn man in einem engen Raum ist – oder in ganz anderen Situationen. Das ist bei jedem Menschen ein bisschen anders. Andere trauen sich gar nichts mehr zu, denken, sie schaffen nicht, was andere schaffen. Und wieder andere sind manchmal ganz arg traurig – und wissen oft gar nicht, warum. Und müssen plötzlich weinen. Vielleicht ist es ja auch bei dir so.

Das sind nur ein paar Beispiele für solche Auswirkungen dieser belastenden und manchmal auch so arg schlimmen Erfahrungen und Erlebnisse. Aber das muss nicht so bleiben. Auch wenn es manchmal so lange dauert, bis es einem besser geht: Du darfst darauf vertrauen, dass es dir besser gehen kann. Sicher mithilfe der Menschen jetzt um dich herum, vielleicht auch mit einer Therapie – Gesprächen, Körpertherapie, Eurythmie, künstlerischer Therapie oder irgendetwas anderem. Vielleicht gibt dir dein Arzt auch Medikamente, die dich unterstützen. Aber du kannst dir vielleicht auch zusätzlich selber helfen, zum Beispiel so: Überleg doch einmal, was dir guttut, oder eben, was du gerne tust – ein Spaziergang im Wald, ein Mandala mit schönen Farben malen, vielleicht eine schöne Musik-CD auflegen – vielleicht hörst du die auch noch mal und noch mal, vielleicht schaust du dir auch eine DVD, die du magst, noch mal und noch mal und noch mal an, weil du weißt, dass jetzt, während du die Musik hörst oder den Film siehst, nichts Fremdes oder Überraschendes passiert. Oder du nimmst ein Bad und reibst dich mit einem schönen Körperöl ein und freust dich daran, wie gut du riechst.

Manchmal kann es ganz gut sein, das eigene Zimmer aufzuräumen, etwas wegzutun oder zu verschenken, was du nicht mehr brauchst. Oder du pflückst dir eine Blume und stellst sie in eine Vase. Mach dich vielleicht einmal schön,

kauf dir etwas Schönes zum Anziehen. Oder mach Sport, lerne tanzen oder tanz einfach mal – einfach so. Vielleicht hat auch jemand Lust mitzumachen. Ganz wichtig und schön ist es, wenn du Betreuer hast, mit denen du sprechen kannst, versuche es einfach. Und etwas Wunderbares ist es, einen Freund oder eine Freundin zu haben, denen du einfach alles sagen kannst.
Vielleicht schreibst du dir einfach mal auf, machst dir eine Liste: »Was tut mir gut?« Und dann schaust du da drauf, wenn du nicht aus und nicht ein weißt, und erinnerst dich vielleicht wieder an Möglichkeiten, die du ja selber verwirklichen kannst.
Zum Schluss will ich dir noch etwas ganz Besonderes sagen: Manchmal werden solche Menschen, die Schweres erlebt haben, sogar richtig starke Menschen – die wissen jetzt, was wichtig ist. Sie wissen, was ihnen guttut und was nicht, wissen um ihre eigenen Stärken und kümmern sich nicht so sehr darum, was alles noch schiefgehen kann oder was sie nicht können. Ich wünsche dir, dass du das Geschenk deines Lebens so richtig auspacken kannst. Und dass du noch ganz viel Freude erleben kannst. Und dass du immer wieder – und wenn es auch erst mal nur für einen Moment ist – richtig glücklich sein kannst.

Sekundäre Traumatisierung

Anteilnehmen am Erlittenen

Eine zunehmende Offenheit und Sensibilisierung für die unterschiedlichen Formen einer Traumatisierung bedingt, dass sich Begleiter, eben auch in Institutionen der Heilpädagogik und Sozialtherapie, Schilderungen von erlittenen Traumatisierungen öffnen. Gerade die Fähigkeit zur Empathie, oft auch das Bemühen, dem anvertrauten Menschen nahe zu sein, auch durch das Anteilnehmen an Erlittenem, kann aber bei diesen Begleitern zu einer Verletzung führen. Wir beschreiben das dann als eine »sekundäre Traumatisierung«.

Symptome

Kennzeichen einer solchen Form der Traumatisierung ist, dass das aufgenommene traumatisierende Geschehen zeitlich zurückliegt und nicht selbst miterlebt wurde. Bedingt durch das intensive innere Mitempfinden können in der Folge bei der Begleitperson charakteristische Symptome einer PTBS auftreten. In erster Linie sind das Merkmale wie erhöhte Wachsamkeit und Anspannung (»Hyperarousal«), das Gefühl eines eigenen Bedrohtseins, Angst und Depressivität.

Wird der Zusammenhang dieser Symptomatik mit dem inneren Miterleben nicht bewusst, kann dies zum einen zu einer eigenen Einschränkung des seelischen Befindens führen. Auf der anderen Seite kann im beruflichen Zusammenhang die Folge sein, dass der Kontakt zu traumatisierten Betreuten eingeschränkt oder vermieden wird und sich dies negativ auf die Versorgungsqualität auswirkt.

Notwendigkeit einer Selbstfürsorge

Wird die Bedeutung dieser Auswirkungen erkannt, kann auf der einen Seite die Notwendigkeit einer »Selbstfürsorge« offensichtlich werden (siehe auch das entsprechende Kapitel, Seite 393 ff.). Auf der anderen Seite sollte in Teams offensiv eine mögliche eigene Belastung durch das Miterleben der Verletzung anderer angesprochen werden. Auch kann dieser Zusammenhang in Team-Supervisionen thematisiert werden.

Diagnostische Klassifikation

ICD-10: F 43.1 Posttraumatische Belastungsstörung.

Psychosen

> *»Das ist die Kernfrage: Ob ich überhaupt bin.«*[62]
>
> *Zitat eines Betroffenen*

der Begriff »Psychose«

Mit dem Überbegriff der Psychose fassen wir einige in Hinblick auf Ursache, Form und Verlauf recht unterschiedliche Krankheiten zusammen. Die Begriffsbezeichnung ist für manche irritierend.

Im Einzelnen sind dies vor allem:

- schizophrene Psychosen,
- organische Psychosen und
- psychotische Episoden.

Die sogenannten affektiven Psychosen werden in einem eigenen Kapitel besprochen (siehe Seite 165 ff.).

Schizophrene Psychosen

Im Allgemeinen, auch in der Umgangssprache, beschreiben wir mit dem Begriff der Psychose heute schizophrene Psychosen. Darunter versteht man ein komplexes, vielschichtiges und umfassendes Krankheitsbild, das tief in die Selbstwahrnehmung eines Menschen hineinwirkt und sein Denken, Fühlen und Handeln stark prägt. Wir können eine Psychose als ein »Syndrom« verstehen, d.h. sie weist unterschiedliche Symptome auf, die in einem übergeordneten Gesamtbild zusammengefasst sind.

Psychose als »Syndrom«

In seiner vollen Ausprägung beschreibt der Begriff der Psychose eine tiefgreifende Störung der Orientierungsfähigkeit und der Realitätsbeziehungen. Es treten dabei sogenannte Positiv-Symptome auf (»positiv« meint hier keine Wertung, sondern bezeichnet zu dem ursprünglichen Erleben hinzutretende Wahrnehmungen) wie Halluzinationen, Wahnvorstellungen, ein generell verändertes Erleben der Gedanken sowie eine als »Katatonie« beschriebene motorische Einengung, zum Teil aber auch eine motorische Erregung.

Zunehmend kann auch eine Negativ-Symptomatik auftreten (der Begriff »negativ« ist auch hier nicht mit einer Wertung verbunden, sondern meint den Verlust vorheriger Fähigkeiten), vor allem ein Verlust an Schwingungsfähigkeit und Antrieb, eine eingeschränkte Emotionalität, eine Verarmung der Sprache und des Sprachinhalts sowie ein Verlust der Initiative.

Das Selbsterleben und die reflexive Distanz zu sich selbst können beeinträchtigt sein.

Weiterhin ist eine Psychose durch einen in seiner Stärke und Ausprägung oft unterschiedlichen Verlauf gekennzeichnet. So lassen sich Schübe beobachten: Phasen relativer »Normalität«, oft aber auch der Negativ-Symptomatik wechseln ab mit Phasen, in denen – häufig mit zunehmender Intensität – die oben beschriebenen Positiv-Symptome dominieren. Die Phase nach dem Abklingen der akuten Symptome nennen wir »Intervall«.

unterschiedlicher Verlauf

Die geschilderten Symptome werden im Einzelnen im Kapitel »Kernsymptome einer Psychose« weiter erläutert (siehe Seite 137 ff.).

Verlauf der Erkrankung

Der Verlauf einer psychotischen Erkrankung ist von Mensch zu Mensch oft sehr unterschiedlich. Entscheidend wirkt sich auf den Verlauf aus, welche Bedingungen ein erstmals Erkrankter vorfindet – ob diese fördernd oder belastend sind. Eine Faustregel besagt, dass bei etwa einem Drittel der Betroffenen die Erkrankung ausheilt, bei einem weiteren Drittel wiederholte psychotische Episoden auftreten und bei einem weiteren Drittel die Erkrankung einen langfristigen, chronischen oder auch anhaltend lebensprägenden Verlauf nimmt.

Prinzipiell kann eine schizophrene Psychose in jedem Alter auftreten, wenngleich wir sie bei Kindern sehr selten sehen, etwas öfter nach der Pubertät. Am häufigsten treten schizophrene Psychosen im Alter zwischen 20 und 30 Jahren erstmals auf.

Vielschichtigkeit und Komplexität einer Psychose

Der Schweizer Psychiater Luc Ciompi hat die Vielschichtigkeit und Komplexität von Entstehung und Verlauf einer Psychose einmal treffend so beschrieben: »Einerseits genetisch-organisch-biochemische und andererseits psycho- und soziogene Faktorenbündel führen in wechselnder Kombination zu verletzlichen, prämorbiden Persönlichkeiten, welche dazu neigen, auf Belastungen überdurchschnittlich stark mit Spannung, Angst, Verwirrung, Denkstörungen, Derealisations- und Depersonalisationserlebnissen bis zu Wahn und Halluzination zu reagieren. Nach (einer oder mehreren) akut-psychotischen Phasen ist die weitere Entwicklung in Wechselwirkung mit der Ausgangspersönlichkeit wahrscheinlich vorwiegend durch psycho-soziale Faktoren bestimmt, woraus die enorme Vielfalt der Verläufe zwischen völliger Heilung, Residualzuständen verschiedenen Ausmaßes und schwerster Chronifizierung resultiert.«[63]

Vorbedingungen einer Psychose

Damit ist gemeint: Es gibt Vorbedingungen, die die Möglichkeit erhöhen, dass ein Mensch psychotisch erkrankt. Diese können sowohl genetischer Art sein als auch auf psychosozialen Gegebenheiten, vor allem frühe belastende Beziehungsgestaltungen, beruhen. Weiterhin kann ein zutiefst individueller (schicksalhafter) Hintergrund vermutet werden.

Für den Krankheitsverlauf bzw. eine mögliche Ausheilung der Erkrankung sind vor allem fördernde psychosoziale Parameter wesentlich.

Luc Ciompi veranlasst das zu dem Wort: »*Die* Schizophrenie gibt es nicht. Oder: Jeder entwickelt seine eigene Schizophrenie.«[64]

Blick von außen – Begegnungen

Wie können Mitarbeiter und Angehörige, also in diesem Sinne Außenstehende, das Auftreten einer Psychose bei der Tochter, dem Sohn, bei dem betreuten Menschen in der Sozialtherapie oder sonst erleben?

Zum einen: Fast immer entwickelt, entfaltet sich eine Psychose. Sie ist nicht einfach auf einmal da, sondern die Symptome werden über Wochen, manchmal Monate – ganz selten über Tage – immer umfassender und deutlicher. Es treten immer mehr Symptome hinzu, sodass das Syndrom, die Psychose, letztlich immer klarer erkennbar wird.

Eine schizophrene Psychose zeigt erstaunlich viele »Gesichter«. Immer wieder kann man hören, wenn Symptome geschildert werden: »Bei mir war das aber ganz anders.« Es beeindruckt eine große Vielseitigkeit und Vielschichtigkeit. Dennoch werden sich die oben genannten Grundsymptome in unterschiedlicher Gestalt letztlich immer deutlicher herausschälen und dann auch erkannt werden können.

markante Veränderung des Betroffenen

Der Begleiter bzw. Beobachter von außen nimmt vor allem eine wesentliche Veränderung am anderen wahr, eine markante und immer tiefer gehende Veränderung. So können wir im Begleiten des anderen Unruhe, Nervosität oder Reizbarkeit erleben, oft eine höhere Sensibilität und Überempfindlichkeit, auch Irritierbarkeit. Eine Veränderung des Appetits kann auftreten oder eine eigentümliche Selbstvernachlässigung, manchmal das Tragen merkwürdiger, vielleicht gar skurriler Kleidung, aber auch eine nicht zu der uns bekannten Persönlichkeit passende Veränderung von Interessen kann beobachtet werden, oder aber ein Mangel an Interesse, auch nachlassende Initiative und Energie.

Ein ganz wesentliches und untrügliches Zeichen der Tiefe einer Psychose ist die Schlafveränderung: Ein Mensch, der tiefer psychotisch erkrankt ist, bekommt praktisch nie ausreichend erholsamen Schlaf; oft sind die Nächte durchbrochen und sehr kurz mit massiver Schlafbeeinträchtigung. Häufig zeigt sich auch eine ausgeprägte »Nachtaktivität«.

Wir erleben veränderte Gefühle, eine an Depressionen erinnernde Gemütseinengung, verflachende Gefühle oder Stimmungsschwankungen und vor allem: eine starke Angst beim anderen, eine tiefe Angst, die wie mit Händen zu greifen ist und bei der doch oft die Worte fehlen, um sie hinreichend zu beschreiben.

»Leistungsknick«

Die Belastbarkeit lässt nach, eigentümliche Konzentrationsstörungen und eine hohe Ablenkbarkeit fallen auf. Oft nehmen wir insgesamt eine nachlassende Leistungsfähigkeit wahr, die am eindrücklichsten mit dem Wort »Leistungsknick« beschrieben werden kann.

Im sozialen Bereich, im Miteinander können dem Begleiter ein tiefes Misstrauen, sozialer Rückzug, Isolation, Abbruch von Kontakten oder zunehmend problematische Beziehungsgestaltungen auffallen, zum Teil aber auch eine übergroße Anhänglichkeit an einzelne vertraute Personen.

problematische Beziehungen

Es können ungewöhnliche Interessen auftreten, auch ein »bizarres« Verhalten. Übernatürliche Dinge und »Magie« beschäftigen den Menschen vielleicht, oder es zeigt sich ein völlig ungewohntes und übersteigertes Interesse an Religiösem.

Auch erleben wir den anderen wie abgezogen durch ungewöhnliche Wahrnehmungen. Es fallen inadäquate Äußerungen und ein angstvolles Gebaren bei ihm auf, wir beobachten ihn lauschend, irritiert durch das, was er sieht, wenn die Wahrnehmung durch akustische oder visuelle Halluzinationen beeinträchtigt ist. Er zeigt Rückzugsverhalten; sein Gefühl, beeinflusst zu werden, kann sich in Zurückweisung bis hin zu fremdaggressivem Verhalten äußern. Kurzum: Wir erleben den anderen wirklich anders, fundamental anders.

eigenes Seelenleben wahrnehmen

Ein entscheidender Blickwinkel ergibt sich durch die Wahrnehmung der eigenen Gefühle und Stimmungen, die durch die Begleitung eines Menschen ausgelöst werden. Wesentlich ist dabei, dass wir aufmerksam unser eigenes Seelenleben wahrnehmen, während wir den anderen begleiten. Das gibt uns vielleicht die wichtigsten Hinweise: Unser fließendes Mitschwingen zum anderen hin verändert sich, unser Mitgefühl wird beeinträchtigt.

Wir erleben in Anwesenheit des Betroffenen vielleicht in uns selbst eine Bangigkeit, eine Irritation, eine Verwirrung, eine Ratlosigkeit. Wir spüren – im Inneren mitschwingend mit dem anderen – neben allem, was wir von außen an Gemütsveränderungen, sozialen Veränderungen, Denk- und Verhaltensänderungen etc. wahrnehmen, wie er sich in wesentlichen Charakterzügen gewandelt hat. Den ausschlaggebenden Hinweis auf die markante Veränderung des anderen gibt uns also letztlich die aufmerksame Betrachtung unseres eigenen mitfühlenden Miterlebens mit dem anderen.

Verunsicherung

Gerade in der Begleitung von Menschen mit Intelligenzminderung, die ja in der Regel kontinuierlich und über lange Jahre gestaltet wird, werden solche Veränderungen oft als irritierend und die Beziehung verunsichernd erlebt.

Ursachen einer schizophrenen Psychose

Mit großer Wahrscheinlichkeit sind es vielfältige Bedingungen und Faktoren, die beim Entstehen schizophrener Psychosen zusammenwirken. Die überaus vielgestaltige Symptomatik, die große Unterschiedlichkeit der Verläufe, aber auch die sehr unterschiedliche Ansprechbarkeit auf Medikamente und generell auf Behandlungen, all das legt nahe, dass die schizophrene Psychose keine einheitliche Erkrankung ist, sondern dass unterschiedliche Bedingungen gemeinsam zu ihrer Entstehung beitragen. Als herausragende Faktoren können wir genetische, körperlich-biologische, konstitutionelle, seelische und soziale Ursachen beschreiben, die – in unterschiedlicher Gewichtung – an der Entwicklung schizophrener Psychosen beteiligt sind.

unterschiedliche Bedingungen

Ein Kind von Eltern, von denen einer oder beide an einer schizophrenen Psychose erkrankt sind, zeigt eine deutlich höhere Wahrscheinlichkeit, selber einmal psychotisch zu erkranken. Da diese erhöhte Wahrscheinlichkeit von den Erziehungsbedingungen unabhängig ist, kann dies auf eine *genetische Disposition* zurückgeführt werden.

genetische Disposition

Begünstigend für die Entstehung einer Psychose sind außerdem *körperlich-biologische Bedingungen*. Die Forschung konzentriert sich dabei vor allem auf das Gehirn, auf Hirnschädigungen im weiteren Sinne. Eine Schädigung des Gehirns führt zu einer eingeschränkten Orientierung, die Schwelle zur Überforderung ist niedriger, die Kompensationsmöglichkeiten sind eingeschränkter. Der Begriff der Hirnschädigung kann dabei durchaus sehr weit gefasst werden. Hierzu zählen die unterschiedlichen Formen einer »frühkindlichen Hirnschädigung«, also Anlagebeeinträchtigungen, die während der Schwangerschaft, unter der Geburt oder in den ersten Lebensmonaten die Bildung und Ausreifung des Gehirns erschweren. Hirnschädigungen können aber auch, beispielsweise unfallbedingt, im weiteren Leben auftreten.

körperlich-biologische Bedingungen

Zunehmend differenzierte diagnostische, vor allem bildgebende Verfahren zeigen aber darüber hinaus mögliche anlagebedingte strukturelle Veränderungen im Gehirn (zum Beispiel in den Strukturen der Liquorräume, dem Bereich des Gehirnwassers), die unabhängig von den genannten Schädigungen gesehen werden können und mehr einer konstitutionellen Prägung zugeschrieben werden müssen. Dies umfasst auch funktionelle Veränderungen im Bereich der Botenstoffe, der Transmitter und von deren Rezeptoren. Es ist davon auszugehen, dass solche strukturellen Veränderungen durch weitere Forschung noch genauer beschrieben werden, möglicherweise dann auch in Organbereichen unabhängig vom Gehirn.

Einen erheblichen Einfluss haben vor allem auch die sogenannten *»psychosozialen Bedingungen«*. Dies meint zum einen erlebte psychische Belastungen, insbesondere nicht bewältigte biografische Ereignisse – so zum Beispiel Trennungen, ein nicht wirklich gewollter Schwangerschaftsabbruch, frühe

psychosoziale Bedingungen

Broken-Home-Situationen sowie schwere und anhaltende Frustrationen und Lebensenttäuschungen.

Erziehungsbedingungen

Wichtig in diesem Zusammenhang sind gerade auch die Erziehungsbedingungen, unter denen ein Kind aufwächst. Eine tiefgehende Uneindeutigkeit in der Erziehung, insbesondere im frühen Kindesalter, kann sich hier entscheidend belastend auswirken. Der Begriff »Double-Bind-Bedingung«, der das Dilemma beschreibt, wenn ein Mensch zwei sich widersprechende Botschaften oder Aufträge erhält, erfasst einen wesentlichen Aspekt dieser irritierenden und zutiefst verunsichernden Beziehungsstörung.

Ein 21-jähriger Patient wird wegen einer erstmals aufgetretenen schizophrenen Psychose stationär behandelt. Er bekommt Besuch von seiner Mutter. In der Freude über den Besuch umarmt er sie, worauf die Mutter sich erstarrt zurückzieht. Er bleibt daraufhin auf Abstand, was die Mutter zu der Frage veranlasst, ob er sie nicht liebe. In wachsender Verunsicherung über die Situation errötet er, worauf ihm die Mutter sagt, dass er sich doch für seine Gefühle nicht schämen müsse.

Ein Kind bekommt zum Geburtstag zwei Hemden geschenkt. Es zieht eines davon an. Daraufhin wird es mit der Frage konfrontiert, ob ihm das andere nicht gefalle.

soziale Faktoren

Mitverursachend sind auch *soziale Faktoren,* insbesondere Ausgrenzungen und erhebliche Entbehrungen, auch Erziehungsbedingungen, die sich durch einen Mangel an Vorhersehbarkeit und abrupt wechselnde Lebensumstände sowie eine vorherrschende Willkür auszeichnen.

In diesem Zusammenhang kann verständlich werden, dass vor allem auch Traumatisierungen als wesentliche Mitbedingung einer psychotischen Erkrankung beschrieben werden.

Zusammenfassend kann man sagen, dass all diese Bedingungen, insbesondere wenn sie zusammenwirken, das Risiko einer psychotischen Erkrankung erhöhen.

erhebliche Stressbelastung

Damit eine Erkrankung dann auch ausbricht, bedarf es aber zusätzlicher Faktoren. Von besonderer Bedeutung ist hier eine erhebliche Stressbelastung, wobei ausdrücklich der sogenannte »Dis-Stress« gemeint ist, also negativer Stress, »Stressoren«: massiv herausfordernde Bedingungen, die die eigenen Bewältigungsmöglichkeiten übersteigen.

Organische Psychosen

Als organische Psychosen werden psychotische Erkrankungen beschrieben, die aufgrund von Gehirnerkrankungen oder auch von Hirnfunktionsstörungen auftreten.

Ursachen

So können die unterschiedlichen Formen einer Demenz zu psychotischen Zuständen führen. Weiterhin gehören hierzu aber auch psychotische Zustände, die als Folge von Schädel-Hirn-Verletzungen auftreten, ebenso wie Zustände nach einer Gehirnentzündung (Encephalitis) oder im Zusammenhang mit Krebserkrankungen im Gehirn (Gehirntumore). Organische Psychosen können aber auch durch Stoffwechselerkrankungen auftreten (vor allem Leber- oder Nieren-Erkrankungen) oder im Zusammenhang mit einer Diabetes-Erkrankung oder anderen eingreifenden Stoffwechselveränderungen. Organische Psychosen sind also Psychosen, die durch konkrete Einflüsse auf das Gehirn entstehen.

Eine bedeutende Auswirkung haben hier sogenannte »psychotrope Substanzen«. Damit sind Stoffe gemeint, die zur Beeinflussung von Psyche und Bewusstsein eingenommen werden. Im engeren Sinne sind hier vor allem die »Halluzinogene« zu nennen, aber auch Stoffe, die eine starke Veränderung der Realitätswahrnehmung bewirken. Cannabis gehört zu diesen Substanzen, aber auch neuere Drogen wie Ecstasy oder andere auch als Designer-Drogen bekannte chemisch definierte Stoffe. Sehr wichtig zu wissen ist auch, dass eine Reihe von Medikamenten (unter anderem Antibiotika) solche organischen Psychosen auslösen können.

Selbst hohes Fieber kann zu kurzzeitigen psychotischen Symptomen führen, die in diesem Sinne als eine organische Psychose gelten.

stoffliche oder strukturelle Veränderungen des Gehirns

Zusammenfassend kann also gesagt werden, dass organische Psychosen durch stoffliche oder strukturelle Veränderungen am Gehirn ausgelöst werden. Insbesondere im Zusammenhang mit Drogen oder Medikamenten sind es oft kurzzeitige psychotische Veränderungen, die sich üblicherweise durch Abklingen der jeweiligen Wirkung, durch Fiebersenkung, durch Stoffwechselausgleich oder Ähnliches wieder zurückbilden.

Da viele Syndrome der Heilpädagogik und Sozialtherapie auch mit Gehirnveränderungen einhergehen, können psychotische Zustände bei diesem Personenkreis gelegentlich auch als mitbedingt durch organische Ursachen verstanden werden.

Kernsymptome einer Psychose

Im Weiteren werden die unterschiedlichen Symptome einer Psychose beschrieben. Es hat aber eine Berechtigung, diese Symptome nicht als »primäre Veränderung« zu sehen, sondern immer auch im Zusammenhang mit einer Angst zu verstehen. Überwältigende Angst kann als zentraler Kern der unterschiedlichen Symptomatik vermutet und die einzelnen Symptome als Bewältigungsversuche der Seele verstanden werden: Die Halluzinationen wie die Wahnvorstellungen, eigentlich innerseelische Vorgänge, werden wie nach außen projiziert, die dann scheinbar außerhalb der Person liegen.

überwältigende Angst

Halluzinationen

Als Halluzinationen beschreiben wir Erlebnisse und Erfahrungen, die von Betroffenen im Sinnesbereich wahrgenommen bzw. erlebt werden, aber nicht auf eine objektiv nachvollziehbare äußere Ursache zurückgehen. Die Betroffenen können solche Erfahrungen in jeder Sinnesmodalität haben. So können Stimmen wahrgenommen werden, die Außenstehende nicht wahrnehmen; wir beschreiben dies dann als akustische Halluzinationen; es können visuelle Halluzinationen auftreten, also Seheindrücke, die zu den gewöhnlichen Sinneswahrnehmungen hinzutreten. Geruchs-, Geschmacks-, Tast- und ähnliche Sinneshalluzinationen sind ebenfalls möglich. Alle diese Wahrnehmungen haben für den Betroffenen einen hohen Realitätscharakter, sogar gewissermaßen eine höhere Realität als die sonst wahrgenommenen Sinneseindrücke.

jede Sinnesmodalität möglich

Es ist ein Charakteristikum der Halluzinationen, dass sie von den Außenstehenden nicht wahrgenommen werden können, sondern nur von den Betroffenen selber. Äußerungen von Betroffenen lauten beispielsweise: »Ich kann Geräusche, Gespräche oder Stimmen hören, obwohl ich alleine in einem ruhigen Zimmer bin. Andere Personen sagen, sie würden nichts hören. Ich bin mir aber sicher.« – »Ich sehe Menschen oder Dinge, Farben oder Formen verändert.« – »In manchen Räumen riecht es schlecht wie nach giftigen Gasen.« – »Manches Essen schmeckt, als wäre es vergiftet.«

Subjektivität

Gregor (27 Jahre) wirkt seit mehreren Wochen zunehmend verändert. Er ist blass, hat Ringe unter den Augen, macht einen unausgeschlafenen Eindruck. Entgegen seinem früheren offenen und herzlichen Verhalten wirkt er scheu, zunehmend ängstlich, abweisend und schroff. Die Kommunikation ist erschwert

durch einfache Ein-Wort-Sätze. Dennoch erfährt eine einfühlsame Betreuerin, dass für Gregors Erleben sein Kopfkissen immer wieder brennt und in Flammen steht. Dies verhindert, dass er sich in sein Bett legt. Zunehmend erfährt er sich als bedroht und sieht sich in Gefahr.
Das Beispiel zeigt die vielschichtige Entwicklung der Psychose: Neben den Halluzinationen (Brennen des Kopfkissens) fühlt er sich zunehmend bedroht (wahnhaft-paranoides Erleben). In der Auswirkung ist sowohl sein seelisches wie sein soziales Erleben erheblich beeinträchtigt.

Andrea (22 Jahre) wirkt zunehmend abgezogen und in sich gekehrt. Sie scheint zu lauschen, in vermeintlich unbeobachteten Situationen spricht sie, zum Teil verzweifelt wirkend, zum Teil schimpfend. Als sie Vertrauen zu einer Mitarbeiterin findet, beklagt sie sich darüber, dass »die Stimme« ihr »gemeine« (intimsexuell getönte) Vorwürfe mache.

Eine 38-jährige Bewohnerin empfindet immer wieder unsittlich-belästigende Berührungen im Intimbereich. Mit heftigen Bewegungen und Worten (»Hau ab!«) versucht sie sich zu wehren. Es gibt keine Hinweise auf erlittene sexuelle Gewalt.

akustische Halluzinationen

Die »akustischen Halluzinationen« treten am häufigsten auf. Sie können als kommentierende oder dialogische Stimmen erlebt werden, die über den Betroffenen sprechen, ihm Vorwürfe machen, sein Handeln kommentieren. Die Stimmen können wie von außen erlebt werden, manche Betroffenen erleben sie aber auch wie aus dem Körper kommend.

Wahninhalte

Gewissheit des Wahns

Der Psychiater Christian Scharfetter beschreibt den Zustand des Wahns mit folgenden Worten: »Wahn ist eine ganz persönlich gültige, starre Überzeugung von der eigenen Lebenswirklichkeit. Der Wahn wird als gewiss, keines Beweises, keiner Begründung bedürftig erfahren. Wahn ist ein Wissen, kein vertrauendes Glauben. Die bisherige Erfahrung und zwingende Gegenargumente erschüttern die Wahngewissheit nicht. Zweifel wird nicht zugelassen. Eine Änderung des Standpunktes, eine Relativierung der Überzeugung ist nicht möglich […]. Wahn ist eine lebensbestimmende Wirklichkeit […]. Wahn ist eine private Wirklichkeitsüberzeugung […]. Nicht der Inhalt ist das Krankhafte am Wahn, sondern die aus der Gemeinsamkeit heraus gerückte, verrückte Beziehung zu Mitmenschen und Mitwelt. Wahn ist eine Störung der Mitweltlichkeit des Menschen.«[65]

Realitätsstörung

Das Wahnerleben beschreibt somit einen wesentlichen Bereich der sogenannten Realitätsstörungen. Dieses intensive innere Erleben kann sich durchaus im Verlauf einer Erkrankung steigern. So können Vorahnungen auftreten, das Erleben kann sich in eine Wahnstimmung verdichten, bis dann ein immer umfassenderes Wahnsystem das Erleben ganz und gar einnehmen kann.

Bestimmte, durchaus biografisch relevante Themen werden wahnhaft verarbeitet. Ein Beziehungswahn hat oft belastete konkrete Beziehungen zu konkreten Mitmenschen oder auch ersehnte nicht existente Beziehungswünsche zum Inhalt, die wahnhaft verändert sind. Eine Sonderform kann auch der »Liebeswahn« sein, also das vermeintliche, immer aber einseitige Erleben einer Liebesbeziehung zu einem anderen Menschen und die Fehlinterpretation der Beziehungssituation.

einseitiges Erleben

Alle diese Wahninhalte beschreiben ein einseitiges Erleben des Betroffenen, eigentlich immer auch eine Einengung des seelischen Erlebens hin auf diesen Wahn. Äußerungen anderer, Eindrücke und Erlebnisse werden im Sinne dieses Wahnes umgedeutet.

Die Tendenz der Gedanken bleibt immer die gleiche und spitzt sich im Verlauf der Erkrankung zu: Die »Welt« wird vom Betroffenen wie »gegen sich« gerichtet empfunden. Dies führt zu dem Eindruck, verfolgt zu werden, und verstärkt das Gefühl der Einsamkeit, der Isolation.

Äußerungen von Betroffenen können sein: »Der Nachrichtensprecher spricht nur zu mir, um mir eine Botschaft zu sagen.« – »Das Einbahnstraßenschild weist mir die Richtung.« – »Der Stock liegt auf der Straße, um mir zu zeigen, dass ich hier nicht weitergehen soll.« – »Der Mann, den ich durch das Fenster der Straßenbahn sehe, schaut auf mich und spricht mit den Mitfahrenden über mich.«

Intensität des Erlebens

Betroffene erleben diese Wahninhalte generell sehr intensiv und sind massiv mit ihnen konfrontiert. Oft nehmen diese Inhalte auch einen Befehls- oder Aufforderungscharakter an.

Es ist ein Charakteristikum des Wahnes, dass er häufig bedrohliche Züge bekommt, die sich sehr oft immer weiter ausdehnen und letztlich das freie Erleben immer mehr einnehmen, ja: überwuchern. Diese bedrohlichen Züge entwickeln sich dann zum paranoiden Wahn – also zum Verfolgungswahn.

paranoid-halluzinatorische Psychose

Wenn dieses Erleben im Vordergrund steht und auch Halluzinationen hinzutreten, wie es oft der Fall ist, wird dies als paranoid-halluzinatorische Psychose bezeichnet.

Äußerungen von Betroffenen können folgendermaßen lauten: »Ich bin Opfer einer ungerechtfertigten Verfolgung.« – »Ich weiß, dass es Personen gibt, die es auf mich abgesehen haben und mich nicht in Ruhe lassen.« – »Ich habe außergewöhnliche Fähigkeiten, die mich von anderen Personen unterscheiden.« – »Ich stehe mit besonderen Mächten in enger Beziehung.« – »Ich bin für das Glück aller Menschen auf diesem Planeten verantwortlich – oder auch für deren Unglück.«

Die 52-jährige Marlies lebte mit dem Hintergrund einer frühkindlichen Hirnschädigung und leichten Intelligenzminderung seit vielen Jahren in einer Einrichtung. Von jeher von zarter Gestalt und eingeschränkten Kräften, nahmen diese seit einem Jahr weiter ab. Eine körperliche Ursache konnte ausgeschlossen werden. Sie überraschte die Betreuer, als sie, zunächst verhalten, im Verlauf weniger Tage ihre Wahrnehmungen und Sorgen schilderte: Sie habe nur noch ein Bein, sie verliere ihre Zähne, das Zimmer sei voller Blut, sie befürchte, dass das Essen vergiftet sei.
Sie bekam 2,5 mg *Olanzapin* (ein Neuroleptikum), worauf sich der Schlaf wieder vertiefte. Zusätzlich erhielt sie mit *Muschelkalk*, *Silber* und *Thuja* aufbauende Substanzen. Das Anforderungsprofil wurde ihren Kräften angepasst, ein wöchentlicher Ruhetag mit Massage eingeführt. Nach drei Monaten konnte das Neuroleptikum erst reduziert, dann abgesetzt werden. Der Zustand blieb stabil.

Udo, 28 Jahre alt, lebte seit fast zehn Jahren in einer Gemeinschaft. Von jeher ein eher stiller, zurückhaltender Mann, aber gut in das soziale wie auch das Werkstattleben integriert, zeigte er sich nun immer abweisender. Der Blick veränderte sich, wurde zuerst kritisch-distanziert, dann zunehmend feindselig-ablehnend. Fremdaggressives Verhalten nahm zu. Im Laufe der dann folgenden Behandlung wurde deutlich, dass er die Betreuer verkannt hatte und sich von ihnen verfolgt und bedroht fühlte.

Verkennung der eigenen Identität

Im Zusammenhang mit einem solchen Wahnerleben können Betroffene gelegentlich auch ihre eigentliche Identität verkennen. Oft sind es markante, prägende Persönlichkeiten, als die sich die Betroffenen erleben: Christus, Hitler, auch berühmte Menschen, »Stars«. Im Kern bleibt es ein Wahn: die unbeirrbare Überzeugung, eben diese »gewähnte« Persönlichkeit zu sein.

Nicht selten entwickelt sich auch ein religiöser Wahn, in unserem Kulturkreis bzw. auf dem Hintergrund hier typischer religiöser Sozialisation oft mit christlicher Prägung. Aber auch Bekehrungserlebnisse können eintreten, oft in Form von als real erlebten »Visionen«. Gerade diese Formen eines Wahnerlebens bedürfen besonderer diagnostischer Aufmerksamkeit, zu schnell kann hier eine reale, d. h. von der Persönlichkeit erlebte spirituelle Erfahrung mit einem Krankheitssymptom verwechselt werden. Es bedarf einer großen Erfahrung des Untersuchers, um hier nicht erhebliche Verletzungen zu bewirken.

religiöser Wahn

Johann war bis zu einem schweren Autounfall im 18. Lebensjahr ein gesunder junger Mann, er stand kurz vor dem Abschluss einer Ausbildung zum Einzelhandelskaufmann. Eine bei dem Unfall erlittene schwere Hirnblutung bewirkte eine erhebliche kognitive Beeinträchtigung, zusätzlich eine stark verminderte Konzentrationsfähigkeit und ausgeprägte Stimmungsschwankungen. Nach langer Rehabilitation lebte er in einer sozialtherapeutischen Gemeinschaft. Die Wiederbegegnung mit seiner Freundin aus der Jugendzeit im 30. Lebensjahr konfrontierte ihn mit seinen erheblichen Beeinträchtigungen und führte ihn in eine existenzielle Krise. In der Folge zeigte er zunehmende Veränderungen: Er stellte hohe moralische Forderungen an seine Mitbewohner (das Rauchen, Fernsehen und vor allem Freundschaften und Sexualität betreffend), verband sich immer mehr mit diesen Forderungen, sah sich als Heiler, als Träger einer Botschaft. Mit der immer aggressiveren Verteidigung der wahnhaften Inhalte eskalierte die Situation.

Es ist wichtig, die Äußerungen von Betroffenen vorurteilsfrei aufzunehmen und auch im Zusammenhang mit der Gesamtentwicklung zu sehen.

vorurteilsfreie Aufnahme

Bernhard war bei Behandlungsbeginn 47 Jahre alt. Ohne Hintergrund einer Intelligenzminderung entwickelte sich in seinem 20. Lebensjahr eine schizophrene paranoid-halluzinatorische Psychose. Wiederholte Schübe der Erkrankung führten bei dem früher hochintelligenten Menschen über die Jahre zu einem sogenannten Residualzustand, d. h. einem Zustand tief eingeschränkter kognitiver und emotionaler Kräfte, sowie zu einem erheblichen Antriebsverlust. Das Hadern mit seinen eingeschränkten Möglichkeiten ließ ihn verbittern.

Durch den Kontakt zu einer religiösen Gemeinschaft erwärmte sich sein Gemüt, er wurde ruhiger und gelassener. Im therapeutischen Gespräch äußerte er: »Ich fühle den Christus wie einen Bruder neben mir; ich spüre seinen Arm um mich gelegt und höre ihn sagen: Es ist alles gut so.« Diese Äußerungen hatten offensichtlich keine psychotische Relevanz, sondern konnten als Ausdruck einer emotionalen Beruhigung verstanden werden.

Verändertes Erleben der eigenen Gedanken

Das Erleben der eigenen Gedanken kann in unterschiedlicher Weise verändert sein, zum Teil sehr tiefgehend. Die eigenen Gedanken können als von außen hörbar empfunden werden: *Gedankenlautwerden*. Eigene Gedanken können als fremd, nicht zu einem gehörig, nicht von selbst gedacht erlebt werden: *Gedankeneingebung*. Eine Konzentrationsminderung kann erfahren werden, als würden einem die Gedanken entzogen werden: *Gedankenentzug*. Andererseits kann ein Betroffener das Gefühl haben, als würden sich die eigenen Gedanken so ausbreiten, dass sie jedem anderen offenliegen: *Gedankenausbreitung*. Diese sogenannten »Denkstörungen« können auch zu *Gedankenabreißen* führen. Dem steht inhaltlich die *Denkzerfahrenheit*, ein *Daneben-Reden* oder auch der *Gebrauch von Neologismen*, d. h. das »Erfinden« nicht gebräuchlicher Worte nahe.

»Denkstörungen«

Äußerungen von Betroffenen können dann sein: »Manchmal kann ich einen Gedanken nicht zu Ende denken.« – »Ich habe zu viele Gedanken gleichzeitig im Kopf.« – »Ich kann mich manchmal gar nicht konzentrieren.« – »Mein Gedächtnis funktioniert nicht mehr so wie früher.«

Erwin (57 Jahre) erlebte über das ganze Erwachsenenalter immer wieder zum Teil länger anhaltende psychotische Schübe. Manchmal verstummte er im Gespräch, blickte ängstlich um sich, nach einer Weile des Schweigens sagte er: »Jetzt hören es alle.«

Andreas (24 Jahre) litt unter einem akuten paranoid-halluzinatorischen Schub einer Psychose. Er erzählte von seinem Tag in der Werkstatt. Mitten im Satz brach er plötzlich ab und blickte verloren um sich. Offensichtlich hatte er »den Faden verloren« und wusste nicht mehr weiter. Ein Kontakt ließ sich nicht mehr herstellen, Bezug und Kontakt waren abgebrochen, wie erloschen. Nach wenigen Minuten ging er still und kommentarlos aus dem Zimmer. Offensichtlich war der Gedankenfaden abgerissen. Eine große Einsamkeit umgab ihn.

Allgemein wird ein solchermaßen verändertes Erleben der eigenen Gedanken mit dem Begriff *Ichstörung* umschrieben.

Katatonie

Unter Katatonie verstehen wir ein breites Bild von motorischer Einengung bis hin zu körperlicher Erstarrung. Angefangen von einer Einengung der Bewegungsmöglichkeiten über manchmal bizarr anmutende Haltungsformen bzw. Bewegungsstereotypien, eingeengte mimische Möglichkeiten oder Grimassieren bis hin zu einer ausgeprägten muskulären Erstarrung zeigen sich unterschiedlichste, zum Teil tiefgehende Formen von Veränderungen des Bewegungsapparats. Wie bei allen diesen Erscheinungsformen der Einzelsymptome des »psychotischen Syndroms«, also des Vollbildes, können wir dies nur von außen beschreiben. Die inneren Bedingungen und Ursachen für dieses Verhalten sind oft schwer erkenntlich. Erlebt sich ein solcher Mensch vielleicht durch die inneren Erlebnisse überwältigt, ist keine andere Reaktion im Sinne eines Sich-zur-Wehr-Setzens möglich? Ist es eine Erstarrung in Angst und Ratlosigkeit? Bestehen vielleicht Gemeinsamkeiten mit den »Freeze«-Phänomenen bei einer Posttraumatischen Belastungsstörung? Möglicherweise sind ja auch unterschiedliche innere Voraussetzungen denkbar. Für den Begleiter ist es aber wichtig zu wissen, dass hinter der veränderten Bewegung ein bedingendes inneres Erleben steht.

motorische Einengung

innere Voraussetzungen

Manfred (33 Jahre), schon seit Jahren emotional und sozial eingeengt und zurückgezogen, veränderte innerhalb kurzer Zeit und ohne ersichtlichen äußeren Anlass seine Bewegung: Er lief in großen staksigen Schritten, stark verlangsamt, sehr eigen, sehr isoliert. Auf Nachfrage, warum er sich in dieser Form bewege, sagte er: »Ich brauche alle Kraft, und diese Bewegungsgestaltung hilft mir dabei.«

Linette (43 Jahre) erlitt seit über 20 Jahren wiederholte psychotische Schübe. Ausgangspunkt war eine unerfüllte Liebe mit schmerzlich erlebter Zurückweisung. Über Wochen war kein Werkstattbesuch mehr möglich, sie zog sich immer mehr auf das Zimmer zurück und verweigerte die Mahlzeiten. Der Zustand verstärkte sich dann über Tage im Zusammenhang mit einer zunehmenden motorischen Einengung und zuletzt ausgeprägten Erstarrung mit verhärteter Muskulatur und aufgehobenem Lidschlag.

mögliche Folgen einer schweren Katatonie

Ein solcher Fall einer schweren Katatonie kann lebensbedrohlich sein. Die ausgeprägte muskuläre Erstarrung führt zu einem massiven Abbau des Muskelproteins Myoglobin, was zu einem akuten Nierenversagen führen kann.

Die Bewohnerin kam noch am selben Tag auf die Intensivstation einer Inneren Abteilung, im Anschluss erfolgte eine stationär-psychiatrische Behandlung. Im Nachhinein auf ihr inneres Miterleben des Erstarrens angesprochen, antwortete sie: »Ich wollte werden wie ein Stab am Äquator um die Mittagszeit: ohne Schatten. Ich wollte dem ER [einer von ihr nicht weiter erklärbaren massiven äußeren Kraft] keinen Widerstand bieten.«

Auch dieses Beispiel zeigt, dass das äußere Geschehen immer von einem wie auch immer gearteten inneren Erleben begleitet und oft bedingt wird.

Negativ-Symptomatik

Verlust an Fähigkeiten

»Negativ« beschreibt in diesem Zusammenhang den Verlust an Fähigkeiten. Sprachverarmung, vor allem aber ein verflachender oder inadäquat erscheinender Affekt stehen im Vordergrund. Wichtig ist hier die Abgrenzung gegenüber einer verursachenden Depression oder der Nebenwirkung einer neuroleptischen oder anderen Medikation.

Abflachung, Vereinfachung der Persönlichkeitsäußerung ist hier also das Kennzeichen. Dies kann alle Ebenen des seelischen Erlebens und des Handelns betreffen. Es zeigen sich eingeschränkte kognitive Fähigkeiten – als stehe die Kraft zum Denken nicht zur Verfügung. Die Sprache verarmt, die Möglichkeit zum emotionalen Mitschwingen reduziert sich, gelegentlich auch erheblich; häufig ist ein sozialer Rückzug die Folge. Die Befähigung zur Freude ist eingeschränkt, die Genussfähigkeit lässt generell nach. Der Antrieb ist reduziert und kann sich bis zur Apathie verstärken. Die Willensfähigkeit erscheint grundlegend tief erschöpft. Es ist, als ziehe sich ein zentraler innerer Kern der Persönlichkeit tiefer nach innen zurück, für den Betreffenden selbst wie für seine Begleiter schwerer erreichbar.

keine moralische Beurteilung

Wichtig für die Begleitung ist es hier, diese Einschränkung nicht moralisch zu beurteilen, keine letztlich unerfüllbaren Forderungen zu stellen, sondern das Maß des Möglichen abzuspüren und dessen Erhalt zu gewährleisten.

Äußerungen von Betroffenen können sein: »Morgens aus dem Bett zu kommen fällt mir sehr schwer. Meist bleibe ich dann einfach liegen.« – »Manche meiner Aufgaben kann ich nicht bewältigen.« – »Manchmal habe ich keine Motivation, überhaupt hinauszugehen oder meine Dinge zu erledigen.« –

»Ich fühle mich häufig niedergeschlagen und antriebslos.« – »Ich habe das Interesse an Kontakt mit anderen Menschen verloren.« – »Ich habe das Gefühl, dass ich mich gar nicht mehr so richtig freuen kann oder mich richtig mitteilen kann, so wie ich es will.« – »Ich spreche viel weniger als früher und überhaupt.« – »Es fühlt sich so an, als wäre mir alles gleichgültig. Ich fühle mich teilweise wie betäubt, wie unter einer Glocke.«

Wir müssen uns diese Beispiele viel tiefer denken, viel tiefer als die scheinbare Alltäglichkeit, die hier mitzuschwingen scheint, als ob der Betroffene dies so tief erleidet, als könnte er es nicht einmal ausdrücken, sondern müsste es – dem Geschehen wortlos ausgeliefert – ohne Möglichkeit der selbstreflektiven Distanz ausleben.

tiefes Leiden

Psychosen bei Kindern

Das Auftreten einer Psychose ist im Kindesalter selten – je jünger ein Kind ist, umso seltener. Aber es ist nicht ausgeschlossen. Gerade wenn die emotionalen oder kognitiven Herausforderungen bei einem Kind mit Intelligenzminderung und die individuellen Bewältigungsmöglichkeiten stark auseinanderklaffen, kann ein psychotisches Erleben ausgelöst werden.

Das Erkennen psychotischer Zustände ist bei Kindern sehr schwer. Man kann daran denken, wenn eine bisher kontinuierliche Entwicklung zu stagnieren und psychosoziale Funktionen oder vorher erworbene Fähigkeiten sich zurückzubilden scheinen. Zusätzlich können ausgeprägte Stimmungsveränderungen beobachtet werden, die in diesem Maße bei den entsprechenden Kindern zuvor nicht zu erkennen waren, zum Teil mit ausgeprägtem Rückzug, Unruhe, immer wieder auch angstvollem Verhalten. Auch die oben beschriebenen wesentlichen Veränderungen von Schlaf und Appetit können ein Warnzeichen sein. Diese Kinder wirken dann wie unerreichbar, wie in einer eigentümlichen Abgeschiedenheit.

psychotische Zustände sind schwer zu erkennen

Besonders belastend für diese Entwicklung sind primäre Kontaktstörungen, verursacht durch Abwesenheit der primären Bezugspersonen, durch Trennung oder Krankheit, eine unsensible Integration in eine Heimsituation oder Ähnliches.

Dringend sollte in einem solchen Zusammenhang daran gedacht werden, vor einer möglichen ergänzenden Gabe von Neuroleptika – die im Kindesalter nur sehr selten und, wenn unumgänglich, nur zeitlich begrenzt und unter

Stärkung der Bindungen

strenger Beobachtung gegeben werden sollten – die Bindungssituation zu stärken und zu fördern. Diese Bindungsstärkung kann oft die Gabe von Neuroleptika erübrigen.

Stärkung der Leibessinne

Neben der Bindungsstärkung gilt es hier insbesondere, die sogenannten »Leibessinne« zu stärken, also vermehrt positive Körperwahrnehmungen zu ermöglichen und gerade auch haltgebende Maßnahmen anzubieten: Wickel, Packungen, Massagen, der Einsatz von Kugeldecke oder Hängematte etc. Hierzu gehört auch die Stärkung des Lebenssinnes in Form einer Förderung von Wohlgefühl und ausgedehnter Körperpflege. Auch die Unterstützung von Bewegung, unter anderem mit dem Schwerpunkt auf Gleichgewichtsübungen, ist hilfreich, beispielsweise im Rahmen der sensorischen Integration (siehe Anmerkung 46 auf Seite 414).

rhythmische Tagesgestaltung

Immer wieder entscheidend wichtig ist auch eine ausgeprägt ritualisiert-rhythmische Tagesgestaltung.

Psychotische Zustände bei Menschen mit Intelligenzminderung

erschwerte Diagnosestellung

Psychotische Zustände treten bei Menschen mit Intelligenzminderung deutlich häufiger auf als bei der sogenannten »Normalbevölkerung«. Die Diagnosestellung kann durchaus erschwert sein, insbesondere bei Menschen mit einer stärker ausgeprägten Intelligenzminderung, vor allem auch bei Menschen mit stark eingeschränkter verbaler Kommunikationsfähigkeit.

Gerade die veränderten Wahrnehmungsfähigkeiten und Realitätsbeziehungen können oft lediglich in ihren Auswirkungen beobachtet werden. Selbstgespräche bzw. imaginäre Gespräche mit halluzinierten Gesprächspartnern können weniger wahrgenommen werden, wenn keine oder eine nur höchst eingeschränkte verbale Sprache zur Verfügung steht.

weiter gefasster Begriff von Sprache

»Sprache« muss deshalb hier viel weiter gefasst werden. Als »Sprache« muss von uns jedwedes ungewöhnliche Verhalten »gelesen« werden: ungewöhnliche Formen der Aktivität, Stimmungsveränderungen, Rückzugsverhalten, aggressive Zustände, ein verändertes soziales Mitschwingen – all dies kann als »Sprache«, also als Äußerungen, verstanden werden, ebenso wie Vitalveränderungen, zum Beispiel deutliche Veränderungen beim Appetit und ein erheblich verändertes Schlafverhalten. Auch plötzliche Schwitzattacken ohne äußerlich erkennbare Ursache – möglicherweise ein Ausdruck gerade erlebter Angst – können als »Sprache« verstanden werden.

Herausforderungen können weniger gut verarbeitet werden

Die relativ ausgeprägte Häufigkeit psychotischer Zustände bei Menschen mit Intelligenzminderung können vor dem Hintergrund gesehen werden, dass Herausforderungen, oft auch »Stressoren« genannt, weniger gut verarbeitet werden können. Wenn generell eine Ursache einer psychotischen Entwicklung aus der eingeschränkten Fähigkeit eines Menschen verstanden werden kann, mit Konflikten, überwältigenden Gefühlen oder ausgeprägten Stress-Situationen fertigzuwerden, wundert es also nicht, dass wir diese Erkrankungen bei Menschen mit eingeschränkten kognitiven Fähigkeiten durch frühkindliche Hirnschädigung bzw. entsprechenden genetisch bedingten Syndromen in herausragendem Maße finden. Voraussetzung für die Bewältigung einer Herausforderung ist, dass die kognitiven Möglichkeiten eine Einordnung und hinreichende Orientierung zulassen und dass die jeweilige Handlungsfähigkeit ausreicht, um Schritte einer Bewältigung zu gehen. In der Fachsprache werden diese Bewältigungsmöglichkeiten als *Coping-Strategien* bezeichnet. Und eben diese Coping-Strategien stehen Menschen mit Intelligenzminderung weniger zur Verfügung.

Coping-Strategien

Hier muss zentral die heilpädagogische und sozialtherapeutische Begleitung ansetzen: Sie muss diese Bewältigungsstrategien vorhalten und entwickeln helfen. Eine solche Begleitung ist von entscheidender Bedeutung für die Vorbeugung von psychotischen Zuständen und kann in herausfordernden Situationen eine schützende Wirkung entfalten. Der Begriff der »Assistenz«, der den zentralen heilpädagogischen wie sozialtherapeutischen Ansatz beschreibt, kann hier konkret verstanden werden. Hilfreich ist es, sich im Laufe der Begleitung immer wieder zu fragen: Sind die jeweiligen Unterstützungsmöglichkeiten ausreichend, um den Mangel an eigenen Bewältigungsmöglichkeiten auszugleichen?

herausfordernde Situationen

Es obliegt den Begleitern, hier einen Blick dafür zu entwickeln, was für den Einzelnen eine herausfordernde Situation darstellt. Dies können bei einzelnen Betroffenen die Jahresfeste sein, die gegenüber dem sonstigen ruhigen Ablauf eine – für andere freudige – Erwartung schüren. Es kann ein Besuchswochenende sein, es kann die Schwangerschaft der gesunden Schwester sein mit der Veränderung, selber Onkel oder Tante zu werden und emotional direkt damit konfrontiert zu sein, selber keine Kinder haben zu können. Es kann der Tod eines Mitbewohners sein und damit die Auseinandersetzung mit Tod und Sterben, also mit der Endlichkeit. Es kann ein Umbau in der Werkstatt sein, ein Werkstattwechsel, natürlich vor allem auch der Wechsel der Betreuungspersonen, also Veränderungen von Gewohntem und damit zunächst ein Verlust an Sicherheit. Es kann der Frühling sein mit der veränderten atmosphärischen Grundstimmung. Viele unterschiedlichste Bedingungen, oft nur vor dem Hintergrund der jeweiligen Biografie und der bisher gemachten Erfahrungen verstehbar, können für Betroffene zu Stressoren werden. Letztlich wird es dabei immer um Ängste gehen, wesentliche Ängste. Und es gilt, die Verletzlichkeit, die Vulnerabilität des Einzelnen zu kennen und ihn entsprechend fürsorglich zu begleiten (»Vulnerabilitäts-Stress-Modell«).

Verletzlichkeit des Einzelnen

Gerade wenn veränderte Gedankeninhalte, die beeinträchtigte Realitätsbeziehung oder halluzinatorisches Erleben nicht durch Äußerungen unmittelbar nachvollzogen werden können, muss das Verhalten entsprechend beobachtet werden. Dies zeigt sich oft schwerer einfühlbar, eigentümlich, gelegentlich »bizarr«, zunehmend zeigen sich Unruhe, oft auch eine nicht nachvollziehbare Aggressivität, gelegentlich auch gegen Dinge im Sinne einer Destruktivität. Und wir beobachten Rückzugstendenzen, ein zunehmendes Sich-Abschließen Betroffener von der Umgebung.

Verhalten beobachten

»Ich kann den anderen nicht mehr erreichen« ist ein oft geschildertes Gefühl von Begleitern. Oder auch: »Ich kenne ihn / sie einfach nicht wieder.«

Es bedarf oft einer feinen Wahrnehmung, damit die geschilderten Symptome bzw. Veränderungen nicht im Rahmen der Grundsituation gesehen werden, des genetisch bedingten Syndroms oder der frühkindlichen Hirnschädigung. Hilfreich ist es hier, wenn kontinuierliche Begleitsituationen bestehen. Da Mitarbeitende häufig nur eine recht begrenzte Zeit in sozialtherapeutischen und heilpädagogischen Einrichtungen tätig sind bzw. die Fluktuation recht hoch ist, ist das Erkennen einer Psychose oft erschwert, weil auf diese Weise das veränderte Verhalten stärker als durch die primäre Behinderung bedingt wahrgenommen wird. Hinzu kommt eine oft unzulängliche Dokumentation bzw. Weitergabe von Beobachtungen und Hypothesen an andere, besonders an neue Mitarbeiter. Dadurch kann die Möglichkeit, eine frühe Diagnose zu stellen und rechtzeitig therapeutische Maßnahmen einzuleiten, genommen werden.

kontinuierliche Begleitsituation

Wichtig ist, in der Begleitung von Menschen mit erhöhter Vulnerabilität die Diskrepanz zwischen oft niedrigem emotionalem Entwicklungsniveau und höherer kognitiver Beanspruchung zu berücksichtigen. Dies muss ein wesentlicher Ansatz in der Begleitung sein: die Umgebung für die Betroffenen dem jeweiligen intellektuellen Niveau entsprechend kognitiv bewältigbar, verstehbar zu gestalten.

verstehbare Umgebung

Sicht von innen

unterschiedliche innere Wahrnehmung

Eine Psychose verläuft in Schüben, sie ist kein gradliniger Weg und Verlauf. Dementsprechend ist die innere Wahrnehmung in diesen unterschiedlichen Phasen einer psychotischen Entwicklung sehr unterschiedlich: Ein Mensch erlebt sich selbst im psychotischen Zustand gänzlich anders. Erst in einem gewissen Abstand dazu, nach Wiedererlangung eine reflexiven Distanz zu sich selbst, kann eine Aufarbeitung des Geschehens möglich werden.

Im Folgenden schildere ich ein mögliches inneres Erleben im Zustand des psychotischen Erlebens.

Etwas Bedrohliches ist da: Muss ich sterben, warum blickt mich jeder an, warum reden alle über mich? Blicke der anderen in der Straßenbahn, sie tuscheln über mich, sie lachen mich aus, sie wissen alles über meine Vergangenheit, über meine Fehler und Unzulänglichkeiten. Sie spotten darüber und es braut sich eine grässliche Strafe zusammen, immer mehr wissen von mir, wo kann ich mich noch verstecken, wo kann ich noch Sicherheit finden?
Jetzt arbeiten sie auch mit Strahlung, die Kräfte gehen durch die Wände hindurch. Vielleicht hilft es, wenn ich mein Zimmer mit Alufolie dick abschirme. Gibt es irgendwo noch einen Ort des Rückzugs und der Ruhe? Ich schrecke aus dem Schlaf auf, das Bedrohliche ist in mir, ist außer mir, ist überall.
Wer erlegt mir diese Gedanken auf, es sind doch nicht meine Gedanken, ich kann sie nicht halten, alle können sie mitdenken, jetzt brüllen und schreien sich die Gedanken heraus, sodass jeder sie hören kann.
Ist mein Körper mein Körper? Ich fühle ihn nicht mehr, ich fühle nicht, dass mein Fuß die Erde berührt, ich spüre meinen Körper nicht mehr auf dem Stuhl sitzend. Wo ist die Grenze zum anderen? Ich kann mich nicht mehr abschirmen, weiß nicht mehr, wo ich, wo der andere beginnt. Bin ich Mann, bin ich Frau? Bin ich der, der ich war? Bin ich überhaupt?

nicht beschreibbares Erleben

Es fällt schwer, für dieses innere Erleben adäquate Worte zu finden. Oft ist die Tiefe des Erlebens wie im »Präverbalen« anzusiedeln: Das Erleben erhebt sich förmlich über die Beschreibbarkeit mit Worten. Seine übermächtige »Seinshaftigkeit« überragt alles.

Die hier geschilderten Beispiele eines möglichen inneren Erlebens können nur sehr »schattenhaft« beschrieben werden. Die Tiefe des Erlebens wie Erleidens – auch die extrem große Bandbreite der Ausdrucksformen – wird dadurch nicht wiedergegeben. Insbesondere die reflektive Distanz, die für ein solches Beschreiben und Benennen nötig ist, steht oft nicht zur Verfügung: Die Inhalte liegen vielfach im Unnennbaren, im reinen Erleben – in der Schutzlosigkeit und dem Angewiesensein einem ganz frühen Entwicklungsstadium vergleichbar.

Allgemeine Assoziationen

Die Psychose ist eine tiefgreifende Erkrankung. Sie stellt oft eine große Belastung für den betroffenen bzw. erkrankten Menschen dar, häufig auch einen Einschnitt in seine biografische Entwicklung, die nicht selten neu ausgerichtet werden muss. Die eigenen Ziele müssen neu definiert werden.

Eine Psychose ist aber immer auch eine Herausforderung für die Umgebung: für Angehörige, Mitarbeitende, Bezugspersonen sowie das gesamte Umfeld, gerade auch in der Sozialtherapie.

Akzeptanz und Wertschätzung

Akzeptanz und Wertschätzung sind nicht nur wichtige Grundlagen einer Beziehung. Sie stellen einen eminenten Teil der Therapie, ja eigentlich ihr Fundament dar.

Ursache oft unbekannt

Trotz allem Wissen über Ursachen, die Behandlung, therapeutische Ansätze – es ist gut und wichtig zu akzeptieren, dass wir oft die jeweilige Ursache und tiefe biografische Frage, die mit einer Psychose einhergeht, zunächst nicht verstehen. So kann unsere Haltung als eine dialektische gesehen werden: Wir müssen handeln aus unserem Wissen, aber gleichzeitig akzeptieren, Nicht-Wissende zu sein.

Die von Carl Rogers in die Psychotherapie eingeführten Grundelemente der Empathie, Authentizität, der Akzeptanz des anderen und des Versuchs, ihn positiv wertzuschätzen, können Ausgangspunkt sein, den anderen tiefer zu verstehen und besser zu erreichen.[66] Es ist gut, wenn wir dem Erkrankten wohlwollend gegenüberzutreten versuchen, ihm helfen, einen Rhythmus zu bewahren, und ihm Halt geben, ohne ihn zu unter- oder überfordern. Wieder dialektisch ausgedrückt: ihm nahe zu sein, ohne zu nahe zu kommen.

nahe sein, ohne zu nahe zu kommen

Die Begleitung eines psychotisch erkrankten Menschen beinhaltet oft auch die Konfrontation mit eigenen Ängsten, vor allem, wenn wir uns den oft tiefen und existenziellen Ängsten eines solchermaßen Erkrankten gegenüber öffnen.

Es ist gut, sich in der Begleitung bewusst zu sein, dass die Nähe zu einem an Angst leidenden Menschen auch eigene Ängste weckt. Je mehr wir dieses Wissen verinnerlicht haben und aufmerksam darauf sind, desto mehr können wir räumlichen Schutz, Ruhe ohne neue Angst auslösende Reize, körperliche Nähe ohne Grenzüberschreitung, Anwesenheit ohne Forderung, Gelassenheit und Geduld gewähren.

Die Grenzauflösung eines akut psychotischen Menschen führt uns in der Begleitung zu tiefsten Daseinsfragen. Wir sollten versuchen, diese auszuhalten, auch wenn wir sie nicht immer lösen oder beantworten können.

tiefste Daseinsfragen

Ein Spannungsfeld zeigt sich darin, dass wir und der Erkrankte in einem sozialen Zusammenhang stehen, aber gleichzeitig die unausweichliche Einsamkeit eines jeden Menschen empfinden. Psychotisches Erleben, insbesondere wenn es mit Wahn und Verfolgungswahn einhergeht, führt zu einer tiefen Isolation des betroffenen Menschen. Ein bewusstes Umgehen damit hält vielleicht diese Doppelbotschaft bzw. diesen Widerspruch aus, dass Einsamkeit und Eigenheit sehr nahe beieinanderliegen. Dies kann helfen, ein vielleicht bizarres Verhalten zu respektieren, ohne den Menschen auszugrenzen.

Therapie der Psychose

Da Ursachen, Bedingungen und Verläufe psychotischer Zustände und vor allem auch der Umgang damit sowohl bei den Betroffenen als auch bei der Umgebung eine solch große Bandbreite zeigen, wird auch die Therapie in höchs-

große Bandbreite der Ursachen und Verläufe

individuelle Therapie

tem Maße individuell gestaltet werden müssen. Trotzdem gibt es Grundlinien einer Therapie, wesentliche Ansätze, deren Prüfung bzw. Einsatzmöglichkeit in jeder einzelnen Behandlung sinnvoll ist. Nie wird sich eine Therapie auf nur einen Pfeiler stützen können.

Die Elemente, aus denen eine individuelle Therapie gestaltet werden kann, sind vor allem folgende:
- Schaffen und Aufrechterhalten stimmiger psychosozialer Bedingungen, d.h. eines unterstützenden therapeutischen Milieus bzw. Settings,
- psychotherapeutische Unterstützung,
- kunsttherapeutische Maßnahmen,
- konstitutionelle Therapie,
- allopathische medikamentöse Behandlung.

Unterstützende psychosoziale Bedingungen

individuelle Stressoren erkennen

Hier gilt es zunächst, individuelle »Stressoren« zu erkennen und nach Möglichkeit zu vermeiden.

»Stressoren« sind Bedingungen, die die eigenen Bewältigungsmöglichkeiten überfordern. Dazu gehören beispielsweise Überforderungen hinsichtlich des Tagesablaufes, erhebliche zwischenmenschliche Konflikte, Lärm oder andere überfordernde Sinneseindrücke, eine zu ausgeprägte intellektuelle Belastung, eine den Betreffenden überfordernde Verantwortung oder Ähnliches. Diese Frage nach Stressoren muss zunächst im Gespräch mit Angehörigen, Therapeuten, Bezugspersonen, Ärzten etc. möglichst gemeinsam mit dem Betroffenen berücksichtigt und erörtert werden.

Weiterhin gilt es, ein Gleichgewicht zwischen der Vermeidung von Überforderungen und dem aufmerksamen Unterstützen einerseits und vorsichtigem Zumuten von dennoch möglichen Anforderungen andererseits zu finden. Hier muss vor allem die wechselnde Belastbarkeit im Verlauf einer psychotischen Erkrankung bzw. einer psychotischen Episode ausdrücklich berücksichtigt werden.

Regression

Regression ist ein zentraler Begriff, sowohl hinsichtlich des Verstehens psychotischer Zustände als auch im Schaffen eines hilfreichen therapeutischen Milieus. Regression bedeutet »zurückgehen«, in diesem Zusammenhang ein Zurückgehen auf einen früheren Entwicklungszustand. Mit dem Nachlassen der eigenen schon einmal errungenen Orientierungsfähigkeit nimmt die Begleitungsbedürftigkeit zu. Für die therapeutische Betreuung wie auch die Unterstützung wird dies wesentlich.

akuter Prozess – regressives Milieu

Kurz gesagt gilt vielleicht: Je akuter ein psychotischer Prozess ist, umso stärker regressiv sollte das Milieu sein, d. h. es sollte eine maximale Entlastung gewähren. Dies kann zum Beispiel bedeuten, dass man den Betroffenen vorübergehend krankschreibt, d. h. auch auf einen Werkstattbesuch verzichtet, dass man ihm viel Zeit für alle Abläufe und alltäglichen Anforderungen gibt, Rückzugsmöglichkeiten schafft, eine ausgeprägte Entlastung hinsichtlich der Verantwortlichkeiten gewährt, dass die Bezugspersonen besonders intensiv mitschwingen, dass man möglichst auf Diskussionen verzichtet, Rechtfertigungen vermeidet, also insgesamt eine generelle Haltung der »Deeskalation« einnimmt. Den Ausgangspunkt stellt die Grundstimmung dar: »Es ist alles gut, es ist alles okay.« Dabei sollte dosierte Nähe angeboten werden, eine möglichst große, aber nicht bedrängende Präsenz abgespürt werden, eher im Sinne einer hinreichenden Verfügbarkeit von Bezugspersonen. Soziale Konflikte sollten ausgleichend behandelt werden.

Deeskalation

Bedürfnis nach Rhythmus

Im Hintergrund verbirgt sich ein großes Bedürfnis nach Rhythmus (»Rhyth-Muss« nach Johannes Bockemühl).[67] Zunächst ist es absolut vordringlich, einen hinreichenden Schlaf zu ermöglichen. Außerdem sollte für ein ausgewogenes Verhältnis zwischen Mahlzeiten, Ruhezeiten und ruhiger Bewegung bzw. leichter überschaubarer Tätigkeiten geschaffen werden. Im sozialtherapeutischen Alltag wie generell in der Begleitung von Menschen in psychotischen Zuständen sollte dann mit zunehmender Kräftigung und dem Abklingen der psychotischen Inhalte eine »Übergabe« der jeweils möglichen Mitverantwortung und Mitgestaltung der eigenen Lebenssituation ermöglicht werden. Parallel sollte vorsichtig und schrittweise die gewohnte Tagesgestaltung einschließlich des Werkstattbesuchs bzw. der Arbeitstätigkeit wieder aufgenommen werden. Dabei ist das »Mitschwingen« der Bezugspersonen sehr wesentlich im Sinne einer ständigen Anpassung der Anforderungen an die häufig schwankenden Befindlichkeiten der betroffenen Menschen.

Zwei therapeutische Ansätze möchte ich noch herausheben. Von dem amerikanischen Psychiater Edward M. Podvoll und seinen Mitarbeitern wurde in den 70er-Jahren ein Ansatz entwickelt, der sich in der sogenannten »Windhorse-Bewegung« konkretisierte: Alltag als Therapie. Das bedeutet die Teilhabe und Integration Betroffener in ganz alltägliche, einfache und überschaubare Alltagsabläufe.[68] Der gelebte, nicht überfordernde Alltag mit seinen

Alltag als Therapie

gleichmäßigen, auf Rhythmus aufbauenden Elementen birgt in sich wesentliche therapeutische Möglichkeiten, er ist Therapie. Das aktive Einbinden in diesen Alltag hilft nicht zuletzt, die Ausbildung einer »Negativ-Symptomatik« zu mindern.

Recovery-Ansatz

Gewissermaßen darauf aufbauend, aber tiefer noch in die Haltung führend, ist der »Recovery-Ansatz«.[69] Schlüsselworte dieser psychiatrischen Behandlungsform sind Personenorientierung, Einbezug der Betroffenen, Selbstbestimmung und Wahlfreiheit. Das bedingt eine zentrale therapeutische Haltung der Begleiter: Bei den Betroffenen wird grundsätzlich ein Wachstumspotenzial anerkannt und ihr autonomes, selbstbestimmtes Wohl ernst genommen. Vor allem aber auch dies: Symptome einer Psychose werden nicht als Defizite gesehen, sondern als zu den Betroffenen gehörend, als Teil ihrer Lebens- und Ausdrucksmöglichkeit. Durchaus können die Symptome auch als Lösungs- und Bewältigungsmöglichkeiten der Betroffenen verstanden werden.

Gesundung als Haltung, als Weg

Gesundung wird hier nicht als ein Zustand betrachtet, bei dem »alles wieder gut ist«, d. h. wenn alle Symptome »weg sind« und der einmal Erkrankte »wieder funktioniert«. Gesundung wird viel mehr als eine Haltung gesehen, eine Einstellung und ein Weg, mit dem die täglichen Herausforderungen angegangen werden können. Der Recovery-Ansatz will den individuellen betroffenen Menschen – die »Person« – in den Mittelpunkt der Behandlung rücken, ohne dass primär Defizite benannt oder aufgezeigt oder Abweichungen von einer scheinbaren Normalität definiert werden.

Gesundung ist also nicht das Ende eines Weges, sondern der Weg selber, oft ein lebenslanger Weg. Gesundung ist das Schaffen des jeweils möglichen Gleichgewichtes von Kräften und Möglichkeiten und die daraus resultierende Lebensform. Dieses jeweilige Gleichgewicht ist auch bei schwersten Erkrankungen und auch in der akuten Phase letztlich möglich.

Akzeptanz der ureigenen Biografie

Diese Haltung soll helfen, dass die betroffenen Menschen ihr Leben als sinnvoll und lebenswert erfahren. Eine wichtige Voraussetzung hierfür ist die Akzeptanz der ureigenen Biografie, des ureigenen Weges. Dazu gehört der durchaus auch schmerzliche Prozess, die Krankheit und ihre Behandlung und die daraus resultierenden, oft eingeschränkten Lebensbedingungen in die eigene Lebensgeschichte zu integrieren.

Letztlich sind Haltungen wie beim »Recovery-Ansatz« oder Ähnliches vor allem Ausdruck eines tiefen Respektes gegenüber den jeweiligen Betroffenen.

Ein Verzicht auf jedes Urteilen und ein aufrichtiges Anerkennen, dass Krankheit Teil des Lebens ist und jede Zustandsform menschlichen Seins den gleichen Respekt in der Begleitung verdient – diese Grundhaltung kann unseren Umgang mit den Betroffenen leiten.

Psychotherapie

In der psychotherapeutischen Behandlung von Menschen mit einer psychotischen Erkrankung ist hohe Flexibilität erforderlich. Man kann generell sagen, dass eine Psychotherapie nicht »schematisch« einem Ablauf folgen kann, sondern sich immer an den Bedürfnissen und Möglichkeiten des jeweiligen Individuums ausrichten sollte. Hier ist dies jedoch unverzichtbar.

hohe Flexibilität erforderlich

Zunächst und vor allem bedeutet Psychotherapie, den Betroffenen einen verlässlichen Zeitraum und eine ungeteilte Zuwendung zu gewähren. Dies findet klassischerweise in einem geschützten, möglichst gleichbleibenden Rahmen statt. Ob diese Psychotherapie dann aber jeweils, wie sonst üblich, 50 Minuten oder auch eine halbe Behandlungseinheit von 25 Minuten umfasst, sollte variabel gehandhabt werden. Auch der Ort sollte sich an den Möglichkeiten ausrichten. Entscheidend ist die individuelle Belastbarkeit der Betroffenen. Sicherheit, Schutz, Zuhören, nicht korrigiert zu werden ist die unabdingbare Basis. Im Intervall, d.h. nach Abklingen der psychotischen Symptomatik, kann die Psychotherapie dann häufiger, länger andauernd und stetiger werden.

individuelle Belastbarkeit berücksichtigen

In der Behandlung von Menschen mit einer psychotischen Erkrankung wird eine Psychotherapie ein weites Spektrum umfassen, angefangen von einem psychoedukativen Ansatz, d.h. vor allem dem Aufspüren der angesprochenen »Stressoren« und der Benennung und Bekräftigung günstiger Bedingungen, bis hin zum möglichen Aufsuchen tiefer biografischer oder auch seelischer Wunden.

Immer ist von therapeutisch Tätigen eine hohe Sensibilität gefordert. Es gilt auch eine große Aufmerksamkeit hinsichtlich der sehr oft klausulierten Äußerungen der Betroffenen zu entwickeln – aber vorsichtig zu sein im Aussprechen der eigenen Erkenntnisse oder »Deutungen«. Dazu ein Wort Rilkes aus seinen *Briefen an einen jungen Dichter:* »Alles ist austragen und dann gebären [...] ich lerne es täglich [...]. Geduld ist alles.«[70]

Man sollte die Betroffenen nicht drängen; das zu frühe und zu bedrängende Ansprechen der Wunden kann durchaus zu einem Wiederaufbrechen einer

den Betroffenen nicht drängen

Psychose führen. So kann es sein, dass man als therapeutisch Begleitender Jahre, vielleicht sogar Jahrzehnte geduldig wartet, bis es »an der Zeit ist«, dass Themen benannt werden können. Ich habe ein tiefes Vertrauen darauf entwickelt, dass die Betroffenen selber die richtige Zeit kennen und die entscheidenden Themen zu ihrer richtigen Zeit ansprechen, wenn ich sie aufmerksam begleite – und warte.

die richtige Zeit

Es ist gut, wenn Therapeuten über unterschiedliche Ansätze verfügen, d. h. wenn sie Erfahrungen in tiefenpsychologisch fundierter Psychotherapie, in Verhaltenstherapie, in systemischer Therapie, in humanistischen und anderen Ansätzen haben bzw. erwerben, um in der jeweiligen Situation für den jeweiligen Menschen die passende Ansprache zu finden (siehe auch das Kapitel »Therapie«, Seite 365 ff.). Anders gesagt: Wesentlich ist nicht die eine oder andere Therapieform – sondern der aufmerksame Therapeut.

Auch hier ist es wieder die Grundhaltung, die gefragt ist: die Hoffnung wie die Erfahrung, dass Gesundung auch bei schweren chronischen psychischen Krankheiten möglich ist. Es gilt zu unterstützen, dass die Betroffenen wieder nach und nach Verantwortung für sich, für die eigene Gesundung übernehmen und zunehmend Strategien erlernen können, dass sie mit Symptomen umzugehen lernen, damit nach den individuellen Möglichkeiten immer wieder eine neue Lebensqualität gefunden und gelebt werden kann.

Gesundung ist möglich

Es kommt weiter darauf an, auf ein Defizit-orientiertes Behandlungsverständnis zu verzichten, das von den Betroffenen vor allem Vermeidung und Anpassung fordert. Ein akzeptierendes Milieu ist von wesentlicher Bedeutung.

Wichtig ist es dabei für den Betroffenen, sich zeigen zu dürfen, gehört und gesehen zu werden, auch und gerade mit der eigenen psychischen Erkrankung, nichts verheimlichen und damit tabuisieren zu müssen. Dies bedeutet selbstverständlich auch den Verzicht auf jedwedes Urteil unsererseits.

sich zeigen dürfen

Es geht also zusammengefasst um das Schaffen eines therapeutischen (d. h. »dienenden«) Rahmens, um beharrlich und stetig Persönlichkeitsentwicklung zu ermöglichen, zu fördern und zu erhalten und die »fremden«, psychotischen Erlebnisanteile möglichst zu integrieren.

Kunsttherapie

Wir können Kunsttherapie im weiteren Sinne als eine Form von Psychotherapie verstehen: eine Behandlung mit seelischen Mitteln. Die Kunsttherapie bringt dann noch ihr jeweiliges Medium bzw. Instrument hinzu: das bildnerische Gestalten, das plastische Gestalten, die Sprache, Bewegungstherapien, die Musik (ausführlicher wird darauf im Kapitel »Therapie« eingegangen, siehe Seite 372 f.).

schöpferische Prozesse

Wir können die psychotischen Inhalte, gerade auch die Inhalte des Wahndenkens oder Formen der Halluzinationen, durchaus auch als schöpferische Prozesse verstehen, vielleicht als Möglichkeiten der Betroffenen, unerträgliche innere Zustände in äußere Bilder zu verwandeln. Wir können Kunst als einen Ansatz verstehen, Unsichtbares sichtbar zu machen, Unhörbares hörbar zu machen, Verzerrtes umzugestalten. Diese kunsttherapeutischen Mittel und Möglichkeiten kommen dadurch dem genannten Ansatz des Verstehens psychotischer Symptome durchaus nahe: unerträgliche innere Zustände in äußere Bilder zu verwandeln.

was zählt, ist der Prozess

Um den Betroffenen eine Ausdrucks- und Gestaltungsmöglichkeit zu schaffen, ist es wesentlich, dass im Rahmen der Kunsttherapie dieser Gestaltungsprozess mit Verständnis und Respekt begleitet wird. Nicht das Resultat zählt, sondern allein der Prozess.

Konstitutionelle Therapie

Eine konstitutionelle Therapie umfasst vorrangig den Einsatz anthroposophisch-homöopathischer Substanzen sowie die Heileurythmie.

Medikamentös werden zur Behandlung der psychotischen Erkrankungen vor allem Metalle eingesetzt wie *Argentum (Silber)* und *Cuprum (Kupfer)*. (Weiteres siehe im Kapitel »Therapie«, Seite 373 ff.)

Unterstützung seelischer Prozesse

Heileurythmie spricht, wie die anderen genannten medikamentösen Ansätze, ganz konkrete leibliche Prozesse an. Tragender Gedanke dabei ist eine spezifische Unterstützung konkreter seelischer Prozesse durch konkrete körperlich-funktionelle Prozesse. Vor dem Hintergrund des Konzepts der psychischen Auswirkung beeinträchtigter Organprozesse werden unter anderem die Laute »B«, »A«, »M« und »E« eingesetzt. Eine Strukturierung wird durch Stabübungen unterstützt.[71]

Allopathische Medikation

Seit gut fünfzig Jahren werden chemische Medikamente zur Behandlung seelischer Erkrankungen eingesetzt. Die wesentlichen Medikamente, die zur

Neuroleptika

Behandlung von Psychosen, insbesondere von schizophrenen Psychosen, verabreicht werden, sind die sogenannten *Neuroleptika*. Hintergrund dabei ist ein Erklärungsmodell, das von einem wesentlichen Zusammenhang von psychotischen Symptomen mit feinen Strukturen des Gehirns, insbesondere dem Bereich der Transmitter und Rezeptoren, ausgeht.

Ordnung des Gedankenlebens

Zusammengefasst kann die erstrebte Wirkung der neuroleptischen Medikamente folgendermaßen beschrieben und gegliedert werden: Zunächst soll eine Ordnung des Gedankenlebens und die Wiederherstellung und Stabilisierung der Realitätsbeziehung erfolgen. Damit ist vor allem eine Überwindung der wahnhaften Symptomatik gemeint, was insbesondere auch eine Beruhigung der darunterliegenden Ängste bedeutet. Ebenso soll eine Beruhigung des halluzinatorischen Erlebens erzielt werden. Weiterhin wird im kognitiven Bereich eine Verbesserung der Konzentrationsfähigkeit angestrebt. Im Bereich des Denkens bzw. der Sinnestätigkeiten sollen Neuroleptika auch eine »Filterstärkung« ermöglichen: Psychotisch erlebende Menschen sind oft einer Reizüberflutung ausgesetzt und können sich nicht hinreichend gegenüber unterschiedlichen Sinnesreizen abgrenzen, d.h. diese gewichten, teilweise ausblenden, eben »filtern«. Die Wirkung der Neuroleptika soll dazu führen, dass hier eine größere Abschirmung und damit eine verbesserte Sicherheit und eine Beruhigung der Ängste, die mit dem Ausgeliefertsein einhergehen, erreicht wird, also gerade nicht ein unspezifisches »Zudröhnen«, wie es Uninformierte immer noch manchmal ausdrücken, sondern ein Schutz vor unerträglichen Reizen.

Abschirmung gegenüber Sinnesreizen

Im emotionalen Bereich sollen Neuroleptika helfen, die oft depressiv getönte Stimmung wieder aufzuhellen und auch eine größere Erlebnis- und Schwingungsbreite des Gemütes zu erreichen.

Ein wichtiger Bereich ist dann auch die Impulssteuerung bzw. deren Stärkung. Wir erleben oft, dass im Rahmen psychotischer Zustände eine Übererregung bis hin zu fremdaggressivem Verhalten auftreten kann. Deshalb ist diese Form der verbesserten Steuerungsfähigkeit wesentlich. Andererseits sollen Neuroleptika auch helfen, bei katatonen Zuständen (einer muskulären Erstarrung, die den ganzen Körper ergreifen kann) die Bewegungsfähigkeit wieder zu erreichen.

Wirkung auf das gesamte Seelenleben

Zusammengefasst kann gesagt werden, dass Neuroleptika auf das gesamte Seelenleben – im Denk- bzw. kognitiven Bereich, im seelischen bzw. emotionalen Bereich und im Antriebs- bzw. Willensbereich – wirken. Daraus resultiert aber auch die Möglichkeit der oft als belastend erlebten Nebenwirkungen.

Das heißt im Einzelnen: Ist die Filterfunktion zu stark, führt dies zu einer Abschirmung der Persönlichkeit. Ist die Einwirkung auf den emotionalen Bereich zu stark, können eine Abdunkelung der Seele und eine depressive Grundstimmung sogar begünstigt werden. Ist die Impulshemmung zu stark, können Antriebslosigkeit und Lethargie die Folge sein.

Wirkungen und Nebenwirkungen

Die neuroleptische Behandlung bedarf also einer großen Feinfühligkeit, eines sorgfältigen Abspürens sowohl hinsichtlich des Medikamentes als auch der Dosierung, zumal die Wirkung desselben Medikaments bei unterschiedlichen Menschen durchaus verschieden sein kann. Ebenso wichtig ist eine genaue und zeitnahe Anpassung an den jeweils aktuellen Zustand des Betroffenen. Daher handelt es sich leider immer auch um einen Prozess von »Versuch und Irrtum«, sowohl was die Wirkung als auch was Nebenwirkungen angeht. Das bringt natürlich bei Menschen, die sich verbal nur unzulänglich äußern können, besondere Schwierigkeiten mit sich, wie weiter unten erörtert wird (siehe Seite 160 f.).

Es gibt ein breites Spektrum von ca. zwanzig verschiedenen neuroleptisch wirkenden Psychopharmaka. Ärztlicherseits werden diese hinsichtlich ihres Ansatzes unterschieden, also vor allem einerseits hinsichtlich ihrer sogenannten »antipsychotischen Potenz«, d.h. ihrer Möglichkeit, auf eine Realitätsbeeinträchtigung zu wirken, und andererseits hinsichtlich der vorwiegend sedierenden, also Funktionen des zentralen Nervensystems dämpfenden und dadurch beruhigenden Wirkung.

neue Generation von Medikamenten

Nachdem die sogenannte »erste Generation« dieser Medikamente mit starken Nebenwirkungen behaftet war, ist diese Gefahr jetzt etwas geringer. Auch können diese Mittel immer gezielter eingesetzt werden. Dazu ist es wichtig, im Gespräch zwischen Arzt, Mitarbeitenden und Angehörigen und wenn möglich natürlich auch mit dem Betroffenen die Behandlungsziele einer neuroleptischen Medikation zu besprechen und das Erreichen dieser Ziele jeweils zu überprüfen.

Aktuell wichtige Medikamente sind heute insbesondere

- *Risperidon* (gute antipsychotische Wirkung und Unterstützung der Impulskontrolle),
- *Quetiapin* (verbesserte gedankliche Orientierung und stimmungsmäßige Unterstützung),
- *Olanzapin* (Beruhigung, Ordnung des Gedankenlebens),

- *Ziprasidon* (Ordnung des Gedankenlebens),
- daneben auch *Melperon* und *Pipamperon* (vornehmlich beruhigende Funktionen).
- Das Medikament *Clozapin* ist immer wieder ein Mittel, das »wirkt, wenn nichts mehr wirkt«. Wegen der großen Gefahr einer bedrohlichen Blutbildveränderung (Agranulozytose) bedarf dieses Medikament aber der größten Aufmerksamkeit und Kontrolle des Arztes und aller Beteiligten.

Sicher können auch andere Medikamente zur Anwendung kommen; die hier genannten dienen nur als orientierende Beispiele.

aufmerksamer Blick von Arzt und Begleitern

Noch eine generelle Bemerkung zu Wirkung und Nebenwirkungen der Neuroleptika: Die angestrebte Wirkung ist möglich – aber nicht garantiert. Die bekannten Nebenwirkungen sind möglich, müssen aber nicht eintreten. In beide Richtungen ist der aufmerksame Blick von Arzt und Begleitern nötig.

Hinsichtlich der erwünschten Wirkung eines Medikamentes kann manchmal eine lange Suche erforderlich sein, gegebenenfalls auch der Wechsel eines Neuroleptikums. Allerdings nicht zu schnell: Wenn nicht wirklich Gravierendes geschieht, braucht es oft Wochen, zum Teil viele Wochen, bis die eigentliche Wirkung sichtbar wird.

Auch die erforderliche Dosierung kann individuell sehr unterschiedlich sein. Es ist durchaus möglich, dass vom gleichen Medikament bei zwei Behandelten bei einem die fünf-, vielleicht sogar zehnfache Dosierung gegenüber dem anderen nötig ist, denn die Verstoffwechselung kann individuell höchst unterschiedlich sein.

Dasselbe gilt hinsichtlich der Nebenwirkungen. Es kann sein, dass bei dem einen Menschen ein Medikament nahezu keine Nebenwirkungen entfaltet und eine sehr gute Verträglichkeit besteht – und es kann ebenso sein, dass bei einem anderen auch kleinste Dosierungen zu erheblichen Nebenwirkungen führen. Dem kann wirklich nur durch eine aufmerksame Begleitung begegnet werden.

Ziele formulieren

Hinsichtlich der angestrebten Wirkung hilft es, Ziele zu formulieren und dann gemeinsam engmaschig zu beobachten, ob diese Ziele erreicht werden (zum Beispiel cine Linderung der Wahninhalte, eine Verbesserung der Kognition, verbesserter Schlaf, eine Stimmungsaufhellung, eine Verbesserung der Impulskontrolle etc.).

Nebenwirkungen beobachten

Auch die Nebenwirkungen müssen sehr genau beobachtet werden, da auch ganz unerwartete Erscheinungen auftreten können. Der Blick geht hier vornehmlich in folgende Richtungen:

- Motorik: Einengung der Bewegung, Bewegungsstarre, an ein Parkinson-Syndrom erinnernde Bewegungseinengungen oder auch eine Bewegungsunruhe,
- starke Drüsenwirkungen: Mundtrockenheit, Speichelfluss
- Verstopfung, Harnverhalten, sexuelle Funktionsstörungen,
- sehr selten kann es zu akuten Nebenwirkungen mit hohem Fieber oder Kreislaufkollaps kommen.

All dies sind mögliche, nicht notwendig auftretende Nebenwirkungen. Grundregel bei der Beobachtung ist: Auffälligkeiten müssen dem verordnenden Arzt mitgeteilt werden. Bei akuten, nicht einzuordnenden Veränderungen muss notärztliche Hilfe in Anspruch genommen werden. Dies alles sind Sicherheitsmaßnahmen.

Grundregeln beim Einsatz von Psychopharmaka

Es gibt Grundregeln hinsichtlich des Einsatzes von Psychopharmaka, die den Behandelnden, sowohl dem verordnenden Arzt als auch den Mitarbeitenden bzw. Angehörigen, ans Herz gelegt sein wollen:

- Es sollten möglichst präzise Informationen über erwünschte und unerwünschte Wirkungen eines Medikamentes gesammelt werden. Bei Unklarheiten sollte man beim Arzt nachfragen.
- Man sollte dem Medikament genügend Zeit für den Wirkungseintritt geben.
- Wichtig ist eine gute Beobachtung und Dokumentation, um Veränderungen zuordnen zu können. Bei Teams im Schichtdienst muss besonders auf eine gute Übergabe geachtet werden.
- Es ist sinnvoll, die Behandlung bzw. die Notwendigkeit der Fortsetzung einer psychopharmakologischen Behandlung regelmäßig zu hinterfragen.
- Es sollte darauf geachtet werden, dass das Medikament tatsächlich zu einer Verbesserung der Lebensqualität des betroffenen Menschen führt und dass Nebenwirkungen nicht zu zusätzlichen Irritationen und Belastungen führen.

Hintergrund einer neuroleptischen Behandlung sollte ganz überwiegend die Not des Betroffenen sein, gegebenenfalls auch die Not innerhalb der Gesamtsituation, d. h. der notwendige Schutz der Mitmenschen des Betroffenen.

Neuroleptika als Teil der Therapie

Und natürlich: Nie steht das Neuroleptikum am Anfang, auch steht es nie alleine da. Wenn es gegeben werden muss, geschieht dies im Zusammenhang mit den anderen genannten therapeutischen Zugängen. Häufig allerdings öffnet die Medikation überhaupt erst andere therapeutische Zugänge.

Generell gilt natürlich auch hier: *So viel wie nötig – so wenig wie möglich.* Und: *Nur so lange wie nötig.*

Menschenkundliche Reflexionen

Beeinträchtigung der seelischen Kräfte

Im Erscheinungsbild einer psychotischen Erkrankung steht die Beeinträchtigung der seelischen Kräfte zunächst im Vordergrund: In markanter Weise werden Denken, Fühlen und Wollen in ihrer Kraft und Ausdrucksmöglichkeit beeinträchtigt. Wie bereits beschrieben (siehe Seite 138 ff.) zeigt sich dies durch Realitätsverkennung im Denken, eine Gemütseinengung, oft auch Gemütsabflachung und eine eingeschränkte emotionale Schwingungsfähigkeit sowie durch Veränderungen im Willens- und Antriebsbereich, die sich durch gehemmte wie gesteigerte Bewegung oder auch eine katatone Symptomatik (siehe Seite 143 f.) zeigen.

Diese seelischen Kräfte werden aber durch die Lebenskräfte getragen. Die wirkende und gestaltende Anwesenheit der zentralen Instanz des Ich wird ebenfalls wesentlich ermöglicht und unterstützt durch eine hinreichende Verfügbarkeit der Lebenskräfte (siehe auch Seite 57 ff.).

Schwächung der Lebenskräfte

Menschenkundlich können wir die psychotische Erkrankung als eine tiefe Schwächung dieser tragenden und gestaltenden Lebenskräfte, der »Regenerationskräfte« beschreiben.

Rudolf Steiner nannte den Lebensleib auch »Zeitenleib«.[72] Ein markant veränderter Umgang mit der Zeit bzw. zeitlichen Abläufen kann ein Hinweis auf beeinträchtigte Lebenskräfte sein. Es ist ein Abbild dieser Kräfte, dass wir uns gut eingegliedert in zeitliche Abläufe erleben. Wir erfahren die eigene Biografie und unsere Erinnerungen als eingebettet in einen zeitlichen Rahmen. Bei der psychotischen Erkrankung ist dieses Bewusstsein der Zeitverhältnisse nachdrücklich beeinträchtigt. So zum Beispiel im Sinne der »Zeitgitterstörungen«: Der adäquate Zugriff auf die zeitliche Dimension der Erinnerung ist beeinträchtigt. Biografisch herausragende Ereignisse können im Zusammenhang einer psychotischen Erkrankung näher bzw. stärker erinnert und weniger in den Zeitablauf eingeordnet werden.

Schwierigkeiten mit Zeitabläufen

Es ist oft ein Frühsymptom einer sich entwickelnden Psychose, dass Zeitabläufe weniger gestaltet werden können. Auch alltägliche Abläufe, gewohnte Handlungen etc. brauchen mehr Zeit. Anders ausgedrückt: Immer weniger kann in einer bestimmten Zeiteinheit bewältigt werden. Es gibt kein absolutes Maß an Zeit, wir können jeden Menschen nur innerhalb seiner Möglichkeiten sehen. Deutlich ist hier aber, dass ein Betroffener mehr Zeit für die Bewältigung derselben Anforderungen als vor Beginn der Erkrankung braucht.

zu frühes Aufbrauchen der Lebenskräfte

In einer bildhaften Umschreibung dieser in einer Psychose prägenden veränderten Bedingungen des Lebensleibes kann man von der psychotischen Erkrankung als von einem zu frühen Aufbrauchen der Lebenskräfte und dadurch einem zu frühen Ablösen dieser Lebenskräfte vom physischen Leib sprechen – ein Vorgang, den man wie ein zu frühes Sterben beschreiben kann, denn Sterben meint ja letztlich das vollständige Lösen des Lebensleibes vom physischen Leib.[73] Beim psychotischen Prozess ist dies ein partielles Geschehen. Der geschwächte Lebensleib lockert sich.

Heilen als »dramatisches Erziehen«

In der Anthroposophischen Medizin berühren sich Pädagogik und Medizin sehr inniglich. Im Sinne einer Salutogenese, der Wissenschaft von der Entstehung von Gesundheit, ermöglicht eine gesunde Entwicklung, unterstützt durch pädagogische Maßnahmen, die Entfaltung der Seele. Der Begriff »Agogik« meint das Bereitstellen adäquater Bedingungen, der Begriff »Pädagogik« beschreibt also das Schaffen adäquater Entwicklungsbedingungen im Kindesalter. Rudolf Steiner formulierte diesen Zusammenhang folgendermaßen: »Der Mensch wird krank hineingeboren in die Welt; und erziehen [...] heißt dasselbe wie leises Heilen.«[74] Darauf können wir auch eine Aussage beziehen, die dem Arzt und Mystiker Paracelsus zugeschrieben wird: »Erziehen ist sanftes Heilen – Heilen ist dramatisches Erziehen!« Angewendet auf die Erkrankung der Psychose kann das »dramatische Erziehen« so übersetzt werden:

Es gilt, dem Betroffenen bzw. psychotisch Erkrankten die Entwicklungsbedingungen zu gewähren, die in dem Lebensabschnitt wirken, in dem sich die Lebenskräfte etablieren – und das ist das erste Lebensjahrsiebt.

Entlastung, Rhythmisierung und dichtere Beziehungsstruktur

Anders ausgedrückt: Dieses Wiederaufgreifen einer Bedürftigkeit, die einer früheren Entwicklungsstufe entspricht, beschreiben wir mit dem Begriff der »Regression«. Dies umfasst eine wesentliche Entlastung von Verantwortung und Selbststruktur, eine stärkere Rhythmisierung des Alltags mit besonderer Beachtung basaler Bedürfnisse wie Schlafen und Essen – vor allem aber eine dichtere Beziehungsstruktur. Als prägende, die Entwicklung unterstützende Stimmung für diesen Lebensabschnitt der ersten Entwicklungsjahre kann, zurückgehend auf Rudolf Steiner, die Haltung gelten: »Die Welt ist moralisch!«, und das bedeutet: Es ist alles gut geordnet, moralisch richtig – es ist gut![75]

»Soteria-Projekt«

Es gibt ein eindrückliches psychiatrisches Behandlungsmodell, das diesen Ansatz spiegelt: Das »Soteria-Projekt«, in der Schweiz unter anderem in Bern durch den Psychiater Luc Ciompi und seine Mitarbeiter realisiert, umfasst ein Konzept, das die Bedürfnisse nach Regression mit dem Ansatz von »Recovery« (siehe Seite 154) verbindet: Den erwachsenen, akut psychotisch erkrankten Menschen (ohne intellektuelle Beeinträchtigung) werden Bedingungen gewährt, die der Beziehungs- und Umgebungsbedürftigkeit eines Kindes entsprechen: eine Eins-zu-eins-Betreuung, Reizabschirmung, eine tiefe Bejahung, die Grundstimmung: »Es ist gut so«, Vermeidung von Konflikten und Problemen. Das sind prinzipielle Bedingungen, die dem Bedürfnis eines jungen Menschen entsprechen; hier dienen sie einer raschen Besserung der psychotischen Symptomatik.[76]

Es gilt, in heilpädagogischen und sozialtherapeutischen Zusammenhängen entsprechende Bedingungen für psychotisch erkrankte Menschen einzurichten. Ziel ist es, Bedingungen zu schaffen, in denen sich die Lebenskräfte wieder stärker mit dem Leib verbinden können.

Ansprache für einen Betroffenen

Wenn ich dich so sehe, habe ich den Eindruck, dass du Angst hast. Du ziehst dich immer mehr zurück. Ich habe den Eindruck, dass es wieder so anders geworden ist für dich.
Wenn dich der Peter anschaut, meinst du, er will dir etwas tun. Aber schau, der ist einfach immer so laut, der meint dich gar nicht damit.
Sind die Stimmen wieder da? Sagen sie wieder so arge und gemeine Dinge? Du weißt ja, ich habe es dir schon einmal gesagt, dass ich diese Stimmen, die du so hörst, nicht so hören kann – aber es interessiert mich. Wenn du magst,

erzähl doch, was sie von dir wollen. Dann musst du dich auch nicht so allein damit fühlen.
Und dir fällt wohl wieder alles so schwer – mach einfach langsam; es hat keine Eile. Das wird schon alles wieder gut.
Ist es dir gerade zu viel, zum Hausabend zu gehen, zum Konzert, zum …? Lass doch, das musst du nicht.
Was magst du denn tun? Magst du vielleicht morgens länger im Zimmer bleiben? Du kannst doch dann zum Frühstück kommen, wenn alle schon aus dem Haus sind. Dann bin nur noch ich da, wenn du magst, kannst du mir dann erzählen, wie du in der Nacht geschlafen hast …
Ich sehe, dass du wieder diese tiefe Angst hast, diese ganz, ganz arg tiefe Angst – aber glaub mir, es ist immer jemand da für dich!

Regression und Deeskalation

Grundtenor dieser Worte ist die Haltung der Regression und der Deeskalation, in einer Weise, wie man vielleicht mit einem kleineren Kind sprechen würde, natürlich mit dem vollen Respekt vor dem »richtigen« Alter des Betroffenen, aber in der entsprechenden inneren Anwesenheit.

Diagnostische Klassifikation

ICD-10: F 20.0 paranoide Schizophrenie / F 20.1 hebephrene Schizophrenie / F 20.2 katatone Schizophrenie / F 20.5 schizophrenes Residuum / F 23 vorübergehende akute psychotische Störungen.

Affektive Erkrankungen

Depression und Manie

Als »Affekte« bezeichnen wir starke Gemütsveränderungen. Im engeren Sinne sind hier mit »affektiven Erkrankungen« die unterschiedlichen Formen der Depression sowie die Manie gemeint. Gebräuchlich sind auch die Begriffe »Affektive Störung« für die unterschiedlichsten Formen eines seelischen Ungleichgewichts sowie »Affektive Psychose«. Letzterer wird insbesondere dann verwendet, wenn die Gemütsschwankungen so ausgeprägt sind, dass sie den Realitätsbezug der Betroffenen beeinträchtigen.

Depressionen

Du kannst nicht tiefer fallen als nur in Gottes Hand.
Arno Pötzsch

eine der häufigsten Erkrankungen

Depressionen stellen die größte Gruppe seelischer Krankheiten dar. Darüber hinaus zählen sie zu den häufigsten Erkrankungen überhaupt in dieser Zeit. Bis zu 20 Prozent aller Menschen, insbesondere in den westlichen Ländern, erkranken im Laufe ihres Lebens an einer Form von Depression.

Depressionen sind schwerwiegende Erkrankungen, zum einen, weil sie mit großem Leiden verbunden sind, aber auch, weil sie mit einer möglichen Suizidalität eine ernst zu nehmende Komplikation aufweisen. Auf der anderen Seite können Depressionen oft auch gut behandelbare Erkrankungen sein, bei denen eine erhebliche Linderung des Leidens, durchaus aber auch ein vollständiges Ausheilen möglich ist.

gesunder Wechsel von Stimmungen

Gelegentlich wird der Begriff der Depression zu leichtfertig eingesetzt. Ein gesundes Seelenleben ist durch einen fortwährenden Wechsel von Stimmungen und Gefühlen gekennzeichnet. Das Leben jedes Menschen umfasst Licht und Schatten, Ernstes und Freudiges. Jeder Mensch ist in der einen oder anderen Form mit Enttäuschungen, materieller Not, Verlust, Abschied, Krankheit und Tod konfrontiert. Dies sind ernste Lebensfragen, sie können durchaus belasten und bedrücken – insbesondere, wenn sich ein Mensch wiederholt und unvorbereitet damit auseinandersetzen muss, und vor allem auch, wenn er dies ohne wirkliche Hilfe, Unterstützung und Beistand bewältigen muss. Dennoch ist es Ausdruck eines gesunden Seelenlebens, wenn wir auf solche Ereignisse entsprechend reagieren: zum Beispiel durch eine ernste Stimmung, aber auch durch Trauer. Die Fähigkeit zu trauern ist nicht Ausdruck einer Depression, sondern eines gesunden Seelenlebens. Es ist eine adäquate Reaktion. Allerdings könnte uns sowohl die Unfähigkeit zu trauern als auch eine nicht enden wollende Trauer auf eine mögliche seelische Erkrankung hinweisen.

Fähigkeit zu trauern

Blick von außen – Begegnungen

Blickdiagnose

Die Begegnung mit einem Menschen mit Depression kann einem aufmerksamen Begleiter das innere Erleben eines Betroffenen deutlich zeigen; der erste Blick kann immer wieder eine »Blickdiagnose« ermöglichen. So insbesondere, wenn eine depressive, bedrückte Stimmungslage unübersehbar ist und wenn dabei ein Verlust an Freude und Interesse wahrgenommen werden kann, wenn wir die Schwere beim anderen erleben, die weitestgehende Unfähigkeit, in irgendeiner Art und Weise tätig zu werden. Wenn ein leerer, manchmal auch ängstlicher Blick uns trifft, wenn die Mimik wie erstarrt wirkt. Vielleicht auch, wenn wir den anderen, wie bei bestimmten Formen der Depression, dabei ziellos, getrieben umherirren sehen; wir sprechen dann von einer »agitierten Depression«. Oder wenn dann in den geäußerten Inhalten Selbstvorwürfe zur Sprache kommen, wenn Gedanken an Tod und Sterben das Gesamte des Erlebens überlagern. Auch wenn wir dann wahrnehmen können, dass beim anderen offenbar auch kleine Denkanstrengungen zu einer großen Herausforderung werden.

agitierte Depression

Auch die äußere Erscheinung kann auffallen, wenn eine Vernachlässigung im Äußeren sichtbar wird, als würde die Kraft für das Alltägliche, für Körperhygiene oder die Kleidung nicht mehr zur Verfügung stehen. Ebenso kann ein Rückzug von der Gemeinschaft, vom sozialen Miteinander, ein sichtbarer Verlust an Appetit bei der gemeinsamen Mahlzeit ein Hinweis auf eine Depression sein. Dann rundet sich dieses Bild ab und offenbart die große innere Not des Betroffenen.

Aber nicht jede depressive Störung zeigt sich so eindeutig. Viele Menschen mit einer Depression sind mit Rückmeldungen konfrontiert wie: »Aber du siehst doch ganz gut aus, das kann ich mir nicht vorstellen ...« Solche Äußerungen, die das zutiefst beeinträchtigte Empfinden des anderen nicht realisieren, können auf die Betroffenen ausgesprochen verletzend wirken.

Als in unseren Breiten eine nahezu vollständige Sonnenfinsternis erlebt werden konnte, hörte ich oft von Menschen, die von Depressionen betroffen sind: »Das entspricht genau dem Gefühl, das ich immer wieder habe, für das ich nie Worte gefunden habe.« Und was sahen wir bei der Sonnenfinsternis? Das Sonnenlicht zog sich zurück, ein dunkel-trübes Halblicht überzog alles, die Stimmung wurde ernst und schwer, selbst die Vögel hörten auf zu singen ... »Ja, so geht es mir in der Depression.«

Gefühl der »Sonnenfinsternis«

Für die Betroffenen ist es immer wieder eine große Hilfe, wenn Außenstehende nachempfinden können, wie es ihnen innerlich geht, wie sich eine Depression innerlich anfühlt. Nicht nur deshalb können Selbsthilfegruppen so wichtig für die Betroffenen sein.

Wir erleben in der Begegnung mit einem anderen Menschen intuitiv seine innere Stimmungslage mit. Seitdem die Wissenschaft die »Spiegelneuronen«

Mitfühlen

entdeckt hat, wissen wir auch, dass wir tatsächlich in unserem Gehirnorgan einen ganz konkreten Bereich für dieses Mitfühlen haben. So überträgt sich die depressive Stimmung eines anderen – genau wie jede andere Form des inneren Gestimmtseins – fast unmittelbar auf uns: Unser Gemüt verdunkelt sich, Lähmung mag uns überfallen. Vor allem fällt auch eine innere Spannung, ein großer innerer Druck auf uns. Dies kann gelegentlich wie eine »Ansteckung« erlebt werden.

inneres Sich-Abschließen

Wir nehmen als Begleiter diese »Ansteckung« nicht immer bewusst wahr. Es gibt Kräfte in unserer Seele, die sich dagegen wehren, die gewissermaßen die Türen des Miterlebens zuschlagen. Und dann erleben wir nur unsere innere Reaktion auf das Sich-Abschließen: Wir blocken ab. Wir weisen dieses leidvolle Gefühl ab, zum Beispiel in Äußerungen wie: »Nun reiß dich mal zusammen«, »Nun hab dich mal nicht so«, oder wir meiden die Begegnung.

Hier gilt es, aufmerksam mit unserem eigenen inneren Erleben umzugehen, zum einen, um dem anderen adäquat und hilfreich begegnen zu können, zum anderen aber auch, um aufrichtig zu uns selbst zu sein.

Erscheinungsformen von Depressionen

klinisches Bild ist entscheidend

Wir kennen sehr unterschiedliche Formen von Depressionen. Die Einteilung, die ich nun vornehmen möchte, soll es ermöglichen, die unterschiedlichen Formen depressiver Störungen hinsichtlich Ursache, Verlauf und eventuell auch mit Blick auf therapeutische Möglichkeiten zu differenzieren. Auf der anderen Seite aber müssen wir wissen, dass diese Formen beim einzelnen Betroffenen oft zusammenfließen oder ineinander übergehen. Letztlich ist das sogenannte »klinische Bild« entscheidend, also das Erscheinungsbild des depressiv empfindenden Menschen.

Folgende Formen von Depressionen können wir unterscheiden:

- endogene Depression bzw. Major Depression,
- reaktive Depression,
- Dysthymie,
- somatogene Depression,
- symptomatische Depression,
- Depression in besonderen Lebenssituationen.

Als *endogene Depression,* häufig auch Major Depression genannt, werden einmalige oder wiederholt auftretende depressive Krankheitsphasen beschrieben, die keiner äußeren Ursache zugeschrieben werden können. Diese Phasen können monopolar oder auch bipolar auftreten. Monopolar bedeutet in diesem Zusammenhang, dass lediglich depressive Phasen auftreten. Als bipolare Störungen werden Formen beschrieben, bei denen depressive und manische Phasen einander abwechseln.

endogene Depression

Die Krankheitsphasen monopolarer Depressionen umfassen Wochen bis Monate. Nicht immer kann ein Auslöser festgestellt werden. Eine oft erkennbare erbliche Veranlagung deutet eine tiefe Verankerung in der leiblichen Disposition an.

Daneben finden wir die *reaktive Depression.* Hierin drückt sich die seelische Überforderung eines Menschen aus: Die Betroffenen können ein schwerwiegendes Lebensereignis nicht wirklich überwinden und leiden anhaltend daran, beispielsweise eine Trennung, der Tod eines nahen Angehörigen, Kündigung, Umzug, Auszug der Kinder, die Berentung, der berufsbedingte Umzug in eine andere Stadt, verbunden mit dem Zurücklassen von Freunden und Vertrautem.

reaktive Depression

Ein solcher Zustand wird gelegentlich auch als Anpassungsstörung beschrieben. Damit ist gemeint, dass die Fähigkeit, sich auf eine veränderte Situation neu einzustellen, nur begrenzt oder auch gar nicht vorhanden ist.

Als *Dysthymie* wird eine Form depressiven Erlebens beschrieben, die oft von einer Verschattung der Entwicklungsmöglichkeiten in einem frühen Lebensalter ihren Ausgang nimmt und sich in einer anhaltenden, oft Jahre oder auch lebenslang prägenden depressiven Grundstimmung äußert. Meist geht damit auch eine verminderte Leistungsfähigkeit einher.

Dysthymie

Weiterhin können depressive Zustände in einem direkten Zusammenhang mit schweren körperlichen Erkrankungen gesehen werden *(somatogene Depression).* Hier können die zur Verfügung stehenden Kräfte durch eine Krebserkrankung und -behandlung, eine schwere Stoffwechselstörung, eine Herzerkrankung oder anderes so erheblich beeinträchtigt sein, dass im Seelischen eine depressive Stimmungslage erscheint.

somatogene Depression

Auch manche Medikamente können in ihren Nebenwirkungen depressive Zustände begünstigen, so unter anderem Neuroleptika, herzwirksame Medikamente, Antibiotika oder Hormone.

Davon abzugrenzen ist die *symptomatische Depression.* Damit sind vor allem Schmerzzustände, aber auch andere körperlich erlebbare Zustände gemeint, bei denen aber keine ursächliche körperliche bzw. somatische Erkrankung

symptomatische Depression

besteht. Die eigentlich wirksame Depression tritt hier nicht vorrangig in seelischen, sondern in vermeintlich körperlichen Symptomen auf.

Diese Form der Depression wird oft lange verkannt. Über einen größeren Zeitraum hinweg werden körperliche Ursachen gesucht, einschließlich oft jahrelanger Medikation, Operationen oder Ähnlichem, bis dann in der zugrunde liegenden seelischen Erkrankung, der Depression, die eigentliche Ursache der körperlichen Missempfindungen sichtbar wird.

biografische Situationen

Depressionen können auch *begleitend in unterschiedlichen biografischen Situationen* auftreten, beispielsweise als klimakterische Depression im Zusammenhang mit den Wechseljahren, als Altersdepression, Wochenbettdepression, Winterdepression oder auch als Prämenstruelles Syndrom.

Wie bereits erwähnt, können Depressionen auch zusammen mit anderen seelischen Erkrankungen auftreten, ja manchmal sogar im Vordergrund stehen und die darunterliegende seelische Erkrankung fast überdecken, so bei schizophrenen Psychosen, Borderline-Zuständen, Angstzuständen, Ess-Störungen oder auch Demenzerkrankungen. Gerade die Abgrenzung zur Demenz kann eine große diagnostische Herausforderung darstellen. Wir sprechen dann von einer »Pseudo-Demenz«, wenn eine Depression bei einem Betroffenen einen der Demenz sehr ähnlichen Zustand verursacht.

kein einheitliches Krankheitsbild

Die Depression ist in ihrer Vielschichtigkeit und ihren oft sehr unterschiedlichen Ausprägungen kein einzelnes, einheitliches Krankheitsbild, deshalb ist es berechtigt, auch im Plural von »Depressionen« zu sprechen. Die bedingenden Ursachen und Faktoren sind sehr unterschiedlich. Es gibt genetische Einflüsse, die mehr oder weniger mitprägend sind, aber auch biologische, biografische, psychologische und soziale Faktoren.

> ***Der Umgang mit Depressionen*** hat eine wesentliche Auswirkung auf ihren Verlauf. Eine Depression ist kein zwangsläufig ablaufender Prozess, sondern steht in einer intensiven Interaktion zum Umgang mit ihr und adäquaten oder inadäquaten Bewältigungsstrategien.

Kernsymptome von Depressionen

Trotz der sehr unterschiedlichen Ausprägungen können wir doch ein grundlegendes Bild von Depressionen beschreiben.

Auch hier gilt wieder: Depressionen können wir als ein Syndrom verstehen, d.h. ein charakteristisches Zusammenwirken unterschiedlicher Symptome, die das Gesamtbild der Depression ergeben.

keine isolierte Gefühlsstörung

Depression ist niemals eine isolierte Gefühlsstörung, auch wenn der Name »Depression«, der am ehesten mit »Bedrückung« oder »Niedergedrückt-Sein« übersetzt werden kann, diese Beeinträchtigung in den Mittelpunkt stellt. Die Auswirkungen betreffen aber das gesamte Seelenleben. Sie umfassen also Beeinträchtigungen der Denk- und kognitiven Funktionen, verbunden mit einer verminderten Konzentrationsfähigkeit und eingeschränkten Gedächtniskräften.

Es bestehen Stimmungsveränderungen, eine gedrückte Stimmung, verbunden mit Freud- und Interesselosigkeit. Eine pessimistische Sicht auf die Dinge herrscht oft vor. Betroffene leiden unter mangelnder Selbstliebe und dem Gefühl der eigenen Wertlosigkeit.

Ausgeprägte Einschränkungen im Willensbereich, in der Fähigkeit, tätig sein zu können, sind kennzeichnend für diesen Zustand. Hiermit kann eine lähmende Entschlussunfähigkeit, eine Ambivalenz oder auch Ambitendenz in Zusammenhang stehen.

darunterliegende Ängste

Eine Depression kann nicht verstanden werden, wenn man nicht die darunterliegenden Ängste berücksichtigt: konkrete Ängste, die sich auf Bevorstehendes richten, aber auch eine diffuse Angststimmung. Es kann sich auch um die vielleicht schwerwiegendste Angst eines depressiv empfindenden Menschen handeln, durch »Schuld« oder »Verfehlungen« das eigene Leben verwirkt zu haben. Sollten solche Ängste wahrgenommen werden, bedarf es größter Aufmerksamkeit, da hier eine Suizidalität dringend vermutet werden muss.

Selbstwertgefühl und Selbstvertrauen sind beeinträchtigt, Selbstvorwürfe und Schuldgefühle treten auf. Es wird eine Traurigkeit erlebt; in einer tiefen Depression sprechen wir aber auch von dem »Gefühl der Gefühllosigkeit«. Viele Betroffene sind im Antrieb gehemmt, erleben sich müde und energielos, auch kleinste Tätigkeiten bedürfen einer großen Überwindung. Das Durchhaltevermögen ist ebenfalls erheblich beeinträchtigt.

Oft tritt Appetitverlust auf (seltener umgekehrt ein übersteigerter Appetit), Körpersprache und Kommunikation sind beeinträchtigt, körperlich wird über ein diffuses Druck- und Schweregefühl, vor allem morgens, geklagt, auch über Schmerzen unterschiedlichster Art, oft in Oberbauch, Kopf oder Brust. Auch ohne Medikation können Mundtrockenheit und Verstopfung als vegetative Begleiterscheinungen auftreten.

Die Sinneswahrnehmungen können beeinträchtigt sein: Geräusche werden als hart und schmerzhaft erlebt, das Geschmackserleben ist weniger differenziert. Selbst die Seheindrücke können oft verändert sein, sie wirken dann abgedunkelt und »irgendwie ferner«.

Sehr oft ist der Schlaf beeinträchtigt, zum Teil besteht sogar ein sehr erheblicher Schlafmangel, nur selten ist – ähnlich wie beim Appetit – das Schlafbedürfnis gesteigert. Bei tiefer Verzweiflung und Schuldgefühlen kann Suizidalität eine schwere und ernst zu nehmende Gefahr sein.

Gefahr der Suizidalität

Gelegentlich können bei einer schweren Depression auch wahnhafte Erlebnisse eintreten, etwa eine Verstärkung der Urängste des Menschen – ein Schuldwahn, die tiefe Angst, sich versündigt zu haben, oder die Ängste, an einer schweren Erkrankung zu leiden oder zu verarmen. Von »Wahn« sprechen wir deshalb, weil die Gedanken zwar an realen Problemen anknüpfen mögen, hier aber eine tiefe Realitätsverkennung oder Realitätsverzerrung aufweisen, weil also das innere Erleben unverrückbar vor den tatsächlichen realen Bedingungen steht und sich von ihnen weitgehend abkoppelt.

verändertes Erleben

Bei einer Depression ist das gesamte Erleben, das Selbsterleben wie das Miterleben, eindrücklich verändert und insbesondere der schon angesprochene Umgang mit Trauer oder Traurigkeit. Ein nicht depressiver Mensch kennt solche durch Trauer tief eingefärbte Stimmungen nicht. In der Depression ist das gesamte Gefühlsleben in einer eintönigen Stimmung tiefer Hoffnungslosigkeit, Verzweiflung, Untröstlichkeit und Sinnlosigkeit erstarrt.

Die Angst ist meist nicht auf Konkretes gerichtet, sondern umgibt den Betroffenen förmlich. Auch wenn er weiß, dass kein Grund zur Furcht besteht, lebt er doch ganz aus der Angst.

Die Antriebshemmung geht über das oft noch Nachfühlbare einer Erschöpfung oder nachlassenden Unternehmungslust bzw. Initiative hinaus. Es handelt sich um eine Hemmung bis hin zum völligen Erlöschen des Antriebs.

agitierte Depression

Auch hier kein Symptom ohne das Gegenteil: Wir kennen auch Formen einer *agitierten Depression,* d. h. Zustände, in denen eine ausgeprägte Unruhe und Getriebenheit, oft ohne Ziel und Inhalte, die Betroffenen erfasst. Dies sind sehr quälende Zustände, für die Betroffenen, aber oft auch für die Begleiter, da eine solche agitierte Depression häufig mit erheblicher Angst und großer Hilflosigkeit und Anlehnungsbedürftigkeit verbunden ist.

vitale Depression

Von einer *vitalen Depression* sprechen wir, wenn das Grundempfinden stark von dem Gefühl des Krankseins geprägt ist, der eigene Zustand als elend, schwach, hinfällig oder »kaputt« erlebt wird.

Es versteht sich von selbst, dass in diesem Zustand der Depression Libido und Sexualität erheblich vermindert bzw. aufgehoben sind.

Belastend für Betroffene wie Begleiter ist auch die oft erhebliche Ambivalenz bzw. Entscheidungsunfähigkeit. Letztere kann auch in kleinsten Dingen gehemmt bis aufgehoben sein – bis hin zu einer Lähmung jeglicher Aktivität.

Depressionen im Kindesalter

alterstypische Symptome

Depressionen können durchaus im Kindesalter, auch im Kleinkindalter auftreten. Die Besonderheit hierbei ist, dass wir alterstypische Symptome erkennen müssen.

Kleinkinder

Die Depression bei Kindern wird oft »leibnäher« erlebt. So können bei Kleinkindern neben einer Traurigkeit und einer ausdrucksarmen Mimik eine erhöhte Irritierbarkeit, verzögerte allgemeine und motorische Entwicklung, Schlafstörungen, selbststimulierendes Verhalten wie Schaukeln des Kopfes im Bett (Jactatio capitis), ausgeprägtes Daumenlutschen und vor allem auch genitale Manipulationen als Zeichen einer Depression verstanden werden. Den Kindern mangelt es oft an Fantasie, das Spielverhalten ist dann durch reduzierte Kreativität und Ausdauer gekennzeichnet. Im Vorschulalter tritt zusätzlich Einnässen und Einkoten (Enuresis, Enkopresis) hinzu, ein Sprachentwicklungsrückstand wird deutlich, Schlafstörungen treten auf. Neben der mangelnden Fähigkeit, sich zu freuen, tritt dann auch zum Teil ein introvertiertes, zum Teil aber auch ein aggressives Verhalten zutage.

Vorschulalter

Schulkinder können durchaus über ihre Traurigkeit und möglicherweise suizidalen Gedanken sprechen.

Jugendalter

In Pubertät und Jugendalter fällt ein vermindertes Selbstvertrauen auf, ebenso Konzentrationsmangel, eingeschränkte Schulleistungen, psychosomatische Beschwerden, dann immer deutlicher auch Kriterien einer oben beschriebenen depressiven Episode.

Halb- oder Vollwaisen

Besondere Aufmerksamkeit benötigen Kinder, die zum Teil anhaltend auf häusliche Begleitung und emotionale Unterstützung verzichten mussten: Halb- oder Vollwaisenkinder mit unbewältigtem »Broken Home«-Hintergrund oder Disharmonie in der Familie. Dasselbe gilt für Kinder, die durch eine inadäquate Beschulung mit Unter- oder Überforderung konfrontiert sind, insbesondere mit gesteigerter Leistungserwartung, vor allem auch, wenn (eventuell noch unerkannte) Teilleistungsschwächen wie Legasthenie und Dyskalkulie bestehen. Auch Kinder mit chronischen Erkrankungen, Körper- und Sinnesbehinderungen oder Kinder, in deren Familie psychische Erkrankungen oder Alkoholismus bestehen, sowie Kinder, die ausgeprägten sozioökonomischen Belastungen ausgesetzt sind, müssen sehr sorgsam begleitet werden.

traumatisierte Kinder

Selbstredend sind seelisch verletzte, traumatisierte Kinder im Besonderen gefährdet.

Depressionen bei Menschen mit intellektueller Beeinträchtigung

leichte und mittelgradige Intelligenzminderung

Sämtliche oben genannten Formen einer Depression kennen wir auch bei Menschen mit intellektueller Beeinträchtigung. Auffallend ist dabei, dass Betroffene mit einer leichten und mittelgradigen Intelligenzminderung häufiger depressiv erkranken als Menschen mit einer ausgeprägten Intelligenzminderung. Möglicherweise liegt dies in der Tiefe und Differenziertheit des Gefühlslebens und damit einer ausgeprägteren reflexiven Distanz auf dem höheren emotionalen Entwicklungsniveau begründet (siehe hierzu im Kapitel »Seelische Entwicklung und Biografie« die Beschreibung der Entwicklungsstufen SEO, Seite 34 ff.).

Symptome, für die ein höherer emotionaler Entwicklungsstand nötig ist – insbesondere der Umgang mit einem negativen Selbstbild oder auch mit Schuldgefühlen –, treten seltener auf. Dagegen setzen konkrete Situationen wie der Tod eines Elternteils, tiefe Veränderungen in der Lebens- und Beschäftigungssituation und weitere emotional belastende Ereignisse wie Trennungen von wichtigen Bezugspersonen Menschen mit einer schweren Intelligenzminderung stärker zu.

Vollbild tritt verzögert auf

Eine Eigentümlichkeit bei Menschen mit intellektueller Beeinträchtigung ist, dass das Vollbild der depressiven Symptomatik gelegentlich erst Wochen oder Monate nach dem belastenden Ereignis auftritt. Es erfordert dann eine gute Beobachtung und Reflexion der Bezugspersonen, um den Zusammenhang der depressiven Reaktion mit deren möglicher Verursachung herzustellen.

Neben den oben geschilderten Grundsymptomen einer Depression begegnen uns hier vor allem auch Reizbarkeit und verstärkte Impulsivität, ein vermehrtes Auftreten von Stereotypen und Ritualen, eine psychomotorische Hemmung, gelegentlich das Wiederauftreten von Inkontinenz, ein gesteigertes Rückzugsbedürfnis und gelegentlich auch selbstverletzendes Verhalten. Das Sprechen über den Tod ist eine recht häufige Erscheinung.

Eine besondere Disposition zu depressiven Zuständen betrifft Menschen mit Down-Syndrom.

Möglicherweise sind hier genetische Faktoren mitbedingend, wahrscheinlicher aber die besonderen, zum Teil eingeschränkten Möglichkeiten der Erlebnisverarbeitung. Menschen mit Down-Syndrom haben oft ein hohes Bedürfnis, Veränderungen konkret-sinnlich zu erleben. Die alleinige verbal-abstrakte Übermittlung von Inhalten kann oft nicht genug verstanden, begriffen und dadurch integriert werden.

Menschen mit Down-Syndrom

Charakteristische Veränderungen bei Betroffenen mit Down-Syndrom sind eine labile Stimmung, ein traurig-ernster Gesichtsausdruck, oft ein Rückgang der Sprache, zum Teil mit selektivem oder totalem Mutismus (Verlust bzw. Verzicht auf kommunikative Sprache). Widersetzlichkeit und Ablehnung von Initiativen können Symptome einer Depression sein, werden aber oft verkannt, ebenso wie Aggressivität, Inaktivität, umfassende Ängste oder ein regressives Verhalten mit dem Verlust von Fähigkeiten der Selbstversorgung.

Generell finden wir bei Menschen mit intellektueller Behinderung neben den Grundsymptomen oft auch eine als Negativismus beschriebene ablehnende Grundhaltung gegenüber Anforderungen. Weiterhin stehen eine erhebliche Leistungseinbuße, aber auch schwer einfühlbare Wut- und Erregungszustände im Vordergrund.

All die beschriebenen Auffälligkeiten können durchaus auch andere Erklärungen finden. Eine genaue und geduldige Beobachtung im Dialog mit den Betroffenen ist also sehr wichtig.

genaue, geduldige Beobachtung

Eine besondere Bedeutung in Bezug auf die Entstehung depressiver Störungen bei Menschen mit intellektueller Behinderung kommt dem Konzept der »erlernten Hilflosigkeit« zu, das nicht selten bei Menschen mit Unterstützungsbedarf erlebt werden kann. Dahinter steht die wiederholte Erfahrung des Scheiterns, vor allem der eingeschränkten Selbstwirksamkeit. Eine mögliche negative kognitive Einstellung kann eine Folge von Erfahrungen sein, die dem Betroffenen das Gefühl vermittelt haben, den jeweiligen Problemen nicht gewachsen zu sein. Durch den oft beeinträchtigten frühkindlichen Bindungsprozess kann dies noch verstärkt werden, der in vielen Fällen eine ermutigende Individuation verhindert hat. Dies mag ein Hintergrund sein, wenn depressive Zustände bei Menschen mit Intelligenzminderung deutlich häufiger beobachtet werden als bei Menschen ohne diese Beeinträchtigung.

»erlernte Hilflosigkeit«

Bei Kindern mit intellektueller Behinderung finden wir als mögliche zusätzliche charakteristische Symptome bzw. Erscheinungsbilder plötzliche Stimmungsveränderungen, selbstverletzendes Verhalten mit dem offenkundigen Ziel, die Aufmerksamkeit auf sich zu lenken, Hilflosigkeit und ein am-

Kinder mit intellektueller Behinderung

bivalentes Verhalten gegenüber Bindungspersonen mit gleichzeitigem Anklammern und aggressivem Verhalten.

stille Depression

Eine weitere Zuspitzung kann dann in einer Art der »stillen Depression« gesehen werden mit erloschener Mimik und »leeren Augen« neben eingeschränkter Kraft und Fähigkeit zu Interesse, Initiative und motorischer Aktivität.

Suizidalität

Einer besonderen Aufmerksamkeit im Zusammenhang mit dem Krankheitsbild der Depression bedarf die Suizidalität.

Es wird immer wieder Situationen geben, in denen ein Mensch keinen anderen Lösungsweg als den Suizid sieht. Vielleicht können die Begleiter und Angehörigen diesen Schritt, wenn auch nicht gleich, akzeptieren lernen – sofern er sich trotz aller professionellen wie mitmenschlichen Bemühungen nicht abwenden lässt. Mir scheint dies wichtig zu sein, und ebenso, dass einem solchen Tod mit Würde und Respekt begegnet werden kann.

Dennoch: Wir müssen aufmerksam sein und den Betroffenen in diesem Sinne Unterstützung anbieten. Vielleicht gelingt es auf diese Weise, einen möglichen Suizid, der aus einer momentanen tiefen Verzweiflung heraus versucht wird, zu verhindern. In diesem Zusammenhang kann es betroffen machen, dass viele Menschen, die einen Suizidversuch unternommen haben, aber nicht daran gestorben sind, im Nachhinein dankbar dafür sind, die ursächliche Krise überwunden und neue Perspektiven für ihr Leben gefunden zu haben. Sie sind letztlich dankbar dafür, noch am Leben zu sein.

Häufigkeit

Suizide sind häufig. Fast eine Million Menschen sterben jährlich weltweit am Suizid, mehr als durch Kriege oder Hungersnöte! Aber vor diesen Zahlen steht der in unserer Nähe, in unserem Kontakt stehende Mensch mit seinem Schicksal.

Anzeichen

Welche Faktoren lassen uns auf eine mögliche Suizidalität aufmerksam werden? Zum Beispiel, wenn Betroffene immer mehr daran denken müssen, sich das Leben zu nehmen, wenn sich die Gedanken dann in eine mögliche Form der Realisierung konkretisieren, wenn vielleicht sogar schon Vorbereitungen getroffen wurden. Nahezu alle, die später einen Suizidversuch unternehmen, haben vorher darüber gesprochen – auch wenn häufig noch das Gegenteil behauptet wird! Wenn ein Suizid im Umfeld geschehen ist, senkt dies die Hemmschwelle; ebenso, wenn von dem Betroffenen schon einmal ein Suizidversuch unternommen worden ist.

Menschen, die ihre Situation als aussichts- und hoffnungslos ansehen, sind gefährdeter, insbesondere wenn die Gedanken immer um die vermeintlich nicht zu lösenden Probleme kreisen. Menschen, die isoliert sind, nicht in familiären oder anderen Bindungen stehen, keine religiöse oder andere weltanschauliche Verwurzelung haben, die insgesamt weniger Kontakt nach außen entwickeln bzw. weniger Kontakte leben können, sind ebenfalls in höherem Maße gefährdet. Hierzu gehören auch getrennt lebende Menschen, vor allem Männer, überwiegend im höheren Alter.

mögliche Hintergründe

Es ist gut zu versuchen, zu derart Betroffenen Brücken zu schlagen, und es ist dabei auch gut, hierzu professionelle Hilfe in Anspruch zu nehmen.

> ***Wichtig ist zu wissen:*** Die wenigsten Menschen, die durch Suizid sterben, wollen nicht nicht mehr leben – die meisten wollen *so* nicht mehr leben, so, wie ihr Leben sich entwickelt hat.

In dem Märchen *Die Bremer Stadtmusikanten* sagt der Esel zum Hahn: »Ei was, zieh lieber mit uns fort, wir gehen nach Bremen, etwas Besseres als den Tod findest du überall!« Ich erwähne diesen Satz in der psychotherapeutischen Arbeit mit suizidgefährdeten Menschen gelegentlich. Ich meine ihn dann ganz ernst, er will nichts lächerlich machen: Aber ich ermutige dazu, miteinander auf die Suche zu gehen, welches Leben lebbar erscheint. Um dann Mut zu machen, dieses lebbare Leben zu wagen. Dann bekommt auch der Ausdruck »sich das Leben nehmen« eine ganz andere, neue und ermutigende Bedeutung: sich das Leben, sein Leben zu nehmen, es in Anspruch zu nehmen, sich das eigene Leben zu eigen zu machen. Vielleicht gänzlich rücksichtslos – aber dem eigenen Leben zugewandt!

das lebbare Leben wagen

Reflexion

Bei depressiv empfindenden Menschen ist der innere Zusammenhang von Vergangenheit, Gegenwart und Zukunft oft charakteristisch verändert. Aus Zukunft wird Vergangenheit, ohne Gegenwart geworden zu sein. Damit ist gemeint, dass oft eine lähmend-angstvolle Erwartung des Kommenden vorherrscht und die Zeit dabei verrinnt, ohne wirklich gegenwärtig ergriffen worden zu sein. Aber noch ein anderes: Bei nicht wenigen Betroffenen liegt ein Schatten aus der Vergangenheit, unter anderem bedingt durch Erlebnisse und Erfahrungen aus der Kindheit, auf dem weiteren Leben.

Schatten aus der Vergangenheit

aus dem Schatten treten

Eine entscheidende Unterstützung kann ein depressiv erlebender Mensch durch die Haltung erfahren: Doch, du darfst aus diesem Schatten treten. Oder eben: Ja, ich darf aus diesem Schatten treten – und ich will es! Eine entsprechende Unterstützung in der Begleitung Betroffener ist wesentlich!

Beispiele möglicher Schatten

Dieser Schatten, der auf einem Leben liegen kann, hat viele Facetten: Er kann auf die eingeschränkte Möglichkeit in der frühen und weiteren Kindheit zurückgehen, eine stabile oder sichere Beziehung zu den eigenen Eltern erfahren zu dürfen. So können es Betroffene als ein eigenes Versagen empfinden, wenn im späteren Leben Beziehungsverluste erlitten werden. Sie erfahren es als eigenes Defizit, selber nicht in der Lage zu sein, eine anhaltende und stabile Beziehung herzustellen oder aufrechtzuerhalten. Dies kann man in Heilpädagogik und Sozialtherapie auch darin ablesen, wie Betroffene mit den häufigen Bezugspersonenwechseln, den oft erlebten und erlittenen Abschieden von Betreuenden umgehen.

Eine weitere mögliche Konstellation kann sein, dass Kinder starke Emotionen wie Ängste, Bedrückung oder Traurigkeit nicht zeigen durften. Tiefe Gefühle nicht äußern zu dürfen kann eine schwere Belastung für die weitere Entwicklung im Leben sein. Hierzu gehört auch eine mögliche Erziehungskonstellation: wenn die Eltern eines Kindes selber psychisch erkrankt oder eben depressiv erkrankt sind und das Kind die Befürchtung haben kann oder muss, dass die eigenen Gefühlsäußerungen die seelische Erkrankung bzw. das Befinden der eigentlich ja geliebten Eltern noch mehr belasten.

Weiter kann ein Kind aus verschiedenen Gründen den Eindruck gewinnen, selber wenig liebenswert oder unerwünscht zu sein. Diese Belastung kann sich vertiefen und innerlich festsetzen, verbunden mit der Angst, vor diesem Hintergrund selber eigenständige tragende Beziehungen einzugehen.

Diese Schilderungen stellen nur wenige Beispiele aus einer Fülle möglicher, das Leben überschattender Bedingungen dar.

positive Wertschätzung

All dies kann zu der therapeutischen Haltung führen, »nachschaffen« zu wollen, also dem Betroffenen seinen Wert, seine Bedeutung und Unverwechselbarkeit immer wieder nahezubringen, ihn als den zu akzeptieren, der er ist, und ihm eine positive Wertschätzung zuteilwerden zu lassen. Diese Haltung und Grundstimmung der Beziehung kann dann zum Nährboden werden, auf dem ein Selbstwertgefühl wächst, als wesentliche Grundlage, eigenes depressives Erleben in lebendiges Selbsterleben umzuwandeln.

Angelehnt an ein Zitat von Bertolt Brecht: »Wer a sagt, der muss nicht b sagen. Er kann auch erkennen, dass a falsch war«[77] kann man es auch folgendermaßen formulieren: Ein Weg, der eingeschlagen wurde, muss nicht zwangsläufig genauso weitergehen. Wir dürfen prüfen, ob eine Haltung, die wir eingenommen haben, wirklich die einzig mögliche für uns ist.

den bisherigen Weg prüfen

Und als Begleiter dürfen wir Betroffenen helfen, diese Frage zu stellen. Dann kann das Ermutigende wachsen: Ja, du darfst das Geschenk deines Lebens ganz auspacken.

Zwischen Vergangenheit und Zukunft liegt die Gegenwart, der gegenwärtige Moment, das Jetzt, dieser (jeweils) einzige Moment, den wir in Freiheit gestalten können und dürfen – möglicherweise immer mehr in unserem eigenen Sinn. Die Ermutigung zu geben, diese Freiheit aufzuspüren, das liegt in den Möglichkeiten des heilpädagogischen und sozialtherapeutischen Alltags. Welch große Aufgabe – und ein Geschenk für alle Beteiligten!
Und noch eines: Keine Krankheit ist sinnlos oder muss als sinnlos empfunden werden. Auch wenn ein solcher Sinn manchmal nicht auf der Hand liegt, wir können ihn aufsuchen. Wir können einer Erkrankung durch unsere Haltung einen Sinn geben.

Fragen nach dem Sinn einer Erkrankung

Ein an Depression erkrankter Mensch kann sich fragen: Was habe ich mit dieser Erkrankung, mit dieser Depression zu tun, was will diese Erkrankung von mir? Im Teilen dieser zentralen Frage kann sich der Begleiter neben den Betroffenen stellen, besonders als Begleiter von Menschen mit Assistenzbedarf.

Haltung des Suchens

»Suchen« heißt dabei nicht »aufdrängen«. Dieses Suchen ist eine Haltung, die in tiefer Freiheit wurzelt. Es ist eine Haltung, die sich in Geduld übt, die warten kann.

In einer besonderen Weise hat der Religionsphilosoph Romano Guardini (1885–1968) in seiner Schrift *Vom Sinn der Schwermut* Gesichtspunkte dazu dargelegt. Dabei unter anderem: »Die Schwermut ist etwas Schmerzliches, und sie reicht zu tief in die Wurzeln unseres menschlichen Daseins hinab, als dass wir sie den Psychiatern überlassen dürfen […] Wir glauben, es geht um etwas, was mit den Tiefen unseres Menschentums zusammenhängt. Und zwar glaube ich, dass wir […] die Schwermut als etwas verstehen müssen, in welchem der kritische Punkt unserer menschlichen Situation überhaupt deutlich wird.«[78]

Guardini führt einen Begriff in die Betrachtung ein, der uns für die Begleitung Betroffener eine große Hilfe sein kann: Er beschreibt Betroffene als in besonderem Maße *wertfühlig*. Das bedeutet: als besonders sensibel, aber auch als besonders verwundbar. Und er macht damit auf die Notwendigkeit für diese Menschen aufmerksam, sich nicht an den Äußerlichkeiten und Oberflächlichkeiten des Lebens alleine aufzuhalten, sondern den Erlebnismöglichkeiten eine wirkliche Tiefe zu geben. Der »Sinn« eines solchen Erlebens könnte dann darin gesehen werden, dem Wesentlichen, also dem Wesen der Dinge näher zu kommen.

den Erlebnismöglichkeiten Tiefe geben

Sicht von innen

Betroffene, die tief im depressiven Erleben stehen, sind diesem Erleben ganz ausgeliefert – vergleichbar mit Menschen, die einem wahnhaft oder halluzinatorisch geprägten psychotischen Erleben preisgegeben sind und dadurch eine zutiefst eingeschränkte oder aufgehobene Realitätssicht haben. Im tiefen depressiven Erleben kann die reflexive Distanz aufgehoben sein. Für den Betroffenen kann es sich so anfühlen, als bliebe das gegenwärtige Empfinden fortan bestehen – »unentrinnbar«. »Seins-haftigkeit« beschreibt dieses absolute Darinnen-Stehen im depressiven Erleben: »Es ist so – und es wird so bleiben!«

reflexive Distanz ist aufgehoben

Im Besonderen sind hier wieder Menschen mit kognitiven Beeinträchtigungen gemeint. Den in dieser Weise Betroffenen mangelt es generell an einer reflexiven Einordnung der eigenen Erfahrungen, sie sind also dem depressiven Erleben vollkommen ausgesetzt und ausgeliefert. Noch einmal mehr wird hier die Notwendigkeit des einfühlenden Miterlebens bedeutsam.

Nichts ist erleichternder für depressiv Erkrankte, als wenn sie Mitgefühl erleben, wenn sie empfinden dürfen, dass jemand sich darum bemüht, ihre innere Welt zu verstehen, wenn ihre als schrecklich erlebte Isolation etwas gelindert wird.

die innere Welt des anderen verstehen

Vor diesem Hintergrund mag die innere Welt eines depressiv erlebenden Menschen so aussehen (oder natürlich: auch ganz anders!):

Die Nacht, die Dunkelheit ist voller Angst; es gibt keinen Schlaf mehr. Unruhe, Getriebenheit, Angst vor dem nächsten Tag. Kurzes Einnicken vielleicht, dann schreckhaftes Aufwachen mit einem großen Druck auf der Brust, der das Atmen schwer macht. Fast eine Unfähigkeit aufzustehen. Ich will mich waschen, kann es nicht. Mein ganzes Denken ist eingenommen von der Angst, wie ich den Tag

bewältigen soll, nicht einmal nur den Tag: Wie soll ich aufstehen, wie soll ich aus dem Haus gehen, wie soll ich ...
Neben der Angst vor dem, was jetzt von mir verlangt wird, ein alles überragendes Schuldgefühl über die Versäumnisse meines Lebens. Ich hätte da, ich hätte dort, ich hätte überhaupt anders handeln müssen, ich hätte mein Leben anders angehen müssen – jetzt ist alles zu spät, ich habe versagt, ich habe mein Leben zerstört ...
Ich habe mein Menschenrecht verwirkt. Ich hatte alle Möglichkeiten. Ich habe nichts davon genutzt.

Worte für das innere Erleben finden

Es gibt eine Reihe von Texten Betroffener, die ihr Innenleben geschildert haben – Menschen ohne kognitive Beeinträchtigungen. Sie haben Worte wählen können für einen Zustand, dem Menschen mit Unterstützungsbedarf noch einmal mehr ausgeliefert sind. Denn bei allem Schweren: sich ausdrücken zu können, Worte für das innere Erleben zu finden und es damit vor sich hinstellen zu können: Darin kann auch so etwas wie eine Linderung gesehen werden.

Schilderungen Betroffener

Piet C. Kuiper, ein bedeutender holländischer Psychiater, schreibt über sein eigenes depressives Erleben: »An die Stelle der Lebensfreude tritt eine quälend düstere Stimmung, wie man sie erlebt, wenn man jemanden, den man liebt, verloren hat. Der Impuls, in irgendeiner Weise aktiv zu sein, ist verschwunden. Die Welt verliert ihre Farbe, alles wird grau, im schlimmsten Fall verflucht man seine Existenz und den Tag seiner Geburt. Nicht selten kommt zu diesem Elend noch eine quälende Angst hinzu, die sich zur Panik steigern kann und oft ganz unerträglich ist. [...] Ich fand nirgends mehr Ruhe, der eine Impuls folgte dem anderen in schneller Folge; maßloses Schuldgefühl, Wut und Verzweiflung. [...] Die Erde spie mich aus, ich gehörte nicht mehr dazu. [...] Grübelei über die Zukunft macht es unmöglich, die Zeit, die einem noch bleibt, fruchtbar zu nutzen.«[79]

Von Franz Kafka stammen die folgenden Texte: »Vollständige Gleichgültigkeit und Stumpfheit. Ein ausgetrockneter Brunnen, Wasser in unerreichbarer Tiefe und dort ungewiss. [...] Sterben hieße nichts anderes als ein Nichts dem Nichts hinzuzugeben, aber das wäre dem Gefühl unmöglich, denn wie könnte man sich auch nur als Nichts mit Bewusstsein dem Nichts hingeben und nicht nur einem leeren Nichts, sondern einem brausenden Nichts, dessen Nichtigkeit nur in seiner Unfassbarkeit besteht. [...] Die schreckliche Unsicherheit meiner inneren Existenz [...] Unlösbare Frage: Bin ich gebrochen? Bin ich im Niedergang? Fast alle Anzeichen sprechen dafür (Kälte, Stumpfheit, Nervenzustand, Zerstreutheit, Unfähigkeit im Amt, Kopfschmerzen, Schlaflosigkeit) [...] Aber wohin ich mich wende, schlägt mir die schwarze Welle entgegen. [...] Bin ganz leer und sinnlos, die vorüberfahrende Elektrische hat mehr lebendigen Sinn.«[80]

Kuiper und Kafka haben ihr inneres depressiv getöntes Erleben in Worte fassen können – die uns anvertrauten Menschen mit Intelligenzminderung sind dazu nicht in der Lage. Aber sie erleben und erleiden Vergleichbares. In der Begleitung können wir versuchen, uns dies immer wieder bewusst zu machen.

Zur Therapie von Depressionen

unterschiedliche Komponenten

Wie bei jeder seelischen Erkrankung gibt es nicht »die eine« Therapie. Immer ist es ein Zusammenwirken von unterschiedlichen Komponenten und Ebenen, die individuell, d. h. ausgehend von der jeweils betroffenen Person, eingesetzt werden können. Therapie fußt immer auf der konkreten Begleitung, auf der Gestaltung von Beziehung und der *Haltung einem Betroffenen gegenüber.*

Bestätigung durch ein Gegenüber

Der jüdische Religionsphilosoph Martin Buber (1878–1965) beschrieb einmal diese grundsätzliche Haltung innerhalb einer Beziehung: »In seinem Sein bestätigt will der Mensch durch den Menschen werden und will im Sein des andern eine Gegenwart haben. Die menschliche Person bedarf der Bestätigung, weil der Mensch als Mensch ihrer bedarf. Das Tier braucht nicht bestätigt werden, denn es ist, was es ist, unfraglich. Anders der Mensch: Aus dem Gattungsbereich der Natur ins Wagnis der einsamen Kategorie geschickt, von einem mitgeborenen Chaos umwittert, schaut er heimlich und scheu nach einem Ja des Sein-Dürfens aus, das ihm nur von menschlicher Person zu menschlicher Person gewährt werden kann; einander reichen die Menschen das Himmelsbrot des Selbst-Seins.«[81] Auch wenn dies eher generell die zentrale Bedeutung von Beziehung und Bindung beschreibt, wird daran deutlich, in welch hohem Maße die Bestätigung durch ein Gegenüber gerade bei einer Depression von Wichtigkeit ist.

Einbeziehen des Körpers

Einen großen Bereich der Therapie stellt das *Einbeziehen des Körpers* dar. Dies ist ein weites Feld, das den Umgang mit Wärme, mit Bewegung, Bewegungstherapien, aber auch äußere Anwendungen, Bäder und jedwede Form der körperlichen Stärkung umfasst. Man möchte in der Therapie immer ermuntern, »den Leib mitzudenken«. Der Anthropologe und Depressionsforscher Viktor von Gebsattel beschrieb die Depression einmal als Störung der basalen Lebensbewegung.[82] Diese tiefe Vitalitätsstörung, die vom Leiblichen bis ins Seelische ragt, ist hier gemeint.

Den Leib mitdenken, das Wissen um die Stärkung leiblich-körperlicher Vorgänge als Unterstützung seelischer Prozesse hat schon Teresa von Ávila, Karmeliterin und Mystikerin (1515–1582), eindrucksvoll und prägnant beschrieben: »Tue deinem Leib Gutes, damit die Seele Lust hat, darinnen zu wohnen.«[83]

Bewegung

Im heilpädagogischen und sozialtherapeutischen Alltag können der Körper und die hier angesprochenen leiblichen Funktionen zunächst am stärksten durch Bewegung unterstützt werden. Laufen, Wandern, gerne auch anhaltend, kann hier hilfreich werden, so wie jede Form der Bewegung, die initiativ oder gar freudig ausgeführt werden kann, seien es Bewegungsspiele, seien es Zirkus oder andere Formen der spielerischen Freizeitgestaltung.

sensorische Integration

Hilfreich sind weiterhin Formen der Physiotherapie, darin unter anderem auch die sensorische Integration. Damit ist die Förderung einer vertieften Integration der Sinne in die eigene Körperwahrnehmung gemeint (siehe Anmerkung 46, Seite 414). Auch andere körperliche Therapien oder Sportarten können sinnvoll sein, wobei für den einen Menschen der konzentrative Aspekt wichtiger ist, für den anderen der kämpferisch-aggressive, durch den gerade aggressionsgehemmte Menschen eine wichtige Unterstützung erfahren können.

äußere Anwendungen

Es können auch Wickel, äußere Anwendungen, Einreibungen und Bäder durchgeführt werden. Hier ist anzumerken, dass alle diese körperlich orientierten Therapien immer einen Doppelaspekt haben: zum einen die Nähe, die Stärkung der Bindung und Beziehung, die Begleitung, überhaupt die Tatsache, dass sich ein anderer unterstützend und achtsam des Körpers des Betroffenen annimmt, zum anderen die jeweilige spezifische Wirkung, insbesondere bei Unterstützungen im Bereich der Organprozesse von Leber und Niere, aber generell auch bei jeder Form der Unterstützung von Wärmeprozessen. Bei vielen von einer Depression Betroffenen sind die Wärmebildungs- und Wärmeregulationsvorgänge tiefgreifend beeinträchtigt. Ähnlich wie bei der Bewegung sind hier der Fantasie keine Grenzen gesetzt. All dies kann durchaus auch seinen Platz im begleitenden heilpädagogischen und sozialtherapeutischen Alltag finden.

schöpferische Kräfte fördern

Weiterhin können die eigenen schöpferischen Kräfte, als Beispiel und Anregung dafür, wieder stärker Mitgestalter des eigenen Lebens zu sein, durch die Kunsttherapie gefördert und vertieft werden. Gestalterische Formen wie Malen und Plastizieren sowie der therapeutische Umgang mit Musik und Sprache gehören hier im Wesentlichen dazu. Diese Übungen sind nicht ergebnisorientiert, zentral ist hier vielmehr der Umgang mit dem Prozess des Gestaltens. Gelegentlich kann die künstlerische Therapie auch noch in einem vertieften Maße in die Psychotherapie einbezogen werden, indem das so Gestaltete betrachtend reflektiert wird und möglicherweise tiefere Schichten der eigenen Seele, die dem Bewussten zunächst nicht zugänglich sind, freigelegt werden. Daneben kommt dem »Ausdruck schaffen« in der Therapie eine große Bedeutung zu. Dem depressiven Erleben haftet oft ein Festhalten, Einengen, Erstarren an. Jedwedes künstlerische Gestalten kann hier eine weitende Hilfe sein.

Ausdruck schaffen

Die große jüdische deutsch-schwedische Dichterin und Literatur-Nobelpreisträgerin Nelly Sachs (1891–1970) litt an einer schweren depressiven Psychose. Ihr Arzt riet, ihre Inhalte niederzuschreiben, sie gewissermaßen »nach außen« zu bringen. Dieses »Herausschaffen« bewirkte zum einen eine Linderung ihrer seelischen Not – zum anderen schenkte sie uns dadurch ihr großes Werk. Natürlich kann dies nicht beispielhaft sein. Zum einen steht hinter dem Werk von Nelly Sachs das Unsagbare des Holocaust; Nelly Sachs und ihre Mutter konnten im Mai 1940 buchstäblich im letzten Moment (der Befehl für den Abtransport in ein Lager war bereits eingetroffen) aus Berlin, wo sie versteckt gelebt hatten, nach Schweden fliehen. Solch ein Schicksal verbietet jeden Vergleich. Zum anderen kann es nicht Aufgabe eines schöpferischen Prozesses sein, ein »Werk« zu schaffen. Hier geht es alleine darum, auf das Befreiende hinzuweisen, das generell jedes künstlerische Tun bewirken kann.

Heileurythmie

Eine besondere Ebene der Kunsttherapie ist die *Heileurythmie.* In der hygienischen Therapie, bei allgemeinen die Bewegungsfreude unterstützenden Übungen, nimmt sie eine übergeordnete Stellung ein. Im Zusammenhang mit spezifischen Lauten werden Bewegungsübungen entwickelt, die konkret die Krankheitssymptomatik des Betroffenen ansprechen. In der Heileurythmie stehen Laute wie das »B«, das Geborgenheit vermittelt, und das »M«, das als »Atemlaut« ein vertieftes Verbinden der Seele mit dem Leib ermöglicht, im Vordergrund, ebenso Vokale wie »A« und »E«. Die jeweiligen Therapieschritte können letztlich aber nur individuell entwickelt werden.[84]

Wichtig ist, dass die Heileurythmie in einer aufbauenden, wärmenden, ermutigenden Atmosphäre vermittelt wird. Nicht selten bewährt es sich, zu Beginn einer Therapieeinheit, in Ruhe sitzend und »ankommend«, diese »Wärmung« durch eine unter den Füßen platzierte Wärmflasche auch konkret werden zu lassen.

hygienische Eurythmie

Wichtig in der Behandlung depressiver Menschen ist auch die *hygienische Eurythmie*. Mit dem Begriff »Hygiene« ist hier die Anwendung »gesundheitsmehrender Handlungen« gemeint. Ein depressiv empfindender Mensch erlebt sich oft isoliert, nicht am Leben teilnehmend, ausgegrenzt, vielleicht gar als »verloren«. Die hygienische Eurythmie möchte dem Menschen durch die Anwendung von Gebärden, Gesten und Rhythmen helfen, sich wieder in einen übergeordneten Zusammenhang einzugliedern, sich gehalten und getragen zu wissen durch eine objektive Sicherheit und Geborgenheit vermittelnde Struktur.

homöopathisch-anthroposophische Medikation

Die Behandlung mit *homöopathisch-anthroposophischen bzw. pflanzlichen Medikamenten* fußt unter anderem auf dem Einsatz von *Gold (Aurum)* in unterschiedlichen Darreichungsformen, insbesondere auch gemeinsam mit *Hyperikum (Johanniskraut)*, aber auch *Eisen (Ferrum)*. Ein weiterer Schwerpunkt sind Stoffwechsel-anregende Substanzen, insbesondere zur Unterstützung des Leber-Galle-Systems (unter anderem durch *Hepatodoron®*). Auch die *Ameisensäure (Formica)* als eine Substanz, die Verwandlung fördert, kann einen Therapieverlauf maßgeblich unterstützen.

Psychotherapie

Einen wesentlichen Platz im therapeutischen Konzept für Depressionen nimmt die *Psychotherapie* ein. Zunächst bedeutet Psychotherapie »gerichtete Aufmerksamkeit«. Im Zusammenhang der Behandlung depressiv erkrankter Menschen kann zum einen die sogenannte »tiefenpsychologisch orientierte Psychotherapie« eingesetzt werden. Hier steht die Frage im Vordergrund, welche Lebenserfahrungen möglicherweise prägend hinter einem Leben stehen und wie mögliche »Muster« wieder aufgelöst werden können. Demgegenüber versucht ein verhaltenstherapeutischer Ansatz, praktische Konzepte einer freieren Gegenwartsbewältigung zu vermitteln (Weiteres zum Ansatz der Psychotherapie im entsprechenden Kapitel, siehe Seite 375 ff.).

Antidepressiv wirkende Medikamente (Antidepressiva)

Eine Gruppe der Psychopharmaka, die insbesondere bei schwereren Formen der Depression eingesetzt werden, sind die Antidepressiva. Diese Medikamente wirken im Zentralnervensystem, insbesondere im Bereich der Transmitter und der Rezeptoren. Zentraler Ansatz dieser Medikamentengruppe ist die Aufhellung depressiver Stimmungen. Zwei große Gruppen unterscheiden wir darunter: entweder eher antriebssteigernd oder stärker sedierend, angstdämpfend und schlaffördernd wirkende Medikamente.

antriebssteigernde oder sedierende Wirkung

Generell muss bei der Behandlung mit Antidepressiva darauf geachtet werden, dass sie eine relativ lange Zeit bis zum Eintritt der Wirkung benötigen. Das kann manchmal zwei bis vier Wochen dauern. Es braucht in dieser Phase viel Geduld bei allen Beteiligten. Weiter bedarf es einer guten Beobachtung der Behandelten in dieser Zeit, da manchmal zwar eine antriebssteigernde Wirkung greift, die depressionslösend-stimmungsaufhellende Wirkung aber noch nicht eingetreten ist. Insbesondere bei Betroffenen mit suizidalen Tendenzen ist in dieser Zeit eine sehr gute Beobachtung und Begleitung notwendig.

trizyklische Antidepressiva

Neben der Unterscheidung in antriebssteigernde und sedierende Medikamente gibt es noch weitere Differenzierungen. Früher häufig eingesetzte Antidepressiva waren unter dem Begriff der »trizyklischen Antidepressiva« bekannt (hier vor allem *Amitriptylin, Clomipramin* und *Trimipramin*). Zu den möglichen unerwünschten Nebenwirkungen dieser Medikamente gehört eine Einwirkung auf die Drüsentätigkeit (»anticholinerge Wirkung«), die sich vor allem in Mundtrockenheit und Obstipation zeigen kann. Ein besonderes Augenmerk ist auf die Herzfunktion zu richten. Neben einer Blutdrucksenkung kann Tachykardie (»Herzrasen«) auftreten, vor allem kann es aber zu Herzrhythmusstörungen kommen. Deshalb sollten hier vor Beginn der Therapie und im weiteren Verlauf EKG-Untersuchungen zur Kontrolle durchgeführt werden.

neuere Antidepressiva

Bei den »neueren« Antidepressiva (unter anderem SSRI, SNRI und NRI) bestehen die Nebenwirkungen dagegen vor allem in gastrointestinalen Beschwerden wie Übelkeit, Schwindel, aber auch Kopfschmerzen und Schlafbeeinträchtigungen sowie sexuellen Funktionsstörungen. Wichtige diesbezügliche Medikamente sind *Citalopram, Escitalopram, Fluoxetin, Sertralin* und *Venlafaxin*. Auch eine Gewichtszunahme (vor allem unter *Mirtazapin)* kann auftreten.

MAOH-Stoffe

Eine weitere Gruppe sind die sogenannten MAOH-Stoffe, hier im Wesentlichen *Moclobemid* und *Tranylcypromin,* bei denen als mögliche Nebenwirkungen Blutdruckprobleme, gastrointestinale Beschwerden wie Übelkeit und Schlafstörungen gut beobachtet werden müssen.

Antidepressiva (Auswahl häufig verordneter Mittel)

Chemischer Name (»Generikum«)	Handelsname D	Handelsname CH
Eher beruhigende Antidepressiva (auch zur Schlafunterstützung)		
Amitriptylin (Trizykl. AD)	*Saroten®*	*Saroten®*
Clomipramin (Trizykl. AD)	*Anafranil®*	*Anafranil®*
Trimipramin (Trizykl. AD)	*Stangyl®*	*Surmontil®*
Mirtazapin (NaSSA)	*Remergil®*	*Remeron®*
Eher aktivierende Antidepressiva (vornehmlich morgens eingesetzt)		
Sertralin (SSRI)	*Zoloft®/Gladem®*	*Zoloft®/Gladem®*
Citalopram (SSRI)	*Cipramil®*	*Seropram®*
Escitalopram (SSRI)	*Cipralex®*	*Cipralex®*
Reboxetin (NRI)	*Edronax®*	*Edronax®*

Generell muss auch hier hinsichtlich der Nebenwirkungen gesagt werden: Sie können auftreten – müssen es aber nicht. Es bedarf einer guten Beobachtung, um bei möglichen Nebenwirkungen reagieren zu können. Allerdings sollten andererseits auch keine Befürchtungen hinsichtlich möglicher Nebenwirkungen geweckt werden.

Antidepressiva als Ergänzung

Wesentlich ist auch hier der Ansatz, dass diese Medikamente nur dann als Ergänzung eines therapeutischen Gesamtkonzeptes eingesetzt werden, wenn die anderen Therapieansätze alleine nicht ausreichen und ein erhebliches Leiden weiterbesteht.

pflanzliches Antidepressivum

Ein wichtiges Antidepressivum ist das rein pflanzliche (phytotherapeutische) Medikament *Johanniskraut (Hypericum)*, unter anderem als *Jarsin®*, *Laif®* oder *Felis®* im Handel. Johanniskraut hat eine gute antidepressive Wirkung. Wie jedes Antidepressivum braucht es aber einige Wochen, bis sich die ganze Wirkung entfaltet. Da es das Auftreten von Sonnenbrand oder Ähnlichem begünstigen kann, hat sich der auf die dunkle Jahreszeit begrenzte Einsatz bewährt. Als mögliche Nebenwirkung kann die Wirkungsabschwächung zur Kontrazeption eingesetzter Medikamente (»Pille«) auftreten.

Andere Therapieansätze

Lichttherapie

Gerade auch bei sogenannten saisonalen Depressionen, die also vorwiegend in der dunklen Jahreszeit auftreten, kann die *Lichttherapie* eine wichtige Unterstützung darstellen.

> ***Erika, 37 Jahre alt,*** leidet in der dunklen Jahreszeit an oft über Monate andauernden depressiven Phasen. Die Wohngruppe schenkte ihr eine spezielle Lampe zur Lichttherapie. In den Wintermonaten sitzt sie nach dem Werkstattbesuch für eine gute halbe Stunde vor der Lampe und legt Puzzle. Manche anderen Bewohnerinnen gesellen sich dazu. Die Ausprägung der depressiven Phasen hat sich sehr gelindert.

Ich mache in den letzten Jahren eine interessante Beobachtung: Nachdem ich in manchen Einrichtungen den Einsatz einer Lampe zur Lichttherapie angeregt habe – zunächst nur für Einzelne aus einer individuellen Indikation heraus – sehe ich nun in den Herbst- und Wintermonaten immer wieder Gruppen von Bewohnern um eine solche Lampe herum sitzen, zum Beispiel beim Tee nach der Arbeit in der Werkstatt oder beim Zeitunglesen vor dem Abendessen. Ich freue mich darüber, wird doch ein guter und völlig nebenwirkungsfreier therapeutischer wie prophylaktischer Therapieansatz auch zur sozialen Interaktion genutzt!

therapeutischer Schlafentzug

Eine weitere Therapieoption ist der *therapeutische Schlafentzug*. Hier geht es um eine fast paradoxe Wirkung: Für eine Nacht (gelegentlich auch die Hälfte der Nacht) wird auf den Schlaf verzichtet zugunsten praktischer Tätigkeiten oder Ähnlichem. Erstaunlicherweise kann hierdurch oft eine Linderung der Depression erreicht werden.

Ermutigung zu eigenem Handeln

Neben all den genannten therapeutischen Unterstützungen kann gerade das *eigene Mittun* eine wichtige Ergänzung darstellen; in Heilpädagogik und vor allem Sozialtherapie dann die *Ermutigung zu eigenem Handeln* und die *Unterstützung von eigener Aktivität.*

Seelenübungen

Der Einsatz von sogenannten *Seelenübungen* kann im Umgang mit depressiven Erkrankungen entscheidende positive Wirkungen erzielen. Damit sind Übungen gemeint, die ein Mensch aktiv anwendet. Das können bestimmte Gedankeninhalte sein, mit denen sich der Betroffene beschäftigt, oder das bewusste Ausrichten der eigenen Wahrnehmung auf innerlich stärkende Bereiche oder Inhalte. Eine solche Bereicherung der eigenen Seele ist beispielsweise auch zentraler Inhalt der Meditation.

Ein wichtiger Ansatz sind *Übungen, die den Bereich des Willens stärken,* so zum Beispiel das Vorhaben, täglich einen kleinen Text, etwa ein Gedicht, vielleicht auch einen kleinen Abschnitt aus der Bibel oder irgendeinen Text, der einem inhaltlich etwas bedeutet, abzuschreiben. Es geht hier gerade nicht um die kreative Seite, einen Text zu formulieren oder Ähnliches, sondern darum, einen vorgegebenen Text mit großer Aufmerksamkeit und sauberer Schrift abzuschreiben. Diesem Ansatz liegt das Grundmotiv zugrunde, ein Vorhaben tatsächlich auch umzusetzen, was generell die Willensbildung unterstützt. Es stellt eine wesentliche Erweiterung der sozialtherapeutischen Begleitung eines Betroffenen dar, diesen therapeutischen Bereich mit einzubeziehen.[85]

den Willen stärken

Menschenkundliche Reflexionen

Eine Depression ergreift umfassend den »ganzen Menschen«. Die »Lebenskräfte« sind betroffen: Es entsteht ein Ungleichgewicht zwischen aufbauenden und abbauenden Kräften, die Schwere, das Feste und Dunkle überwiegt. (Eine früher gebräuchliche Bezeichnung der Depression war charakteristischerweise der Begriff »Melancholie«, was so viel wie »schwarze Galle« bedeutet und auf einen stagnierenden Gallefluss zurückgeführt wird.) Betroffen ist aber auch das gesamte Seelische, die Weite und Schwingungsfähigkeit des Gemütes, was der Depression den Namen gegeben hat. Kennzeichnend ist eine seelische Verschattung, die Freud- und Antriebslosigkeit, die Resignation – der Begriff der »Schwermut« beschreibt dies bildhaft. Nicht zuletzt sind auch zentrale Seiten der Persönlichkeit, der Individualität in das depressive Selbsterleben einbezogen. Die Selbstwahrnehmung, das Selbstvertrauen und eine eigenständige und selbstverantwortete freie Lebensgestaltung erscheinen blockiert.

der ganze Mensch ist betroffen

Dies möchte, in aller skizzenhaften Vereinfachung, beschreiben, wie Lebensleib (Ätherleib), Seelenleib (Astralleib) und der Wesenskern (Ich) von einer Depression erfasst werden.

Die Auswirkungen erstrecken sich auch auf das seelische Geschehen, das sich in die Bereiche Denken, Fühlen und Wollen gliedert: Das Denken stagniert förmlich und ist wie blockiert, die Gedanken kreisen, und der Betroffene leidet unter einer Konzentrationsminderung. Das Gemüt ist depressiv verschattet. Die Schwächung des Willens äußert sich in einer tiefen Antriebslähmung.

Denken, Fühlen und Wollen

Hier setzt eine auf der Ratio der anthroposophisch orientierten Medizin aufbauende Therapie an: in Form einer Unterstützung der Organprozesse (siehe auch das Kapitel über die Therapie, Seite 365ff.), seelisch anregend durch eine differenzierte Kunsttherapie und in einer das Ich ansprechenden erhellenden und ermutigenden Psychotherapie.

Licht und Wärme

»Licht« und »Wärme« werden zu den Schlüsselbegriffen im Verstehen des depressiven Syndroms wie der therapeutischen Ausrichtung – gemäß einer zentralen Forderung aus Rudolf Steiners medizinischer Menschenkunde: dass die Diagnose möglichst unmittelbar in die Therapie übergehen möge.

Ansprache für Betroffene in einer Depression

Jetzt ist alles wieder so dunkel geworden für dich. Als ob da ein Schatten vor die Sonne gezogen und einfach geblieben ist, sogar immer größer geworden ist. Nichts freut dich mehr – so gerne bist du sonst mit den anderen zusammen, bist in deiner Werkstatt, schaust dir einen Film an oder machst einen Ausflug am Wochenende. Aber das geht jetzt alles gar nicht – das Aufstehen ist schon so schwer, du magst einfach weiterschlafen – wo die Nacht schon so schräg war. Und wenn du aufstehst, fühlt sich alles so schwer an, als würdest du 200 kg wiegen! Eigentlich möchtest du immer weinen – aber irgendwie geht das auch nicht, alles ist wie festgemauert. In der Bäckerei ist es dir fast unmöglich, auch nur ein Brot hochzuheben. Aber ich möchte dir etwas ganz ganz Wichtiges sagen: Wenn die Sonne für unsere Augen manchmal auch lange hinter den Wolken verschwunden ist – sie ist immer da.

Das kann einen sehr erstaunen, wenn man mal bei Regen mit dem Flugzeug fliegt, und plötzlich ist es durch die Wolken hindurch und der Regen ist weg und es ist einfach nur die Sonne da. Und so wird es auch für dich sein: Auch wenn es jetzt ganz arg schwer ist für dich – das wird wieder vorbei sein, und dann kannst du wieder lachen und tüchtig zur Arbeit gehen und mit deinen Freunden was machen. Und wir wollen dir helfen dabei, in der Heileurythmie, wenn wir dich mit einem Öl einreiben, und auch mit den Medikamenten, die du jetzt bekommst. Vor allem aber: Wir sind immer für dich da, tagsüber und natürlich auch in der Nacht – komm einfach, jederzeit!

Ich will dir dazu noch eine Geschichte erzählen, sie kommt aus Irland: »Ich träumte eines Nachts, ich ging am Meer entlang mit meinem Herrn, und es erstand vor meinen Augen, Streiflichtern gleich, mein Leben. Für jeden Abschnitt, wie mir schien, entdeckte ich im Sande Fußspuren zweier Schreitenden. Die einen waren mein, die anderen des Herrn. Als dann das letzte Bild an uns vorbeigeglitten war, sah ich zurück – und stellte fest, dass viele Male des einen Spuren

im Sande nur zu sehen waren: Sie zeichneten die Phasen meines Lebens, die mir am schwersten waren. Das machte mich verwirrt, ich wendete mich fragend an den Herrn: ›Als ich dir damals alles übergab, o Herr, was ich besaß, zu folgen dir, da sagtest du, du würdest immer bei mir sein. Doch in den tiefsten Nöten meines Lebens seh ich nur ein Paar Spuren in dem Sand – warum warst du nicht bei mir, als ich dich so verzweifelt brauchte?‹
Der Herr nahm meine Hand und sprach: ›Geliebtes Kind, nie ließ ich dich allein, schon gar nicht in den Zeiten, da du littest und angefochten warst. Wo du nur ein Paar Spuren in dem Sand erkennst, da hab ich dich getragen.‹«[86]

Bipolare Störungen

manische und depressive Phasen

Der Begriff der bipolaren Störung beschreibt den Wechsel zwischen manischen und depressiven Phasen. Zwischen diesen Phasen mit den jeweils charakteristischen und zur Diagnose hinführenden Zuständen liegen Zeiten diesbezüglicher Unauffälligkeit. Die jeweiligen Phasen wechseln sich ab und können zum Teil bis zu Monaten andauern. Dabei sind oft die Phasen der depressiven Zustände deutlich länger als die manischen Phasen. Dies liegt zum einen daran, dass die manischen Phasen stärker in eine zum Teil ausgeprägte Erschöpfung führen, zum anderen aber durch ihre stark im Sozialen erscheinende Veränderung schneller wahrgenommen und einer Therapie zugeführt werden.

Es gibt auch Zustände sehr raschen Wechselns, die dann als »Rapid-cycling-Störung« bezeichnet werden. Hier können depressive und manische Phasen binnen weniger Tage, gelegentlich sogar innerhalb von Stunden wechseln.

Zur Therapie können im Grunde genommen die gleichen Hilfen eingesetzt werden wie bei den Depressionen, insbesondere bei depressiven Phasen alle Maßnahmen der Haltung, der Milieugestaltung und der medikamentösen Behandlung.

phasenprophylaktisch wirkende Medikamente

Allerdings ist bei stark wechselnden Phasen darauf zu achten, dass antidepressiv wirkende Medikamente durchaus in der Lage sind, manische Zustände zu fördern. Deshalb ist es wichtig, bei zunehmend beobachtbarem phasischem Verlauf im Sinne eines Wechsels zwischen manischen und depressiven Zuständen auf phasenprophylaktisch wirkende Medikamente zurückzugreifen (siehe auch Seite 186 f.).

Die Leitsymptome manischer Störungen scheinen denen der depressiven Störungen polar gegenüberzustehen. So finden wir in Bezug auf die Affek-

Symptome tivität eine gehobene Stimmung, oft ein Hochgefühl, allerdings mit einer oft irritierenden scheinbaren Heiterkeit, die nicht zu der jeweiligen Situation passt und eher als ein »Aufgekratzt-Sein« beschrieben werden kann. Es zeigt sich eine zum Teil massive bis grandiose Selbstüberschätzung mit Distanzlosigkeit anderen gegenüber, verbunden mit Größenideen, die zum Teil in den Versuch der Ausführung von Projekten übergehen, die die Möglichkeiten des Betroffenen massiv übersteigen. Es dominiert eine ausgeprägt fehlende Kritikfähigkeit und mangelnde bzw. meist gänzlich fehlende Krankheitseinsicht. Häufig erlebt man eine Gereiztheit, zum Teil mit Tendenz zu fremdaggressiven Verhaltensweisen.

Der Antrieb ist gekennzeichnet durch eine starke Steigerung im Sinne einer Getriebenheit, einen oft intensiven Rededrang und eine erhebliche psychomotorische Erregung und Unruhe, oft auch eine intensive Neigung zur Übergriffigkeit.

Das Denken und die Wahrnehmung sind von einer Ideenflucht in Form von einem assoziativ gelockerten Gedankengang geprägt. Es zeigen sich Wahninhalte im Sinne eines Größenwahns, gelegentlich können auch Halluzinationen auftreten. Im Zusammenhang mit einer ausgeprägten Konzentrationsstörung mit rascher Ablenkbarkeit und Sprunghaftigkeit neigen die Betroffenen dazu, sich zu »verzetteln«.

Bei den Vitalstörungen zeigt sich ein fehlendes Schlafbedürfnis, oft ein Gewichtsverlust, bei sexuell aktiven Menschen eine gesteigerte Libido.

Manie und bipolare Störung bei Menschen mit Intelligenzminderung

gleiche Symptomatik

Wie bei den übrigen geschilderten Erkrankungen kann auch bei Menschen mit Intelligenzminderung die gleiche Symptomatik beobachtet werden wie bei Menschen mit »Normalintelligenz«. Auch hier zeigt sich die Erkrankung zunehmend ab der Pubertät mit einer größeren Häufung im jungen und fortschreitenden Erwachsenenalter.

Manische Zustände zeigen bei Menschen mit schwerer Intelligenzminderung vor allem folgende Symptome:

- Reizbarkeit mit Neigung vor allem zu fremdaggressivem, seltener selbstverletzendem Verhalten,
- eine zum Teil ausgeprägte Schlafstörung mit Unruhe und Umtriebigkeit,

- eine Zunahme von Aktivitäten, die oft begonnen, aber nicht fortgeführt werden.
- Beim Versuch, diesen Aktivismus einzuschränken, verstärkt sich oft eine Impulsivität und die Neigung zu Fremdaggressivität.
- Die Stimmung ist oft angespannt und es besteht eine ausgeprägte Reizbarkeit, die schwer mit dem uns sonst bekannten Verhalten des Menschen in Verbindung gebracht werden kann.
- Es besteht eine ausgeprägte Selbstüberschätzung und oft auch Selbstüberforderung.

Zur Unterstützung des Schlafes bei manischen Zuständen ist oft die Anwendung von Neuroleptika notwendig, wobei sie in diesem Fall meist nur sehr kurzfristig gegeben werden müssen. Wichtig ist, den phasischen Verlauf zu erkennen, also den Wechsel zwischen den beiden Polen Manie und Depression. Dazu empfiehlt es sich, einen »Anfallskalender« anzulegen, in den die Stimmungsveränderungen eingetragen werden können. Auf diese Weise können die Phasen über ein Jahr oder auch über mehrere Jahre beobachtet werden, was oft die Einschätzung der Diagnose einer bipolaren Störung erheblich erleichtert.

Anlegen eines »Anfallskalenders«

Einen erweiterten Therapieansatz bei den bipolaren Störungen stellen die phasenprophylaktisch wirkenden Medikamente dar. Das sind Medikamente, die neben der aktuellen Behandlung vor allem einen vorbeugenden Charakter aufweisen und das Auftreten depressiver bzw. manischer Phasen im Vorfeld beruhigen, lindern oder gar verhindern möchten. Hier werden neben dem seit Jahrzehnten angewendeten Medikament *Lithium* sonst als Antiepileptika eingesetzte Medikamente gegeben, so vor allem *Carbamazepin, Valproinsäure* und *Lamotrigin*.

phasenprophylaktisch wirkende Medikamente

Lithium bedarf einer guten Begleitung und regelmäßiger Untersuchungen der Nierenfunktion und der Schilddrüse. Die genaue Dosierung sollte anhand eines Spiegels regelmäßig (spätestens vierteljährlich) kontrolliert werden. Außerdem sollte auf hinreichendes und reichliches Trinken geachtet werden.

Neben den geschilderten medikamentösen Maßnahmen ist es in der Begleitung von Menschen mit bipolaren Störungen wichtig, möglichst umfassend für »Ausgleich« zu sorgen. Damit ist auch ein subtiler Umgang mit Mäßigung und Förderung gemeint.

für Ausgleich sorgen

Oft ist man als Begleiter geneigt, aus der Freude über eine wieder »auftauende« Stimmung und Aktivität nach einer depressiven Phase eher ein Zuviel an Aktivität anzuregen. Hier ist es wichtig, zu mäßigen und die frei werdende Kraft nach einer Depression nur behutsam wieder zu vermehrten Aktivitäten hinzuführen. Ein einfühlsames »Bremsen« der Aktivität ist hier sinnvoll.

einfühlsames Bremsen der Aktivität

In der depressiven Phase gelten die im Kapitel über die Depressionen beschriebenen Hinweise (siehe Seite 182 ff.); nur eben mit dem Unterschied, dass die Anregung zu einer Aktivitätssteigerung eher zurückhaltender erfolgen sollte als bei einer monopolaren Depression.

Diagnostische Klassifikation

ICD 10: Manie F 30.0 / F 31 bipolare affektive Störung / F 31.1. bipolare affektive Störung, aktuell manisch / F 31.3 bipolare affektive Störung, aktuell depressiv / F 31.6 bipolare affektive Störung, aktuell gemischte Episode / F 32 depressive Episode / F 32.0 leichte depressive Episode / F 32.1 mittelgradige depressive Episode / F 32.2 schwere depressive Episode / F 33 rezidivierende depressive Störung / F 34.1 anhaltende affektive Störung, Dysthymie.

Neurotische Störungen

Begib dich in das Herz der Gefahr,
denn nur dort wirst du Sicherheit finden.
Chinesisches Sprichwort

Der Begriff »neurotische Störungen« wird in der heutigen Psychiatrie kaum mehr verwendet. Heute wird eine ganze Gruppe von Krankheitsbildern darunter verstanden – vor allem neurotische, Belastungs- und somatoforme Störungen. Meines Erachtens hat aber der Begriff »Neurose« bzw. das dahinter stehende Konzept durchaus noch in gewisser Hinsicht Sinn und Bedeutung. Insbesondere bietet er sowohl Verständnis- wie auch therapeutische Zugänge.

der Begriff »Neurose«

Ich beziehe mich da vor allem auf das Kapitel über die Angst. Dort heißt es in dem Zitat von Fritz Riemann: »Angst tritt immer dort auf, wo wir uns in einer Situation befinden, der wir nicht oder noch nicht gewachsen sind« (siehe Seite 66).[87] Angst ist also unabdingbar mit menschlicher Entwicklung verbunden. Die Bewältigung dieser Angst – also die Bewältigung eines Schrittes unserer Entwicklung trotz Angst – ermöglicht Reifung und die wachsende Übernahme von Verantwortung für das eigene Leben. Das Stehenbleiben vor einem möglichen Lebensschritt bedeutet auch das Stehenbleiben vor der damit verbundenen Angst und bedingt dann oft das Auftreten eines Symptoms einer seelischen Beeinträchtigung. Die dadurch bedingten Zustände können wir als »neurotische Störungen« beschreiben. Dies führt auch zu der zentralen therapeutischen Grundhaltung: der Ermutigung und Förderung von »Nachreifung«.

Stehenbleiben vor einem Lebensschritt

Von einer anderen Seite betrachtet kann man auch sagen: Die »neurotische Störung« beschreibt eine Gruppe von Erkrankungen, bei denen keine nachweisbare organische Grundlage besteht. Die Realitätskontrolle ist hier im Gegensatz vor allem zur Psychose wenig bzw. gar nicht gestört.

Entscheidend ist bei den neurotischen Störungen der psychodynamische Zugang, d. h. ein Verstehen der recht unterschiedlichen Symptome bzw. Krankheitsbilder vor dem Hintergrund der jeweiligen biografischen Entwicklung. So wird bei der neurotischen Störung die Lebensgeschichte des Betroffenen im Zusammenhang mit der Symptomatik gesehen. Anders gesagt: Die Symptomatik zeigt sich bedingt durch Störungen der Entwicklung sowie von erfolgten Lernprozessen im Verlauf der Biografie des betroffenen Menschen.

Hintergrund der biografischen Entwicklung

Die so verstandenen neurotischen Störungen umfassen insbesondere

- die Angststörungen,
- die Zwangsstörungen und
- die »Hysterie«.

Die sehr unterschiedlichen Krankheitsbilder sind oft mit einem erheblichen Leidensdruck verbunden.

Hinter dem psychodynamischen Zugang und Erklärungsmodell neurotischer Störungen steht insbesondere der Begriff des »Konflikts«. Die Übersetzung des ursprünglichen lateinischen Wortes mit »Zusammentreffen, Kämpfen« erläutert dies: Zwei widerstrebende Bedürfnisse, Interessen oder auch Wertvorstellungen zeigen sich als unvereinbar miteinander und kämpfen gegeneinander. Diese Auseinandersetzung findet jedoch keine wirkliche befriedigende Lösung. Solch ein Konflikt kann zwischen dem Einzelnen und seiner Umgebung (besonders den Erziehungspersonen) oder den Wertvorstellungen einer Umgebung entstehen und findet dann »internalisiert« seine weitere Ent-

Begriff des »Konflikts«

nicht gelungener Konflikt

wicklung in der Seele des Betroffenen. Anders formuliert: Es geht um einen nicht gelungenen Konflikt zwischen Anpassung und Individuation.

In jedem Menschen leben beide Bedürfnisse: das Bedürfnis nach Zugehörigkeit, aber ebenso das Bedürfnis, den ureigenen Weg zu finden. Wir erkennen das auch in dem Bedürfnis eines jeden Menschen, sowohl Zusammensein als auch Alleinsein erleben zu können. Beide Bedürfnisse bestehen im Grunde vom ersten Lebenstag an. Jeder Mensch muss hier seinen eigenen Weg finden, diese unterschiedlichen Bedürfnisse für sich in einen Einklang zu bringen, sie auszugleichen. Und ein Mensch mit Unterstützungsbedarf bedarf auch hier unserer Unterstützung!

In der Lösung dieses zutiefst menschlichen Konflikts sind beide Seiten wichtig. Im familiären Zusammenhang ist es wichtig, dass die Erziehungspersonen, im Wesentlichen die Eltern, zustimmen, dass dem Kind eine Eigenständigkeit zukommt und dass es bemüht ist, seinen eigenen Weg zu gehen. Auf der anderen Seite braucht es die Initiative des Kindes, das abhängig von seinem Umfeld ist, sich aus der Vertrautheit auch lösen zu wollen.

Umgang mit der Angst

Entscheidend ist hier der Umgang mit der Angst, die jeden Loslösungsprozess begleitet. In der allgemeinen Entwicklung zeigt sich das Spannungsverhältnis der beiden Bereiche Angst und Lust: Jeder Schritt der Individuation führt zunächst in eine gewisse Einsamkeit, die Angst verursacht. Die Bewältigung dieser zunächst mit Angst verbundenen Schritte bedeutet aber eine innere Freude (»Lust«), die zu weiteren Schritten ermutigt. Dieses Voranschreiten in eine immer größere Autonomie wird mit dem Begriff der Individuation erfasst. Es kann nicht frei von Angst und Einsamkeit sein.

Abwehrmechanismen

Werden die Konflikte zwischen Angst und der Freude an der Autonomie nicht bewältigt, bleibt die Angst. Da jeder ungelöste Konflikt tiefes Unbehagen – als eine Form der Angst – auslöst, ist der Mensch bemüht, unbewusst(!) die Auswirkungen nicht erlebbar zu machen.

Versuch, dem Unbehagen zu entgehen

Die Lösung des Konflikts bedeutet die Annahme der Angst und das Finden einer entsprechenden Bewältigung. Dieser Prozess wird durch die wache Seite der Person – letztlich sein Ich – geleistet. Gelingt dies nicht, sucht die Seele unbewusst, diesem Unbehagen bzw. dieser Angst zu entgehen. Dieser Prozess wird in der psychoanalytischen Literatur seit Sigmund Freud als »Verdrängung« beschrieben. Da dies auch als eine »Abwehr« von Angst verstanden wird, spricht man von »Abwehrmechanismen«. Der Begriff »Mechanismus« scheint mir gut gewählt, da kein freier, bewusster, persönlichkeitskonformer Schritt dahinter steht, sondern ein unbewusster.

kein freier, bewusster Schritt

Abwehrmechanismen sind im Grunde zutiefst menschliche Verhaltensweisen. Erst bei einem ausgeprägten und die freie Entwicklung überlagernden Ausmaß bekommen sie Krankheitswert.

Solche Abwehrmechanismen sind vor allem:

- Verdrängung: das Wegschieben eines unangenehmen Inhalts aus dem Bewusstsein,
- Verleugnung: das Nicht-wahr-haben-Wollen einer Tatsache,
- Rationalisierung: die scheinbare Rechtfertigung durch vorgeschobene Sachgründe,
- Projektion: die Übertragung eigener Vorstellungen auf andere,
- Identifikation und Introjektion: die ungeprüfte Übernahme von Eigenschaften und Vorstellungen anderer,
- Isolierung: die Abtrennung des Affekts von belastenden Inhalten,
- Ungeschehenmachen: der Versuch, Gedanken oder Handlungen durch »magische« Gegenreaktionen auszulöschen.

Die Lösung dieser unbewältigten Konflikte wäre die Einsicht: »Es ist so, wie es ist, ich muss mich dem stellen – und ich will das. Ich will den Tatsachen ins Auge schauen und mit den Folgen leben!«

sich dem Konflikt stellen

Es kann viel Druck von der Seele eines Menschen nehmen, wenn wir dies unterstützen, als Eltern bzw. Erzieher bei Kindern, in der Begleitung und Unterstützung von Menschen mit Intelligenzminderung und im Umgang mit uns selber. Viel Energie und Lebenskraft bleiben ansonsten in diesen ungelösten Konflikten gebunden – Energie, die unserer persönlichen Entwicklung abhandenkommt.

Sehr wichtig ist es, dass wir uns immer wieder klar machen: Es gehört zum Leben vieler Menschen mit Assistenzbedarf, dass der ursprüngliche Konflikt zwischen Abhängigkeit und Individuation stärker im Bereich der Abhängigkeit bleibt. Fremdbestimmung und Anpassungsdruck, zum Teil auch Verweigerung der Selbstbestimmung, aber auch Perspektivlosigkeit bestimmen das Leben vieler Menschen mit einer Intelligenzminderung.

»erlernte Hilflosigkeit«

Hierhin gehört auch der Begriff der »erlernten Hilflosigkeit« – damit ist gemeint, dass Menschen mit Intelligenzminderung übernehmen und verinnerlichen (»internalisieren«), dass sie vermeintlich zu bestimmten Tätigkeiten nicht in der Lage sind. Die »Zumutung« einer Aufgabe kann aber helfen, Fähigkeiten und Selbstvertrauen zu entwickeln.

> ***Andreas ist ein 27-jähriger Mann*** mit Down-Syndrom. Die Kommunikation ist durch eine erhebliche Artikulationsstörung beeinträchtigt. Er arbeitet im Versand einer Werkstatt für behinderte Menschen bzw. im dortigen Lager. Vor einiger Zeit entwickelte er ein Rückzugsverhalten, zusätzlich kompensierte er einen offensichtlich vorhandenen Kummer mit Essen, was zu einer belastenden Gewichtszunahme führte. In vielen Umgebungs- und Einzelgesprächen wurde deutlich, dass ein großer Wunsch bestand, einen Gabelstapler zu bedienen, dass er sich dies aber nicht zutraute und er auch nicht gefragt wurde. Der Arbeitstherapeut eröffnete ihm dann diese Möglichkeit. Andreas erlernte den Umgang mit dem Gerät, seine Stimmung hellte sich auf, er wirkte aufgerichteter, das Essverhalten stabilisierte sich.

Die Therapie einer neurotischen Störung (siehe auch Seite 202 ff.) beinhaltet im Wesentlichen psychotherapeutische und psychodynamische Aspekte. Von entscheidender Bedeutung kann es sein, Zusammenhänge von der Entstehung eines Konfliktes und dessen möglicher Auswirkung auf aktuelle Erlebnis- bzw. Verhaltensweisen oder auch seiner Bewältigung aufzuzeigen.

Grundhaltung der Ermutigung

In der therapeutischen Arbeit mit Menschen mit Intelligenzminderung kann dies ebenfalls eine Hilfe sein. Viel mehr aber dominiert dort die therapeutische Grundhaltung der »Ermutigung«. Es kann ein langjähriger, aber auch zutiefst fruchtbarer Weg sein, hier in einzelnen Situationen Lösungswege aufzuzeigen: »Du schaffst das schon – ja, du kannst es. Wenn du Hilfe brauchst, gebe ich sie dir, aber die Kraft zur Lösung liegt in dir.«

Eine andere Grundstimmung der Therapie kann – wie auch bereits bei einigen zuvor geschilderten Erkrankungen – lauten: »Ich will dir helfen, das Geschenk deines Lebens voll und ganz auszupacken!«

Diagnostische Klassifikation

ICD-10: u.a. F 40.0–F 48.0 (Neurasthenie).

Angststörungen

Wie bereits beschrieben (siehe Seite 194 f.), berührt Angst in ihrer vielseitigen Symptomatik zentrale Bereiche der Persönlichkeitsentwicklung. Im Folgenden wird sie als eigenständige Erkrankung beschrieben. Dabei muss berücksichtigt werden, dass manche Aspekte der Angsterkrankungen durchaus vor dem Hintergrund des beschriebenen »ungelösten Konflikts« verstanden werden können (siehe Seite 195 f.), aber nicht alle.

Angst als eigenständige Erkrankung

Wir unterscheiden folgende Formen von Angststörungen:

- Panikstörungen,
- phobische Störungen,
  - Agoraphobie,
  - soziale Phobie,
  - spezifische Phobie,
- generalisierte Angststörung.

Kernsymptome bei Angststörungen

Panikstörungen

Die Panikstörung ist, wie generell viele der Angststörungen, eine Beeinträchtigung, bei der sowohl seelische wie körperliche Phänomene auftreten können, die sich auch, einander verstärkend, gegenseitig bedingen können. Neben der schweren, oft plötzlich und heftig einsetzenden Angstsymptomatik treten charakteristische körperliche Beschwerden auf: Tachykardie (Erhöhung der Herzfrequenz), vertiefte Atmung, Schwitzen, verstärkte Muskelanspannung, gesteigerte Muskeldurchblutung, blasse und kalte Haut, geweitete Pupillen. Es ist eine Eigentümlichkeit, dass die körperlichen Symptome einer Angst- oder Panikattacke ursprünglich – in einer frühen Phase der Menschheitsentwicklung – sehr sinnvoll waren. Um sich bei einer plötzlichen Gefahr schnell in Sicherheit bringen zu können, braucht es genau dies: vertiefte Atmung, schnellen Puls, vermehrte Muskelanspannung, Schwitzen, verbesserte Muskeldurchblutung. Hier nun ist die körperliche Bereitschaft zu Flucht oder Kampf aus ihrem ursprünglichen Sinn herausgelöst – und erzeugt Angst bzw. verstärkt im Sinne eines Teufelskreises die schon bestehende Angst. Zusätzlich können Atemnot, Kurzatmigkeit und Erstickungsgefühle auftreten,

körperliche Phänomene

Benommenheit, das Gefühl, in Ohnmacht zu fallen, Mundtrockenheit, Engegefühl im Hals und in der Brust, Schluckbeschwerden, Übelkeit, Bauchschmerzen und Würgereiz. Es können Hitzewallungen und Kälteschauer auftreten, Angst, die Kontrolle zu verlieren, »verrückt« zu werden oder die Selbstbeherrschung zu verlieren. Ein Gefühl der »Unwirklichkeit«, der Entfremdung (Derealisation) sowie ein Gefühl, losgelöst von sich selbst zu sein (Depersonalisation), kann ebenfalls als Symptom einer Angststörung beschrieben werden. Dieser seelisch-körperlich zusammengehörige Komplex bildet gewissermaßen einen Teufelskreis der Angst, in dem die körperlichen Symptome die Angst verstärken und die Angst die körperlichen Symptome. Die Betroffenen befürchten, nicht eigentlich eine Angstattacke zu erleiden, sondern von einer schweren und bedrohlichen körperlichen Krankheit betroffen zu sein.

Teufelskreis der Angst

Diese Panikattacken können situationsunabhängig und scheinbar spontan auftreten. Als Auslöser können eigentlich normale Körpersensationen fungieren, die verstärkt wahrgenommen werden und sich dann wie entkoppeln und gegenseitig bedingen und verstärken. Aber auch miterlebte Erkrankungen oder Todesfälle im Umfeld kommen hierfür in Betracht. Diese beiden Bedingungen bzw. Voraussetzungen können auch zusammen auftreten bzw. sich gegenseitig verstärken.

Die Paniksituationen können die eigene Lebensentfaltung stark hemmen und den eigenen Radius der Bewegung deutlich einengen.

Eine solche Symptomatik von Angst- und Panikattacken kann als Reaktivierung einer alten Todesangst aus der Kindheit verstanden werden, bedingt durch ein »emotionales Gedächtnis«. Vielleicht erlitt ein Mensch mit dieser Symptomatik als Kind große Angst, eine Ohnmacht, ist einmal verloren gegangen, hatte einen schweren Unfall oder wäre beinahe erstickt oder ertrunken. Überfordernde Kriegserlebnisse, schmerzhafte ärztliche Eingriffe können ebenfalls dahinterstehen. Hier kann die Abgrenzung von einer Posttraumatischen Belastungsstörung schwer sein.

emotionales Gedächtnis

Phobien

Agoraphobie

Unter dem Begriff der *Agoraphobie* verstehen wir zwei im Grunde konträr einander gegenüberstehende Möglichkeiten. Dies ist zum einen die Angst vor offenen und freien Flächen. Ein davon Betroffener vermisst in dieser Offenheit jeglichen Halt bzw. seine innere Orientierung, was zu einer solchen

Angstreaktion führt. Oder er erleidet die Angst vor beengenden Situationen, zum Beispiel in einer Warteschlange im Supermarkt zu stehen, sich in Menschenmengen aufzuhalten, in vollen Geschäften, in Fahrstühlen, in öffentlichen Verkehrsmitteln, im Auto beim Passieren eines Tunnels oder Ähnliches. Agoraphobie bedeutet also ein belastetes Erleben von Raum, zum einen eine zu große Offenheit, zum anderen eine zu große Einengung.

Sowohl eine entsprechende Persönlichkeitsstruktur als auch bestimmende Erfahrungen können diese Angst bedingen. Prägende Erfahrungen in der Kindheit – die oft nur schwer von traumatisierenden Erfahrungen abgegrenzt werden können – werden hier wesentlich.

soziale Phobie

Die *soziale Phobie* umfasst Ängste, die im Zusammenhang mit anderen Menschen auftreten. Hier stehen Situationen im Vordergrund, in denen sich ein Mensch vor anderen zeigen muss. Kernsymptom ist die Befürchtung, sich in der Öffentlichkeit lächerlich zu verhalten, peinlich zu wirken oder eine vermeintliche oder tatsächliche Herausforderung nicht zu bewältigen. Dabei spielt Scham eine zentrale Rolle. Hier kann eine mögliche emotionale Verletzung, eine unsensibel gehandhabte pädagogische Situation neben einer hochgradigen persönlichen Empfindsamkeit im Hintergrund stehen.

spezifische Phobie

Spezifische Phobien richten sich gegen unterschiedliche Bereiche oder Situationen. Hierzu gehören beispielsweise die Angst vor Spinnen, Mäusen, Schlangen oder anderen Tieren, die Angst vor Höhe, die Angst vor Gewitter oder Dunkelheit. Auch diese Auslöser einer möglichen Angstattacke sind ursprünglich – in der frühen Phase der Menschheitsentwicklung – wichtig gewesen: All dies konnte durchaus zum Tode führen! Spezifische Phobien können aber auch durch Spritzen, durch einen Arztkontakt oder Ähnliches ausgelöst werden. Spezifische Objekte oder Situationen lösen Angstreaktionen aus. Dabei verändern sich diese Objekte oder Situationen selten, sie werden vielmehr eng umschrieben von dem Menschen wahrgenommen.

Die Objekte dieser spezifischen Ängste beinhalten in ihrem Kern oft Situationen, die durchaus gefährdend sein können. Diese Ängste verlieren aber den Bezug zur Realität und verselbstständigen sich. Möglicherweise liegt auch eine andere, tiefere Angst darunter, die sich gewissermaßen einer dieser Phobien »bedient«.

Generalisierte Angststörung

Eine sehr wesentliche Erscheinungsform ist die generalisierte Angststörung. Dies ist ein Symptomkomplex, der zum einen eine Nähe zur Depression hat, aber auch stark im Zusammenhang mit der Posttraumatischen Belastungsstörung gesehen werden kann.

exzessive Sorgen

Seelisch im Vordergrund stehen oft exzessive Sorgen (»pathologische Sorgen«). Diese können oft lange anhalten und das Leben und Erleben für die Betroffenen sehr verschatten. Eigene Fähigkeiten und Ressourcen werden dabei eher unterschätzt. Es besteht die Neigung, alles schwarz zu sehen, also eine anhaltend pessimistische Grundstimmung; die Fähigkeit, sich positiven Reizen und Situationen zuzuwenden, ist eingeschränkt. Oft ist hier auch die Konzentrationsfähigkeit und Leistungsfähigkeit beeinträchtigt.

Die Daueranspannung kann Schlafstörungen bedingen. Des Weiteren können psychosomatische Phänomene auftreten. Auch ein Übergang zur Hypochondrie ist möglich, wobei sich die Ängste auf den Körper richten in Form von ausgeprägten und das Erleben stark einnehmenden Befürchtungen, Krankheiten zu entwickeln.

Körperlich beobachten wir eine oft unspezifische Symptomatik, so Verspannungen und komplexe Schmerzen, ähnlich wie bei der Panikattacke auch eine erhöhte Herzfrequenz, ein Hitze- und Kältegefühl, ein Kribbeln, Schluckbeschwerden, Atembeschwerden und Beklemmungsgefühle.

Therapie der Angststörungen

Eine Therapie muss sich immer so weit wie möglich an der Ursache und nicht am vordergründigen Symptom orientieren. Zunächst ist zu klären, ob sich hinter der sichtbaren Angstsymptomatik eine andere seelische oder körperliche Erkrankung verbirgt. Generell gilt: Vor der endgültigen Diagnose einer seelischen Erkrankung sollten immer körperliche Erkrankungen ausgeschlossen werden, die die Symptome verursacht haben könnten. Im nächsten Schritt sollten andere seelische Erkrankungen, die mit Angstsymptomen einhergehen, geprüft und ausgeschlossen werden.

Ist eine Angsterkrankung diagnostiziert, wird die Behandlung immer Zeit, Geduld und einen langen Atem brauchen.

Sicherheit wiedererlangen

Zentrales Anliegen einer Therapie der Angststörungen ist, verloren gegangene Sicherheit wiederzuerlangen und Mut, Selbstvertrauen und ein größeres Maß an Selbstkontrolle wieder aufzubauen oder neu entwickeln zu helfen.

Dies stellt an die sozialtherapeutische oder heilpädagogische Begleitung hohe Anforderungen. Es geht dabei um das Selbst, um die Fähigkeiten des Ich und deren Förderung.

Selbstkontrolle wieder aufbauen

Seelisch-physiologisch kann dies auf unterschiedlichen Ebenen unterstützt werden.

Es gibt vier zentrale Ansatzpunkte:

- die Besinnung auf den gegenwärtigen Moment, das Jetzt,
- die eigene Handlungsfähigkeit, die Tat,
- eine Konzentration auf die Sinnesfähigkeiten, die Sinne,
- den Bezug zur Körperwärme, zu Wärme.

Das Ich lebt im Augenblick, im Jetzt. In der Angst geht der Blick oft voraus auf das zu Bewältigende, das Anstehende, oder aber zurück, auf erlittene und erinnerte Angstsituationen.

sich auf das Hier und Jetzt konzentrieren

Wesentlich ist, sich auf das Hier und Jetzt zu konzentrieren: Was ist jetzt, gerade jetzt in diesem Augenblick? Dies korrespondiert mit der Grundlage der »Achtsamkeit«: immer nur eine Handlung auszuführen, immer nur einen Gedanken zu verfolgen, immer bei dem sein, was man tut. Diese Konzentration auf eine größtmögliche Gegenwärtigkeit kann in der Bewältigung von Angstsituationen eine Hilfe sein.

Handlungsfähigkeit erlangen

Das Ich lebt in der Tat. Angst kann lähmen. *Das Erlangen einer Handlungsfähigkeit, und sei die Handlung noch so einfach, ist ein Schritt hin zur Angstbewältigung.* Tätigkeiten in der Werkstatt, im Haushaltszusammenhang, Handarbeiten, Schreib- oder Malsituationen (Abschreiben, Malen oder Ausmalen von Mandalas) führen wieder zu einer Handlungsfähigkeit hin bzw. zur Kontrolle der eigenen Handlungen und wirken dadurch unterstützend bei der Angstüberwindung. Eine besondere Form ist auch die progressive Muskelrelaxation nach Jacobsen,[88] wobei die Aufmerksamkeit auf einzelne Muskelgruppen, damit aber auch auf Aktivität und Tat gerichtet wird.

aufmerksame Sinnestätigkeit

Das Ich lebt in den Sinnen. Jede aufmerksame Sinnestätigkeit kann helfen, die Abgezogenheit durch die Angst zu lindern. Man kann sich beispielsweise auf ein Bild konzentrieren, einen Natureindruck aufmerksam wahrnehmen, in Ruhe und gerichteter Aufmerksamkeit ein Musikstück hören. Hier können unterstützende künstlerische Therapien eine wesentliche Hilfe darstellen.

Eine erprobte therapeutische Intervention, die gerade auch bei Menschen mit Unterstützungsbedarf gut eingesetzt werden kann, ist die sogenannte »1-2-3-4-5-Übung«: »Sag mir eine Sache, die du siehst, die du hörst, die du spürst. Sag mir zwei Dinge, die du siehst, hörst oder spürst, ... drei Dinge ..., vier Dinge ..., fünf Dinge ...« Dieses Hineinführen in eine aufmerksame Sinneswahrnehmung kann bei der Angstbewältigung helfen.

Wärmemaßnahmen

Das Ich lebt in der Wärme. Angst macht kalt, und die Kälte verkrampft, versteift. Wärmemaßnahmen können hier eine gut und vielseitig einzusetzende Unterstützung darstellen. Man sollte also generell auf eine gute Durchwärmung von Betroffenen achten: sie einhüllen in eine wärmende Decke, vielleicht eine Wärmeflasche unter die Füße oder auf den Rücken oder den Nacken legen.

Gezielter kann eine Durchwärmung beispielsweise durch Ingwer-Nierenwickel oder andere aktive Wärmemaßnahmen erreicht werden.[89]

Allgemein kann zu solchen »praktischen« Therapieansätzen gesagt werden: Oft ist es besser, in eine dieser Richtungen tätig zu sein, als zu reden. Vielleicht kann eine solche Maßnahme das Gespräch ja begleiten oder unterstützen.

Gespräch und Stille

Natürlich braucht es das Gespräch – die Bedeutung der Sprache und auch eines psychotherapeutischen Gesprächs wird ja im Weiteren noch hervorgehoben. Aber Sprache sollte nur da eingesetzt werden, wo sie richtig und wichtig ist. Und auch Stille, wo sie angebracht ist. Denn manchmal wird hier vielleicht zu viel gesprochen. Ein stilles, zielgerichtetes Handeln kann eine tiefere Wirksamkeit entfalten.

Die Wirkung der Sprache einbeziehen

Gespräch mit sich oder dem anderen

Bei großer Angst ist das Sprachzentrum unterdrückt: Die Angst »verschlägt einem die Sprache«. Eine Hilfe kann es sein, anzuregen, dass das Gegenüber laut mit sich oder mit dem anderen spricht (»zur Sprache bringen«). Er kann einen »inneren Dialog« führen, beispielsweise sich selbst die eigenen Handlungen schildern (»Jetzt gehe ich die Straße entlang, dort ist ein Baum, ich sehe ihn mir genau an, ja, es ist eine Linde ...«). Ebenso sinnvoll ist natürlich auch das Gespräch mit dem betreuenden, begleitenden Menschen.

Auch in der Sprachtherapie bzw. Sprachgestaltung kann dieses »Zur-Sprache-Bringen« geübt werden. Ebenso kann einfache rhythmisch gestaltete

Sprache eine wichtige Unterstützung darstellen, gerade auch, wenn sie mit Bewegung verbunden ist.

rhythmisch gestaltete Sprache

Peter wurde mit einem Down-Syndrom geboren. Er kam als ausgesprochen ängstliches Kind nach einem Schulwechsel zehnjährig in eine heilpädagogische Schule. Große Angst zeigte er beim Begehen einer Treppe. In der Sprachtherapie erlernte er die Worte »Mut tut gut«, verbunden mit kräftigem Schreiten. Nach und nach begleitete die Therapeutin Peter mit diesen Worten beim Gehen auf einer Treppe. Die therapeutische Begleitung dauerte zwei Jahre an. Fortan hörte man Peter im Treppenhaus laut sprechend: »Mut tut gut.« Er konnte mit dieser Hilfe das Gehen auf einer Treppe eigenständig bewältigen.

Auf den Atem achten

Bei einer Angststörung kann die Atmung in konträren Richtungen verändert bzw. gestört sein. So kann eine Hyperventilation auftreten, ein zu starkes, zu tiefes Atmen. Dies kann durch eine »Tütenatmung« beeinflusst werden: Eine Zeit lang wird in eine Tüte ein- und ausgeatmet. Durch das Wiedereinatmen der ausgeatmeten Luft kann der erhöhte Sauerstoffspiegel ausgeglichen werden. Besonders geeignete Hilfsmittel gibt es für wenig Geld in der Apotheke (»Hyperventilationsmaske«). Es ist selbstverständlich, dass vor einem eventuellen Einsatz einer solchen Maske eine Rückversicherung mit dem behandelnden Arzt erfolgen muss!

Hyperventilation

Angst kann aber auch zu einer zu oberflächlichen und zu flachen Atmung führen. Durchwärmung (beispielsweise mithilfe eines Ingwer-Nierenwickels, siehe Anmerkung 89, Seite 417) stellt eine Möglichkeit dar, eine Vertiefung der Atmung zu erreichen.

Eine bewusste, gleichmäßige, ruhige und tiefe Atmung kann eine wichtige Unterstützung bei der Bewältigung von Angst sein. Deshalb sind die sorgfältige Beobachtung der Atmung und eine ausgleichende Einwirkung von großer Wichtigkeit.

bewusste, ruhige und tiefe Atmung

Weitere heilpädagogische und sozialtherapeutische Ansätze

Bei entsprechender Bereitschaft und innerer Offenheit kann eine spirituell ausgerichtete Ansprache bzw. Vertiefung gesucht und unterstützt werden, so insbesondere eine Stärkung durch das Gebet, vielleicht ausgedrückt in dem Wort des evangelischen Theologen Arno Pötzsch: »Du kannst nicht tiefer fallen als nur in Gottes Hand.«[90]

Ein anderes berührendes Wort, das diesen Aspekt beleuchtet, stammt von der holländischen Aktivistin Corrie ten Boom: »Mut ist Angst, die gebetet hat.«[91] Vielleicht können wir helfen, ein individuell »passendes« Gebet zu finden.

Spiritualität und Religiosität

Mit Spiritualität oder Religiosität – und in diesem Zusammenhang mit dem Gebet – ist die Hinwendung zu einer übergeordneten Ordnung, zu einem tragenden Sinn gemeint. Bei Menschen mit einem christlichen Hintergrund kann hierunter eine Hinwendung zu »Gott« oder auch dem »Vatergott« verstanden werden, oder auch zu Christus, in der Erinnerung an sein in den Evangelien geschildertes Wirken. Viele Christen finden zum Beispiel Trost und Halt in dem tragenden Gebet des »Vaterunser«. Auch stellt das »Herzensgebet«, ursprünglich in der Ostkirche gepflegt, für eine ganze Reihe von Menschen – gerade auch im Umgang mit Angst – eine zentrale Hilfe dar.[92]

Wir leben in einer Zeit sich verändernder religiöser Bedürfnisse und Zugänge. Wir betreuen auch Menschen, die in anderen Glaubenszusammenhängen beheimatet sind. Andere können sich mit christlichen Inhalten nicht mehr verbinden. Hier gilt es aufmerksam zu sein, Wege für den Einzelnen zu finden und offen zu halten – um letztlich das Wesentliche zu ermöglichen: einen Zugang zu einem tieferen, sinnerfüllten und sinngetragenen Leben, zu ethischen Grundlagen unseres Lebens zu finden. Darum geht es im Umgang mit der Angst.

Rhythmus in der Lebensführung

Unterstützend wirkt hier auch die Wahrnehmung einer Kontinuität und eines Rhythmus in der Lebensführung. Das beinhaltet auch ein geduldiges Erarbeiten einer inneren Wahrnehmungsfähigkeit für die Kontinuität des eigenen Lebensganges.

Biografiearbeit und Psychotherapie

Den jeweiligen »roten Faden« im Leben kann man durch Biografiearbeit auffinden versuchen, oder auch mit Psychotherapie. Ein tiefenpsychologisch fundierter Ansatz der Psychotherapie kann helfen, Ursachen einer Angstsymptomatik sichtbar zu machen. Diese Erkenntnis kann dann Ausgangspunkt eines anderen Umgangs mit sich selbst sein.

In der Verhaltenstherapie können andere Handlungsstrategien entwickelt werden. Ein konkreter in der Verhaltenstherapie begründeter Ansatz ist das Entwickeln einer »Angstleiter« (insbesondere bei konkreten Ängsten, zum Beispiel spezifischen Phobien). Hier kann gefragt werden: »Was macht mir am wenigsten Angst, was am meisten?« Wie eine Leiter von unten nach oben begangen wird, so wird mit dem begonnen, was am wenigsten Angst macht, dann folgt das nächste usw. Dies bedeutet auch: Man nimmt sich nur das vor, von dem man weiß, dass man es auch schafft. Auf diese Weise kann eine aus bewältigten Schritten resultierende Stärke erfahren werden. Eine solche »Angstleiter« lässt sich gut auch mit Menschen mit Intelligenzminderung bildhaft und einfühlbar gestalten (siehe hierzu auch den Abschnitt »Ansprache für Betroffene«, Seite 208 ff.; zur Psychotherapie generell siehe auch den entsprechenden Abschnitt im Kapitel »Therapie«, Seite 375 ff.).

Entwickeln einer »Angstleiter«

Eine weitere allgemeine Hilfe kann es sein, in ein Miterleben der Natur einzutauchen und durch Naturbeobachtung, Wolken- oder Wetterbeobachtungen oder Ähnliches zu versuchen, von der angstvollen Selbstbeobachtung abzukommen. In diesem Zusammenhang sind auch Wahrnehmungs- und Gestaltungsübungen zur Schulung eines leidenschaftslosen, rein an der Beobachtung sich bildenden Urteilsvermögens sinnvoll.

Miterleben der Natur

Alle diese oder andere Therapieansätze müssen in ein umfassendes Konzept eingebunden sein und werden von einer möglichst vertrauensvollen, um Sicherheit bemühten Beziehung getragen, ohne Willkür und mit vorausblickendem vorhersehbarem Handeln.

Medikamentöse Behandlung

In der Hand des Arztes liegt eine ergänzende Medikation. Aus dem Bereich der homöopathisch-anthroposophischen Medizin werden Medikamente wie *Argentum (Silber)* zum Beispiel in Verbindung mit *Bryophyllum* eingesetzt, daneben *Aurum (Gold)*, *Ferrum (Eisen)* sowie *Levico (Eisen-Kupfer-Arsen-Verbindung)* neben einer Reihe anderer Präparate.

homöopathisch-anthroposophische Medizin

Ist eine allopathische (schulmedizinische) Behandlung unabdingbar, werden *Antidepressiva* (vor allem SSRI-Präparate), bei ausgeprägten und insbesondere auch wahnhaften Ängsten auch *Neuroleptika* eingesetzt. Auf *Tranquilizer* wie *Diazepam (Valium®)* oder *Lorazepam (Tavor®)* sollte in der Behandlung von Angststörungen – auch bei einer nur kurzfristigen Therapie – möglichst verzichtet werden. Bei dieser Indikation ist die Gefahr einer Abhängigkeit

Schulmedizin

Tranquilizer

sehr hoch. Dies zeigt sich dann darin, dass der Betroffene glaubt, ohne eine solche Medikation die Angst nicht ertragen zu können. Zu einer solchen sogenannten »psychischen Abhängigkeit« kommt es oft lange vor einer körperlichen Abhängigkeit, einer Sucht. Überdies reagieren viele Menschen mit einer hirnorganischen Beeinträchtigung paradox auf die Substanzgruppe der Tranquilizer, d. h. es treten statt einer Beruhigung Unruhezustände auf und das Angsterleben nimmt zu.

Ansprache für Betroffene

Dich plagt und bedrängt wieder diese Angst. Vielleicht die Angst, nachts alleine zu sein. Oder die Angst, das schaffen zu sollen, was du in der Werkstatt machen sollst. Oder die Angst, dass heute wieder jemand kommt und etwas Gemeines zu dir sagt. Oder du hast Angst, dass du einem Hund begegnest. Oder dass irgendwo eine Spinne herumkrabbelt. Oder die Angst, dass deine Eltern sterben und dass du alleine bist. Es gibt so vieles, wovor wir Menschen Angst haben können, wovor wir uns fürchten.

Und Angst kann wirklich etwas Furchtbares sein und einen Schatten auf die Seele legen und alles verdunkeln, worüber man sich doch auch freuen kann.

Ich wünsche dir, dass du immer wieder jemanden hast, an den du dich wenden kannst, wenn die Angst ganz arg ist, und dass du über deine Angst sprechen kannst. Mit deinen Betreuern, deinen Eltern vielleicht oder deinen Geschwistern, aber auch mit einem Freund oder einer Freundin. Das ist ganz wichtig, dass du darüber sprichst, das kann schon helfen, dass du dich vielleicht nicht so alleine damit fühlen musst.

Aber du sollst auch das wissen: Wo es Angst gibt, da gibt es auch den Mut.

Die Angst suchen wir uns nicht aus. Die kommt, ist einfach da, wie ein Mensch, den man eigentlich gar nicht sehen will, aber der dennoch da ist. Da sagt man auch: »wie ein ungebetener Gast«. Und vielleicht musst du auch gar nicht gegen die Angst kämpfen – es ist so anstrengend, immer zu kämpfen.

Doch es gibt wirklich etwas, das in der eigenen Hand liegt oder das wir suchen können, wo wir immer stärker werden können, und das ist der Mut. Unser Mut kann wachsen, und du kannst ihm helfen, dass er immer mehr wächst.

Viele Menschen haben das versucht, und vielen Menschen ist das auch gelungen! Wir brauchen nur Geduld dazu, der Mut wächst immer nur langsam, aber dann immer mehr und immer mehr.

Zum Beispiel so: Wenn du vielleicht Angst vor Hunden hast, dann kann der Mut nicht so schnell wachsen, dass du dir vornimmst, einen Hund gleich allein an einer Leine auszuführen – das geht nicht, das ist viel zu viel! Aber du kannst mit was Einfachem anfangen. Lass mich dir ein Bild geben: Wenn du eine Leiter hochkletterst, dann fängst du ja nicht oben an, das geht ja gar nicht – am Ende fällst du sogar hin und tust dir weh. Aber du kannst eine Leiter fest hinstellen, wenn du zum Beispiel etwas oben vom Schrank holen oder Obst vom Baum pflücken willst. Und dann steigst du erst mal auf die erste Stufe und schaust, dass die Leiter sicher steht und dass deine Füße gut und fest darauf stehen. Und dann gehst du vielleicht auf die zweite Stufe. Und wenn du da gut und sicher Halt gefunden hast, gehst du vielleicht noch eine Stufe höher. Und dann merkst du, dass das eigentlich ganz toll ist, dass du das alleine kannst, dass du so stark und so mutig bist.

Und so ist es eigentlich auch bei den Hunden: So etwas wie eine erste Stufe ist da vielleicht, dass du dir einmal ein Bild von einem Hund anschaust, und wenn es dir zu viel wird, kannst du es einfach umdrehen. Und dann kannst du einmal, vielleicht mit einem Betreuer, aus dem Fenster einen Hund anschauen, und sehen, wie er sich bewegt. Und dann kannst du vielleicht einmal hören, wie ein Hund bellt, vielleicht nimmt dein Betreuer es einmal auf seinem Handy auf oder so. Und dann kannst du es wieder und wieder anhören, so oft du willst – und du merkst vielleicht, dass das gar nicht so schlimm ist. Und dann kannst du dir überlegen, was da vielleicht die nächste Stufe ist.

Und vor allem: Du kannst merken, wie toll es ist, Mut zu haben, etwas zu schaffen, was man davor nicht geschafft hat.

Und so wie mit der Angst vor Hunden kannst du es eigentlich mit jeder Art von Angst machen – immer schauen, was geht, und dir dann vornehmen, was dir vielleicht ein bisschen Angst macht, aber wo du merkst, dass auch ein bisschen Mut da ist. Und so weiter, und so weiter.

Mal doch einmal so eine Leiter auf! Mal auf, was die erste Stufe ist und die zweite und so weiter. Oder du kannst dir ein Bild hinstellen, wenn du abends oder in der Nacht Angst hast. Da ist etwas drauf, das dir hilft, Mut zu haben: vielleicht ein Engel, oder ein Bild von jemandem, den du sehr magst.

Oder du hast eine CD, auf die hat jemand etwas draufgesprochen, vielleicht ein Betreuer von dir oder ein guter Freund oder eine gute Freundin. Und dann kannst du seine Stimme hören, die vielleicht sagt. »Liebe Susanne oder lieber Peter, du weißt, dass du keine Angst haben musst. Du hast so viele Nächte schon gut schlafen können, immer und immer wieder – du wirst es auch jetzt schaffen. Ich weiß, dass du es schaffst.« Oder du hast es selber draufgesprochen, für dich. Oder du kennst eine Musik, die dir Mut macht.

Denn, und das ist komisch, aber vielleicht hast du es selber schon einmal gemerkt: Wir haben ja oft eine ängstliche Seite in uns, aber auch eine mutige Seite. Mal ist die eine und mal die andere Seite stärker.
Und dann kann die mutige Seite in dir der ängstlichen Seite in dir sagen: Das schaff ich doch! Und dann könnt ihr noch ganz viele Ideen sammeln, was dir helfen kann, mutiger zu werden. Ich bin sicher, dass dir da eine ganze Menge noch einfallen wird.

Diagnostische Klassifikation

ICD-10: F 40.0 phobische Störung / F 41.0 Panikstörung / F 41.1 generalisierte Angststörung.

Zwangsstörungen

Der Zwang steht der Angst sehr nahe. Zum einen finden wir Zwangssymptome und Zwangsverhalten bei einer Reihe seelischer Erkrankungen, vor allem bei Psychosen, Ess-Störungen, bei Depressionen und bei der Posttraumatischen Belastungsstörung. Aber es gibt auch einen inneren Bezug zu Angst: Ein Zwang ist meist und vorrangig ein Versuch, Angst zu beruhigen bzw. zu bannen.

innerer Bezug zu Angst

Auch das finden wir bei Angst wie bei Zwangssymptomen: Sie beginnen im Bereich des »Normalen« und kommen aber auch gesteigert vor bis zu schwerstem Leid und tiefster Beeinträchtigung der seelischen Entwicklung. Ein vorsichtiges Verhalten kann notwendig und hilfreich sein. Im Alltag kann ein ausgeprägt kontrollierendes Verhalten – was dem Zwang nahe kommt – auch durchaus erforderlich sein: Das Befestigen eines Fahrrades auf dem Dachgepäckträger wird zu wiederholten Kontrollen führen, ebenso wird ein Bergsteiger nachsehen, ob das Seil, die Haken etc. gut präpariert sind. Die Operationsschwester wird peinlich genau prüfen, ob alle Instrumente für die bevorstehende Operation bereit liegen ... So kann man in vielen Bereichen unseres Lebens sagen, dass das Fehlen eines solchen kontrollierenden Vorgehens sich problematisch auswirken könnte.

Aber ein kontrollierendes Verhalten, wie es in den genannten Beispielen situationsadäquat ist, kann sich in anderen Bereichen – ohne den entsprechenden sinngebenden Zusammenhang – bis hin zu einem Verlust von eigenständig-freiem Handeln steigern.

kontrollierendes Verhalten

Hinsichtlich der Zwangserkrankungen kann Ähnliches gesagt werden wie zu Beginn des Kapitels über die Angststörungen: Wir können nicht jeden Zwang auf die sogenannte »neurotische Konfliktverarbeitung« zurückführen. Deshalb müssen die Zwangserscheinungen weiter differenziert werden.

Differenzierung

Wir können drei Grundformen unterschiedlich bedingter Zwangssymptomatik unterscheiden:
- einen organisch-konstitutionellen Typus,
- einen regulativen Typus und
- einen neurotischen Typus.

Organisch-konstitutionelle Ursachen der Zwangssymptomatik

Im Kapitel über die Diagnostik wurde Rudolf Steiners Ansatz der polaren Konstitutionstypen beschrieben, die prägend hinter einer Vielzahl heilpädagogischer Zustände stehen (siehe Seite 60 f.). Im Einzelnen war das vor allem die Polarität des beeinträchtigten Einschlafens und Aufwachens in Verbindung mit den Bildern von Hysterie und Epilepsie. Eine weitere Polarität betraf das gestörte Zur-Ruhe- bzw. In-Bewegung-Kommen mit dann beeinträchtigter Sinnesfähigkeit. Es wurde in diesem Zusammenhang der Bezug zum menschenkundlichen Hintergrund beschrieben. Die dritte erwähnte Polarität bezieht sich auf die Fähigkeit des Erinnerns und Vergessens und dessen Beeinträchtigung. Als Grundlage hierzu wird eine Konstitution beschrieben, bei der im Stoffwechsel das Verhältnis von Eisen- zu Schwefelkräften abweicht – »schwefelreich« und »schwefelarm«. Das bedeutet, dass die leibliche Gestaltung Voraussetzung für das seelische Befinden ist: Der Leib ist der Träger der Seele.

polare Konstitutionstypen

Eisen- und Schwefelkräfte

Dies kann verschiedene heilpädagogische Zustände bedingen: Wenn in der Eiweißstruktur des Organismus der Schwefelanteil dominiert, kann dies zu einem »Versinken« der Erinnerung und verstärkter Vergesslichkeit in Verbindung mit spezifischen Unruhezuständen führen – ein Bild, wie wir es unter anderem von der Phenylketonurie (einer angeborenen Stoffwechselstörung) kennen. Neben dieser inneren Stoffwechselgestaltung sind für diese Kinder eine helle Haut, blaue Augen und hellblonde Haare charakteristisch.

Dem gegenüber stellt Rudolf Steiner eine Konstitution, bei der der Eisenanteil im Stoffwechsel gegenüber dem Schwefel dominiert. Schon in der äußeren Erscheinung fallen die braunen Augen und dunklen Haare sowie eine stärker pigmentierte Haut auf. Dies kann als Bild dafür gesehen werden, dass Eindrücke nur schwer aufgenommen, vor allem aber nur schwer verarbeitet und damit auch nur bedingt vergessen werden können. Die Eindrücke bleiben dann in der Seele präsent, bleiben »unverdaut« und dadurch unverwandelt. Die Folge dieser Stoffwechselveränderung können dann unter anderem wiederkehrende Gedanken bis hin zu Gedankenzwängen sein. Die eingeschränkte Fähigkeit eines gesunden Vergessens führt zu Zwangsgedanken und Zwangsverhalten, verbunden mit einer angstvollen Grundstimmung. Gesteigert können auch paranoide Gedankeninhalte auftreten.

Einschränkung des gesunden Vergessens

Rudolf Steiner entwickelte in seinem menschenkundlich-heilpädagogischen Ansatz differenzierte therapeutische Leitlinien. Je nach Ausmaß der Symptomatik kann ein zur »schwefelreichen« Konstitution neigendes Kind diätetisch unterstützt werden (Wurzelgemüse, salzhaltige Nahrung). Eine substanzielle medikamentöse Behandlung kann auf Eisen in unterschiedlichen Darreichungsformen aufbauen. Entscheidend ist daneben die psychologisch-heilpädagogische Grundhaltung und Ansprache, die dem Kind in rhythmischer Wiederholung einen immer wieder gleichen Eindruck nahebringt.

Dem zu Zwängen neigenden Kind wird eine sulfurige Diät angeboten (Früchte, Süßes). Medikamentös kann Schwefel differenziert eingesetzt werden. Auch hier ist die begleitende Grundhaltung von großer Bedeutung. Rudolf Steiner beschreibt sie bildhaft als »Raunen«. Damit ist zunächst ein beruhigend-ermutigendes Sprechen gemeint. Man kann es aber auch sinnbildlich als eine entlastende und stützende Haltung dem Kind gegenüber verstehen. Letztlich meint dies: »Du musst keine Angst haben.«[93]

Auch hier sei noch einmal betont, dass eine entsprechende Haltung, konsequent durchgeführt, bis in die leibliche Struktur hinein wirksam sein kann, dass eine begründete und konsequent durchgeführte heilpädagogische Haltung in der Lage ist, ausgleichend bis in die leibliche Struktur, den Stoffwechsel, hineinzuwirken.

Prader-Willi-Syndrom

Als weiteres Beispiel für den organisch-konstitutionellen Typus möchte ich die chromosomal mitbedingte Form des Prader-Willi-Syndroms nennen. Die hier im Vordergrund stehende ausgeprägte »Gier« nach Essen ist bedingt durch einen veränderten präfrontalen Kortex (einen Teil der Großhirnrinde), der für die Ausführung eigenständiger willensbetonter Handlungen die Grundlage bildet. Kurz gesagt: Die Zwangssymptomatik der Betroffenen ist »in den Leib eingeschrieben«.

Auf das Prader-Willi-Syndrom wird in den Kapiteln »Ess-Störungen« sowie »Psychiatrische Aspekte heilpädagogischer Bilder« eingegangen (siehe Seite 246 f. und 301 ff.), dort auch insbesondere auf den therapeutischen Umgang. Betont werden soll aber auch in diesem Zusammenhang, dass es keinesfalls angemessen ist, die Verhaltensweisen der Betroffenen moralisch zu beurteilen oder gar zu verurteilen. Auch dieses Syndrom kann als Beispiel dafür stehen, wie Verhalten, hier spezifisches Zwangsverhalten, organisch-konstitutionell bedingt sein kann. Diese Menschen bedürfen intensiv unterstützender, strukturierender Maßnahmen.

Verhalten ist oft organisch-konstitutionell bedingt

Regulative Wirkung des Zwangs

Als eine Art »Selbsthilfe« können wir Zwangsverhalten bei Menschen mit Autismus-Spektrum-Störung verstehen.

Autismus-Spektrum-Störung

Im Kapitel über Autismus-Spektrum-Störungen (siehe Seite 317 ff.) wird ausführlicher beschrieben, dass hinter der Gesamtsymptomatik oft eine gestörte Möglichkeit der Verarbeitung von Wahrnehmungen steht. Insbesondere können Sinneseindrücke häufig nur begrenzt integriert werden. So geht es in diesem Bereich darum, Überschaubarkeit zu schaffen, die den individuellen Möglichkeiten des Einzelnen entspricht. Der Zwang ist dann oft eine Reaktion auf Überforderungen: Es wird eine Binnenstruktur geschaffen, welche die Bewältigung der Sinneseindrücke besser ermöglicht. Man kann das Gebaren eines Menschen mit Autismus-Spektrum-Störung als hypothetische Bitte verstehen: »Lass die Welt so an mich heran, dass ich die Eindrücke bewältigen kann und nicht davon überwältigt werde.«

Zwang als Reaktion auf Überforderungen

Neben dieser Strukturierung der Sinneseindrücke gehört zur grundtherapeutischen Unterstützung das Gewähren von genügend Zeit, um die Sinneseindrücke zu verarbeiten. Ebenso wichtig ist es, Gelegenheiten für Pausen zu schaffen, die immer wieder in den Tag eingegliedert sind, um auch so für eine Verarbeitungsmöglichkeit ohne neue Sinnesbeanspruchung zu sorgen.

Hilfreich im Umgang mit Menschen mit Autismus-Spektrum-Störung sind Rituale zur Strukturierung des Alltags. Das Ritual hat durchaus Aspekte des Zwangs, wird aber gerade bewusst eingesetzt. Man könnte gewissermaßen sagen: Dem gesteigerten Zwang des Menschen mit Autismus-Spektrum-

Rituale

Störung begegnen wir durch eine »zwanghafte« Struktur des Alltags, nur nennen wir sie dann nicht mehr »Zwang«, sondern Ritual.

Ernst lebte seit Jahrzehnten in einer Einrichtung. Dort wurde die Haltung gepflegt, dass alle Bewohner an den Aktivitäten der Gemeinschaft Anteil nehmen. Rückblickend wurde geschildert, dass Ernst über fast vierzig Jahre sowohl in der Werkstatt als auch bei nahezu allen Essenssituationen, bei Konzerten und anderen Veranstaltungen durch Schreien auffiel – vierzig Jahre lang! Die Anforderungen für ihn und alle anderen können nur erahnt werden. Über lange Jahre war das Essen ausgeprägt zwanghaft gestaltet: zum Beispiel abends zwei Scheiben Brot: eine Scheibe mit Erdbeermarmelade, eine mit Gouda. Ein neuer Hausverantwortlicher änderte – ganz unvoreingenommen – das Setting. Ernst bekam ein Zimmer mit eigenem Zugang, nahm die Mahlzeiten fast ausschließlich dort ein, die Werkstatt besuchte er weiter, aber wahrnehmend am Rand ohne Verpflichtung zu eigener Tätigkeit, außerdem fanden keine Konzertbesuche oder Ähnliches mehr statt. Die Situation beruhigte sich umfassend, Schreizustände traten nicht mehr auf, und die Mahlzeiten entspannten sich ebenfalls. Der Zwang war offenkundig einem Bemühen geschuldet, sich bei massiver Überforderung einen kleinen Bereich von Ordnung und Überschaubarkeit zu schaffen.

Neurotisch bedingte Zwangserkrankung

gegen den eigenen Willen

Zwangsgedanken, Zwangsideen oder Zwangshandlungen sind in diesem Zusammenhang Gedanken und Handlungen, die zwar als unsinnig, falsch, vielleicht sogar als schädlich erkannt werden, aber dennoch gedacht bzw. ausgeführt werden müssen. Auch wenn sich der Mensch dagegen wehrt und versucht, sie zu überwinden, ist der Zwang stärker: Das Ich muss gegen seinen Willen den sinnlosen Gedanken denken.

Dennoch unterscheiden sich diese Zwangsgedanken deutlich von psychotischen Inhalten, die oft als »gemacht« oder »eingegeben« erlebt werden, als von außen aufgezwungen. Bei der neurotisch bedingten Zwangserkrankung erlebt der Betroffene den Zwangsgedanken durchaus als einen selbst gedachten Gedanken, also nicht: In mir wird etwas gedacht, sondern: Ich bin gezwungen, etwas zu denken.

In prägnanter Weise hat Karl Jaspers die Not eines Zwangskranken beschrieben: »Der Zwangskranke wird verfolgt von Vorstellungen, die ihm nicht nur fremd, sondern unsinnig erscheinen und denen er doch folgen muss, als ob sie wahr seien. Tut er es nicht, so befällt ihn grenzenlose Angst. Der Kranke muss zum Beispiel etwas tun, sonst stirbt eine Person oder es geschieht ein Unheil. Es ist, als ob sein Tun und Denken magisch das Geschehen verhindere oder bewirke. Er baut seine Gedanken zu einem System von Bedeutungen, seine Handlungen zu einem System von Zeremonien und Riten aus. Aber jede Ausführung hinterlässt den Zweifel, ob er es auch richtig, vollständig macht. Der Zweifel zwingt ihn, von vorn anzufangen.«[94]

Man kann auch sagen, dass der Wille im Denken und zum Teil im Handeln gelähmt ist.

unbewältigter Konflikt

Hinter den eigentlichen Zwangsgedanken und Zwangshandlungen liegt oft – wie im Kapitel über die neurotischen Störungen ausgeführt (siehe Seite 195 f.) – ein unbewältigter Konflikt. Begriffe wie »Schuld« und »Sünde« prägen häufig das Denken dieser Menschen. Nicht selten sind es sexuell-triebhafte Inhalte, die hinter einem solchen Erleben stehen. Konflikt bedeutet dann, auf der einen Seite den Triebdruck der eigenen Sexualität zu spüren, auf der anderen aber die Haltungen oder Normen, die diesem Triebdruck entgegenstehen. Beispielsweise galt der Umgang mit Masturbation für viele Jugendliche – zum Teil auch für Menschen mit Intelligenzminderungen bis in das Erwachsenenalter hinein – als eine Handlung, die nicht sein dürfe. Wenn ein Mensch trotzdem Selbstbefriedigung ausübte, wurde dies als »schmutzig« erlebt. Dann konnte ein Waschritual, im Lauf der Zeit möglicherweise zum Waschzwang ausgeweitet, die Folge sein – als würde diese Waschung eine Lösung darstellen. Wir müssen hinter dem Waschzwang wie generell hinter neurotisch bedingten Zwängen immer nach dem ursprünglichen, ungelösten Konflikt suchen.

Charakteristisch für den Zwang ist: Wenn keine wirkliche Lösung gefunden wird, verstärkt sich der Zwang mit der Zeit immer mehr.

Zur Therapie von Zwangsstörungen

Die Therapieoptionen bei Zwangsstörungen können folgendermaßen zusammengefasst werden:

nach der Ursache suchen

- Man sollte immer nach der Ursache eines Zwanges suchen. Welchen Platz, welche Funktion, welche Aufgabe hat der Zwang? Dies bedeutet auch, zu prüfen, ob ein Zwang konstitutionell, regulativ oder neurotisch bedingt ist, und die jeweilige therapeutische Grundhaltung konsequent zu verfolgen – und zu wissen, dass die Beruhigung einer Zwangssymptomatik oft lange Zeit und viel Geduld bei allen Beteiligten beansprucht.

einen Zwang nie brechen wollen

- Eine Zwangsberuhigung sollte so früh wie möglich begonnen werden. Dabei darf man den Zwang aber nie brechen wollen. Nach Möglichkeit sollten ein Erkennen und eine Beruhigung der darunterliegenden Angst angestrebt werden.
- Die wesentliche Behandlung des Zwanges liegt abseits des Zwanges: in der Unterstützung der Persönlichkeitsreifung, der Förderung von Entwicklung, der Ich-Stärkung. Stärkungen, die ein Mensch hier erfährt, können nach und nach auf den Bereich des Zwangs gelenkt werden.
- Kunsttherapie, jede Form von künstlerischem und schöpferischem Tun kann durch das »Dabeisein mit Herz und Hand« eine wesentliche therapeutische Unterstützung darstellen. Im Besonderen kann das Malen mit wässrigen Farben – vorsichtig eingesetzt – angeboten werden.
- Ebenfalls hilfreich kann das Schauspiel sein: Einmal in eine andere, vielleicht weniger eingeengte Rolle schlüpfen zu dürfen, und sei es auch nur für eine kurze Zeit, kann der Seele eine Atempause gewähren.
- Sehr sinnvoll ist in diesem Zusammenhang auch die Heileurhythmie, vor allem die Übungen »A«, »E«, »I«, »M« und »G«.

Medikamente

- An Medikamenten bzw. Substanzen können vor allem *Aschen-* oder auch *Organpräparate* (unter anderem *Pulmo)* empfohlen werden.
- Bei schweren Zwangsstörungen, die für die Betroffenen und oft auch für die Umgebung sehr quälend sein können, kann man auch allopathische Medikamente einsetzen, dabei vor allem Antidepressiva (zum Beispiel *Clomipramin* und *SSRI)* sowie Neuroleptika, (zum Beispiel *Risperidon, Olanzapin* oder *Quetiapin)*.

Stärkung des Willens

Eine Zwangsstörung ist eine tiefe Willensstörung. Zentrales therapeutisches Anliegen ist deshalb die Stärkung des Willens, hier vor allem unter dem Aspekt: *Was ich mir vornehme und tue, stärkt meinen Willen.*[95] Es kann eine entscheidende Hilfe in der jahrelangen Begleitung von Kindern, Jugendlichen und auch Erwachsenen sein, wenn Vorhaben, auch angestrebte Therapieschritte, unter diesem Aspekt angegangen werden.

Wie im Kapitel über die Therapie erwähnt (Seite 366 f.), ist die im Alltag zu pflegende therapeutische Grundhaltung der Akzeptanz, des Respekts und der Ermutigung wesentlich. Echte Bewältigungen von Aufgaben können hervorgehoben werden, sodass dem Erkrankten durch Ermutigung eine Persönlichkeitsvertiefung und Willensstärkung vermittelt wird, auf die aufbauend der Zwang möglicherweise langsam aufgelöst werden kann.

Ermutigung

Diagnostische Klassifikation

ICD-10: F 42 Zwangsstörung / F 42.0 vorwiegend Zwangsgedanken / F 42.1 vorwiegend Zwangshandlungen / F 42.2 Zwangsgedanken und -handlungen gemischt.

Hysterie

der Begriff »Hysterie«

Es kann verwirrend sein, dass die Bezeichnung »Hysterie« unter verschiedenen Aspekten verwendet wird. In diesem Zusammenhang ist nicht das konstitutionelle Bild der Hysterie gemeint, wie es im *Heilpädagogischen Kurs* entwickelt wird. Hier geht es um die vorrangig seelisch bedingte Form der Hysterie.

Dieses oft ebenfalls verwirrende Bild der Hysterie stellt einen großen und wesentlichen Bereich der neurotisch bedingten Erkrankungen dar. Die Verwirrung zeigt sich dabei schon in der Begrifflichkeit. So finden sich meist identische, zum Teil sich überschneidende Begriffe wie »Histrionische Persönlichkeit«, »Somatoforme Störungen« oder auch »Konversionsneurose«. Auch der Begriff einer »dissoziativen Störung« wird verschiedentlich verwendet.

innerseelischer Konflikt

Überschneidender Kern dieser unterschiedlichen Beschreibungen und Benennungen ist, dass ein innerseelischer Konflikt im Verhalten der Betroffenen oder in körperlichen Erscheinungen ausgetragen wird. Ein Beispiel für charakteristische Auswirkungen sind sogenannte »psychogene Anfälle«. Hierunter verstehen wir Anfälle, die epileptisch bedingten Anfällen stark ähneln, aber nicht hirnfunktionell, sondern durch einen seelischen Konflikt (»psychogen«) ausgelöst werden. Im Erscheinungsbild können sie sowohl Grand-Mal-Anfällen, psychomotorischen Anfällen, myoklonischen oder Sturzanfällen gleichen. Aufmerksam auf diese Anfallsform kann man werden, wenn die Anfälle anscheinend eine Funktion erfüllen, beispielsweise nur in Anwesenheit eines anderen auftreten oder bei besonderen Herausforderungen oder in Konfliktsituationen.

Darauf darf man sich aber nicht verlassen; bleibt eine Anfallssituation ungeklärt oder zeigen Antiepileptika aus sonst nicht nachvollziehbaren Gründen keine Wirkung, kann eine Simultan- bzw. Dauer-EEG-Ableitung eine klärende diagnostische Einschätzung ermöglichen. Dabei wird in einem entsprechenden Zentrum eine über Tage kontinuierliche EEG-Ableitung durchgeführt, die von einer Video-Aufzeichnung unterstützt wird. Zeigt sich bei einem Anfallsereignis ein fehlender entsprechender EEG-Befund, kann eine psychogene Ursache des Anfalls bestätigt werden. Dies ermöglicht dann eine entscheidende Korrektur der Therapie. Diese erfolgt dann nicht mehr medikamentös mit der Gabe von Antiepileptika, sondern durch adäquate, beispielsweise psychotherapeutische Maßnahmen.

psychogene Ursache eines Anfalls

Andrea ist eine 24-jährige Bewohnerin mit Down-Syndrom, verbunden mit einer leichten Intelligenzminderung. Sie schaut auf eine belastete Kindheit zurück: Die Eltern konnten ihre Behinderung nie wirklich akzeptieren; Andrea musste erleben, wie ihre beiden Geschwister den Respekt und die Wertschätzung erfuhren, die sie selbst vermisste. Während der Schulzeit war sie eine häufige Besucherin im Behandlungszimmer des Schularztes. Deutlich war, dass hinter ihren jeweils berichteten Beschwerden das Bedürfnis lag, wahrgenommen und versorgt zu werden. So wurde ihr dies gewährt – durch einen Verband, eine Salbe, vor allem aber durch Zuhören und das Vermitteln von Verständnis und Ermutigung.

Als junge Erwachsene verliebte sie sich in einen Mitbewohner. Nach zweijähriger Freundschaft, in der sie spürbar innerlich wuchs, ein vertieftes Selbstbewusstsein entwickelte und »gesund« war, trennte sich der Freund von ihr. Im Anschluss an eine erste schwere seelische Erschütterung zeigten sich bei ihr Zustände, die psychomotorischen Anfällen stark ähnelten: Zustände von scheinbarer Bewusstseinstrübung, verbunden mit motorischen Automatismen (Reiben der Hände, Schmatzbewegungen), sowie Bewegungsunruhe mit zum Teil selbstgefährdenden Weglauftendenzen. Obwohl von Anfang an die Vermutung seelisch bedingter (»psychogener«) Anfälle bestand, veranlasste die Ausweitung des »Anfalls«-Geschehens zur Durchführung einer Simultan-EEG-Ableitung, die die Diagnose bestärkte. Unter intensiver heileurythmischer Therapie sowie psychotherapeutischer Zuwendung beruhigte sich die Symptomatik im Verlauf eines Jahres.

Neben den psychogenen Anfällen können unterschiedlichste Verhaltensbesonderheiten Ausdruck eines durch Hysterie bedingten Verhaltens sein. Der Begriff hat heute einen eher negativen Beigeschmack, gelegentlich wird er regelrecht abfällig gebraucht. Er bezeichnet dann ein auffälliges, vielleicht auch etwas bizarres Verhalten.

Verhaltensbesonderheiten

So zeigt sich vielleicht ein Mensch laut oder grenzüberschreitend, oder aber ausgeprägt und fast demonstrativ hilflos. Immer klingt etwas mit, das Außenstehende veranlasst zu sagen: »Das ist aber hysterisch«, und damit ist unterschwellig gemeint: »Das ist doch *nur* hysterisch, das muss man nicht ernst nehmen.« Es verhält sich dabei wie mit jedem Vor-Urteil: Es ist keine Hilfe, es bleibt im »Außen«, es sucht nicht nach dem »Warum« des Handelns des anderen.

Es lohnt, dem Begriff des »provozierenden« Verhaltens nachzugehen: »Provokation« bedeutet »Hervorrufen«; es ist ein Verhalten, das eine echte Aufmerksamkeit erfragt bzw. durch das Verhalten hervorrufen möchte.

»provozierendes« Verhalten

Es gibt ein eindrückliches Buch über die Hysterie, geschrieben von dem französischen Psychoanalytiker Lucien Israël, in der deutschen Übersetzung unter dem doppeldeutigen Titel *Die unerhörte Botschaft der Hysterie* veröffentlicht.[96] »Unerhört« sei das Verhalten vieler Menschen mit dieser Symptomatik, »unerhört« hier im Sinne von »anmaßend«, »unerträglich« usw. Der Autor meint aber das Dahinterliegende: »Unerhört« heißt hier »nicht gehört«. Letztlich ist der Schluss, den er zieht: Das nicht Gehörte ist die Frage, die Bitte, vielleicht auch der Schrei nach echter Liebe, nach echtem Geliebtsein: anerkannt, geachtet und geliebt zu sein als der, als die, der/die man ist. Nicht um Leistungen, nicht um des Äußeren willen – nein: Ersehnt wird eine voraussetzungslose und bedingungslose Liebe. Im Grunde ist hier der zentrale Ansatz jeder Therapie benannt.

Sehnsucht nach bedingungsloser Liebe

Ein weiterer Bereich einer durch Hysterie bedingten Symptomatik sind körperlich empfundene Beschwerden. Diese sind so vielfältig, dass in der Medizin von einem »Chamäleon« gesprochen wird. Gemeint ist dabei die Fähigkeit des Chamäleons, in seinem Verhalten wie auch in seinem Erscheinungsbild immer neue Varianten zu entwickeln. Charakteristischerweise tun die Tiere dies zu ihrem Schutz und zur Tarnung. So erscheint dieser Vergleich durchaus passend, denn auch ein hysterisch leidender Mensch ist ja bemüht, das Wesentliche hinter dem Symptom zu verbergen.

körperlich empfundene Beschwerden

Im Vordergrund dieser vielen und unterschiedlichen Symptome stehen

Schmerzen

vor allem Schmerzen, wechselnde, oft diffuse Schmerzen. Schmerzen, die im Kopf, im Rücken, vor allem aber im Leib empfunden werden. Schmerzen, die den Arzt dann oft veranlassen, ihre Ursache im körperlichen Bereich zu suchen – durch Laboruntersuchungen, Sonografie, Bildgebung bis hin zum diagnostischen operativen Eingriff.

Keine Frage, natürlich muss die Ursache eines Schmerzes zunächst auch körperlich gesucht werden. Es wäre aber wünschenswert, wenn bei ausbleibender diagnostischer Klärung die Untersuchungen nicht immer invasiver (mit allen möglichen Folgen eines operativen Eingriffs) durchgeführt würden, sondern wenn in solchen Fällen auch die mögliche seelische Verursachung früher schon mit bedacht würde. Dies vor allem dann, wenn die geschilderten Beschwerden im Bereich des Uterus und der weiblichen Geschlechtsorgane geschildert werden. Die Hysterie tritt nicht nur beim weiblichen Geschlecht auf, es sind durchaus auch Männer betroffen, deutlich häufiger aber Frauen. »Hystera« ist das griechische Wort für Gebärmutter. Hier lässt sich ein Aspekt dieses Bildes verdeutlichen. Es geht darum, nicht beim Äußeren zu bleiben. Es gilt, die tiefere Ursache eines Schmerzes zu suchen, es gilt, liebevoll nach dem Wesen zu suchen, nach dem Wesentlichen und nach dem Wesen des anderen. Viel Leid ist mit einer zu äußerlichen Suche nach Ursachen verbunden.

liebevoll nach dem Wesen des anderen suchen

Das Bild der Hysterie geht weit über diesen auch geschlechtlichen Aspekt hinaus. Aber das Spannungsfeld von außen und innen, vom Symptom und der dieses bedingenden inneren Not kann hier deutlicher werden.

In diesem Zusammenhang kann auch der Begriff der »Konversionsneurose« verständlicher werden, »Konversion« im Sinne von Verwandlung, Umwandlung: Ein seelischer Konflikt wird in eine körperliche Symptomatik verwandelt.

Bei einer 38-jährigen Frau trat eine sogenannte psychogene Lähmung auf. Der Hintergrund: Im Kindesalter erlitt sie einen sexuellen Übergriff durch ihren Vater. Sie distanzierte sich vom Elternhaus, ging in eine entfernte Stadt und baute sich ein eigenes Leben auf. Sie gründete eine Familie und bekam zwei Kinder. Angesichts enger finanzieller Möglichkeiten bot der eigene Vater an, sein Grundstück zu teilen, damit die junge Familie hier bauen konnte. Trotz widerstrebender Empfindungen entschied sie sich aus rationalen Überlegungen mit ihrem Mann, das Angebot anzunehmen. Sie bauten dort ihr Haus – aber am Tag des Einzugs trat bei der Frau eine Lähmung der unteren Extremitäten auf, sie war nicht in der Lage, das Haus zu betreten.

Die Tragik: Über mehr als zehn Jahre wurde eine neurologische Ursache der Lähmung vermutet, untersucht und therapiert, bis die Diagnose einer neurotischen Erkrankung im Sinne einer Konversionsneurose gestellt wurde. Zur Diagnose führte letztlich vor allem die eigentümliche Erscheinung der Lähmungen: Es waren nicht Nervenbezirke und in der Folge Muskelpartien betroffen, die zum Beispiel bei einer Rückenmarkserkrankung beeinträchtigt sind, hier wiesen alle die Muskelgruppen Lähmungen auf, die man für das Gehen und Stehen benötigt. Zehn Jahre nach Erkrankungsbeginn war die Lähmung schon so chronifiziert, dass die Patienten trotz dann vielfältiger Maßnahmen die Gehfähigkeit im Beobachtungszeitraum nicht wieder erreichen konnte.
Letztlich »sprach« der Körper der Patientin etwas aus, wozu sich diese Frau nicht selbst entschließen und ermutigen konnte: »Ich kann und ich will nicht.«[97]

Therapie der Hysterie

Der zentrale Aspekt der therapeutischen Zuwendung wurde oben bereits ausgeführt: Es geht um eine Haltung, die den anderen ernst nimmt, akzeptiert, achtet und wertschätzt um seiner selbst willen. Um eine Haltung, die sich nicht blenden und irritieren lässt vom Äußeren.

Jedwede Form einer psychotherapeutischen Zuwendung und Unterstützung kann hier helfen. »Psychotherapie« meint in diesem Sinne nicht vorrangig eine Methode, sondern das unverbrüchliche Gewähren von Zeit, Raum und Zuwendung. Dies kann, insbesondere bei einer umfassenderen Symptomatik, in einer psychotherapeutischen Praxis stattfinden, die psychotherapeutische Haltung kann aber prinzipiell in jeder Begleitung und jeder Begegnung eingenommen werden.

Zeit, Raum und Zuwendung

Künstlerische Therapien sind hier generell hilfreich. Von ihrem Wesen, Inhalt und Anspruch her stellen sie diesen Raum zur Verfügung, ermöglichen die Einzelzuwendung und können einen Entwicklungsprozess unterstützen. In der Heileurythmie kann beispielsweise ein Weg gegangen werden, der von der Geborgenheit des »B« und die befreiende Gebärde des »G« über die Kräftigung durch das »E« hin zur Aufrichtung des »I« führt.

Die Arbeit an der Sprache kann das Sich-Aufrichten und das Sich-Hinstellen unterstützen und ermöglichen, dass ein Mensch, vermittelt durch die Sprache, sein Inneres zum Ausdruck bringen kann.

In der Musik kann gelernt werden, eine eigene Stimme, einen eigenen Rhythmus durchzutragen.

Im künstlerischen Gestalten kann ein Mensch lernen, schöpferisch tätig zu werden, einen Ausdruck für innere Prozesse zu finden.

Regression und Progression

Generell kann hier ein Ansatz aus der psychoanalytischen Therapie zugrunde gelegt werden: »Regression im Dienste der Progression.« Das Ziel ist die Progression, die Entwicklung, die Förderung der Persönlichkeit in ihrer Eigenständigkeit. Der Boden dazu muss aber zunächst im Gewähren der Regression (siehe Seite 152) bereitet werden, im Schaffen einer entlastenden Geborgenheit.

Ausgerichtet ist dieses therapeutische Bemühen auf Nachreifung, Selbstakzeptanz und Ermutigung. Und es ist gut, diesem Weg Zeit zu geben.

naturheilkundliche Medikamente

Eine mögliche Behandlung mit Medikamenten sollte sich nach Möglichkeit auf naturheilkundliche Mittel konzentrieren. Seitens der Anthroposophischen Medizin könnte hier ein Weg von Hülle und Geborgenheit – zum Beispiel mithilfe von *Bryophyllum, Silber* und *Conchae* – bis hin zu einem tiefen Aufrichten, unterstützt durch Gold bzw. Eisen, gegangen werden. Aber selbstverständlich kann ein solcher Weg sich immer nur an der individuellen Person und Symptomatik ausrichten.

Gelegentlich, wenn der Leidensdruck hoch ist, können auch Mittel eingesetzt werden, die sonst einen Teil der Behandlung von Depressionen darstellen, zum Beispiel *Johanniskraut-Präparate.*

Chemisch definierte *Antidepressiva* oder *Neuroleptika* könnten – dann in sehr niedriger Dosierung – bei sehr hohem Leidensdruck zum Einsatz kommen. Hier muss die Notwendigkeit der Gabe dieser Mittel immer wieder, auch bei kurzfristiger Anwendung, mit dem behandelnden Arzt abgesprochen werden.

Auf die Gabe von *Tranquilizern* sollte hier – wie möglichst generell – konsequent verzichtet werden.

Menschenkundliche Aspekte

Bereich des »Seelenleibes«

Für das Verständnis sogenannter »neurotischer« Zustände allgemein wie auch für den therapeutischen Zugang kann das Modell des »viergliedrigen Menschen« dienen. Die Symptomatik zeigt sich vornehmlich im Bereich des »Seelenleibes«, des »Astralleibes« in Form von Angst, Anspannung, Unsicherheit, Enge und anderem. Dieser Bereich wird dabei zum einen zu wenig von den Lebenskräften (»Ätherleib«) gestützt und ernährt, zum anderen zu wenig von innen her (vom »Ich«) aufgerichtet und getragen.

Dem zentralen Ansatz Rudolf Steiners folgend, dass die Diagnose unmittelbar in die Therapie übergehen sollte, bedeutet das für die Therapie, dass eine Stärkung der Lebenskräfte und der Ich-Funktionen ihr oberstes Ziel sein sollte. Sowohl in den oben geschilderten medikamentös-substanziellen Ansätzen wie auch in Zugängen der Kunsttherapie und Psychotherapie ist dies berücksichtigt.

Seelenübung

Ein übergeordneter Zugang besteht in den sogenannten »Seelenübungen«. Der Schwerpunkt liegt dabei auf dem Üben, das als ein fortwährender Prozess der Stärkung eigener Kräfte gesehen wird. Es ist eine Tätigkeit, die vom »Ich« ihren immer neuen Ausgang nimmt, wie alles bewusst gepflegte Wiederholen von Tätigkeiten die Lebenskräfte unterstützt und somit von »oben« wie von »unten« die Seelenkräfte stärkt.

Beispiele für Seelenübungen

- Bewusste Formen der Naturbetrachtung (Wolken, Baumformen, Blätter …), gegebenenfalls verstärkt durch Abzeichnen,
- Verstärkung eines aufmerksamen Hörens,
- generell Förderung der Wahrnehmung von Sinneseindrücken,
- Vor- und Rückschau auf den Tag,
- Führen eines »Dankbarkeits- oder Freude-Tagebuchs« (siehe auch Seite 122),
- aufmerksames Schreiben (»Schön-Schreiben«),
- aufmerksames Gehen (»Geh-Meditation«),
- Bildbetrachtung,
- Bemühen um bewusst getroffene Entscheidungen,
- Bemühen um Verzicht.

entscheidender Aspekt der Assistenz

Solchen Seelenübungen kann sich ein Mensch aus eigener Kraft und eigenem Entschluss zuwenden. Bei Menschen mit Unterstützungsbedarf kann dies ein entscheidender Aspekt der Assistenz werden.

Diagnostische Klassifikation

ICD-10: F 44 dissoziative Störungen (Konversionsstörungen) / F 45 somatoforme Störungen.

Persönlichkeitsstörungen

enge, starre Muster

Die Diagnose einer Persönlichkeitsstörung beschreibt in der Psychiatrie eine besondere Persönlichkeitsstruktur, die oft ausgeprägt enge, starre Muster aufzeigt. Dies vor allem bei den Wahrnehmungsfähigkeiten, dem Denken und den Emotionen sowie auch insbesondere in der Beziehungsgestaltung. All das führt in der Regel zu stark beeinträchtigten persönlichen wie sozialen Lebensformen.

Persönlichkeitsstörungen bedingen oft mittel- bis unmittelbar erhebliches Leid. Zum einen bei den Betroffenen selbst; häufig sind soziale Einengung und Einsamkeit eine Folge. Da die enge Persönlichkeitsstruktur aber auch die Selbstwahrnehmung entscheidend beeinträchtigt, ist es oft ebenso die Umgebung, die an den Auswirkungen dieser tiefen Beeinträchtigung leidet.

Einschränkung von Erlebnisfähigkeit und Handlungsmöglichkeiten

Persönlichkeitsstörungen stellen die Extremvariante in einem fließenden Übergangsbereich zwischen Persönlichkeitseigenschaften, Persönlichkeitsakzentuierungen und einer mit klinisch bedeutsamen Beeinträchtigungen verbundenen Persönlichkeitsproblematik dar. Die Beeinträchtigungen beginnen meist in der Adoleszenz und dauern mehr oder weniger das ganze Leben über an. Das Selbst, die Person des Betroffenen ist in ihrer Erlebnisfähigkeit und in ihren Handlungsmöglichkeiten tiefgreifend eingeschränkt.

Die international relevante Klassifikation seelischer Erkrankungen unterscheidet eine Reihe verschiedener Formen von Persönlichkeitsstörungen, unter anderem die paranoide Persönlichkeitsstörung, die dissoziale, die anankastische (zwanghafte) Persönlichkeitsstörung, die ängstlich-vermeidende und die abhängig-asthenische Persönlichkeitsstörungen.

spezifische Beziehungsstörungen

Lange Zeit ist man davon ausgegangen, dass das Verhalten der Betroffenen so tief mit deren Persönlichkeit verbunden ist, dass eine therapeutische Beeinflussung fast aussichtslos erscheint. Man erlebte die Auffälligkeiten als tiefgreifende Störung der Gesamtpersönlichkeit – gewissermaßen als angeboren. Ungeachtet der eben unterschiedenen Formen einzelner Persönlichkeitsstörungen betreffen die oft in frühen Entwicklungsstadien entstandenen (wenn auch erst später in Erscheinung tretenden) Beeinträchtigungen fast alle Bereiche der Persönlichkeit. Immer deutlicher wird aber, dass diese Persönlichkeitsstörungen eigentlich spezifische Beziehungsstörungen sind. Dieser Blickwinkel eröffnet neue Möglichkeiten zum Verstehen des Verhaltens wie für therapeutische Ansätze.

Wir finden bei Menschen mit Unterstützungsbedarf durchaus stark eingeengte körperliche, soziale, emotionale und kognitive Fähigkeiten. Ebenfalls dominieren oft stark eingeengte Möglichkeiten der Persönlichkeitsentfaltung. Allerdings liegt das nicht in der Persönlichkeitsstruktur begründet, vielmehr wirken sich hier zum einen die beeinträchtigten Hirnstrukturen aus, zum anderen die konstitutionellen Prägungen der jeweiligen durch Chromosomenveränderung entstandenen Syndrome. Anders ausgedrückt: Die jeweiligen häufig prägnanten, unverwechselbaren, durchaus oft starr und rigide anmutenden Verhaltensmuster einer großen Reihe von Menschen mit Intelligenzminderung werden verständlich und einfühlbar vor dem Hintergrund ihrer primären Behinderung. Auch dies unterscheidet die psychiatrische Diagnose der Persönlichkeitsstörung von den oft markanten Prägungen der Persönlichkeiten im Bereich von Heilpädagogik und vor allem Sozialtherapie: Geeignete Umgebungsbedingungen bewirken oft eine »Öffnung« bzw. »Lockerung« der eingeengten Möglichkeit der Persönlichkeitsentfaltung.

Hintergrund der primären Behinderung

Somit besteht eine stark eingeschränkte Relevanz der Diagnose »Persönlichkeitsstörung« für den Bereich der Menschen mit Intelligenzminderung. Deshalb soll in diesem Buch – mit Ausnahme der Borderline-Symptomatik – keine ausführliche Beschreibung dieses Krankheitsbildes erfolgen.[98]

Borderline-Persönlichkeit

Mir scheint, im Zusammenhang mit Borderline-Persönlichkeiten zeigt sich etwas Neues und Besonderes im Bereich seelischer Krankheiten, etwas, was von großer und wachsender Bedeutung auch für den Bereich von Heilpädagogik und Sozialtherapie ist. Es veranlasst mich auch, hier nicht primär von einer »Störung«, sondern von einer Borderline-Persönlichkeit bzw. von einem Borderline-Syndrom zu sprechen.

zeittypische Krankheit

Die Besonderheit der Diagnose rechtfertigt die Beschreibung unter anderem auch als »Zeitkrankheit«, also einer Symptomatik, die charakteristisch für die jeweilige Zeitepoche ist. Das bedeutet, dass sie das Charakteristische der Zeit, in der sie auftritt, spiegelt.

Unsere Zeit ist von großen Spannungen geprägt, von Ordnungen, die sich auflösen. Auch von einer Auflösung der »Blöcke«, seien es Ost und West, seien es Links und Rechts – immer stärker rückt der Einzelne, das Individuum in den Mittelpunkt.

Gelingt es, all die widerstrebenden Tendenzen zu integrieren, auf einer neuen Ebene zu einer Geschlossenheit zu finden? Immer mehr gilt es, eine Spaltung des »Entweder-Oder« zu überwinden und auszuhalten, dass Situationen »sowohl als auch« sind.

tiefe Zerrissenheit

Hier begegnen uns nun Menschen, die in tiefer Zerrissenheit und Spaltung leben und auf der Suche nach Halt und Orientierung sind. Bis in das therapeutische Konzept hinein besteht hier das Bemühen, eben dieses »Sowohl-als auch« lebendig werden zu lassen.

Einzelsymptome

In der Psychiatrie wird die Diagnose eines Borderline-Syndroms aufgrund folgender Einzelsymptome gestellt (auch hier gilt wieder: Ein Syndrom wird durch das gemeinsame Auftreten einzelner, charakteristischer Symptome gekennzeichnet):

- eine Identitätsstörung mit ausgeprägter und andauernder Instabilität des Selbstbildes oder der Selbstwahrnehmung,
- intensive Impulsivität,
- wiederholte suizidale Handlungen bzw. erhebliches Selbstverletzungsverhalten,
- unangemessen heftige Wut bzw. Schwierigkeiten, die Wut zu kontrollieren,
- vorübergehende, durch Belastungen ausgelöste paranoide Vorstellungen oder schwere dissoziative Störungen,
- ein chronisches Gefühl der Leere oder Langeweile,
- affektive Instabilität, wobei diese Verstimmungen gewöhnlich einige Stunden oder nur selten mehr als einige Tage andauern,
- ein Muster instabiler, aber intensiver zwischenmenschlicher Beziehung, das durch einen Wechsel zwischen den Extremen der Idealisierung und Entwertung gekennzeichnet ist,
- ein verzweifeltes Bemühen, ein tatsächliches oder vermutetes Verlassenwerden zu verhindern.

Wir sprechen von der Diagnose eines Borderline-Syndroms, wenn mindestens fünf der aufgeführten Symptome bei einem Menschen beobachtet werden.

Blick von außen – Begegnungen

Es zeigt sich hier vor allem eine intensive, aber instabile Beziehungsgestaltung. Die Betroffenen bringen ihrem Gegenüber einen oft drastischen und abrupten Wechsel von Idealisierung und Entwertung entgegen. Dahinter steht ein verzweifeltes Bemühen, wirkliches oder gefühltes Alleinsein zu verhindern.

instabile Beziehungsgestaltung

Insbesondere werden intensive Anstrengungen unternommen, zu einer erfüllten Beziehung, auch einer erfüllten Partnerbeziehung zu kommen. Es begegnet uns die starke Sehnsucht, verstanden zu werden.

Die Stimmungen sind oft krass und wechseln rasch, dabei auch zwischen freundlich und unfreundlich, unbeschwert und deprimiert, ruhig und reizbar sowie ausgeglichen und panisch-ängstlich. Auch die Aktivitäten sind intensiv, zum Teil mit einem heftigen Drang zu selbstschädigendem Verhalten, etwa beim Essen, Trinken, Rauchen, zum Teil auch durch Drogenkonsum, ohne dass es zu einer Sucht im engeren Sinne kommt. Es besteht die Neigung zur Selbstverletzung – zum einen im Sinne des NSSV (nicht suizidales selbstverletzendes Verhalten), aber durchaus auch bis hin zu suizidalen Impulsen.

rasch wechselnde Stimmungen

Die Tätigkeiten sind oft rastlos, dabei unstet. Wir begegnen intensiver Wut und Wutausbrüchen, manchmal aus dem Nichts. Außerdem erleben wir geäußerten Hass und Selbsthass, gelegentlich auch tiefste Verzweiflung. Dahinter verbirgt sich ein ständiges Bemühen, echt zu sein, mit großer Empfindlichkeit und Empfindsamkeit gegenüber Ungerechtigkeit, falschen Kompromissen oder Unrecht überhaupt. Gefühle werden entweder extrem ausgelebt oder total zurückgenommen. Intensiv wird in der Umgebung ein Gefühl von Hochspannung oder erhöhter Aufmerksamkeit erlebt, von dem sich der Begleiter letztlich nicht abgrenzen kann.

Das so ausgeprägt wechselhafte Bild kann auch folgendermaßen charakterisiert werden: Das einzig Stabile an einem Menschen mit einer Borderline-Symptomatik ist die Instabilität.

Sicht von innen

Das Selbsterleben wird von einer tiefen Angst sowohl vor dem Alleinsein wie vor dem Zusammensein geprägt. Es besteht ein Mangel an Selbstliebe und Selbstrespekt, die Selbstsicherheit muss immer überprüft und neu gefestigt werden. Die Suche nach Bestätigung bis hin zur Provokation von Ablehnung dominiert. Die Selbsteinschätzung ist starken Schwankungen ausgesetzt,

Mangel an Selbstliebe

auch besteht eine hohe Sensibilität gegenüber falschem Lob. Unsicherheit besteht bis in die Geschlechterrolle hinein.

Schwarz-weiß-Denken

Die eigenen Wertvorstellungen sind von Idealisierung und Abwertung geprägt, es herrscht ein Schwarz-weiß-Denken. Jemand anderes kann in einem Moment nur als gut oder nur als böse gesehen werden.

Insgesamt besteht eine mangelnde Fähigkeit der Abgrenzung gegenüber anderen, dabei ein hohes Bedürfnis, ununterbrochen andere zu kontrollieren. Getragen ist dieses Verhalten von Angst und einem daraus resultierenden Bedürfnis nach größtmöglicher Sicherheit. Wesentlich ist, dass zum einen die Neigung zur Projektion besteht, dass also eigene Konflikte, Gefühle, Eigenschaften, Impulse usw. auf andere Personen übertragen werden. Aber auch der Realitätsbezug kann beeinträchtigt sein bis hin zu vorübergehendem wahnhaftem Erleben.

Die Borderline-Symptomatik bei Menschen mit Intelligenzminderung

Die Symptomatik sowie die therapeutische Grundhaltung kann für Menschen mit und ohne Intelligenzminderung weitgehend übereinstimmend beschrieben werden.

richtige Diagnose erfolgt oft spät

Es ist charakteristisch, dass oft lange Zeit, oft über Jahre, die richtige Diagnose nicht gestellt wird. Der Begriff der »Verhaltensauffälligkeit« wird häufig genannt, auch der des »herausfordernden Verhaltens« oder aber einer »Verhaltensstörung«. Der Umgang von Mitarbeitenden mit Menschen mit Intelligenzminderung und einer Borderline-Symptomatik unterscheidet sich nur wenig von der in der allgemeinen Psychiatrie. Heilpädagogen oder Sozialarbeiter sind verstört und verwirrt, sie können das Geschehen nicht einordnen. Insbesondere ist es nur schwer einfühlbar, dass ein Betroffener sich heute so zeigt – vielleicht freundlich, verständig, zugewandt –, am nächsten Tag aber abweisend und unzugänglich, vielleicht wütend-aggressiv und am darauf folgenden Tag dann traurig-verzweifelt, sich selbst verletzend. Oft entwickelt sich daraus ein Vorwurf: »Ich weiß, du kannst auch anders!« Dabei wird immer wieder verkannt, dass der Betroffene diesen Zuständen selber auch ausgeliefert ist.

Ausgeliefertsein

In einem Team zeigt sich meist rasch eine Spaltung, die einen sehr herausfordernden Charakter annehmen kann und häufig ohne fachlich erfahrene Supervision (die früh eingeholt werden sollte!) nicht zu bewältigen ist. Es ist fast immer die gleiche Kluft, die die Teams trennt: Ein Teil des Teams zeigt

Verständnis für das Verhalten des Bewohners (»Seht euch doch mal seine Vorgeschichte an« oder »Er braucht Zeit und unser Vertrauen« oder Ähnliches), der andere Teil ist empört (»Ich mach das nicht mehr mit« oder »Der tanzt uns nur auf der Nase herum« usw.). Teams, die in der Begleitung von Menschen mit einer Borderline-Symptomatik Erfahrungen sammeln konnten, haben gelernt, dass die Spannung und Polarität in einem Team die innere Zerrissenheit des Betroffenen spiegeln. Ein solches Team nimmt die übergeordnete Ebene (»Metaebene«) wahr, arbeitet zusammen, lässt sich nicht ausspielen und hilft damit dem Betroffenen, nach und nach diese Anteile in sich zu vereinen (ein Buchtitel formuliert dies folgendermaßen: *Wenn Hass und Liebe sich umarmen)*,[99] denn diese sich scheinbar widersprechenden Anteile gehören zusammen.

die übergeordnete Ebene wahrnehmen

Therapie

Therapeutische Grundhaltung

Die Begleitung eines Betroffenen mit einer Borderline-Persönlichkeit stellt in der Beziehungsgestaltung hohe Anforderungen an psychiatrisch und sozialtherapeutisch Tätige. Die ambivalenten und schnell wechselnden Gefühle der Betroffenen führen auch bei den Helfenden immer wieder zu inneren Widersprüchen.

Die Kenntnis der inneren Situation von Menschen mit einem Borderline-Syndrom kann helfen, die eigene Orientierung aufrechtzuerhalten und sich nicht durch die oft verworren scheinenden Zustände anstecken zu lassen.

eigene Orientierung aufrechterhalten

Von den vielfachen Therapiekonzepten möchte ich das der »Dialektisch-Behavioralen Therapie« (DBT) hervorheben, das in den 1980er-Jahren von Marsha Linehan (USA) entwickelt wurde. (Interessant ist in diesem Zusammenhang, dass die 1943 geborene Marsha Linehan selber Boderline-Betroffene war, Psychologin wurde und als Professorin für Psychologie lehrte.) Die DBT wurde als therapeutische Grundhaltung entwickelt. Das Besondere dieses Konzepts ist der dialektische Ansatz. Dialektik meint hier die fortwährende Balance zwischen der Akzeptanz der Dinge, so wie sie sind und waren, und aller Kraft, die wir einsetzen müssen, um die Dinge für unsere Ziele zu verändern.

Dieses Ziel begleitet auch die therapeutisch und sozialtherapeutisch Tätigen: den Betroffenen zu helfen, sich so zu akzeptieren, wie sie sind, und sich einen Platz in der Welt zu suchen, der zu ihnen passt, und ihnen gleichzeitig die Kraft zu geben, diese Welt ein bisschen besser zu machen – zunächst für sich, vielleicht auch einmal für andere.

Der dialektische Ansatz baut letztlich auch auf dem oben genannten »Sowohl-als auch« auf, indem er die Überwindung des Entweder-Oder sucht – entweder gesund oder krank, entweder Stagnation oder Fortschritt – und zeigt: Zunehmend wird wichtig sein, dass beides nebeneinander möglich ist!

den Blick auf Fähigkeiten richten

Ein besonderes Augenmerk wird bei diesem Therapieansatz auf »Skills« gerichtet, was am besten mit »Fähigkeiten« übersetzt werden kann. Der Blick richtet sich also nicht auf Defizite, Schwächen und Einschränkungen, sondern ganz bewusst auf die jeweils zur Verfügung stehenden Fähigkeiten. Es sind gerade diese individuellen Fähigkeiten, die helfen können, mit den eigenen Gefühlen, Stimmungen und Erinnerungen sowie den Herausforderungen des Alltags besser leben zu können.

> ***Die so wichtige therapeutische Grundhaltung,*** sich nicht an den Schwächen, sondern an den Fähigkeiten des anderen auszurichten, wird hier zum entscheidenden Ansatz.

handlungs-, sinnes- und körperbezogene Fähigkeiten

Hier werden sogenannte *handlungsbezogene Fähigkeiten* unterschieden: Die Betroffenen werden dazu ermuntert, sich zu erinnern, was sie eigentlich können (Kuchen backen, ein Musikinstrument spielen, Handarbeiten anfertigen, ein Bild malen, ...).

Weiterhin werden *sinnesbezogene »Skills«* beschrieben. Wie kann ich mich über die Sinne zur Ruhe führen (beispielsweise durch eine Betätigung mit dem Igelball, das Schaffen von Ruhe oder auch durch laute Musik über den Kopfhörer)? Die Erinnerung an diese Fähigkeiten wird wichtig, wenn gerade starke Reize oder innere Spannungen bestehen. Dabei werden in der Begleitung auch immer wieder – gerade bei einer Neigung zum Ritzen oder anderen selbstverletzenden Handlungen – starke Reize empfohlen: die Anwendung einer intensiven Wärmesalbe, Kerzenwachs auf die Haut tropfen, eine Chilischote essen, mit kleinen Steinen im Schuh laufen, den Arm mit einem Gummi abbinden ... Alles starke, vielleicht sogar Schmerz verursachende Reize, die aber keine wirklichen Verletzungen hinterlassen.

Körperbezogene »Skills« umfassen Aktivitäten wie Sport, intensives Laufen, Bäder oder Ähnliches, generell alles, was dem Körper guttut.

Letztlich werden Fähigkeiten in Bezug auf die Interaktion wichtig *(»soziale Fähigkeiten«)*, gerade wenn beeinträchtigte soziale Möglichkeiten dominieren: Wie kann ich jemanden um etwas bitten, wie lerne ich, Nein zu sagen, wie lerne ich, Situationen zu benennen (»Ich fühle gerade ...«), wie kann ich ohne Drohen eine Fragestellung verhandeln etc.?

soziale Fähigkeiten

Kunsttherapie

Kunsttherapie kann durch zwei Aspekte zu einem wesentlichen Therapieansatz werden. Zum einen ermöglicht künstlerisches Gestalten – in welcher Kunst auch immer – eine Vertiefung der Ausdrucksfähigkeit: Inneres, vielleicht auch bedrängendes, beunruhigendes inneres Erleben kann nach »außen« gebracht werden, kann ausgedrückt, gestaltet werden. Gleichzeitig beinhaltet Kunst auch die Auseinandersetzung mit etwas Übergeordnetem, Objektivem und damit Orientierendem.

Eine Therapeutin, ein Therapeut, die/der sich auf diese Begleitung eines Menschen mit einer Borderline-Symptomatik einlässt, bedarf einer großen Flexibilität, auch einer entlastenden Erwartungslosigkeit. Raum zu geben, Gestaltungsmöglichkeiten zuzulassen, ohne Ergebnisse einzufordern, ist hier eine große Hilfe; zu akzeptieren, dass die eine Therapieeinheit produktiv ist, eine nächste destruktiv; bereit zu sein für das, was im Moment möglich ist. Flexibilität in Bezug auf Material und Methode zu gewähren ist ein weiterer therapeutischer Eckpunkt.

Flexibilität und Erwartungslosigkeit

Das Entscheidende ist, dass Beziehung ermöglicht wird, immer wieder neu.

Wenn Heileurythmie möglich ist, gelten dieselben Grundvoraussetzungen. Es ist gut, wenn das Spektrum der Heileurythmistin weit ist, wenn ein therapeutisches Grundkonzept vorliegt und doch die Therapieeinheit spontan anders gestaltet werden kann, entsprechend der aktuellen Befindlichkeit des Patienten.

Heileurythmie

Es bewährt sich der Laut »M«, der die Atmung anspricht und damit generell ein vertieftes Gleichgewicht, vokalisch auch das »E«. Daneben sind strukturierende Elemente wie Stabübungen und geometrische Raumformen (vor allem das Pentagramm bzw. derb Fünfstern) geeignet.

Auch in der Therapie wiederholt sich der dialektische Ansatz: durchaus Anforderungen zu stellen und gleichzeitig zuzulassen, wenn diese aktuell nicht bewältigt werden können.

Medikamentöse Therapie

keine Dauertherapie

Eine medikamentöse Therapie wird weniger als Dauertherapie angelegt sein, sondern sich vornehmlich an der aktuellen Symptomatik ausrichten – darunter aber eine Grundtendenz verfolgen.

Seitens eines anthroposophisch orientierten Ansatzes kann an *Aurum* in mittlerer Dosierung gedacht werden, wenn Ausgleich gesucht wird, an *Bryophyllum*, wenn es vor allem um Beruhigung und Entspannung geht. Die Mittel *Aurum comp.* bzw. *Myrrha comp.* eignen sich für eine auf Jahre ausgerichtete Therapie; hier steht die Unterstützung des Inkarnationsimpulses im Vordergrund.

Krisenintervention

Insbesondere wenn Ängste stark dominieren und auch, wenn die Impulskontrolle gestärkt werden soll, können *Neuroleptika* unterstützend wirken, vor allem *Quetiapin, Risperidon,* auch *Chlorprothixen*. Seltener handelt es sich hier um Dauertherapien, vielmehr muss in der ärztlichen Begleitung aufmerksam beobachtet werden, wann im Sinne einer Krisenintervention eine Medikation erforderlich ist – aber auch, wann eine Medikation die Selbstwahrnehmung überlagert, dadurch verunsichert und beendet werden sollte.

Ansprache für Betroffene

Ich kenne dich jetzt schon eine ganze Weile – und ich bin doch sehr berührt davon, wenn ich sehe, wie du dich bemühst. Und wie du immer wieder hin- und hergeworfen, manchmal auch umgeworfen wirst.

Da lernst du jemand kennen, aber bald geht die Freundschaft wieder in die Brüche, und du weißt vielleicht gar nicht, warum; da bist du manchmal ganz plötzlich völlig verzweifelt – und hast dich da ja auch schon ein paarmal in den Arm geschnitten, wenn du es gar nicht mehr ausgehalten hast. Da musst du plötzlich weinen und weißt gar nicht, warum; da schießt plötzlich so eine riesige Wut in dich herein, du schreist, machst vielleicht etwas kaputt, und nachher bist du ganz traurig darüber. Und immer wieder hast du mir ja auch davon erzählt, wie wenig du dich selber magst und aushalten kannst. Du hast mir gesagt, du würdest, wenn du dich im Spiegel siehst, »zum Kotzen aussehen«. Du hast dein Vertrauen dir selbst gegenüber immer und immer wieder verloren, glaubst, dass du etwas nicht schaffst oder kannst, auch wenn es dir doch so manches Mal gelungen ist.

Ja, es muss richtig schrecklich sein, auf so einer Achterbahn durchs Leben zu rasen. Aber ich möchte dir etwas sagen: Ich bin immer wieder überrascht und freue mich, wenn es dir gelingt, wieder anzupacken. Dann denke ich: »Wow, was ist das doch für ein Stehaufmännchen!« Und ich würde dir wünschen, dass du immer mehr auf das schaust, was dir gelingt. Auch wenn dann wieder eine Welle drübergeht und – scheinbar!! – alles wegspült. Nein! Was du geschafft hast, hast du geschafft. Schau, was du alles kannst – schreib es auf! Und dann kannst du immer wieder, wenn alles wieder so eng und nicht zum Aushalten ist, draufschauen und das machen, was du kannst, was dir gut von der Hand geht. Was auch immer kommt: Ich vertraue dir!!

Impuls

Es muss davon ausgegangen werden, dass ein großer Teil der von einer Borderline-Symptomatik Betroffenen letztlich traumatisierte Menschen sind, die an einer emotionalen Traumatisierung, nicht selten auch an den Folgen einer sexuellen Verletzung leiden, und dass die widersprüchlichen, oft wechselnden Stimmungen und Verhaltensweisen letztlich Folgen der erlebten wie erlittenen »Dissoziation« sind (siehe hierzu das Kapitel über die Posttraumatische Belastungsstörung, Seite 80 ff. bzw. 89 f.). Mitarbeitende in sozialtherapeutischen Einrichtungen helfen sich wie den anvertrauten Betroffenen, wenn sie sich um Unvoreingenommenheit bemühen, aber auch an einem eigenen Weg arbeiten, »bei sich« zu bleiben (siehe hierzu das Kapitel »Selbstfürsorge«, Seite 393 ff.).

Folge einer Traumatisierung

Hier taucht wieder der Aspekt der Dialektik auf, der für die Therapie wegweisend ist: das Sowohl-als-auch. Wenn es ihnen gelingt, sich nicht in die Dynamik des Geschehens verwickeln zu lassen, sondern aufmerksam und authentisch, aushaltend wie gut abgegrenzt Begleiter (»Ermöglicher«) zu bleiben, können sie hinter all dem Chaos, hinter all der Verwirrung, Enttäuschung und Verzweiflung etwas ganz Entscheidendes sehen: sehr feine, aber tief verletzte, hochsensible und ganz tief fühlende, letztlich um das Wesentliche bemühte Persönlichkeiten, die es einem warm ums Herz werden lassen. Und an denen wir uns aufrichten können.

tief verletzte, hochsensible Persönlichkeiten

Diagnostische Klassifikation

ICD-10: F 60 Persönlichkeitsstörungen / F 60.31 Borderline-Syndrom.

Ess-Störungen

Reflexion – Gedanken zum Thema »Essen«

»Essen« ist ein höchst vielschichtiger und komplexer Bereich. Er meint ja nur in begrenztem Umfang die Ernährung, also die Nahrungsaufnahme. Wesentlich sind auch andere Bereiche und Aspekte.

Widersprüche

Dies sind zum Beispiel ökonomische Gesichtspunkte: Welche Ernährung kann sich der Einzelne leisten? Oder diätetische Aspekte: Muss Gluten vermieden werden oder Histamin, Lactose oder Fructose, soll eine Trennkost durchgeführt werden? Bei anderen Menschen dominieren Fragen der Einstellung und Weltanschauung: vegetarische oder vegane Ernährung, Fleischkonsum und/oder Ähnliches, konventioneller oder biologischer Anbau …?

Der Bereich »Essen« weist gewaltige Widersprüche auf. Über eine Milliarde Menschen auf dieser Welt haben zu wenig zu essen und müssen sich deshalb ständig Gedanken darum machen. Kinder gehen hungrig zu Bett, suchen nach Essbarem auf Müllkippen – Kinder!! Unglaubliches Leid ist mit dem Thema Essen bzw. dem Hungern verbunden.

Zugleich werden in Deutschland pro Sekunden über 300 Kilo Lebensmittel weggeworfen, Millionen Tonnen Lebensmittel in jedem Jahr. Zwischen Hunger und Überfluss herrscht eine gewaltige Ungerechtigkeit – auch das verbirgt sich hinter dem Thema »Essen«.

hoher gesellschaftlicher Stellenwert

Weiterhin spielen kulturelle und soziale Gesichtspunkte eine große Rolle. Gemeinsames Essen hat einen hohen gesellschaftlichen Stellenwert. Es stärkt familiäre Bezüge; gerade auch in heilpädagogischen und sozialtherapeutischen Gemeinschaften stellt das gemeinsame Essen einen wichtigen identitätsstiftenden Faktor dar. Genau das wird aber auf der anderen Seite auch immer mehr infrage gestellt.

Viele kulturelle Ereignisse und Termine sind mit Essen verbunden: Politiker sprechen von einem »Arbeitsessen«; Feste, Familienfeste gestalten sich oft um eine gemeinsame Mahlzeit. Ein Hochzeitsfest ist ohne ein festliches Essen nicht denkbar; der »Leichenschmaus« führt die Teilnehmenden einer Trauerfeier nach dem Ritus zusammen.

Im religiösen Zusammenhang stellen gemeinsame »Mahlzeiten« einen wesentlichen Teil des Kultus dar. Im Bereich des Christentums ist beispielsweise das heilige Abendmahl ein tief kultisch-sinnstiftendes Geschehen.

Insbesondere kann das Essen aber nicht aus einem seelisch-emotionalen

Kontext herausgelöst werden. Unser Appetit ist in hohem Maße auch von unserer seelischen Gestimmtheit und der gegenwärtigen Beziehungssituation abhängig. Wie angenehm ist es, mit Freunden in einer heiteren Stimmung gemeinsam zu essen, sei es im privaten Umfeld, sei es in einer sonstigen angenehmen Umgebung. Andererseits wissen wir auch, wie Ärger, Missmut oder auch eine depressive Verstimmung den Appetit zutiefst beeinträchtigen können.

Zusammenhang mit seelischer Gestimmtheit

Ein gemeinsames Essen, vielleicht bei Kerzenschein, mit Liebe zubereitet, deutet tiefe Nähe an, die durch dieses Essen noch vertieft werden kann. Aber ein Mensch, der einsam, der verzweifelt ist, wird vielleicht – wenn ihm der Kummer nicht den Magen verschließt – versuchen, sich mit Süßem oder Ähnlichem »vollzustopfen«, als könnte das die Leere, die im Seelischen entstanden ist, füllen. Dabei entsteht dann der bekannte »Kummerspeck«. Essen dient hier zur Kompensation.

In diesem Sinne liegt es nahe, dass sich seelische Erkrankungen im Zusammenhang mit dem Essen manifestieren können.

Überblick

Anorexie

Zunächst einmal zur Begriffsklärung: Wir sprechen von der *Anorexie* oder auch *Anorexia nervosa,* die auch als *Magersucht* bezeichnet wird. Hiervon sind ca. 0,5 bis 1 Prozent der Normalbevölkerung betroffen. Deutlich häufiger findet sie sich bei Mädchen bzw. Frauen.

Bulimie

Weiterhin kennen wir die *Bulimie* oder auch *Bulimia nervosa,* auch *Ess-Brech-Sucht* genannt. Hierunter leiden etwas mehr Menschen als bei der Anorexie, etwa 3 bis 4 Prozent der Normalbevölkerung. Die Betroffenen sind mit 18 bis 35 Jahren etwas älter als bei der Magersucht, die charakteristischerweise in der Pubertät auftritt, wenngleich sich das Erkrankungsbild auch noch bei Erwachsenen findet. Bulimie heißt übersetzt »Ochsenhunger« oder »Stierhunger«. Bei ihr kommt es zu ausgeprägten Essattacken. Da die Bulimie mit Erbrechen verbunden ist, wird ein relatives Durchschnittsgewicht gehalten. Auch hier sind Männer mit ca. 10 Prozent deutlich unterrepräsentiert.

Binge-Eating-Störung

Abzugrenzen von diesen beiden Störungen ist die *Binge-Eating-Störung.* Hiervon sind bis zu 5 Prozent der Normalbevölkerung betroffen. »Binge« ist das englische Wort für »Gelage«. Im Unterschied zur Bulimie kommt es bei der Binge-Eating-Störung nicht zum Erbrechen oder anderen Kompensationen des anfallsartigen Essens, deshalb ist die Folge häufig eine Übergewichtigkeit, Adipositas.

Bulimarexie

Als Letztes ist die *Bulimarexie* abzugrenzen – die gewissermaßen eine Kombination von Anorexie und Bulimie darstellt: Es kommt zu Essattacken und anschließenden Brechzuständen, wobei sich die Betroffenen aber um ein möglichst niedriges Körpergewicht bemühen.

Wieder kann, wie auch bei den anderen psychiatrischen Bildern versucht, eine Unterscheidung zwischen dem »Blick von außen« und dem »Blick von innen« erfolgen.

Blick von außen: Anorexie

Was nehme ich als Sozialtherapeut, als Begleiter, als Arzt, als Angehöriger wahr?

Anzeichen

Der Blick von außen zeigt bei an Anorexie Erkrankten zunächst die erhebliche Einschränkung oder gar Verweigerung der Nahrungsaufnahme. Daneben kann gelegentlich ein heimliches, spontanes, selbst herbeigeführtes Erbrechen auftreten, sollte doch einmal Nahrung aufgenommen werden.

Sichtbar wird dann die Gewichtsabnahme, und wenn sie sehr ausgeprägt ist, eine »Kachexie«, also eine sichtliche Schwächung der Körperlichkeit bis hin zum Erscheinungsbild eines »Gerippes«. Im Extremfall kann der BMI (Body-Maß-Index) auf unter 14 fallen.

Bei einem weiteren Fortschreiten der Erkrankung würde zusätzlich zu der Abmagerung eine Muskelschwäche deutlich. Wir würden die Kühle der Extremitäten spüren können (Hypothermie). Wir könnten, wenn wir das Herz abhören, eine Bradykardie, eine Verlangsamung des Herzschlages wahrnehmen. Wir würden einen Haarausfall feststellen, daneben aber eine feine Behaarung am Körper (Lanugobehaarung). Wenn wir das Laborergebnis ansehen würden, würde ein Eiweißmangel auffallen, infolge dieses Eiweißmangels könnten wir dann vielleicht Ödeme an den Beinen wahrnehmen. Die Zähne wären infolge des Erbrechens oft in einem sehr leidenden Zustand.

Die Mädchen würden sagen, dass die Periode ausgeblieben ist, also eine Amenorrhö besteht. Generell würden sie uns die Abwehr sexuellen Empfindens, einen ausgeprägten Libidoverlust schildern. Würde man die Knochen röntgen, würde man, als Folge des Mangels an entsprechenden Substanzen, eine Osteoporose feststellen. Etwas merkwürdig würde es anmuten, dass wir bei diesen jungen Menschen vielleicht eine intensive, gar exzessive sportliche Aktivität beobachten könnten.

Die Anorexie ist eine schwere Erkrankung. Immer noch sterben Betroffene an den Folgen der Erkrankung.

Eindrücke von betroffenen Jugendlichen

Der Kinder- und Jugendpsychiater Johannes Bockemühl schildert in seinem Buch *Umwege ins Leben* folgende »erste Eindrücke« von betroffenen Jugendlichen: »Die Mädchen wirken jünger, kindlicher, aber vernünftiger, als es ihrem tatsächlichen Alter entspricht. Meist sind sie hübsch, fast puppig und tragen sorgfältig geordnete Frisuren. Die Patienten, schlank bis mager, sprechen meist leise, klagend, mit monotoner Stimme. Sie berichten genau, was Erwachsene über die Krankheit diskutiert haben. Sehr angepasst wird vielleicht gelächelt, ein scheuer Blick gewagt, aber sich bei der Mutter abgesichert. Humor wird kaum verstanden. Gelegentlich bemerkt man im Gespräch eine Art ›Aufmucken‹ oder einen kleinen ohnmächtigen Trotz. Die Stimmung ist mitleidheischend und gedrückt. Die Kinder können oft außerordentlich gut argumentieren, sehen ihre eigene Situation jedoch wie unbeteiligt, distanziert und verharmlosend. Eine wirkliche Krankheitseinsicht ist nicht vorhanden. Hilf- und Ratlosigkeit bestimmen die Situation. [...] Der Blick des Kindes macht uns betroffen, weil wir keine Tiefe, keine Begegnung des anderen Ich im schweren Krankheitszustand erleben können.«[100]

Nähe zur Psychose

In gewisser Hinsicht kommt die Anorexie einer Psychose nahe. Die Realitätsverkennung kann so tief gehen, dass von einer Art Wahn gesprochen werden muss. Beispielsweise kann es sein, dass eine an fortgeschrittener Anorexie leidende junge Frau im Spiegel ihre Kachexie, dieses schwere Ausgezehrtsein, nicht wahrnimmt, sie sieht sich als normal-gewichtig an. Die tiefe Orientierungslosigkeit, die die Betroffenen empfinden können, kann sich bis zur tiefsten Realitätsverkennung steigern: Bildlich gesprochen kann selbst das Lecken an einer Briefmarke das Gefühl vermitteln, zu viel gegessen zu haben.

Bulimie

keine deutlichen äußeren Veränderungen

Wenn wir auch bei der Bulimie den »Blick von außen« suchen, wird der uns vielleicht nur sehr wenig offenbaren. Lange, sehr lange, allzu lange können wir als Begleiter keine deutlichen äußeren Veränderungen wahrnehmen. Wir würden die Betroffenen vielleicht als fleißige, tüchtige, vielleicht gar übertüchtige und höchst engagierte Mitmenschen erleben, allenfalls vielleicht etwas ruhelos und hastig. Vielleicht würden wir uns fragen, warum dieser Mensch bei einem Gespräch, in einer entspannten Situation, nicht einmal bei uns sitzen bleibt. Aber oft wird über Jahre nichts durch diesen Blick von außen wahrnehmbar. Ich zitiere wieder Johannes Bockemühl: »Der Eindruck bei Bulimie-Kranken ohne Magerkeit, die in der Regel älter sind, ist etwas anders. Hier herrscht eine verhaltene Freundlichkeit, Unverbindlichkeit bei schwerer Kontaktunsicherheit vor. Hinter diesem Bild verbergen sich schweres Leid und die Angst, das furchtbare Geheimnis könnte entdeckt werden. Das Verhalten ist daher überspielend, zudeckend, in der äußeren Erscheinung meist demonstrativ modisch.«[101]

überspielendes Verhalten

Während uns bei an Anorexie Erkrankten eine ausgeprägt asketische Einstellung und sexuelles Desinteresse, ja mehr noch, eine tiefe Abwehr jeglichen sexuellen Empfindens begegnet, finden wir hier ein aktives Sexualverhalten. Dies ist dabei nur bedingt von dem Gefühl von Nähe, Verbundenheit oder Freude am sexuellen Erleben begleitet, vielmehr können die Betroffenen bemüht sein, durch Sexualität die als quälend erlebte innere Leere abzuwenden. Wir finden bei von Bulimie betroffenen Menschen durchaus Bestrebungen, das eigene bulimische Verhalten zu ändern, sei es durch den Einsatz von »Appetitzüglern«, durch einen kurzzeitigen Versuch, das Essverhalten mithilfe einer Diät zu beeinflussen, oder später, wenn ein erstes Umgehen bzw. eine Akzeptanz der bereits angedeuteten Scham möglich ist, auch durch die Suche nach therapeutischer Hilfe, oder das Bemühen um einen Austausch beispielsweise in Selbsthilfegruppen.

Nähe zur Depression

Während die Anorexie eine gewisse Nähe zur Psychose hat, steht die tiefe Leere der Bulimie in gewisser Hinsicht mit der Depression in Verbindung. Dahinter kann sich aber auch eine Borderline-Persönlichkeit verbergen. Vor allem aber muss als Ursache auch eine Traumatisierung gesucht werden. Bulimie kann das äußere Erscheinungsbild einer tieferen seelischen Erkrankung sein.

Sicht von innen

Der empathische Blick, der Blick von innen, der Versuch, die »Innenwelt« eines Menschen mit Anorexie aufzusuchen, würde uns Angst zeigen. Angst und noch einmal Angst. Und damit einhergehend eine tiefe Orientierungslosigkeit.

Im Inneren fehlt weitgehend ein Selbstbild. Dies führt dazu, dass sich eine ausgeprägte Anpassungsfähigkeit entwickelt und auch der Versuch, sich an Idealvorstellungen zu orientieren, an Perfektion. Je stärker dieses Selbstbild quälend vermisst wird, umso stärker dominiert dann dieses äußere Bild der Perfektion.

fehlendes Selbstbild

Auch wenn sie nicht ausschließlich an die Pubertät gebunden ist (was mit dem Begriff Pubertätsmagersucht auch zu einer namengebenden Bezeichnung geführt hat), ist die Pubertät doch eine entscheidende Schwelle für das Auftreten der Anorexia.

Für sein eindrückliches Buch über die Magersucht hat der Pädagoge und Autor Henning Köhler den charakteristischen Titel *Die stille Sehnsucht nach Heimkehr* gewählt.[102] Er steht für diese tiefste Angst vor dem Menschwerden, dem verantwortlich Menschwerden. Es gilt an dieser Schwelle, zunehmend die Geborgenheit des Kindseins hinter sich zu lassen und immer stärker Verantwortung für das eigene Leben zu übernehmen. Das beinhaltet auch, sich der eigenen sexuellen Identität zu stellen.

Angst vor dem Menschwerden

In dem Film *Die dünnen Mädchen* (2008) sagt eine Betroffene: »Mit jedem Kilo, das zurückkommt, merke ich wieder mehr, was meine Gefühle sind.« In diesem Zusammenhang steht als herausragendes Gefühl dann Angst da, auch die große Angst vor eigenen Gefühlen – und die tiefe Angst, Verantwortung für das Selbstsein anzunehmen.

Beim »Blick ins Innere«, dem Versuch eines empathisch begründeten Blicks von innen, würde uns bei der Bulimie vor allem Scham begegnen, tiefe, tiefe Scham. Wenn eine Betroffene ihr inneres Erleben schildern würde, würde sie vielleicht von einer tiefen Beziehungsstörung sprechen, dem weitgehenden Verlust des Empfindens eigener Bedürfnisse: Hinter der Scham steht eine tiefe Leere. Und diese Leere führt zu etwas wie einer »Verwirklichungsstörung« der Seele, dazu, dass es so schwer fällt zu sagen: Ja, das bin ich, das will ich, das darf ich – und niemand kann mir das Recht nehmen, das Geschenk meines Lebens, dieses meines ureigenen Lebens, auszupacken. Sie führt zu der Angst, der Scham, die Person zu sein, die ich bin.

tiefe Scham

Eindrücklich ist der Bericht der Schweizer Therapeutin Catrin Albonico in ihrem Buch *Ess-Brechsucht ist heilbar.*[103] Als Betroffene schildert sie dort ihr eigenes Erleben und Handeln, das eigene Essverhalten (bis zu 40.000 kcal pro Tag, anders ausgedrückt bis zu 45 kg Lebensmittel pro Tag!), sie beschreibt das zutiefst auf das Essen hin orientierte und eingeengte Denken sowie das entsprechende Handeln. Und sie schildert ihr eigenes Leben, das zwischen einem ausgeprägten Altruismus, einer zwingenden Hinwendung zum anderen, und einem tief eingeengten Selbsterleben hin- und herpendelt. Sie schildert gewissermaßen ein »Irren zwischen Fülle und Leere«. Und den ängstlichen Rückzug aus der Welt und aus den sozialen Beziehungen, die oft nur noch an der Oberfläche stattfinden.

Beeinträchtigung der Selbstwerdung

Wir erleben also mit der Anorexie und der Bulimie zwei tiefe Beeinträchtigungen der Selbstwerdung, des Ergreifens des individuellen Schicksals – und damit Erkrankungen, die weit über Fragen des »Essens« hinausgehen.

Zur Therapie von Anorexie und Bulimie

Obwohl es doch im Vordergrund um das Essverhalten geht, darf der Umgang mit dem Essen in keiner Weise im Mittelpunkt des therapeutischen Bemühens stehen.

Natürlich – wenn ein bedrohlicher, gar lebensbedrohlicher Zustand bei einer Anorexie besteht, muss vom Arzt vielleicht in letzter Konsequenz auch an eine stationäre Behandlung und dort durchgeführte Zwangsernährung oder Ähnliches gedacht werden. Aber in der sozialpsychiatrischen Begleitung darf nicht die Waage, der Diätplan und alles, was damit zusammenhängt, im Vordergrund stehen. Das hieße, die eigentliche Frage zu übergehen.

Was sind hier die Hauptorientierungspunkte?

Nachreifung

Bei der Anorexie geht es vor allem um Nachreifung. Insbesondere natürlich, wenn wir von Heranwachsenden sprechen, in gewisser Hinsicht aber auch bei jungen und älter werdenden Erwachsenen.

Ein zentraler Ansatz aus der psychoanalytischen Therapie kann hier der Orientierung dienen. Er besagt: *Regression im Dienste der Progression*. Das heißt, zunächst den Grad an emotionaler Reife und Beziehungsfähigkeit aufzusuchen, den jemand wirklich jeweils aktuell einnehmen kann, und insoweit den Menschen zunächst zu entlasten. Und erst im nächsten Schritt Neues einzuführen bzw. Reifungsschritte zu ermöglichen.

In der Begleitung von Menschen mit einer Anorexie bedeutet das, auf dem Boden von Geduld und Zuverlässigkeit zunächst eine gute, rhythmische Zeitstruktur und feste Bezugspersonen zu gewähren. Das heißt, die Betreffenden wirklich fast »zwanghaft« in einen rhythmischen Ablauf des Geschehens einzubinden, jetzt aber neben der vorherigen Starre der Abläufe auch Momente wie begleitete Muße, Wechsel zwischen Tätigkeit und Ruhe und Ähnliches einzuführen.

In weiteren Schritten kann dann der Blick zunehmend nach außen geöffnet werden: im gemeinsamen Wahrnehmen von ästhetisch Schönem im Umkreis, weiterhin dann im Wahrnehmen sozialer Prozesse bis hin zu einem ersten Zu-sich-stehen-Können.

Dieses »Nachreifen« meint im therapeutischen Kontext, die Entwicklungsschritte im Heranreifen bewusst einzusetzen. Das erfordert vom Begleiter, ein lebendiges Bild von den Schritten einer biografisch-emotionalen Entwicklung zu haben, um von der jeweiligen Beziehungsbedürftigkeit zu wissen – und dies bewusst einzusetzen.

lebendiges Bild der biografisch-emotionalen entwicklung

In der weiteren Nachreifung kann dann persönliches Engagement gefördert werden. Unterstützend kann hier die Beschäftigung mit Biografien sein, dann vor allem auch die Bekräftigung persönlicher Entschlüsse, eigener Willensakte. Reflektierende Gespräche über Beziehungen geben zusätzliche Hilfestellungen. Im weiteren Therapieverlauf kann schrittweise die Übernahme von Pflichten folgen.

Es erübrigt sich eigentlich, darauf hinzuweisen, und doch zeigt der Alltag immer wieder neu, wie wichtig dies ist: Authentizität und Aufrichtigkeit müssen in der Begleitung der Betroffenen immer die Grundhaltung sein – und sind entscheidende Hilfen, um mit ihnen in einen wirklichen Kontakt zu kommen.

Authentizität und Aufrichtigkeit

Es würde hier zu weit führen, über die Fülle erweiterter Therapien bei der Pubertätsmagersucht zu sprechen – angefangen vielleicht mit der Hautpflege über Bäder und Massagen bis hin zur Heilgymnastik oder Bothmer-Gymnastik. Zu erwähnen wäre auch der Einsatz von Musik, weiter der Heileurythmie neben einer Vielzahl anderer therapeutischer Zugänge. Oft bedarf es einer medikamentösen Unterstützung. Bei schwereren Verläufen ist eine Behandlung ohne zeitweilige neuroleptische Medikation schwer zu realisieren.

Ermutigung

Bei der Therapie der Bulimie steht Ermutigung im Vordergrund. Über allem steht die Haltung: Ja – sei »du«, sei du der, der du bist. Steh zu dir selbst, mit Licht und Schatten, zu deinen Fähigkeiten und deinen Schwächen, deinem Mut und deiner Angst – wie wir alle.

Und ein Weiteres kann für den therapeutischen Fortschritt entscheidend sein: Man sollte sich nur das vornehmen, was wirklich leistbar ist, die angestrebten Therapieschritte nur so weit vornehmen und formulieren, wie sie wirklich auch bewältigbar sind. Dahinter steht der zentrale Therapieansatz: *Nur das, was ich mir vornehme und dann auch wirklich tue, stärkt letztlich den Willen.* Das ist für die Betroffenen genauso wesentlich wie für ihre Begleiter. Die geschilderten Ess-Störungen können auch als tiefe Willensstörungen verstanden werden: als die zutiefst beeinträchtigte persönliche Freiheit, das zu tun, was man tun will. Ein positiver Umgang mit dem eigenen Körper, in Kombination mit entsprechenden Therapien, bringt oft eine wesentliche Unterstützung, auch kreativ-künstlerisches Gestalten, das Erfahren eigener Ausdrucksmöglichkeiten. Insbesondere allopathische (schulmedizinische) Medikamente sind oft nicht hilfreich. Eine psychotherapeutische Begleitung ist dagegen meist unabdingbar!

tiefe Willensstörung

Und abschließend: Gerade bei den sogenannten Ess-Störungen ist es wichtig, zu erkennen und zu verinnerlichen, dass wir als Begleiter keine Heilung erwirken oder gar erzwingen können. Wir können nur versuchen, positive und fördernde Bedingungen zu schaffen. Wir können nur versuchen, Heilung zu ermöglichen. »Heilung« bedeutet in diesem Zusammenhang einen langjährigen Prozess und vor allem: Selbstwerdung, Ermöglichung von »Individuation« (C. G. Jung).[104]

fördernde Bedingungen schaffen

Ein menschenkundlich begründeter Therapieansatz beachtet bei der Anorexie vorrangig die ausgeprägt beeinträchtigten Lebenskräfte. Hier wird eine konkrete Berücksichtigung der sogenannten »Lebensprozesse« und ihre therapeutische Umsetzung wesentlich: die Förderung von Atmung, Wärmung, Ernährung, Absonderung, Erhaltung, Wachstum und Reproduktion (siehe auch das Kapitel »Menschenkundliche Diagnostik«, Seite 56 ff.).[105] Wenn sich diese Lebensprozesse, unterstützt durch einen stabilen Lebensrhythmus, festigen, können seelische Aspekte und zuletzt eigene Lebensschritte aus einer wachsenden Selbstverantwortung und »Ichhaftigkeit« heraus ergriffen werden, wie oben unter den therapeutischen Ansätzen beschrieben.

Demgegenüber zeigt sich bei der Bulimie vorrangig eine seelische Betroffenheit und ein Verlust an Initiative. Wie ebenfalls unter den oben geschilderten therapeutischen Ansätzen ausgeführt, richtet sich ein menschenkundlich orientierter Therapieansatz hier vor allem auf die Förderung der Ich-Kräfte aus, vorbereitet und unterstützt durch seelisch ernährende und erweiternde vorrangig kunsttherapeutische Maßnahmen.

Förderung der Ich-Kräfte

Ess-Störungen bei Menschen mit Intelligenzminderung

Die geschilderten Bilder von Anorexie und Bulimie finden wir durchaus auch im Bereich von Heilpädagogik und Sozialtherapie. Allerdings doch eingeschränkt. Gerade bei Menschen mit Intelligenzminderung ist das Erleben des charakteristischen Selbstbildes, das ja im Wesentlichen verursachend hinter den Krankheitsbildern steht, nur begrenzt in ähnlicher Weise dominierend. Bei einer Erkrankung wie der Anorexia nervosa mit dem beschriebenen Selbstbild – der hohen Orientierung an Leistung und Idealen – muss ein gewisses Maß an Intelligenzentwicklung zur Befähigung dieser Selbsteinschätzung vorausgesetzt werden. Aus dem gleichen Grund sehen wir die Bulimie mit ihren tiefen seelischen Facetten bei Menschen mit Assistenzbedarf deutlich seltener.

Anorexie und Bulimie sind hier seltener

Das heißt aber nicht, dass wir in Heilpädagogik und Sozialtherapie nicht auch die beiden Krankheitsbilder des Zu-viel- und des Zu-wenig-Essens finden würden. Sie bekommen nur eine andere Gewichtung: Bei bis zu 80 Prozent der schwerbehinderten Kinder finden wir zum Beispiel »Nahrungsverweigerung« oder eine »Fütter- und Ess-Störung« und damit eine Gedeihstörung im frühen Kindesalter. Und das Phänomen Adipositas, die übermäßige Gewichtszunahme, stellt in Heilpädagogik und Sozialtherapie eine große Herausforderung dar.

»Fütter-Störung« und Adipositas

Als ein Hauptaspekt des »pathologischen Essens« bei Menschen mit Intelligenzminderung gilt die Dysfunktionalität, also eine veränderte Funktion des Essens, weit abgerückt von Nahrungsaufnahme und Ernährung.

Ein besonderer Bereich der Dysfunktionalität des Essens ist das *Pica-Syndrom.* »Pica« ist das lateinische Wort für Elster. Dahinter verbirgt sich eine insbesondere bei Menschen mit ausgeprägter Intelligenzminderung vorkommende Ess-Störung. Beim Pica-Syndrom essen Menschen Dinge, die allgemein als ungenießbar oder auch als Ekel erregend angesehen werden. Die Betroffenen unterscheiden nicht zwischen Nahrungsmitteln und Nicht-Nahrungsmitteln – auch Papier, Gegenstände, selbst Kot kann hier »gegessen« werden.

Pica-Syndrom

Somit handelt es sich beim Pica-Syndrom – im Gegensatz zur Anorexie und Bulimie – nicht um eine quantitative, sondern um eine vorrangig qualitative Ess-Störung. Aber auch beim Pica-Syndrom müssen wir seelisch-emotionale Voraussetzungen sehen, die dieses Essverhalten mitbedingen, vor allem eine mögliche Beeinträchtigung des Bedürfnisses nach Halt und Orientierung.

Das Erkennen dieser Voraussetzungen führt unmittelbar zur Therapie, also zum Schaffen hilfreicher Bedingungen.

Fast generell haben wir es hier mit Menschen zu tun, die einer ungemein dichten vertrauensvollen und am emotionalen Alter orientierten Begleitung bedürfen. Zu starkes Alleingelassen-Sein verstärkt eine emotionale Verwahrlosung und Deprivation (»emotionale Mangelsituation«), was wiederum eine Syndromverstärkung nach sich ziehen kann. Im Sinne des »SEO-Ansatzes« (siehe auch das Kapitel »Biografische Entwicklung bei Menschen mit Assistenzbedarf«, Seite 32 ff.) sehen wir hier ganz überwiegend Betroffene, die das Beziehungsbedürfnis eines sehr jungen Menschen aufweisen (SEO I bzw. SEO II). Deshalb geht es in der Therapie vornehmlich um eine adäquate Beziehungsgestaltung. Es bedarf einer konsequenten Tagesstruktur, einer klaren Bindung an Bezugspersonen, vielleicht sogar weiterführenden Schutzes durch einen Ganzkörper-Overall, Handschuhe etc., um diese teilweise zutiefst entwürdigenden Zustände sowie die damit einhergehende Gesundheitsbeeinträchtigung zu unterbinden.

adäquate Beziehungsgestaltung

Ein weiterer Bereich der Dysfunktionalität des Essens betrifft Menschen mit *Autismus-Spektrum-Störung* (dies wird im Rahmen des entsprechenden Kapitels noch vertieft, siehe Seite 317 ff.).

Autismus-Spektrum-Störung

Einige beispielhafte Äußerungen von Menschen mit Autismus-Spektrum-Störung (ASS) seien hier angeführt:

»Eigentlich aß ich vor allem Dinge, die ich gerne ansah oder fühlte oder die angenehme Assoziationen auslösten. Ich liebte durchsichtiges, buntes Glas. Götterspeise ähnelte dem.«

»Ich mochte Tintenfisch, weil ich Lindas Mutter mochte.«

»Mit 13 Jahren aß ich immer noch Blumen, Gras, Rinde und Plastik. Lindas Mutter fragte, was mit ihren Pflanzen passiert sei, jemand hätte Stücke herausgebissen.«

Hier werden offensichtlich Assoziationen zu anderen Sinneskanälen wichtig. Attribute wie Geschmack, Sättigung oder Ähnliches bleiben dahinter zurück.

Ein anderer Aspekt des besonderen Essverhaltens von Menschen mit Autismus-Spektrum-Störung hängt mit der veränderten Wahrnehmung bzw. Verarbeitung von Sinneseindrücken zusammen:

»Scharfe Gewürze liebe ich so sehr, nicht weil es gut schmeckt, sondern weil ich dann meinen Mund gut spüren kann.«

»Einen Löffel Tabasco und ich spüre meinen Mund.«

»Du hast ja keine Ahnung, wie schwierig das Essen ist, wenn die Hände ohne Gefühl und die Geschmacksnerven außer Gefecht sind. Ich schmecke dann nichts, stopfe nur das Essen in mich rein. Manchmal spüre ich nicht einmal, ob ich satt bin oder nicht.«[106]

In der Begleitung von Menschen mit ASS und dem Bemühen um ein einfühlsames und unterstützendes therapeutisches Milieu kann es zum Beispiel eine Hilfe sein, zunächst wirklich zu akzeptieren, dass ein Eintopf in seiner Vielgestaltigkeit und mangelnden Eindeutigkeit und Struktur zunächst nicht bewältigbar ist. Und dass es vielleicht wirklich für eine gewisse Zeit nur beispielsweise diesen einen vertrauten Pudding braucht, um daran Halt zu finden und weitere Sicherheit zu entwickeln. Auch kann respektiert werden, dass zum Beispiel zunächst der Reis auf der einen Seite liegt und die Möhren auf der anderen Seite, weil es hier zunächst einmal gar nicht um das Essen geht, sondern um den optischen, visuellen Eindruck des Essens und dadurch um die Bewältigung und Integration dieses Sinneseindrucks.

Akzeptanz

oft geht es gar nicht um das Essen selbst

Immer kann man nur von dem ausgehen, was der Einzelne zunächst bewältigen, eben »verdauen« kann, wobei mit »Verdauen« hier sowohl die wirkliche Bewältigung des Essens gemeint sein kann als auch im übertragenen Sinne die Bewältigung des komplexen Sinneseindrucks.

Im Kapitel über die Autismus-Spektrum-Störung wird der Begriff der »Flexibilisierung« als möglicher therapeutischer Zugang erwähnt (siehe Seite 340). Auf die Frage des dysfunktionalen Essens angewendet meint dies, den Betroffenen zunächst Halt zu geben mit dem, was für sie jeweils identifizierbar und dadurch vertraut ist – eben mit diesem einen Karamellpudding oder mit dem ganz bestimmten Brot mit einer bestimmten Scheibe Käse darauf, oder, oder, oder … und dies dann in kleinen Schritten nach zu nach zu erweitern.

Halt geben

Also auch hier gilt es, den Blick über das Essen hinauszurichten. Es reicht nicht, nur das Äußere des Essens zu berücksichtigen: Wenn wir von Dysfunktionalität sprechen, müssen wir herausfinden, welche Funktion damit erfüllt wird und wie wir diese Funktion unterstützen können. Dieses zugrunde liegende Bedürfnis ernst zu nehmen kann dann zum einen helfen, eine Situation zu beruhigen, auf der anderen Seite kann es die Persönlichkeitsentwicklung fördern. Gerade auch bei den Mahlzeiten kann es deswegen eine Hilfe sein, Menschen mit Autismus-Spektrum-Störung zu unterstützen, indem man die Mahlzeit stark ritualisiert, durch visuelle Unterstützung reglementiert und damit Sicherheit schafft.

»Funktion« des Essens herausfinden

Andreas ist ein 13-jähriger Jugendlicher mit extrem herausforderndem Verhalten. Insbesondere im Zusammenhang mit dem Essen traten erhebliche fremdaggressive Attacken auf. Die oft gewalttätigen Ess-Situationen, die zu einer extremen Herausforderung für die Mitbewohner wie für die Mitarbeiter wurden, belasteten die Stimmung in der Gruppe so, dass eine Kündigung des Betreuungsvertrages erwogen wurde.

Nach einjähriger kontinuierlicher Strukturierung gestaltet sich die Ess-Situation jetzt so: Andreas bekommt jeweils eine viertel Scheibe Brot auf seinen Teller. Eine Uhr mit klarer visueller Anzeige zeigt ihm die Zeit von drei Minuten an. Nach dieser Zeit bekommt er die nächste viertel Scheibe Brot etc. Entsprechend wird auch bei anderen Mahlzeiten vorgegangen.

Zusätzlich hat er drei Karten mit jeweils einem Abbild einer Teetasse vor sich. Für die Abgabe einer Karte bekommt er eine Tasse Tee, sodass jetzt eine vollständige Mahlzeit mit mehreren Brotscheiben oder auch diesen Tassen Tee – analog bei anderen Mahlzeiten – möglich ist.

Das extrem herausfordernde Verhalten zeigte die völlige Überforderung mit der Situation. Die Reglementierung, Ritualisierung und Visualisierung des Ablaufes verhalfen zu einer hinreichenden Sicherheit, die ihm jetzt die Teilnahme bei den Mahlzeiten ermöglicht. Die Integration in die Gruppe ist weiter sehr positiv vorangeschritten.

Prader-Willi-Syndrom

Im Kapitel über die syndromalen Erkrankungen wird auf das Bild des *Prader-Willi-Syndroms* noch eingegangen (siehe Seite 301 ff.). Im Zusammenhang mit dem Essen steht dieses Syndrom beispielhaft für einen wesentlichen Bereich der Dysfunktionalität. Hier handelt es sich um eine ausgeprägte Gier und das gänzliche Fehlen eines Sättigungsgefühls. Die Betroffenen sind dadurch stark gefährdet. Durch das ohne helfende Reglementierung entstehende Übergewicht können Herz-Kreislauf-Belastungen und weitere Stoffwechselerkrankungen auftreten, was die Lebenserwartung stark begrenzt. Im Extremfall kann es sogar bis zu einem Magendurchbruch kommen, weil trotz Überfüllung des Magens weitergegessen wird. Das Gehirn erkennt nicht: Ich bin satt, und ist somit nicht in der Lage, das Essverhalten zu steuern.

Bei einer Früherkennung des Syndroms und der Gestaltung entsprechender Bedingungen kann durchaus eine Besserung erreicht oder sogar ein relatives Maß an Selbststeuerung veranlagt werden. Dies insbesondere, wenn von früh an eine große Rücksicht auf diese Schwäche hinsichtlich der Selbststrukturierung genommen wird.

Hilfreich ist hier ein möglichst fett- und kalorienarmes Essensangebot, wenig Süßspeisen, reichlich Gemüse, vornehmlich Vollkornprodukte, als Getränk Mineralwasser oder ungesüßter Tee. Daneben eine konsequente Portionierung und vor allem: Struktur, Struktur, Struktur – in diesem Fall, dass das Essen immer zu einer bestimmten Zeit an einem bestimmten Platz in einem bestimmten Ablauf eingenommen wird und nichts, wirklich gar nichts zwischendurch spontan – beim Einkauf, auf dem Spielplatz etc. – gegessen wird. Auch darf Essen weder als Belohnung noch als Bestrafung dienen. Aus dieser Konsequenz heraus kann durchaus sehr Positives entwickelt werden.

Struktur

Ganz wesentlich ist es, die Verhaltensweisen eines Betroffenen nicht moralisch zu bewerten. Es besteht bei ihm eine praktisch vollkommene Unfähigkeit, in unserem Sinne »vernünftig« zu handeln. Zum Vergleich: So wie ein Blinder nicht in der Lage ist, visuelle Strukturen zu erkennen, so ist ein Betroffener mit Prader-Willi-Syndrom meist nicht in der Lage, rational noch so gut Begründetes umzusetzen.

Verhalten nicht moralisch bewerten

So muss seine Umgebung darauf achten, den Kühlschrank nicht unabgeschlossen oder den Mülleimer, das Spülmittel oder das Shampoo nicht stehen zu lassen. Dann können wir es uns sparen, dem Betroffenen zu sagen: »Bitte iss nichts davon, bitte trink es nicht, weil ..., genauso wenig, wie wir einem Blinden zu sagen brauchen: »Schau mal.« Er könnte es nicht sehen – so wie der vom Prader-Willi-Syndrom Betroffene sich nicht begrenzen könnte.

Wir dürfen also den Betroffenen nur das abverlangen, was sie ganz sicher bewältigen können, auch wenn das bedeutet, ihnen lange eine sehr restriktive, stark von außen bestimmte Lebensgestaltung zuzumuten.

Adipositas

Adipositas (»Fettsucht«), also ausgeprägtes Übergewicht, ist keine psychiatrische Diagnose, sondern zählt zu den Ernährungs- und Stoffwechselerkrankungen. Dennoch aber ragt dieses Phänomen durch das häufige Auftreten von eben dieser übermäßigen Gewichtszunahme bei Menschen mit Intelligenzminderung auch in den Bereich der psychiatrisch zu betrachtenden Zustände. Insbesondere, wenn wir berücksichtigen, dass die Gewichtszunahme gerade bei Konditionierungsprozessen wesentlich wird. Das bedeutet, der Bereich »Essen« hat oft mit dem Erlernen von Verhalten zu tun. In diesem Falle: Negative Emotionen stellen einen sogenannten klassischen konditionierten

Reiz für Essen dar. Es ist allgemein bekannt: Frustrationen, Enttäuschungen, Belastungen, Überforderungen oder auch Ängste werden häufig durch übermäßiges Essen kompensiert. Ein zu einer Adipositas führendes Essverhalten wird aber auch durch einen eigentlich wohlmeinenden Ansatz gefördert: Bestätigung, Motivation oder vor allem auch eine »Belohnung« durch Essen zu vermitteln, genießt ein hohes Maß gesellschaftlicher Anerkennung.

keine Belohnung durch Essen

Hier sind wir aufgefordert, andere Bewältigungsmöglichkeiten zu veranlagen, die unterstützend, d.h. positiv ausgerichtet sind. Anders ausgedrückt: Die Förderung eines positiven Selbstwertgefühls muss auf anderen Wegen gesucht werden. Das heißt wiederum, dass in der Betreuung von Menschen mit Intelligenzminderung ein alternatives Belohnungssystem entwickelt werden muss, dass also kein Essen eingesetzt wird, wenn es darum geht, Motivation zu ermöglichen. Die Entwicklung eines abweichenden Belohnungs- und Motivationssystems (zum Beispiel ein gemeinsamer Kinobesuch, das Kaufen einer CD, eines schönen Kleidungsstückes, eines Körperöles oder Ähnliches) kann hier sehr hilfreich sein gegenüber dem klassischen »Stück Kuchen«. Das Essen ist ein Geschenk für die Sinne, und es soll ein wichtiger Genuss im Leben bleiben, es sollte aber auf die – mäßigen! – Mahlzeiten beschränkt sein.

Andrea ist eine ca. 50-jährige Bewohnerin mit Down-Syndrom. Ihre Ausdrucks- und Reaktionsmöglichkeiten sind – vor allem auch mitbedingt durch eine in der Jugend erlittene Traumatisierung – stark beschränkt. Wie selbstverständlich hat es sich etabliert, ihr bei Familienbesuchen, zur Belohnung oder Motivation durch besondere Mahlzeiten »etwas Gutes zu tun«. Ihre dabei kurz aufleuchtende Aufhellung schien dieses Vorgehen auch zu bestätigen, und es enthob die Begleitenden auch der Verunsicherung, wie denn die gemeinsame Zeit mit Andrea gestaltet werden könnte.

Einer aufmerksamen Praktikantin fiel auf, wie Andrea immer wieder von ihrem angestammten Platz auf dem Sofa aus kurz aufschaute und sich ihre Erstarrung dabei für einen Moment löste, wenn sie einen Mitbewohner beim Schreiben oder bei einem Spiel beobachtete. Die Praktikantin entwickelte zunächst ein sehr einfaches Memory mit vorerst zwei Bilderpaaren, das dann zunehmend erweitert wurde. Erstaunlich war dann im weiteren Verlauf, dass – von vielen nicht für möglich erachtet – das Wiederkennen von Wörtern gelang. In ein entsprechendes eigens gestaltetes Spiel eingebettet, wuchs ihr Lese-Wortschatz binnen kurzer Zeit auf über zwanzig Worte an, und diese Entwicklung ist noch im Prozess. Eine anhaltende Freude stellte sich durch diese adäquate intellektuelle Herausforderung ein. Zunehmend wurde dieses Spiel als Motivationssystem angewendet und löste das Essen als Mittel, »ihr etwas Gutes zu tun«, weitgehend ab. Weitere entsprechend ausgerichtete Maßnahmen schlossen sich an.

Nebenwirkung von Neuroleptika

Ein weiterer Aspekt der Adipositas ist der verhältnismäßig häufige Einsatz von Neuroleptika, auf die in einem anderen Zusammenhang ausführlich eingegangen wird (siehe Seite 158 ff.). Herauszuheben sind hier insbesondere Medikamente wie *Clozapin, Olanzapin,* aber auch *Pipamperon* und in gewisser Hinsicht auch *Risperidon*. Diese Medikamente führen auf der einen Seite auf einer stofflichen Ebene zu einer Gewichtszunahme, und zwar durch eine verstärkte Einlagerung von Wasser im Gewebe, unabhängig von der Ernährung. Auf der anderen Seite bedingen diese Medikamente aber auch eine Enthemmung hinsichtlich der Nahrungsaufnahme. Das bedeutet: Es bedürfte einer ausgeprägten Willenshaftigkeit, dieser Neigung gerade nach hochkalorischer Nahrung (Nudeln oder andere als wirklich sättigend empfundene Lebensmittel) zu widerstehen.

Hier geht es nicht darum, über das Für und Wider von Medikamenten im Allgemeinen zu sprechen, dies wird an anderer Stelle diskutiert; sie sind in gewissen Situationen unverzichtbar. Wichtig ist es aber, darauf hinzuweisen, dass es unsere Aufgabe ist, adäquate Lebens- und Betreuungsbedingungen zu schaffen, die helfen, überfordernde Situationen möglichst zu verhindern. Wir dürfen nicht außer Acht lassen, dass für Menschen mit Intelligenzminderung bereits relativ geringfügige Anforderungen eine Überforderung und damit Stress bedeuten können. Das ist der Nährboden für die Entstehung von herausforderndem Verhalten, und dies wiederum macht den Einsatz von Neuroleptika erforderlich, gerade auch der sedierend (beruhigend, dämpfend) wirkenden Neuroleptika, die vor allem diese Gewichtszunahme verursachen. Wir machen es uns in der Begleitung von Menschen mit Intelligenzminderung immer wieder zu leicht, indem wir keine wirklichen Lösungen schaffen, sondern oft zu lange an einer Medikation festhalten, die für die Betroffenen – hier unter dem Aspekt der Adipositas als einer Form der Nebenwirkungen – erhebliche gesundheitliche Nachteile mit sich bringt.

überfordernde Situationen möglichst verhindern

Noch ein Aspekt zum Thema »Essen«. Wie in wenigen anderen Bereichen finden wir hier das Spannungsfeld, die Gratwanderung zwischen »Autonomie und Selbstbestimmung« und dem »Schutz vor gesundheitlichen Risiken«,

Widerspruch zwischen Respekt und Fürsorgepflicht

also den Widerspruch zwischen unserem Respekt vor dem Menschen, der seinen eigenen Weg gehen will, und demgegenüber unserer Fürsorgepflicht. Mir scheint, dass es wesentlich ist, hier den Grad der freien Willensbildung eines Menschen zu berücksichtigen. Gerade hinsichtlich der Unterstützung eines adäquaten Essverhaltens kann es keine Grundlage sein zu sagen: Dieser Bewohner, diese Bewohnerin ist erwachsen und dadurch in der Lage, für sich selbst zu entscheiden.

Vielleicht hilft hier das von Anton Došen entwickelte Modell der »emotionalen Entwicklung« (SEO; siehe hierzu auch das Kapitel »SEO – Sozio-emotionaler Entwicklungsstand«, Seite 34 ff.). Demzufolge erscheint es sinnvoll, bei einem Menschen mit einem »jüngeren« emotionalen Alter (unabhängig vom biologischen Alter) das Essverhalten stärker zu strukturieren, während es bei einem Menschen mit einem fortgeschrittenen emotionalen Alter geboten ist, ihn mehr in seine Mitverantwortung einzubinden und seine Entscheidungen stärker zu respektieren. Letztlich steht das Bemühen um absoluten Respekt vor dem anderen im Vordergrund und die Suche nach individuellen Lösungen – immer wieder neu.

emotionales Alter beachten

Beate ist 36 Jahre alt, mit einer leicht- bis mittelgradigen Intelligenzminderung. Aufgrund schwerer psychosenaher Angstzustände bedarf es einer kontinuierlichen neuroleptischen Behandlung. Trotz fürsorglicher sozialtherapeutischer Begleitung neigt sie zu einem ausgeprägten Essverhalten hinsichtlich Schokolade etc. Dies führte zu einer massiven Adipositas, insbesondere auch zu einer ausgeprägten Brustbildung im Zusammenhang mit der Gewichtszunahme. Dies wiederum zog Haltungsschäden nach sich, die an eine operative Brustverkleinerung denken ließen. Die Operation konnte aus kardialen Gründen (d. h. wegen Herzproblemen) und letztlich wegen der Absage der Finanzierung durch die Krankenkasse nicht ermöglich werden. Die Bewohnerin nahm dann einen Beratungstermin bei einer Diätassistentin der Universitätsklinik wahr. Diese Diätassistentin sagte, was im Grunde viele Mitarbeiterinnen der Einrichtung davor schon geraten hatten. Die Bewohnerin kam aber stolz zurück, sie fühlte sich wahrgenommen und gesehen und änderte ihre Ernährungsgewohnheiten. Im Verlauf eines knappen Jahres nahm sie mehr als 10 kg Gewicht ab.

Diskussionsanstöße für Teams

Gerade im Zusammenhang mit der oft herausfordernden Situation des Essens kann es wichtig sein, eigene Haltungen, aber auch tradierte Haltungen und Vorgaben in Teams, Wohngruppen und Institutionen immer wieder neu zu überdenken. Beim Betreuer selbst und in seinem Umfeld könnten Fragen wie die folgenden bewegt werden:

Haltungen immer wieder neu überdenken

- Dienen unsere Vorgaben den Bewohnern? Fördern sie sie? Fördern sie den sozialen Zusammenhalt?
- Stehen wir selber hinter den Vorgaben?
- Sind sie auch für die Begleiter verbindlich? Befolgen wir selber die Regeln, die wir für die Bewohner aufstellen?
- Ist es wirklich erforderlich, dass jede Mahlzeit gemeinsam eingenommen wird?
- Was befürchten wir, wenn wir Regeln ändern?
- Wie würde eine stressfreie Mahlzeit aussehen? Stressfrei für die Bewohner, stressfrei für die Mitarbeiter? Warum setzen wir das nicht um?

Auch weitere Fragen können mit ganz offenen Antworten gesucht und bewegt werden.

Diagnostische Klassifikation

ICD-10: F 50 Ess-Störungen / F 50.0 Anorexia nervosa / F 50.2 Bulimie / E 66.0 ernährungsbedingte Adipositas.

Demenz

In seinem Sein bestätigt will der Mensch durch den Menschen werden und will im Sein des anderen eine Gegenwart haben. Die menschliche Person bedarf der Bestätigung, weil der Mensch als Mensch ihrer bedarf.
Martin Buber

Unter dem Begriff Demenz verstehen wir das vielschichtige und komplexe Syndrom einer umfassenden Erkrankung, die zu einem charakteristischen Verlust kognitiver, emotionaler, motorischer und sozialer Fähigkeiten führt.

Verlust von Fähigkeiten

Alzheimer-Demenz

Wir unterscheiden nach den jeweiligen Bedingungen bzw. Ursachen unterschiedliche Demenz-Formen, die auch einen unterschiedlichen Verlauf nehmen. Die größte Gruppe umfasst die *Alzheimer-Demenz* mit mehr als 50 Prozent der auftretenden Erkrankungen. Diese Form der Demenz ist durch einen kontinuierlichen Verlauf mit irreversibler stetiger Abnahme erworbener Kompetenzen gekennzeichnet.

vaskuläre Demenz

Der Häufigkeit nach an nächster Stelle stehen *vaskuläre Demenzen*. Der Begriff bezieht sich auf die Blutgefäße, genauer: Er bezeichnet Durchblutungsstörungen oder kleinere Hirninfarkte, die die Sauerstoffversorgung des Gehirns beeinträchtigen. Der charakteristische Verlauf dieser Demenzform ist ein gewisses Auf und Ab, wobei im Gesamtverlauf eine Zunahme der Demenz auftritt. Nach Zeiten einer scheinbaren Stabilisierung oder gar Besserung des Zustands zeigt sich dann aber doch das Fortschreiten der Erkrankung.

Daran schließen sich weiter sogenannte degenerative Erkrankungen wie die *frontotemporale Demenz* an. Außerdem unterscheiden wir, neben weiteren selten auftretenden Formen, die *Lewy-Körperchen-Demenz* und die *Parkinson-Demenz*.

Die Wahrscheinlichkeit, an Demenz zu erkranken, steigt mit zunehmendem Lebensalter. Mit der in den vergangenen Jahrzehnten gestiegenen Lebenserwartung treten demenzielle Erkrankungen deutlich häufiger auf. Während im Lebensalter unter 70 Jahren ca. 1 Prozent der Menschen betroffen sind, erhöht sich der Anteil bei 80-Jährigen auf ca. 13 Prozent, und bei über 90-Jährigen ist jeder Dritte an Demenz erkrankt. Das heißt aber auch: Zwei Drittel sind nicht dement.

Weitere Ursachen werden später noch erläutert werden (siehe Seite 254 ff.).

»Krankheit des Jahrhunderts«

Mit der Zunahme demenzieller Erkrankungen gehen wachsende pflegerische, soziale und gesellschaftliche Herausforderungen einher. Aber auch das damit zusammenhängende Leid von Betroffenen und Angehörigen nimmt immer größere Dimensionen an. In seinem Buch *Der alte König in seinem Exil*, einer sehr persönlichen Schilderung der demenziellen Erkrankung seines Vaters, gebraucht der Autor Arno Geiger vor diesem Hintergrund den Begriff »Krankheit des Jahrhunderts« in Bezug auf die Demenz.[107]

In diesem Kapitel werden insbesondere die Formen der Alzheimer-Demenz beschrieben, die auch im Bereich der Menschen mit Intelligenzminderung mit Abstand am häufigsten vorkommt.

Blick von außen

Der Blick von außen ist zunächst oft verstellt. Praktisch nie wird die demenzielle Entwicklung von den Betroffenen, aber auch von der Umgebung gleich zu Beginn der Erkrankung als eine solche erkannt.

Kurz nach seiner Pensionierung treten bei dem »eigenbrötlerischen« Vater von Arno Geiger in dessen bereits erwähntem Buch erste Gedächtnisaussetzer auf, die die Familie seinem Hang zuschreibt, »sich gehen zu lassen«. Erst spät verstehen die Kinder und die geschiedene Frau, dass dieser nicht »aufgegeben hat«, sondern an Demenz erkrankt ist.[108]

erste Anzeichen

Depressive Verstimmungen, Ängste, eine nachlassende Leistungsfähigkeit, vielleicht auch ein gestörter Schlaf-Wach-Rhythmus oder ähnliche Veränderungen gehen den konkreten Symptomen des sichtbaren Gedächtnisverlustes voraus.

unspezifische Veränderungen

Untersucht man Verläufe von demenziellen Erkrankungen, zeigt sich, dass unspezifische Veränderungen – die aber letztlich doch im Nachhinein als Symptome einer beginnenden Demenz erkannt werden können – der eigentlichen Diagnosestellung um Monate, oft sogar um Jahre vorausgehen. Trotz des erheblich gewachsenen Wissens in der Gesellschaft sowie psychiatrischer wie auch sozialtherapeutischer Kompetenz der Umgebung fällt es offensichtlich immer noch schwer, diese eingreifende Veränderung frühzeitig diagnostisch richtig einzuordnen und damit schon in einem frühen Stadium therapeutische Maßnahmen und hilfreiche Strukturen zu ermöglichen. Das heißt nicht, dass bei den im Verlauf zunehmend sichtbaren Symptomen keine grundlegende internistische, neurologische sowie psychiatrische Untersuchung vorgenommen werden sollte. Dies ist im Gegenteil dringend erforderlich, da durchaus eine Reihe von Erkrankungen differenzialdiagnostisch ausgeschlossen werden müssen, ehe die Diagnose einer Demenz gestellt wird. Insbesondere müssen andere neurodegenerative Erkrankungen, Hirntumore und vor allem auch eine die Veränderungen verursachende Depression ausgeschlossen werden.

Verunsicherung

Der an Demenz erkrankte Mensch begegnet uns zunächst vor allem als ein verunsicherter Mensch. Diese Verunsicherung zeigt sich in den Augen, die die zugrunde liegende Angst offenbaren; sie zeigt sich in der Mimik, im Gebaren, in jedwedem Verhalten. Neben der tiefen Verunsicherung können wir auch eine Angst vermuten, erkannt, eher noch: »ertappt« zu werden.

Wir dürfen nicht vergessen: Der andere ist an einem tiefen Punkt seines Seins, seines Selbstbewusstseins und seines Selbstvertrauens berührt. Dies stellt seine Selbstachtung in Frage.

Mit zunehmender Dauer wird dann ein immer umfassenderes Bild deutlich, insbesondere wenn die geschilderten kognitiven und gedächtnismäßigen Einbußen sichtbar und deutlich werden.

Fehleinschätzungen

Begleiter sind oft angesichts dieser Einbußen befremdet. Entsprechende Fehleinschätzungen sind die Folge. Und aus den Fehleinschätzungen resultieren dann Urteile, gelegentlich auch Vorwürfe: »Du zeigst ja gar kein Interesse mehr«, »Lass doch diese Überheblichkeit«, »So nachlässig warst du doch früher nicht« usw. Wird ein Betroffener mit solchen oder ähnlichen Reaktionen konfrontiert, verstärkt dies seine Verunsicherung. Gerade auch deshalb wird für den weiteren Verlauf die Haltung wesentlich, die auf die beiden Begriffen »Akzeptanz« und »Assistenz« aufbaut. (Dies wird im Weiteren noch ausgeführt, siehe Seite 265 f.)

Ursachen der Demenz

der Grund bleibt im Verborgenen

Wie bei den allermeisten Erkrankungen gibt es nicht die *eine* Ursache oder auch die Ursachen. Letztlich bleibt der Grund einer Erkrankung immer im Verborgenen: Warum erkrankt dieser individuelle Mensch, warum an dieser Erkrankung, warum jetzt, warum er – warum nicht ich? Der erkrankte Mensch hat doch die gleichen Voraussetzungen erlebt, ähnliche Bedingungen, vergleichbare Erfahrungen ... Aber warum erkrankt der eine und die andere nicht?

Wir werden da tiefer, immer tiefer nachforschen und Fragen bewegen müssen, bei denen die Suche nach der Bedeutung eines individuellen Schicksals wegweisend werden kann. Letztendlich müssen wir also die Frage mit einbeziehen: Wer ist der andere Mensch eigentlich?

Vielleicht können solche Fragen, geduldig ausgesprochen, ohne die Erwartung einer Antwort, uns einem Verständnis näherbringen.

Dazu ein Wort von Rainer-Maria Rilke über das »Lieben von Fragen«: »Und ich möchte Sie, so gut ich es kann, bitten [...], Geduld zu haben gegen alles Ungelöste in Ihrem Herzen und zu versuchen, die Fragen selbst liebzuhaben wie verschlossene Stuben und wie Bücher, die in einer sehr fremden Sprache geschrieben sind. Forschen Sie jetzt nicht nach den Antworten, die Ihnen nicht gegeben werden können, weil Sie sie nicht leben können. Und es handelt sich darum, alles zu leben. Leben Sie jetzt die Fragen. Vielleicht leben Sie dann allmählich, ohne es zu merken, eines fernen Tages in die Antwort hinein.«[109]

Endgültige Antworten gibt es nicht. Aber wir kennen Bedingungen, die das Auftreten einer Demenz begünstigen können.

begünstigende Bedingungen

- Ein Faktor, der die Entwicklung einer Demenz fördern kann, ist ein *hohes Lebensalter*. Dies bleibt jedoch eine »statistische Dimension«. Nichts hilft bei der Frage, warum der eine Mensch, der 90 Jahre alt geworden ist, zu den 30 Prozent gehört, die dement werden, der andere aber zu den 70 Prozent, die nicht an einer Demenz erkranken. Es handelt sich lediglich um eine abstrakte Wahrscheinlichkeit. *Lebensalter*
- Ein weiterer Faktor ist die *genetische Mitbedingung*. Tief in der leiblichen Konstitution scheint es eine Bereitschaft für Demenz zu geben. Natürlich ist eine solche Konstitution nicht beeinflussbar, aber wie bei jeder konstitutionellen Belastung gilt auch hier, dass die Betreffenden vielleicht tiefer Sorge für sich tragen oder die Begleiter diesbezüglich (und das meint auch hinsichtlich möglicher therapeutischer Unterstützung) aufmerksamer sein können. *Konstitution*
- Generell gehören *Beeinträchtigungen der Gehirnentwicklung* zu den Demenz begünstigenden Faktoren. Dies ist im Zusammenhang mit der Begleitung von Menschen mit einer Intelligenzminderung von wesentlicher Bedeutung, denn bei nahezu allen besteht ja eine solche Beeinträchtigung. Das heißt, wir müssen bei diesem Personenkreis generell von einer erhöhten Wahrscheinlichkeit für das Auftreten einer Demenz im vorrückenden Lebensalter ausgehen. Und das heißt weiter, wir können hilfreiche und unterstützende Bedingungen schon früh berücksichtigen und anbieten. *Gehirnentwicklung*
- Aber auch *Schädelverletzungen* können eine Demenz mit verursachen. In erster Linie führen Unfälle zu diesen Verletzungen, oder aber wiederholte Traumata durch Schläge an den Kopf bzw. durch Kopfanschlagen (»Dementia pugilistica«). Das Wissen um die Begünstigung einer demenziellen Entwicklung durch solche wiederholten Schläge auf den Kopf oder mit dem Kopf sollte uns veranlassen, diese zu verhindern zu versuchen oder wenigstens zu lindern, beispielsweise durch einen Helm, auch Lederhelm, eine Pufferung der Wand oder Ähnliches. *Schädelverletzungen*

- Die im Folgenden genannten Faktoren können frühzeitig berücksichtigt und durch das Verhalten oder durch therapeutische Maßnahmen gelindert werden: So wird das Auftreten einer Demenz durch *Bluthochdruck* begünstigt, durch *häufigen Alkoholgenuss, Gebrauch von Nikotin* oder auch durch *Stoffwechselstörungen* wie vor allem eine ungenügend behandelte *Zuckererkrankung (Diabetes)*.
- Auf einen weiteren Aspekt wurde erst in den letzten Jahren hingewiesen; er scheint mir aber bedeutsam zu sein. So wirkt es möglicherweise demenzfördernd, wenn Menschen sich in ihrem Leben eher treiben lassen, eher passiv am Leben teilnehmen, wenig Eigeninteresse entwickeln können, eher initiativlos leben, wenn sie »an ihren Möglichkeiten vorbeileben« und dazu neigen, die Verantwortung für das eigene Leben nicht ganz in die Hand zu nehmen. Solche Schilderungen und Beobachtungen müssen sehr sensibel aufgenommen werden.

Passivität

keine Vorwurfshaltung

Das Wissen um solche Zusammenhänge kann einen Menschen ermutigen, tatkräftiger, initiativer und selbstverantwortlicher zu leben, es darf aber in keinem Fall dazu verwendet werden, einem Betroffenen in einer wie auch immer gearteten Vorwurfshaltung zu begegnen und ihm nahezubringen (und sei es auch »nur« in Stimmung oder innerer Haltung), dass er durch sein Verhalten und ein in seinem Sinne gelebtes Leben eine Mitverantwortung an der aufgetretenen Demenzerkrankung habe.

Wohl jeder von uns weiß von hochaktiven, zum Teil im öffentlichen Leben bekannten Menschen, die an einer Demenz erkrankt sind. Umgekehrt kennt wohl jeder von uns fröhliche »Couch-Potatoes«, die ohne jegliche Spur einer Demenz ein biblisches Alter erreicht haben.

Dies erfordert eine hohe Sensibilität: auf der einen Seite sich ermutigend und fördernd zu verhalten, auf der anderen Seite aber auch akzeptierend und unterstützend einen erkrankten Menschen zu begleiten. Denn, wie oben ausgeführt: Letztlich wissen wir die wirkliche Ursache nicht, warum genau dieser Mensch an einer Demenz erkrankt ist.

Folgen der Demenz

Veränderung des gesamten seelischen Lebens

Leitsymptom der Demenz ist die Gedächtnisstörung. Wir müssen aber die Erkrankung viel umfassender sehen. Sie verändert das gesamte seelische Leben und Erleben der betroffenen Menschen.

Die Entwicklung der Gedächtnisstörung kann vor dem Hintergrund besser verstanden werden, dass wir über ein Kurzzeit- und ein Langzeitgedächtnis verfügen. Die fortschreitende Demenz wirkt sich in aufeinanderfolgenden Schritten auf diese beiden Bereiche unseres Gedächtnisses aus. Das bedeutet: Alle Eindrücke und Wahrnehmungen gelangen zunächst in das Kurzzeitgedächtnis, verbleiben dort für ca. eine Minute und werden von dort – gegebenenfalls – in das Langzeitgedächtnis übernommen.

gestörte Fähigkeit zur Einprägung

Bei einer sich entwickelnden Demenz-Erkrankung wird der Übergang vom Kurzzeit- ins Langzeitgedächtnis erschwert. Diese gestörte Fähigkeit zur Einprägung führt zu einer zunehmenden Beeinträchtigung. So kommt es zum Beispiel zu einer tiefgreifenden Orientierungsstörung hinsichtlich der Zeitabläufe. Auch die Orientierung in einer neuen und unbekannten Umgebung wird immer stärker beeinträchtigt. Ein Gedankenfaden kann nicht mehr zielgerichtet verfolgt werden. Betroffene Menschen stellen beispielsweise immer wieder dieselben Fragen, da sie sich weder an die gegebenen Antworten erinnern noch sich dessen bewusst sind, dass sie diese Frage schon einmal gestellt haben. Ebenso wird Gleiches immer wieder erzählt. Neue Personen im Umfeld werden nicht wiedererkannt. Abgelegte Gegenstände werden nicht wiedergefunden. Fragen zu Erlebtem oder Vergangenem können nicht beantwortet werden.

Scham, Angst und Trauer

Diese direkten Auswirkungen einer eingeschränkten bis fehlenden Einprägung ins Langzeitgedächtnis bedingen dann weitere, indirekte Beeinträchtigungen: Scham, Angst und Trauer prägen das Verhalten eines auf diese Weise betroffenen Menschen und führen zu einem Rückzugsverhalten, auch, um Frustrationen zu vermeiden. Antworten werden ausweichend gegeben, da sie nicht auf eine Sicherheit aufbauen. Die Eigeninitiative lässt nach. Neben dem Rückzug kann, je nach der Persönlichkeit des Betroffenen, ein stark Halt suchendes, auch vereinnahmendes Verhalten auftreten.

Eine weitere Folge können Stimmungsveränderungen sein: Bedrücktheit, Traurigkeit, vor allem aber auch Misstrauen. Auch Aggressivität kann Ausdruck einer solchermaßen in Mitleidenschaft gezogenen Stimmung sein.

Abbau des Langzeitgedächtnisses

Im weiteren Fortschreiten der Erkrankung ist dann nicht nur die Einprägung neuer Eindrücke und Erfahrungen beeinträchtigt. Zusätzlich baut sich das Langzeitgedächtnis ab. Anders ausgedrückt: Die Betroffenen finden immer weniger Zugang zu ihrem Gedächtnis, zu ihren im Gedächtnis aufbewahrten Erfahrungen. In diesem Stadium können dann im Zusammenhang mit den veränderten Wahrnehmungen auch Wahnvorstellungen auftreten.

Wie ein Wollknäuel, das abgewickelt wird, kommen zunächst die zeitlich näher liegenden Erinnerungen abhanden. Ein auf diese Weise betroffener Mensch durchlebt dann charakteristischerweise, am eindeutigsten bei der Alzheimer-Demenz, die Stadien seines Lebens noch einmal. Wie in einer inneren Zeitreise durchschreitet der sehr alte Mensch dann noch einmal seine Jahre als alter Mensch, weiter fortschreitend vielleicht die Zeit seiner Berentung und darauf folgend die Stadien des Berufslebens. Ein Mensch, der im Zweiten Weltkrieg Soldat war, erlebt sich wieder als Soldat. Frauen, die in den Wirrungen der Flucht sexuelle Gewalt erleiden mussten, können wieder in der Not dieser Erlebnisse stehen.

innere Zeitreise

Dieser Erinnerungsfaden führt bis in die Lebenszeit des jungen Menschen, sodass er sich wieder als das Kind, das er einmal war, erlebt. Damit ist kein »Erinnern« im gängigen Sinn, kein »Leben in Erinnerungen« gemeint. Alles in einem Leben Erfahrene wirkt in uns fort, wie in einem großen Speicher. Aber eben zeitlich geordnet.

Sehnsucht nach größter Geborgenheit

Der Weg vieler Betroffener geht dann bis zur »Mama«, der Mutter. Vielleicht bedeutet das – neben der Kontinuität des ablaufenden Erinnerungsfadens – auch die Sehnsucht nach der größten Geborgenheit.

Auch wenn die Erinnerungen relativ gleichmäßig in dieser Richtung abgebaut werden – wobei diese Gleichmäßigkeit durchaus in Stufen oder Schritten vorangehen kann –, können doch biografisch herausragende Erfahrungen die Zeit überdauern.

Eine an Demenz erkrankte hochbetagte Frau verlor ihr einziges Kind dreijährig durch Ertrinken. Sie hatte es kurz im Garten aus den Augen gelassen. Dieses mehr als sechzig Jahre zurückliegende Ereignis überschattete ihr ganzes Leben und konnte nie verwunden werden.

In der fortgeschrittenen Demenz trug diese Frau immer eine Puppe bei sich, die sie nie aus der Hand gab, die bei ihr im Bett schlief, bei den Mahlzeiten am Tisch dabei war, selbst bei Hygienemaßnahmen war sie unverzichtbar. Die Pflegekräfte wussten um die biografische Situation und unterstützten diese Sorge um die Puppe – es war das innigste Anliegen der Bewohnerin, jetzt für »ihr Kind« unverbrüchlich da zu sein.

Die Folgen dieses Gedächtnisabbaus zeigen sich dann auch im Verlust von einmal erworbenen praktischen Fähigkeiten, wie zum Beispiel dem Bedienen eines Gerätes. Hauswirtschaftliche wie handwerkliche Tätigkeiten können nicht mehr sinngemäß durchgeführt werden. Fähigkeiten der Selbstversorgung gehen zunehmend verloren, so das adäquate Ankleiden, die selbstständige Körperpflege, der Toilettengang wie überhaupt die Beherrschung der Ausscheidungen.

Verlust praktischer Fähigkeiten

Der Gebrauch der Sprache lässt nach, der Umfang des Wortschatzes nimmt ab, bis letztlich die Fähigkeit zu sprechen generell abhandenkommen kann (Aphasie). Sozial angepasstes Verhalten wie die Kenntnis von diesbezüglichen Normen und Regeln geht verloren.

Zuletzt erfasst dieser Gedächtnisverlust auch die Erinnerung an sehr nahe Menschen. Schließlich können auch der eigene Partner oder die eigenen Kinder nicht mehr erkannt bzw. benannt werden.

Dieser Verlust an kognitiv-gedächtnishaften Fähigkeiten bringt erhebliche seelische Beeinträchtigungen mit sich, die sich vor allem in einer zunehmenden Verunsicherung zeigen, einer zunehmenden Angst und dadurch auch in einer Anhänglichkeit und Abhängigkeit von Begleitpersonen.

Verunsicherung und Angst

John Bayley beschreibt dies in seinem Buch *Elegie für Iris* folgenermaßen: »Eine Gans, die keine anderen Gänse finden kann, wird sich einem anderen Tier anschließen, ja sogar einem Stein oder einem Pfosten, und diesen Gefährten nie aus den Augen lassen. Diese entsetzliche Angst vor dem Alleinsein, die Angst, von dem vertrauten Objekt auch nur ein paar Stunden abgeschnitten zu sein, ist ein Charakteristikum der Alzheimer-Krankheit. Wenn Iris heute in mich hineinkriechen oder, wie ein Kängurujunges in den Beutel seiner Mutter, zu mir hineinschlüpfen könnte, würde sie es tun.«[110]

Wir können in der Symptomatik einer Demenz in gewisser Weise eine Umkehrung der frühkindlichen Entwicklung sehen. So richtet sich das kleine Kind im Laufe der Reifung und Selbstwerdung zunächst auf, lernt die Bewegung zunehmend zu koordinieren, entwickelt dadurch die Fähigkeit des Gehens und erringt so eine völlig neue Selbstständigkeit. Weiterhin entwickelt es die Sprache, lernt immer mehr, sich sprachlich zu äußern, und diese Fähigkeiten führen dann bis hin zu einer immer komplexer werdenden kognitiven Orientierung. Der Weg der menschlichen Entwicklung geht also vom Gehen über das Sprechen hin zum Denken.

Umkehrung der frühkindlichen Entwicklung

In der Demenz-Entwicklung zeigt sich eine eigentümliche Umkehrung dieser Schritte: Zunächst tritt hier der zunehmende Verlust der kognitiv-gedächtnishaften Fähigkeiten auf, dann zeigt sich eine nachlassende sprachliche Ausdrucksfähigkeit bis hin zum Verstummen. Zuletzt sehen wir eine zunehmend beeinträchtigte Bewegungsfähigkeit bis hin zur vollständigen Bettlägerigkeit.

In dem Buch *Demenz und Alzheimer verstehen* von Huub Buijssen findet sich der Bericht einer Altenpflegerin über eine Patientin mit fortgeschrittener Demenz: »Vor vier Jahren versorgte ich in einem Pflegeheim eine schwer demente Frau, die den ganzen Tag lang mit ihrem Kuscheltier im Arm in Fötushaltung im Bett lag. Verbale Kommunikation war nicht mehr möglich. Mit leisen Klängen, manchmal auch mit ein wenig Blickkontakt und einer Berührung war sie jedoch zu erreichen. Solche Augenblicke genoss sie sichtlich. Als ich eines Morgens kurz bei ihr hereinschaute, weinte sie leise vor sich hin. Da sie nicht mehr sagen konnte, was ihr fehlte, habe ich sanft mit ihr geredet, ihr über den Kopf gestrichen und sie anders hingelegt. Dann habe ich ihr etwas zu trinken gegeben. Aber nichts half, sie weinte weiter. So habe ich sie noch einmal anders gebettet, ihr hier und dort ein Kissen hingelegt, aber auch das half nicht. Sie weinte tieftraurig mit dicken Tränen, die ihr über die Wange liefen. Spontan habe ich dann das Gitter hinuntergeschoben, habe mich neben sie auf die Decke gelegt und sie in den Arm genommen. Sofort legte sie den Kopf schmusend an meine Schulter, steckte die Hand in meinen Ärmel, streichelte meinen Oberarm und sagte einige Male: »Mama, Mama!« Ich fühlte, wie die Spannung aus ihrem Körper verschwand. In meinen Armen schlief sie ein. Sehr vorsichtig bettete ich sie in die Kissen zurück, legte ihr das Kuscheltier in die Arme und ging hinaus. – Das war es also: Sie vermisste ihre Mutter, ihre Sicherheit. Drei Wochen später starb sie.«[III]

Bedürfnis nach Sicherheit

Häufig wird die Demenz als eine vermeintlich rein defizitäre Entwicklung dargestellt. In der Begleitung von an Demenz erkrankten Menschen kann sich aber durchaus auch ein anderes Bild zeigen. So kann es erlebt werden, dass charakteristische Seiten einer Persönlichkeit sich verdeutlichen oder auch wesentlich wandeln. Ein früher angespannter Mensch kann eine berührende Milde zeigen. Frühere Härte oder auch Unzugänglichkeit können nachlassen, sogar Entspannung, ja Heiterkeit kann das Wesen eines Menschen in der fortschreitenden Demenz prägen. Es kann eine Tiefe der Persönlichkeit, sogar eine tiefe Weisheit wahrgenommen werden, die im selbstverantworteten Leben für den Betroffenen so nicht zugänglich war bzw. von der Umgebung nicht wahrgenommen werden konnte.

charakteristische Seiten einer Persönlichkeit

Diese ungemein berührende Entwicklung von Menschen im Rahmen einer Demenz-Erkrankung kann aber – nach meiner Erfahrung – nur möglich werden, wenn dem Betroffenen eine ausdrücklich unterstützende Umgebung zur Verfügung steht. Zwei zentrale Begriffe, die bereits erwähnt wurden und im Kapitel über die Therapie weiter ausgeführt werden sollen (siehe Seite 265 f.), sind *Akzeptanz* und *Assistenz*. Das heißt: Voraussetzung für eine solche durchaus mögliche Persönlichkeitsentwicklung innerhalb der Demenz ist, dass die begleitenden Menschen die Veränderung des Erkrankten annehmen, sich nicht dagegen stellen, sondern sie akzeptieren und, aufbauend auf dieser Akzeptanz, dem Betroffenen im Rahmen der fortschreitenden Entwicklung die dann jeweils nötige Unterstützung im Sinne einer Assistenz gewähren, sie da unterstützen, »assistieren«, wo eigene Fähigkeiten nachlassen.

Akzeptanz und Assistenz

Aus den beiden Begriffen Akzeptanz und Assistenz lässt sich nahezu die gesamte Therapie und Begleitung für an Demenz Erkrankte entwickeln. Sie ermöglicht den Betroffenen ein relativ angstfreies Leben und damit eine Entwicklung der Persönlichkeit, ebenso wie sie den Begleitenden den Zugang zu den tieferen Wesenszügen dieser Persönlichkeit ermöglicht, die so oft durch Angst und Abwehr verdeckt bleiben.

Demenz bei Menschen mit intellektueller Beeinträchtigung

Der allgemeine demografische Wandel sowie die immer bessere medizinische Versorgung mit einem deutlichen Anstieg des Lebensalters haben natürlich auch Folgen für Menschen mit intellektueller Beeinträchtigung. Und so beobachten wir das Auftreten demenzieller Erkrankungen auch bei Menschen mit intellektueller Beeinträchtigung bzw. syndromalen Erkrankungen in zunehmender Häufigkeit.

zunehmende Häufigkeit

Wir können gewiss davon ausgehen, dass diese Tendenz in den nächsten Jahren und Jahrzehnten erheblich zunimmt. Damit stehen wir vor der Notwendigkeit, entsprechende strukturelle Maßnahmen und Lebensbedingungen in den Einrichtungen für Menschen mit Assistenzbedarf vorzubereiten. Und ebenfalls stehen wir vor der Notwendigkeit, dass sich Sozialtherapeuten und Sozialtherapeutinnen für diese Fragen und Aufgaben schulen.

Wie auch bei anderen seelischen Erkrankungen können wir alle Bereiche der Symptomatik demenzieller Erkrankung in gleichem Maße bei intellektuell Beeinträchtigten sehen. Das Auftreten dieser Veränderungen ist oft verschleiert, da schon vor Beginn einer Demenz bei den meisten der Betroffenen ein erniedrigtes kognitives Leistungsvermögen vorliegt. So zeigen sich

Veränderungen oft verschleiert

erste Anzeichen

hier vornehmlich Verhaltensauffälligkeiten, Beeinträchtigungen des Affekts wie insbesondere depressive Veränderungen, Wahrnehmungsstörungen und paranoid anmutende Veränderungen sowie insbesondere Schlafbeeinträchtigungen bzw. eine Tag-Nacht-Umkehr, die den eigentlichen Gedächtnisbeeinträchtigungen vorausgehen. Die Fähigkeit zum selbstständigen Agieren, Planen und Durchführen eigenständiger Handlungen wird eingeschränkt, das Erscheinungsbild der Persönlichkeit verändert sich. Zu beachten ist, dass zu den klinischen Vorsymptomen hier auch neurologische Symptome wie vor allem epileptische Anfälle, Myoklonien (unwillkürliche Muskelzuckungen) der Arme, aber auch Gangunsicherheiten auftreten können.

Oft vergehen Jahre, bis eine Diagnose gestellt wird, da viele der sich verändernden Verhaltensweisen zunächst der primären Erkrankung zugeschrieben werden.

kontinuierliche Verlaufsdokumentation

Ein weiteres Problem stellt die oft starke Fluktuation unter den Mitarbeitern von sozialtherapeutischen Einrichtungen und Werkstätten dar, die eine kontinuierliche Beobachtung häufig nicht zulassen. Dies verhindert immer wieder eine frühzeitige Einschätzung von Veränderungen, die bereits in einem früheren Stadium adäquate Unterstützung ermöglichen und dadurch manches Leid ersparen könnte. Hier wäre eine kontinuierlich geführte Verlaufsdokumentation sehr hilfreich, die dann aber auch regelmäßig ausgewertet werden müsste (sieh dazu auch die »Ergänzenden Anregungen für Teams«, Seite 274 f.).

Besonders wichtig ist die Abgrenzung gegenüber einer Depression, da eine Reihe von Symptomen denen einer Depression ähnlich sind. In diesem Fall sprechen wir dann von einer »Pseudodemenz«.

Insbesondere die Häufung folgender Veränderungen bzw. Symptome erhöht die Wahrscheinlichkeit des Vorliegens einer demenziellen Erkrankung:

- Eine sorgfältige organische Abklärung ist vorgenommen worden; eine körperliche Erkrankung kann ausgeschlossen werden.
- Der Verlauf lässt eine andere Diagnose, insbesondere der Depression oder der organischen Psychose, ausschließen.
- Charakteristische Züge der Persönlichkeit verändern sich: Ein zuvor offener und zugewandter Mensch schließt sich zunehmend ab; ein interessierter und teilnehmender Mensch verfällt mehr und mehr in Apathie; ein zuvor offener und vertrauensvoller Bewohner zeigt Feindseligkeit, vielleicht sogar gesteigert aggressive Verhaltensweisen.

- Seit mehr als einem Jahr zeigen sich bei dem Betroffenen deutliche Veränderungen hinsichtlich der sozialen Aktivitäten, im Arbeitsbereich der Werkstatt und auch in den zwischenmenschlichen Kontakten, jeweils im Sinne von nachlassenden Fähigkeiten.
- Die Möglichkeit und Befähigung zur Selbstversorgung lässt nach und der Unterstützungsbedarf nimmt entsprechend in verhältnismäßig kurzer Zeit zu.

Sicht von innen

So schwer wie bei vielleicht keiner anderen Erkrankung gestaltet sich bei der Demenz der Versuch, aus der Empathie heraus die Innenwahrnehmung, die Selbstwahrnehmung eines Menschen nachzuzeichnen.

Schilderungen von Betroffenen

Bei vielen anderen Erkrankungen stellt es für die Begleiter eine große Hilfe dar, wenn sie Schilderungen von Betroffenen nachlesen, hören und in diesem Sinne nachvollziehen können. Es gibt mittlerweile eine große Vielfalt an Literatur von an Depression erkrankten Menschen, von Menschen, die eine Psychose durchlaufen haben, von an Borderline erkrankten Menschen. Es gibt sehr differenzierte Innensichtschilderungen von Menschen, die an Ess-Störungen leiden. Insbesondere die autobiografischen Schilderungen von Menschen mit einer Autismus-Spektrum-Störung sind mittlerweile sehr zahlreich geworden und ermöglichen ungemein hilfreiche Einblicke in deren Erleben und Empfinden.

Es liegt im Wesen der Erkrankung, dass eine solche Schilderung von einem an fortschreitender Demenz erkrankten Menschen ausgeschlossen ist. Die hierzu erforderliche reflexive Distanz ist nicht möglich. Hinzu kommt der progressive Verlauf, der fortschreitende Verlust an Fähigkeiten. Nie wird es ein Buch geben mit dem Titel *Mein Weg durch die Demenz*. Es können uns in Bezug auf diese »Sicht von innen« aber Mitteilungen der Betroffenen im Anfangsstadium helfen.

eigene Erfahrungen

Wie bei jedem empathischen Zugang kann es eine anfängliche Hilfe sein, sich an eigene Erfahrungen zu erinnern. Wir kennen den Zustand zwischen Schlafen und Wachen, das Aufwachen, vielleicht sogar das Aufwachen an einem uns sonst nicht vertrauten Ort. Mancher hat vielleicht das Erschrecken erlebt, sich verirrt zu haben oder sich orientierungslos in einer fremden Stadt zu finden. Dies können allererste Ansätze sein, um das Innenerleben eines an einer Demenz erkrankten Menschen nachzuempfinden.

Viel tiefer gehen wir dann, wenn wir versuchen, das Verhalten des anderen innerlich mitzuerleben. So vorurteilslos wie möglich lassen wir uns auf die Rastlosigkeit ein, lassen sie auf uns wirken. Oder auf diese scheinbar tief in sich versunkene Ruhe, das scheinbar unvermittelte Weinen, eine plötzliche aggressive Attacke oder eine überwältigende Liebenswürdigkeit oder Zuneigung: Uns hier innerlich zu öffnen, im Verhalten des anderen im Inneren mitzuschwingen, vielleicht lässt uns das den inneren Ort des anderen ahnend erspüren.

Ich möchte diesem »Blick von innen« auch eine Empfindung zugrunde legen, die ich in der Begleitung von an Demenz erkrankten Menschen immer wieder machen konnte: Ich glaube, dass die Betroffenen alles, aber wirklich auch alles wahrnehmen.

besondere Wahrnehmungsfähigkeit

Insbesondere Stimmungen können sie wahrnehmen, oft auch Inhalte und Bedingungen. Aber es fällt ihnen schwer, sie einzuordnen, die Wahrnehmung zu richten, das Wahrgenommene zu gliedern, es einer Orientierung zuzuführen. Insbesondere aber besteht eine Einschränkung, auf das so Wahrgenommene und tief Empfundene auf eine für die Umgebung adäquate Weise zu reagieren.

Wenn ich versuche, mich in die Innensituation eines an zunehmender Demenz erkrankten Menschen hineinzuversetzen, empfinde ich vor allem die Orientierungslosigkeit und die daraus resultierende Verunsicherung und wiederum die daraus entstandene Angst. Diese nachempfundene Innensicht zeigt weiter das tiefe Bedürfnis, angenommen zu sein und unterstützt zu werden – also das Bedürfnis nach Akzeptanz und Assistenz.

Auch wenn ein an einer fortschreitenden Demenz erkrankter Mensch in seiner Hilflosigkeit, seinem Ausgeliefertsein und in seiner Bedürftigkeit einem Kind nahe ist, scheint mir doch ein wichtiger Unterschied zu bestehen: Das Kind ist Kind, und zwar ganz und umfassend. Die innere Reflexionsebene der Selbstwahrnehmung bildet sich erst langsam heran. Der an Demenz erkrankte Mensch ahnt, weiß sich dagegen als ein einmal anders Gewesener. Die daraus resultierende Verunsicherung unterscheidet ihn vom Kind. Und es ist wichtig, dass begleitende Personen sich dessen immer bewusst sind.

Bewusstsein, anders gewesen zu sein

Zur Therapie der Demenz

Prophylaxe

Ein wichtiger Bereich der Therapie der Demenz beginnt in deren Prophylaxe. Hier können im Grunde einige der im Abschnitt »Ursachen der Demenz« genannten Faktoren unter diesem Blickwinkel wieder aufgeführt werden (siehe auch Seite 254 ff.): so der Schutz des Kopfes vor Schlägen, weitgehender Verzicht auf Alkohol und Nikotin, der Ausgleich von Stoffwechselstörungen und die Förderung eines eigenständigen und intentionalen Lebens.

Ehe ich auf spezifische Therapiemaßnahmen eingehe, möchte ich noch einmal die beiden zentralen Begriffe der Akzeptanz und Assistenz erläutern.

Haltung der Akzeptanz

Es ist von entscheidender Bedeutung für den Erkrankten, aber auch für die Angehörigen, die Betreuer, für die Beziehung zu dem Erkrankten, wenn zu der Haltung gefunden werden kann: »Ja, es ist so!«, wenn also die markanten und lebensentscheidenden Veränderungen im Zusammenhang mit der Demenz gesehen und dadurch richtig eingeordnet werden können, was schließlich auch dazu führt, dass diese Veränderungen nicht mehr versteckt werden müssen. Viele, sehr viele der dadurch gebundenen Kräfte können nun frei werden.

Gerade in der sozialtherapeutischen Begleitung liegt hierin eine große Herausforderung. Der sozialtherapeutische Alltag ist geprägt und bestimmt von Förderung, von der Förderung der Eigenständigkeit, der Förderung von Entwicklung, der Förderung von Kompetenzen. So stellt es einen wirklichen Paradigmenwechsel dar, wenn anstelle der Förderung jetzt die Akzeptanz dieser grundlegenden Veränderung steht. Es ist jedoch immer wieder erstaunlich, welche Anspannung abfällt, welcher Druck sich lösen kann, welche Beruhigung eintreten kann in und durch die Akzeptanz des Veränderungsprozesses, der begonnen hat. Dies öffnet und ermöglicht erst die weiteren therapeutischen Schritte.

aufmerksam begleitend wahrnehmen

Insbesondere eröffnet es der erforderlichen Assistenz Gestaltungsmöglichkeiten. Hier können die Begleiter sich unterstützend dazustellen: Welche Fähigkeit steht dem erkrankten Menschen nicht mehr zur Verfügung, wo entsteht dadurch Assistenzbedarf? Das bedeutet, aufmerksam begleitend wahrzunehmen, vorhandene Fähigkeiten zu stützen und bei nachlassenden Fähigkeiten zu assistieren. Hier können grundlegende Aspekte der Lernpsychologie eine Hilfe sein.

Es gibt Faktoren, die für das Erhalten von Fähigkeiten und Gedächtnis hilfreich sind. Hierzu gehören regelmäßige Abläufe, Rituale, die den einzelnen

Situationen mit Wiedererkennungswert

Situationen einen hohen Wiedererkennungswert geben und damit auch die Möglichkeit eröffnen, eine diesbezügliche Eigenständigkeit in der Durchführung von Handlungen oder Handlungsabläufen zu erhalten. Weiterhin kann man auch weniger mit Begriffen oder Worten, sondern vor allem mit dem Hervorheben von Bezügen arbeiten, beispielsweise durch klare farbliche Strukturen, Bilder der Betroffenen an Türen etc.

Immer führt dies aber auf die grundlegende Orientierungsrichtlinie hin, auf das »Ja, es ist so!«. Und es stellt einen Unterschied dar, ob dieses »Ja« zerknirscht-resignativ ist oder getragen von einer Gegenwärtigkeit, einer Bereitschaft, gemeinsam »abschiedlich« zu leben: »Ja, es ist gut so!«

Alle weiteren Aspekte beruhen auf dieser Grundhaltung und versuchen, die eingeschränkten Kräfte und die tatsächlichen Gestaltungsmöglichkeiten zu berücksichtigen.

Die wesentliche Therapie findet im Alltag statt, wird begleitet und ermöglicht durch die wache Präsenz der Angehörigen oder Mitarbeitenden.

Authentizität

Immer wieder bleibt die Grundlage echten therapeutischen Wirkens die eigene Authentizität und Kongruenz. Das bedeutet, dem anderen »echt« zu begegnen. Diese Echtheit darf auch einmal ein Lachen in entsprechenden Situationen bedeuten, natürlich niemals als Aus-Lachen, sondern als Mit-Lachen; ich denke, das versteht sich von selbst.

Einige Grundregeln im Umgang mit Demenzkranken:

- Sprechen Sie die Betroffenen von vorne an. Dieses Grundmotiv der Kommunikation bedeutet: Ich bin ganz bei dir, höre jetzt nur dir zu und nehme dich mit deinen Bedürfnissen wahr.
- Sprechen Sie in Anwesenheit des Betroffenen immer *mit* ihm, nie über ihn. Dies sollte eine Selbstverständlichkeit sein, insbesondere wenn wir davon ausgehen, dass der andere ja wirklich alles mitbekommt – dass nur seine Antwort, seine Reaktion darauf verändert, eingeschränkt oder gar nicht möglich ist.
- Machen Sie den Betroffenen wenn irgend möglich nicht auf seine Defizite aufmerksam, korrigieren Sie ihn nicht! Oft können wir beobachten, dass gerade solche – auch gut gemeinte – Korrekturen und Hinweise Auslöser für Aggressionen darstellen. Auch hier gilt: Lenken Sie von dem Unvermögen ab und lassen Sie sich vor allem von den Grundbegriffen von Akzeptanz und Assistenz tragen.

Ein Bewohner sucht nach seinen Schuhen, die er unter anderen Schuhen nicht wiederfinden kann. Ein Betreuer reagiert spontan ärgerlich: »Du weißt doch, wo deine Schuhe sind.« Darauf folgt eine heftige fremdaggressive Reaktion, ausgehend von der erlebten Verzweiflung und Unfähigkeit. Eine bessere Antwort wäre hier: »Schau, da sind deine Schuhe, damit du gut hineinschlüpfen kannst.«

Grundregeln

- Erwarten oder erfragen Sie im Gespräch keine Erklärungen oder Begründungen, stellen Sie also keine Warum-, Wieso- oder Weshalb-Fragen.

Die Frage: »Hat dich denn dein Bruder heute besucht?« kann Irritationen und Ängste hervorrufen, wenn es nicht sicher erinnert wird. Deshalb eignen sich statt dieser sogenannten offenen Fragen »geschlossene Fragen« besser zur Kommunikation: »Das ist doch schön, dass dein Bruder heute mal wieder da war.« Oder anstelle einer Formulierung wie »Was gab es denn heute zum Essen?« ist Folgendes hilfreicher: »Ich habe gesehen, dass dir die Pfannkuchen heute gut geschmeckt haben, ich glaube, die magst du sehr gerne.«

- Bleiben Sie immer »im Gespräch«. Reden Sie den anderen dabei immer persönlich an. Sprechen Sie langsam, nach Möglichkeit mit Blickkontakt, auf Augenhöhe, in kurzen Sätzen, mit »offenem«, vielleicht auch lächelndem Gesicht – ein ernstes Gesicht kann als Bedrohung wahrgenommen werden. Kommentieren Sie die eigenen Handlungen, kündigen Sie diese an, und lassen Sie immer auch Zeit für den Beziehungsaufbau.
- Wichtig in der Pflege, insbesondere in der Intimpflege: Intimität umfasst auch erlebte – vielleicht auch erlittene, d. h. verletzende! – Sexualität. Es kann manchmal unabdingbar sein, dass die Intimpflege einer Frau von einer Frau durchgeführt wird. Immer muss zunächst der Beziehungsaufbau erfolgen (denken wir daran: Angesichts des beeinträchtigten Erinnerungsvermögens erleben uns Betroffene vielleicht wirklich »neu«!), dann erst die jeweilige Handlung.
- Man sagt auch, dass der Mensch mit Demenz »immer recht hat«. Das heißt: Diskutieren Sie nicht, versuchen Sie nicht, vernunftmäßig zu überzeugen, sondern wirken Sie emotional beruhigend auf den Betroffenen ein, versuchen Sie, ihn bei einem Gefühl abzuholen.

Eine 92-jährige Bewohnerin sagt strahlend, aber auch erregt: »Ich bin schwanger.« Die Begleiterin nimmt sie in den Arm und erwidert: »Gell, du magst Kinder.« Augenblicklich ist die Situation beruhigt. Es wurde nichts gelogen, nichts vorgemacht, nichts ins Lächerliche gezogen: Der zugrunde liegende Affekt, das Gefühl wurde beruhigt. Darum geht es!

Grundregeln

- Bei jedem Kontakt – nach Möglichkeit – Zeit lassen. Die Verarbeitung von Eindrücken dauert fast immer etwas länger. Zeitlicher Druck, Eile und Hetze können die Betroffenen beunruhigen und dadurch auch ängstigen.
- Berührung kann wichtig sein, aber: Wir wissen nicht, welche positiven oder auch belastenden Erfahrungen die Betroffenen in Bezug auf Berührung gemacht haben. Deshalb sollte eine aufmerksame Beobachtung das eigene Berühren, eine Selbstreflexion das eigene Handeln begleiten. Öffnet sich der andere oder verschließt er sich? Folgt eine aggressive Reaktion oder eine vertrauensvolle Hinwendung? Beginnen Sie zunächst mit ruhigen, abwartenden »peripheren« Berührungen, mit dem Streicheln der Hände, dem Streicheln über die Schultern, dann können Sie den Betroffenen vielleicht in den Arm nehmen. Lassen Sie sich immer von der still begleitenden Frage leiten: Darf ich? Ist das gut für dich? Dies gilt immer und überall; in dem hochsensiblen und oft durch Verletzung getrübten Bereich der Pflege aber bedarf es einer besonders vertrauensvollen Kontaktaufnahme.
- Berücksichtigen Sie äußere Faktoren: So sind ausreichende Lichtquellen wichtig. Ebenso sollte versucht werden, Lärm und Nebengeräusche (zum Beispiel von Haushaltsgeräten) so weit wie möglich zu verringern. Vermeiden Sie möglichst eine »Geräuschkulisse« durch die »Berieselung« mit Musik, Sprache oder Ähnlichem aus dem Radio, Fernsehen etc. Gegen Musik, die gehört werden will, ist nicht das Geringste einzuwenden, aber sie soll dann bewusst und nicht als Kulisse eingesetzt werden. Vielleicht kann auch mal ein einfacher Film mit ruhigen Bildern und Abläufen angeschaut werden (es gibt entsprechende Filme für an Demenz Erkrankte).[112]
- Achten Sie ebenfalls auf Gefahrenquellen wie zum Beispiel »Stolperfallen« durch hochstehende Teppichränder etc.

- Nicht zuletzt dies: Die Lebensprozesse von Ernährung, Verdauung, vor allem Wärme, sind wesentlich und stellen ein Grundelement von Beruhigung und Zufriedenheit dar. Der Lebenssinn – der Sinn, der uns vermittelt, dass alle leiblichen Prozesse in einem guten Gleichgewicht sind –, der »Wohlfühlsinn« sollte unbedingt wahrgenommen und gepflegt werden.

Zu dieser »Therapie des Alltags«, die jegliche weitere Therapie entscheidend prägt und ermöglicht, können noch spezifische Therapien hinzukommen. Zum Beispiel sind hier künstlerische Therapien zu nennen, die sich in einem Übergangsbereich von einer aufmerksamen Betreuung hin zum konkreten kunsttherapeutischen Ansatz bewegen. Hier findet wirklich alles Platz, was an schöpferische Möglichkeiten rührt, was von den Betroffenen gerne angenommen wird, was Fähigkeiten erhalten hilft und bewältigbare Tätigkeiten vermittelt. Hier können ergotherapeutische Maßnahmen im Allgemeinen zur Anwendung kommen. *künstlerische Therapien*

Musik

Eine besondere Erwähnung gilt der Musik. Das Musikgedächtnis bleibt oft sehr lange erhalten. Daher ist es äußerst hilfreich, an biografisch verankerte Musik anzuknüpfen. Hat der erkrankte Mensch zum Beispiel immer gern gesungen, so vermittelt es ihm Freude und Sicherheit, die gewohnten Lieder immer wieder gemeinsam zu singen. Das Musizieren mit einem erlernten Instrument wird oft nicht mehr möglich sein. Auch hier ist es wichtig, Überforderungen und damit Misserfolgserlebnisse zu vermeiden.

Beim Hören von Musik ist – neben dem Anknüpfen an Bekanntes und Geliebtes – die Musik von Johann Sebastian Bach geradezu heilsam.

Sophia, eine Frau in den Neunzigern, lebt seit vielen Jahren in einer WG für Menschen mit Demenz. Sie ist schon lange nicht mehr ansprechbar, die Augen sind ständig geschlossen. Spannung und Entspannung ist ihre stärkste Ausdrucksmöglichkeit. Eine Musiktherapeutin setzt sich eines Tages an ihr Bett und spielt auf dem Cello aus Bachs erster Solosuite. Plötzlich blinzelt es aus klaren blauen Augen, und wenig später begegnet der Therapeutin ein klarer, konstanter Blick. Etwa zwanzig Minuten bleiben die Augen geöffnet.
Als die Musik zu Ende ist und die Therapeutin zu Sophia ans Bett tritt, bewegt diese ihre Lippen. Leise, unverständliche Laute vermitteln eine erlebbare Stimmung der Dankbarkeit.

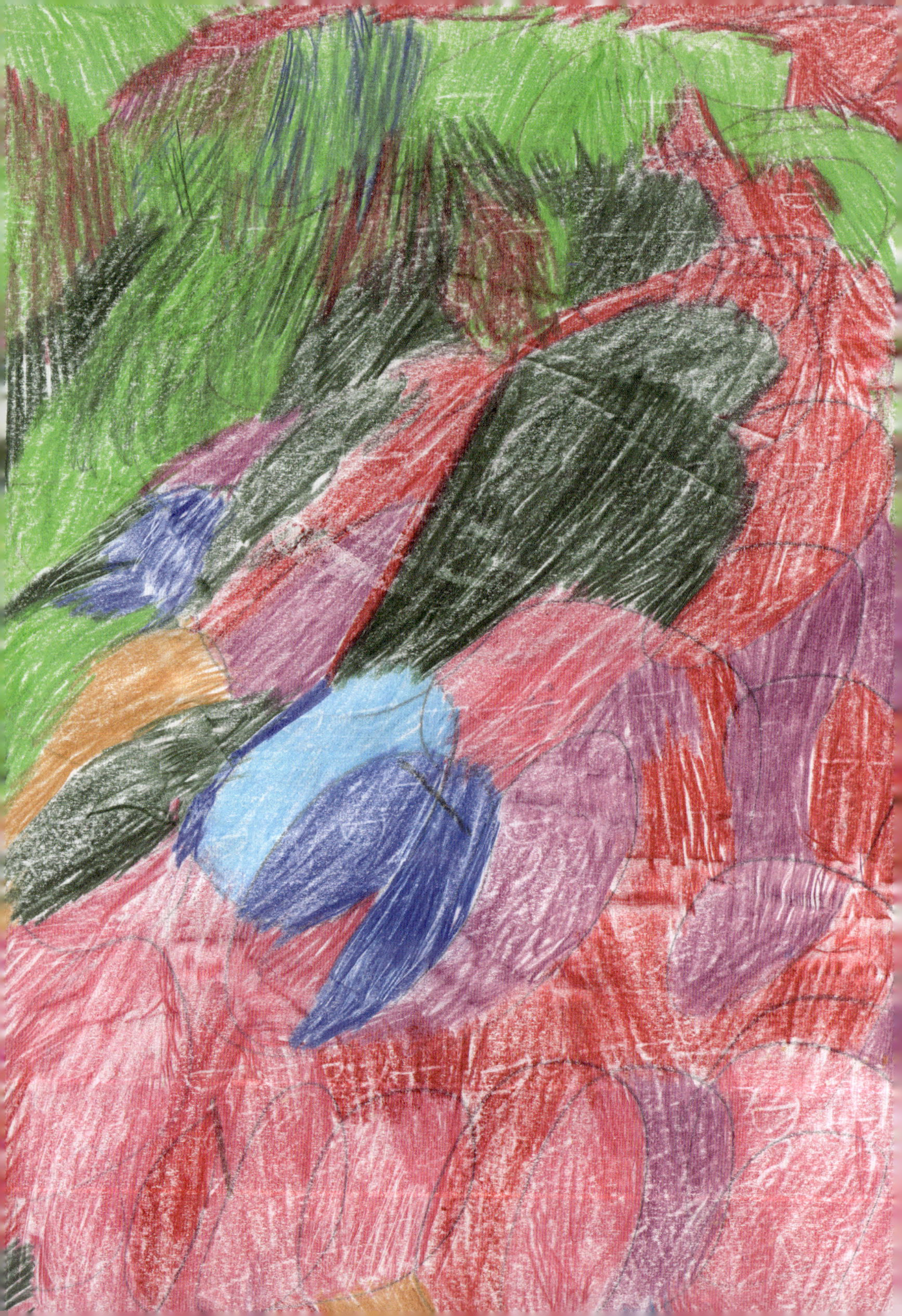

Johann Sebastian Bachs Musik

Bachs Musik vermittelt eine nachvollziehbare und Vertrauen stärkende klare Ordnung, andererseits aber wird ein breites Spektrum an menschlichen Emotionen angesprochen, ohne dass diese Musik jemals aufwühlend oder extrem wird. Es wird ja oft gesagt, da komme eine »kosmische Ordnung« zum Klingen. Es ist jedenfalls eine Ordnung, die Menschen aus aller Welt tief berührt.

Volkslieder

Aber natürlich sind hier gerade auch Volkslieder eine große Hilfe – Lieder, die in der Jugend der jeweiligen Menschen verankert sind.

Malen

Auch das Malen oder ähnliche gestalterische Möglichkeiten kommen infrage. Das jeweilige Vorgehen, die Wahl der Materialien und die Ansprache sollten sich dabei immer auch an den Kriterien von Respekt und Würde orientieren.

Auch Ergotherapie oder Heileurhythmie können hier angewendet werden, Letztere entweder durch den betroffenen Menschen selbst gestaltet oder vor ihm und für ihn.

äußere Anwendungen

Ebenfalls in einem Übergangsbereich liegt die spezifische Pflege bis hin zu äußeren Anwendungen. Dies können Fußeinreibungen mit Öl bei kalten Füßen, sanfte Bauchmassagen mit einem geeigneten Öl oder auch eine Wärmflasche sein. Bei Problemen mit dem Stuhlgang sind warme, trockene Kamillenkompressen auf dem Bauch sinnvoll. Bei großer morgendlicher Müdigkeit kann man Rosmarinöl auf Händen oder Füßen einmassieren. Vielleicht gibt es jeweils vertraute pflegende Formen der Zuwendung, die hilfreich sind.

Manchmal ist es gut, sich auf seine Intuition zu verlassen.

Eine Bewohnerin konnte den Urin schwer ausscheiden, sie verkrampfte sich dabei; dies führte zu erheblicher Unruhe. Die Betreuerin bereitete einen kräftigen, gut warmen Kamillentee, goss ihn in den Eimer des Bettstuhls, die Bewohnerin setzte sich darauf, und die aufsteigenden Kamillendämpfe wirkten entspannend, sodass das Ausscheiden des Urins möglich wurde.

In der Hand des Arztes liegen weiterhin medikamentöse Zugänge.

medikamentöse Zugänge

Aus der Anthroposophischen Medizin kommen in diesem Zusammenhang vor allem die *Waldameise (Formica rufa)*, *Silber* in verschiedenen Ausprägungen, bei Unruhezuständen *Bryophyllum*, aber auch das Medikament *Scleron*® zum Einsatz, das auf der Basis von Blei, Honig und Rohrzucker entwickelt wurde.

In der Allopathie gibt es Medikamente, die den Verlauf einer Demenz beeinflussen bzw. verlangsamen sollen, sogenannte »Antidementiva«. Die oft erheblichen Nebenwirkungen dieser Medikamente, insbesondere bei einer hirnorganischen Vorschädigung, rechtfertigen einen nur sehr zurückhaltenden Einsatz.

Bei Schlafstörungen kann gegebenenfalls *Melatonin* eingesetzt werden.

Neuroleptika und Antidepressiva

Sehr aufmerksam und zurückhaltend sollte ärztlicherseits auch der Einsatz von *Neuroleptika* und *Antidepressiva* gehandhabt werden. Bei Menschen, die eine primäre hirnorganische Vorschädigung aufweisen, müssen diese Medikamente oft deutlich geringer dosiert werden. Allerdings kann der Einsatz dieser Medikamente bei schweren Wahnzuständen und erheblichen Ängsten, insbesondere wenn diese zu aggressiven Verhaltensweisen führen, durchaus eine Unterstützung sein. Das gilt nicht zuletzt auch für das schon seit Jahrzehnten eingesetzte Medikament *Haloperidol*. Gelegentlich können hier schon sehr geringe Dosierungen (zum Beispiel 0,2 mg) eine deutliche Hilfe darstellen. Gerade weil eine Demenz ein fortschreitender Prozess ist, sollte in relativ kurzen Zeitabständen überprüft werden, ob die Gabe noch erforderlich ist oder sich die inneren Voraussetzungen dazu verändert haben.

All dies ist nur als ganz anfängliche Orientierung gedacht. Ein enger Kontakt zum behandelnden Arzt ist unerlässlich.

Flüssigkeitsaufnahme

Kein Heilmittel im eigentlichen Sinn, aber in zentralen Ebenen eben doch eines, ist das Trinken. Sofern akzeptiert, kann eine hinreichende Flüssigkeitsaufnahme manchen Verwirrtheitszustand oder manchen Blutdruckabfall nicht unerheblich lindern und ein positives Befinden fördern und unterstützen.

In Zuständen, in denen – möglicherweise bedingt durch Schluckstörungen – das Trinken nur noch sehr erschwert und eingeschränkt möglich ist, kann Flüssigkeit durch entsprechende Andickungsmittel, die in der Apotheke verfügbar sind, leichter verabreicht bzw. aufgenommen werden.

Letztlich kann auch an subcutane Infusionen gedacht werden. Dabei können ca. 500 ml am Tag in Form einer Tropfinfusion in die Unterhaut des Oberschenkels geleitet werden. Auch diese Maßnahme sollte nur nach ärztlicher Maßgabe erfolgen.

Menschenkundliche Reflexionen

In der Menschenkunde Rudolf Steiners wird der Zusammenhang zwischen den Denk- und Gedächtniskräften und den Regenerations- bzw. Gestaltungs- und Wachstumskräften wiederholt beschrieben. In seinem Buch *Grundlegen-*

des für eine Erweiterung der Heilkunst, das er gemeinsam mit Ita Wegman schrieb, werden diese Zusammenhänge am deutlichsten dargestellt. Im ersten Kapitel dieses Buches heißt es: »Diese im Ätherleib wirksamen Kräfte betätigen sich im Beginn des menschlichen Erdenlebens – am deutlichsten während der Embryonalzeit – als Gestaltungs- und Wachstumskräfte. Im Verlaufe des Erdenlebens emanzipiert sich ein Teil dieser Kräfte von der Betätigung in Gestaltung und Wachstum und wird Denkkräfte, eben jene Kräfte, die für das gewöhnliche Bewusstsein die schattenhafte Gedankenwelt hervorbringen.

Denk- und Gestaltungs- bzw. Wachstumskräfte

Es ist von der allergrößten Bedeutung zu wissen, dass die gewöhnlichen Denkkräfte des Menschen die verfeinerten Gestaltungs- und Wachstumskräfte sind. Im Gestalten und Wachsen des menschlichen Organismus offenbart sich ein Geistiges. Denn dieses Geistige erscheint dann im Lebenslauf als die geistige Denkkraft.

Und diese Denkkraft ist nur ein Teil der im Ätherischen webenden menschlichen Gestaltungs- und Wachstumskraft. Der andere Teil bleibt seiner im menschlichen Lebensbeginn innegehabten Aufgabe getreu. Nur weil der Mensch, wenn seine Gestaltung und sein Wachstum vorgerückt, das ist, bis zu einem gewissen Grade abgeschlossen sind, sich noch weiter entwickelt, kann das Ätherisch-Geistige, das im Organismus webt und lebt, im weiteren Leben als Denkkraft auftreten.«[113]

Das bedeutet, dass die bei der Demenz im Vordergrund stehenden nachlassenden Denk- und Gedächtniskräfte ein Spiegel sind für die nachlassenden Lebens- bzw. Regenerationskräfte. Ein entscheidender Ansatz zur Therapie ist vor diesem Hintergrund die Entlastung, die ein Mensch hinsichtlich der Orientierungsanforderungen, der Anforderungen an kognitive und Gedächtniskräfte erfahren kann. Entlastung kann hier in gewisser Hinsicht eine Erholung der genannten Kräfte bedeuten.

Spiegel nachlassender Lebenskräfte

Im Besonderen können auch die entlastenden emotionalen Bedingungen beschrieben werden, die ein Betroffener erfahren kann. So können eine beruhigende emotionale Situation, eine äußere Entspannung, Gelassenheit und freudige Grundstimmung eine Hilfe sein, dass die eingeschränkt zur Verfügung stehenden Lebenskräfte sich wieder ein Stück weit erholen können. Das Kierkegaard-Wort »Habe ich verstanden, was der andere verstanden hat?«[114] kann hier wegweisend sein. Hinter einer gelebten Akzeptanz und Assistenz liegt ja auch das entscheidend entlastende Bemühen, die jeweilige individuelle Bewältigungsmöglichkeit zu respektieren. Gerade dies wirkt sich entlastend auf die geschwächten Lebenskräfte aus. Auch das von Rudolf Steiner

entlastende emotionale Bedingungen

in seinem *Heilpädagogischen Kurs* entwickelte »Pädagogische Gesetz«, nach dem der Betreuende mit seinem nächsthöheren Wesensglied auf das jeweils darunterliegende Wesensglied des Betreuten einwirkt,[115] wird hier relevant: Die innere Anwesenheit und Präsenz der Bezugspersonen kann helfen, emotionale Spannungen bei Betroffenen zu beruhigen, und eine seelische Ausgeglichenheit der Begleiter kann dazu beitragen, die geschwächten Lebenskräfte zu stärken.

innere Präsenz der Bezugspersonen

Ansprache für Betroffene

Diese Ansprache möchte alles oben Genannte noch einmal wiederholen, möchte getragen sein von Akzeptanz und Assistenz und auch die anfänglich geschilderten Grundregeln berücksichtigen.

Gegenwärtigkeit

Die Ansprache kann auf kein gestern oder auch vorhin gesagtes Wort zurückgreifen oder darauf aufbauen – ihr Kern und ihre Substanz ist die Gegenwärtigkeit. Nur das zählt, was als Vertrauen im Jetzt entstehen kann. So möchte die Ansprache eigentlich immer getragen sein von dieser Stimmung: *Es ist alles gut, du musst keine Angst haben. Wir sind da, wir schauen nach dir, wir sorgen für dich. Wir gestalten deine Umgebung so, dass du sie bestmöglich verstehen und bewältigen kannst.*

Du bist nicht allein!

Ergänzende Anregungen für Teams

Im Grunde ist in allen vorangegangenen Abschnitten das Wesentliche gesagt. Hier noch einmal prägnante Punkte:

- Bei nicht erklärbaren Verhaltensänderungen und unklaren körperlichen Symptomen sollte der Verlauf sorgfältig dokumentiert werden, um die Kontinuität der Beobachtung und Begleitung trotz eventuellen Schichtdiensts und Betreuerwechsels zu gewährleisten. Stellen Sie die unterschiedlichen Wahrnehmungen der Mitarbeitenden in Teamsitzungen nebeneinander, ohne sie als »richtig« oder »falsch« zu beurteilen. Halten Sie sie am besten schriftlich fest.

- Veranlassen Sie eine sehr sorgfältige organische Abklärung, im Zweifel stationär mit den geeigneten Methoden, um körperliche Ursachen auszuschließen.
- Wenn sich die Anzeichen für eine »Verdachtsdiagnose« Demenz mehren, sollten alle verfügbaren Informationen, besonders Verlaufsdokumentationen und Beobachtungsprotokolle, für eine ärztliche Stellungnahme ausgewertet und zusammengefasst werden.
- Bei genügend Anzeichen für eine demenzielle Erkrankung sollte spätestens dann ein Psychiater hinzugezogen werden, um differenzialdiagnostisch andere psychische Erkrankungen auszuschließen und an einem Therapiekonzept mitzuwirken.
- Schon während dieser Abklärungen sollten die Begriffe »Akzeptanz und Assistenz« im Team für die betroffene Person konkretisiert und in die Haltung aller Beteiligten einbezogen werden.
- Versuchen Sie gegebenenfalls, behutsam mit Angehörigen ins Gespräch zu gehen.
- Liegt die psychiatrische Diagnose einer Demenz vor, sollten Sie eine Person aus dem Team als Verantwortliche benennen und unterstützen. Das muss nicht eine institutionalisierte »Bezugsperson« sein. Wichtiger ist eine vertrauensvolle, warme, gewachsene Beziehung. Ermöglichen Sie eine Weiterbildung und den Austausch mit erfahrenen Menschen.
- Thematisieren Sie die Entwicklung regelmäßig im Teamgespräch; teilen Sie Beobachtungen und Erfahrungen; gehen Sie mit dem Verlauf mit.

Diagnostische Klassifikation

ICD-10: F 0 Organische psychische Störungen / F 00 Alzheimer-Demenz / F 01 vaskuläre Demenz / F 02 Demenz bei andernorts klassifizierten Erkrankungen.

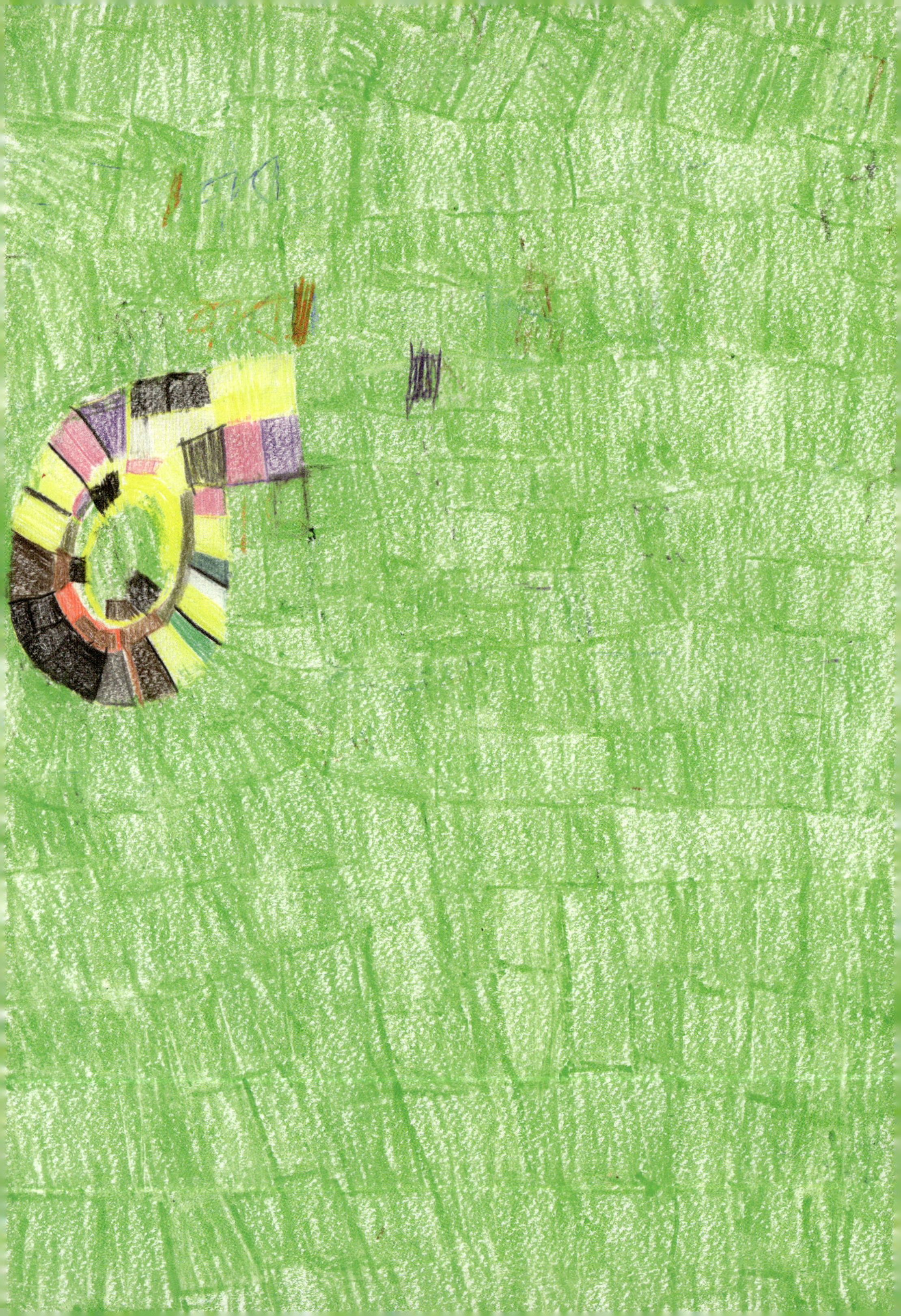

Psychiatrische Aspekte heilpädagogischer Bilder

Jeder Grashalm hat seinen Engel, der sich über ihn beugt und ihm zuflüstert: Wachse, wachse.

Aus dem Talmud

Eine Intelligenzminderung mit Assistenzbedarf ist praktisch immer mit einer beeinträchtigten Anlage, Ausreifung, Struktur oder Funktion des Gehirns verbunden.

Die Vernetzung der ca. einen Milliarde Nervenzellen im Gehirn ermöglicht zum einen die intellektuelle Entwicklung des Menschen. Zusätzlich fasst das Gehirn sämtliche motorischen wie sensiblen Funktionen in konkreten Bereichen und Zentren zusammen. Darüber hinaus nimmt das Gehirn auch eine Vielzahl hormoneller Funktionen des Gesamtorganismus wahr und steuert und regelt diese auch.

übergeordneter Funktionszusammenhang

In Rudolf Steiners *Heilpädagogischem Kurs* wird dieser umfassende und übergeordnete Funktionszusammenhang auch als das »synthetische«, also zusammenfassende Prinzip des Organismus beschrieben und dem übrigen Organismus (»analytisches Prinzip«) gegenübergestellt.[116]

frühkindliche Hirnschädigung

Die Substanz gerade des ausreifenden Gehirns – also in Schwangerschaft und Kindheit – ist ausgeprägt sensibel und verletzbar. Wenn während der Schwangerschaft, der Geburt oder auch in den ersten Lebensmonaten durch eine Blutung, einen Sauerstoffmangel oder eine Infektion die Ausreifung des Gehirns beeinträchtigt wird, sprechen wir von einer *frühkindlichen Hirnschädigung (FKHS)*, in der weiteren Entwicklung dann von einem »Zustand nach FKHS« (Z. n. FKHS).

Eine besondere Form der Schädigung des ungeborenen Kindes stellt das *Fetale Alkoholsyndrom (FAS)* dar; es steht in der Reihe der nachfolgenden Kapitel zwischen der FKHS und den sogenannten genetischen Syndromen.

genetische Syndrome

Neben der FKHS sind es sogenannte *genetische Syndrome*, die zu einer veränderten oder beeinträchtigten Struktur und Funktion des Gehirns führen können. Hier ist bei den Betroffenen die Struktur jeder einzelnen Körperzelle charakteristisch gebildet, beispielsweise mit einem zusätzlichen Chromosom beim Down-Syndrom oder einer veränderten Struktur des X-Chromosoms beim Fragilen-X-Syndrom. Diese Veränderung betrifft schon die allererste Zelle des Individuums, die aus der Verbindung von Ei- und Samenzelle entstanden ist, und diese Information wird fortan über das ganze Leben hinweg an jede einzelne Körperzelle weitergegeben. Die veränderte Zellinformation kann bei dem Individuum spontan entstehen oder von einem Elternteil im Erbstrom angelegt sein.

Sowohl bei der FKHS wie auch beim Auftreten genetischer Syndrome erleben wir heute einen tiefgreifenden Wandel. Bedingt durch verbesserte Untersuchungs- und Behandlungsmöglichkeiten werden Infektionen während der Schwangerschaft und in der frühen Lebensphase seltener bzw. können besser behandelt werden. Auch kann einem Sauerstoffmangel unter der Geburt besser entgegengewirkt werden. Demgegenüber ermöglicht eine immer differenziertere Neonatologie – also die Intensivbehandlung extrem früh geborener Kinder –, dass diese Kinder überleben können.

verbesserte Untersuchungs- und Behandlungsmöglichkeiten

Wir sprechen von einer extremen Frühgeburt, wenn Kinder vor der 28. Schwangerschaftswoche mit einem Geburtsgewicht von unter 1.250 Gramm geboren werden. Immer häufiger aber werden auch Kinder im Sinne einer extremen Früh-Mangel-Geburt mit einer noch deutlich reduzierteren Ausreifung geboren, bis hin zur 20. Schwangerschaftswoche, mit einem Geburtsgewicht von dann nur 500 bis 600 Gramm. Solche Kinder können durchaus überleben, ja sogar ein gesundes Leben führen mit allen Entwicklungs- und Entfaltungsmöglichkeiten; umfassende Möglichkeiten einer »Nachreifung« können hier genutzt werden.

Das Gehirn eines so extrem früh geborenen Kindes ist aber äußerst zart und verletzbar. Nicht selten kommt es hier zu einer sogenannten *minimalen frühkindlichen Hirnschädigung (MCD)*, die zu einer Leistungsschwäche oder auch einer leichten motorischen, sprachlichen und neuropsychologischen Entwicklungsverzögerung bei meist normalem Intelligenzquotienten führen kann. Dies kann dann bei einzelnen Kindern auch eine AD(H)S-Symptomatik mitbedingen. Es können aber auch schwerere Störungen der Gehirnentwicklung auftreten, die dann wieder eine ausgeprägte FKHS bewirken.

Ganz anders verhält es sich mit den genetischen Syndromen. Die sich rasant entwickelnden Möglichkeiten einer genetischen Untersuchung haben mittlerweile das gesamte menschliche Genom entschlüsselt. Das bedeutet, dass ein immer größeres Wissen darüber besteht, welche Bedeutung jeder einzelne Abschnitt auf jedem einzelnen Gen hat. Es gibt erste konkrete Schritte, einzelne Sequenzen, kleinste Abschnitte auf einem einzelnen Gen, herauszuschneiden und durch andere zu ersetzen.

fortschreitendes Wissen über das menschliche Genom

Diese fortschreitende Genetik ermöglicht eine immer genauere Unterscheidung und Benennung konkreter genetischer Syndrome. Wir können heute schon mehr als 100 unterscheiden, und es ist offensichtlich, dass dies in wenigen Jahren noch differenzierter möglich sein wird.

neue ethisch-moralische Fragen

Da diese Untersuchungen auch immer früher während der Schwangerschaft mit wachsender Aussagekraft möglich sind, führt dies zu ganz neuen ethisch-moralischen Fragen – und für werdende Eltern zu einer extremen Herausforderung: Praxis ist es heute noch weitgehend, dass bei einem Kind im Laufe seiner Entwicklungen Auffälligkeiten festgestellt werden können und diese dann gegebenenfalls einem definierten genetischen Syndrom zugeordnet werden. In der Zukunft – und wohl eher nahen Zukunft – wird eine Untersuchung des Erbgutes des Kindes schon während der Schwangerschaft möglich sein.

Ein erster großer Schritt in diese Richtung ist ein Bluttest, der es erlaubt, bereits nach wenigen Schwangerschaftswochen im Venenblut der Mutter eine Trisomie 21 nachzuweisen *(PraenaTest®)*.

Die werdenden Eltern stehen dann vor der Entscheidung, eine Abtreibung vorzunehmen oder sich für das Kind zu entscheiden. Und diese Entscheidung muss zeitnah getroffen werden.

In der Bundesrepublik besteht zwar die gesetzliche Möglichkeit, dass eine Abtreibung auch nach dem dritten Schwangerschaftsmonat bei Feststellung einer schwereren Behinderung vorgenommen werden kann. Aber die Bindung der Mutter an das Kind – und wohl auch des Kindes an die Mutter – nimmt im Laufe der Schwangerschaft zu.

tiefe Konflikte

Eltern führt das in tiefe Konflikte: Fragen nach der geahnten Herausforderung müssen geklärt, der eigene Lebensentwurf überprüft werden, nicht zuletzt stellt sich auch die Frage nach dem Lebensrecht des werdenden Kindes.

Erschwerend kommt oft noch hinzu, dass die Eltern in diesem Klärungsprozess möglichst eine gemeinsame Haltung finden sollten, was nicht jedem Elternpaar möglich ist. Mit welcher Konsequenz?

Es sind dies sämtlich Fragen, die breit gesellschaftlich diskutiert werden müssen – und dennoch nur individuell gelöst werden können.

gesellschaftliche Solidarität

Gesellschaftlich wünschte ich einen viel tieferen Respekt gegenüber Eltern, die sich für ein Kind mit Behinderung entscheiden. Die Begleitung ihres Kindes bedarf vieler Kräfte und Anstrengungen, durchwachter Nächte und oft verzweifelter Bemühungen um Unterstützung. Hier wünschte man eine breite gesellschaftliche Solidarität und Entlastung der Eltern!
Auch wünsche ich Eltern, die sich für ein solches Kind entscheiden, einen wachsend freien Blick auf das Wesen des Kindes – auf den Kern des Men-

schen, der nicht erkranken kann, der nicht behindert ist, den jeder Mensch in sich trägt.

Und hinsichtlich des gesellschaftlichen Diskurses erhoffe ich mir eine wachsende Erkenntnis davon, wie stark eine Gesellschaft verarmt, in der diese Menschen mit oft herausforderndem, aber auch zutiefst bereicherndem Verhalten nicht mehr leben dürften – Menschen mit oft besonderen emotionalen Fähigkeiten und einer beeindruckenden emotionalen Intelligenz.

Gefahr der Verarmung der Gesellschaft

Angesichts der tiefsten Schutz- und Hilflosigkeit des sich im Mutterleib entwickelnden Menschen erinnere ich mich an das Wort des französischen Philosophen Lévinas: »Der andere kann kein Objekt sein, weil er selber Subjekt ist.«[117] Wenn wir darum bemüht sind, uns in den anderen Menschen zu versetzen, versuchen, seinen Blickwinkel einzunehmen, kann dies Ausgangspunkt eines ethischen Handelns sein.

Den Konflikt, in den Eltern in dieser Hinsicht gestellt werden können, beschreibt zum Beispiel die Autorin Sandra Schulz in ihrem Buch »*Das ganze Kind hat so viele Fehler*«. *Die Geschichte einer Entscheidung aus Liebe*.[118]

Die Zustände, die durch eine FKHS bzw. durch ein genetisches Syndrom bedingt sind, werden in der internationalen Klassifikation von Krankheiten (ICD-10) nicht einheitlich beschrieben. Wir finden sie unter den Kapiteln »Psychiatrie«, »Neurologie« sowie »angeborene Fehlbildungen«.

Diese Klassifikation ermöglicht eine gewisse äußere Ordnung. Im Zusammenhang dieses Buches stellt sich die Frage allerdings noch einmal anders. Menschen mit einem Zustand nach frühkindlicher Hirnschädigung oder einem genetischen Syndrom sind nicht durch ihr So-Sein psychiatrisch erkrankt. Ob eine wirkliche psychiatrische Behandlungsbedürftigkeit entsteht, hängt vor allem davon ab, ob wir in einem hinreichenden Maß die Grenzen und Möglichkeiten dieser Zustände erfassen und berücksichtigen. Anders ausgedrückt: Wenn es gelingt, diese wirkliche Bedürftigkeit, den tatsächlichen Assistenzbedarf für jeden einzelnen betroffenen Menschen zu verstehen und darauf eine individuelle Förderung aufzubauen und zu entwickeln, müssen keine Zustände auftreten, die eine psychiatrische Behandlung zwingend erforderlich machen.

wirkliche Bedürftigkeit verstehen

Klaus Sarimski hat in seinem Buch *Entwicklungspsychologie genetischer Syndrome* den Begriff »Verhaltensphänotyp« geprägt.[119] Mit diesem Begriff beschreibt er die charakteristischen Verständnis- und Verhaltensmöglichkeiten vor dem Hintergrund eines genetischen Syndroms. Einen solchen »Verhaltensphänotyp«, also charakteristische Denk- und Verhaltensstrukturen, können wir ganz allgemein bei Menschen mit einer frühkindlichen Hirnschädigung formulieren – um sie dann natürlich davon ausgehend im Einzelfall zu modifizieren.

Es geht darum, die Grundfragen herauszuhören, die uns die betroffenen Menschen durch ihr Verhalten stellen, und davon ausgehend dann die möglichen Grenzen und Ressourcen zu beschreiben. Es gilt also, die besonderen Bedingungen, die ein spezielles Syndrom aufweist, so umfassend wie möglich kennenzulernen – und vor diesem Hintergrund dann die jeweilige konkrete Person zu sehen.

die konkrete Person sehen

Eine Unter- bzw. Überforderung hinsichtlich dieser individuellen Grenzen kann dann eine seelische Erkrankung bedingen.

Zustand nach frühkindlicher Hirnschädigung (FKHS)

Fähigkeit der Orientierung

Hinsichtlich der intellektuellen Reifung ermöglicht das Gehirnorgan zunächst die wachsende Fähigkeit der Orientierung. Hier sind vor allem die zentralen Orientierungsmöglichkeiten – die Orientierung in zeitlichen Abläufen, die räumliche Orientierung sowie das Erfassen situativer Bedingungen – gemeint.

Die Möglichkeit von Teilhabe wird wesentlich auch durch die Fähigkeit zur räumlichen Orientierung eröffnet. Sich frei »von A nach B« bewegen zu können, Orte und Ziele eigenständig aufsuchen zu können ist ein wichtiger Aspekt persönlicher Entfaltung.

Eine Befähigung zur zeitlichen Orientierung ermöglicht eine Mitgestaltung hinsichtlich des Ablaufs von Prozessen und die Orientierung darin.

Die situative Orientierung beschreibt die Möglichkeit, Situationen adäquat zu erkennen, darauf zu reagieren bzw. sich entsprechend einzugliedern, und schafft damit eine entscheidende Voraussetzung zur Entwicklung von Selbstsicherheit.

In den Bereichen der Orientierung bzw. beeinträchtigten Orientierung wird der Begriff des »individuellen Assistenzbedarfes« konkret: Er setzt dort an, wo die jeweiligen kognitiven Möglichkeiten an Grenzen kommen. Dieser Unterstützungsbedarf kann nur individuell ausgelotet und muss in stetiger Prüfung und Weiterentwicklung umgesetzt werden.

individuell ausloten

Die Reifung des Gehirns umfasst auch komplexe individuelle kognitive Ressourcen. Im Lernen vom ersten Anfang an und in der Ausbildung des Gedächtnisses geschieht die Verknüpfung von Inhalten und entwickelt sich der wachsend eigenständige und schöpferische Umgang mit dem Erlernten. Bei einem Zustand nach frühkindlicher Hirnschädigung sind diese komplexen Möglichkeiten, je nach Ausmaß der Beeinträchtigung, begrenzt.

individuelle Möglichkeiten erfassen

Gelingt den Begleitern und Angehörigen – möglichst gemeinsam mit dem Betroffenen – ein Erfassen der jeweiligen individuellen Möglichkeit, muss das Erleben der Defizite für den Betroffenen nicht die zentrale Erfahrung sein. Gemäß der Grundhaltung: »Das kann ich, das weiß ich« anstatt: »Ich kann das nicht – ich verstehe das nicht.«

Über- oder Unterforderung vermeiden

Wir können das Gesamte der Struktur einer heilpädagogischen oder sozialtherapeutischen Institution auch so beschreiben: Wir geben dem Einzelnen gemäß seiner Bedingungen und Voraussetzungen ein Höchstmaß an Unterstützung und Orientierung und ermutigen ihn zu komplexerem autonomem Handeln. Den Begleitern obliegt es, aufmerksam auf Unter- wie Überforderungen zu reagieren und entsprechend zu assistieren bzw. zu ermutigen. Sowohl Über- wie Unterforderungen können seelische Erkrankungen mitbedingen.

Manuel, ein 26-jähriger Mann mit Zustand nach frühkindlicher Hirnschädigung mit leichter bis mittelgradiger Intelligenzminderung, ist im Montagebereich einer Werkstatt mit Hilfstätigkeiten beschäftigt. Lange schon fragt er nach der Möglichkeit einer Mitarbeit im dortigen Versand. Er bittet den Heimmitarbeiter, ihn im Erlernen des Zahlenraums von 1 bis 10 zu unterstützen – eine Voraussetzung für die dortige Tätigkeit. Dank seiner Motivation und der erfahrenen Unterstützung gelingt es ihm. Er bewirbt sich um den Platz im Versand und erhält ihn. Anschließend wirkt er aufgerichtet und in seiner Persönlichkeit gereift.

Annette, eine 18-jährige Schülerin mit mittelgradiger Intelligenzminderung, fährt mit ihrer Klasse zur Schulabschlussfahrt nach England. Die vielfältigen Eindrücke, vor allem aber die fremde Sprache verunsichern und ängstigen sie. Während des Auslandsaufenthaltes entwickelt sie eine ausgeprägte Schlafstörung, auf dem Rückflug setzen paranoide Ängste ein. Zurückgekommen, fällt sie in ihrer Entwicklung noch einmal deutlich zurück und braucht ein Jahr einer sehr intensiven, fürsorglichen und regressiv (siehe Seite 152) betonten Begleitung, bis sie wieder ihr vorher erreichtes Verhaltensniveau erlangt und in eine Erwachseneneinrichtung wechseln kann.

erhöhte Verletzlichkeit

Die kognitiven Begrenzungen führen also zu einer *erhöhten Verletzlichkeit,* die berücksichtigt werden muss.

Überforderung bedeutet Stress, wir nennen solche spezifischen Überforderungen »Stressoren«. Es gilt, zum einen diese Stressoren nach Möglichkeit zu vermeiden, auf der anderen Seite den Betroffenen aber auch zu Bewältigungsmaßnahmen im Umgang mit diesen Stressoren zu befähigen. Förderung wie Schutz umfassen zum einen die äußere Gestaltung der Strukturen. Zum anderen ist es wichtig, individuelle Fähigkeiten unter Einbezug von Bewältigungsstrategien (»Coping-Strategien«) weiter auszubauen.

Coping-Strategien

Jens ist ein 14-jähriger Schüler mit leichter Intelligenzminderung. Nachdem er bereits eine eigenständige Mobilität im öffentlichen Nahverkehr erreicht hatte, war er durch die »Irrfahrt« in einer falsch bestiegenen Buslinie in ausgeprägte Ängste gekommen. Danach war er über ein Jahr auf den gemeinsamen Transport mit anderen Schülern angewiesen. Die Verunsicherung drohte sich in andere Bereiche auszuweiten.

Ein Mitarbeiter gestaltete einen individuellen, sehr übersichtlichen Fahrplan und begleitete ihn wiederholt auf seiner Strecke. Dann fuhr der Mitarbeiter einen Bus voraus, erwartete Jens an der Zielhaltestelle und lockerte Schritt für Schritt die Begleitung. Nach wenigen Wochen schon hatte Jens seine frühere Kompetenz wieder erreicht, wirkte insgesamt gefestigt und bewältigte seitdem die eigenständige Mobilität wieder uneingeschränkt.

Weitere Beispiele finden sich in den Kapiteln über die einzelnen psychiatrischen Bilder.

Diagnostische Klassifikation

ICD-10: F 70.0 leichte Intelligenzminderung / F 71 mittelgradige Intelligenzminderung / F 72 schwere Intelligenzminderung / F 73 schwerste Intelligenzminderung. Zusätzlich: G 93.9 Schädigung des Gehirns / G 93.1 Schädigung durch Sauerstoffmangel / P 91.9 frühkindliche Hirnschädigung.

Fetales Alkoholsyndrom (FAS)

Das Fetale Alkoholsyndrom (FAS) ist ein Syndrom, dessen erhebliche Auswirkungen auf die kognitive Entwicklung von Kindern und deren Verhalten zu lange zu wenig Beachtung gefunden hat. Da die meisten der hiervon betroffenen Kindern und Jugendlichen aufgrund ihrer Herkunft und auch ihres herausfordernden Verhaltens in Heimzusammenhängen bzw. in heilpädagogischen Institutionen leben – oder vor allem auch in Pflegefamilien –, ist eine ausreichende Kenntnis dieses Syndroms entscheidend.

Vielschichtigkeit der Symptomatik

Die mögliche Vielschichtigkeit der Symptomatik führt manche Untersucher dazu, hier – angelehnt an die Autismus-Spektrum-Störung ASS – von einer Alkohol-Spektrum-Störung zu sprechen.

Hinter dem FAS steht eine große gesellschaftliche Problematik. Immer noch ist viel zu wenig bekannt, welche schweren Auswirkungen Alkohol auf die Entwicklung des hochempfindlichen Gehirns hat. Erstaunlich ist, dass trotz im Grunde jahrtausendalter Kenntnisse über diese Auswirkungen dieses Syndrom erstmals 1968 beschrieben wurde.

Alkohol als toxische Substanz

Alkohol ist eine toxische Substanz, die die Plazentaschranke – deren Aufgabe es ist, die Blutkreisläufe von Mutter und Kind als Schutz für das sich entwickelnde Gehirn des Kindes zu trennen – überwindet, mit der Folge, dass das werdende Kind über die Nabelschnur die gleiche Menge Alkohol im Blut hat wie die Mutter.

Alkohol hemmt die Entwicklung der Organe, insbesondere des Gehirnorgans, und somit beeinträchtigt er die späteren kognitiven sowie emotionalen und sozialen Fähigkeiten des Kindes.

schon kleinere Mengen schädlich

Da etwa 1 bis 2 Prozent der Frauen im gebärfähigen Alter alkoholkrank sind und darüber hinaus sicher auch Kinder von in geringerem Maße Alkohol konsumierenden Frauen geboren werden, kommen in Deutschland jährlich mindestens ca. 3.000 Kinder mit einer Alkoholembryopathie auf die Welt. Es muss dringend angenommen werden, dass bedeutend mehr Kinder betroffen sind, da auch kleinere Mengen von Alkohol, die in der Schwangerschaft konsumiert werden, schon zu entsprechenden Auswirkungen führen können. Es ist keine »kritische Menge« bekannt, also ein Grenzwert, der angibt, ab welcher Menge Alkohol toxisch, also entwicklungshemmend für das Kind ist.

Die Auswirkungen des Alkohols hängen von der Dauer und dem Zeitpunkt des Konsums in der Schwangerschaft ab. Je früher und je intensiver der Alkoholkonsum ist, umso ausgeprägter und irreversibler sind die Beeinträchtigungen beim werdenden Kind. Bei frühem Alkoholmissbrauch ist insbesondere das Gehirn betroffen, es bilden sich eine Mikrozephalie und Mikroenzephalie (Kleinwuchs von Kopf und Gehirn), zusätzlich Gesichtsveränderungen (kraniofaziale Zeichen) sowie Fehlbildungen der inneren Organe. Im zweiten Trimenon ist die größte Gefährdung die einer Fehlgeburt, weiterhin eine Wachstumsverzögerung mit Rückstand der körperlichen Entwicklung. Während der ganzen Dauer der Schwangerschaft, insbesondere im dritten Trimenon, kommt es zu einer Beeinträchtigung des Zentralnervensystems.

Anzeichen

Wenn das Kind geboren ist, zeigt sich bei ausgeprägtem Alkoholkonsum rasch die Kleinköpfigkeit mit typischen Gesichtsveränderungen, insbesondere eine relativ kleine Nase und eine schmale Oberlippe bei verhältnismäßig kleinen Augen. Neben einer Bindegewebsschwäche fällt insbesondere eine beeinträchtigte Entwicklung der Muskulatur mit einer Muskelschwäche auf.

Je nach Ausprägung ist dann auch die Entwicklung retardiert, im Extremfall bis hin zu einer erheblichen Betreuungsbedürftigkeit. Praktisch alle Kinder zeigen eine Lernschwäche, vor allem eine Konzentrationsschwäche, begleitet von Hyperaktivität und Übererregbarkeit. Eine große Vertrauensseligkeit und mangelnde Distanzfähigkeit Fremden gegenüber können zu gefährdenden Situationen führen. Erhöhte Risikobereitschaft und fehlende Angst lassen die Kinder oft lebendig und bewegungsaktiv erscheinen, die beeinträchtigte Fähigkeit, bedrohliche Situationen richtig einzuschätzen, birgt aber auch Gefahren.

charakteristische Verhaltensweisen

Müssen diese Kinder in der frühen und weiteren Kindheit ohne strukturierende, Halt gebende und orientierende pädagogische Maßnahmen aufwachsen, kann dies rasch zu einer zum Teil ausgeprägten Aggressivität und Destruktivität führen. Im Älterwerden, besonders wenn bereits Erfahrungen des Scheiterns und Frustrationen erlebt wurden, zeigen sich dann auch selbststimulierende, vor allem aber selbstverletzende Verhaltensweisen.

Die Frustrationstoleranz ist deutlich erniedrigt und die Ermüdbarkeit hoch.

Da das Gehirn in seiner Reifung beeinträchtigt wird, können auch weitere Sinnesstörungen auftreten. Deshalb sollten bei einem Verdacht auf FAS generell vor allem Sehen und Hören gut geprüft werden; es könnte sein, dass eine eingeschränkte Fähigkeit zu Aufmerksamkeit und Konzentration durch eine entsprechende Sinnesbeeinträchtigung mitbedingt ist.

Bestimmte Verhaltensweisen sind sehr charakteristisch für das FAS, werden aber oft verkannt. Neben der Distanzlosigkeit vieler Betroffener – die gelegentlich bei jüngeren Kindern noch als »nett« empfunden wird – fallen erhebliche Stimmungsschwankungen mit gelegentlich »wie aus heiterem Himmel« aufbrechenden Wutattacken auf, die auch zu fremdaggressivem Verhalten gegenüber Dingen und auch Menschen führen können. Irritierend für Begleiter kann eine »wechselnde Intelligenz« erlebt werden: Kognitive Fähigkeiten weisen oft keine Beständigkeit auf und können von Tag zu Tag unterschiedlich abrufbar sein. Hier ist es wichtig, als Begleiter nicht auf schon einmal verfügbare Kapazitäten zu beharren (»Ich weiß, dass du es kannst …«), sondern die Tagesform zu respektieren und akzeptieren. Ähnliches gilt für soziale Schwierigkeiten, die entstehen können, da diese Kinder oft nicht über die Fähigkeit verfügen, soziale Regeln zu verstehen und zu verinnerlichen – und somit auch bei Spielen verständnislos danebenstehen. Hier braucht es Zeit und Geduld, Kindern und Jugendlichen diese »soziale Welt« behutsam zu erschließen.

»wechselnde Intelligenz«

Ein Weiteres ist mit der Symptomatik des FAS verbunden: Fast immer steht hinter der substanziellen Auswirkung des Alkohols auch eine Beziehungsstörung im Sinne einer Bindungstraumatisierung. Das Zurückstellen eigener Bedürfnisse zugunsten des heranreifenden Kindes in der Schwangerschaft – hier durch Verzicht auf Alkoholkonsum – wird vernachlässigt. Weiterhin kann eine seelische Problematik der Mutter, die den Alkoholkonsum bedingt, die Beziehungsfähigkeit zum Kind beeinträchtigen. Der möglichen Ursachen sind hier viele, aber immer mit derselben Konsequenz: Das Kind erleidet zusätzlich durch Vernachlässigung eine emotionale Traumatisierung. Folgen können regressive Verhaltensweisen sein (siehe Seite 152), aber auch Re-Inszenierungen dieses so erlebten Alleingelassenseins; insbesondere können erhebliche Rückschritte bei bedrohter Beziehung (zum Beispiel durch einen Mitarbeiterwechsel oder Ähnliches) auftreten.

Beziehungsstörung

emotionale Traumatisierung

- Diesen Kindern dient ein auf Rhythmus und Ritualisierung aufgebauter Tagesablauf in erheblichem Maße.
- Darüber hinaus sind Elemente einer »sicheren Bindung« wesentlich, insbesondere ein striktes Unterstützen der Vorhersehbarkeit von Abläufen und ein genereller Verzicht auf Willkür – auch möglichst ein Verzicht auf Strafen.
- In der inneren Haltung des Erziehers sind die Fähigkeiten zu Positivität, Ausdauer, Geduld und Unvoreingenommenheit ungemein hilfreich (siehe Weiteres hierzu im Kapitel »Selbstfürsorge«, Seite 393 ff.).

Außerdem ist es – für alle Beteiligten! – hilfreich, wenn die folgenden Aspekte berücksichtigt werden:

- Da schnelle Denkabläufe erschwert sind: Zeit lassen.
- Da abstrakte Denkvorgänge beeinträchtigt sind: Bilder und bildhafte Bezüge einsetzen.
- Da die Konzentrationsfähigkeit begrenzt und auch das Kurzzeitgedächtnis rasch überfordert ist: Lerneinheiten kurz und überschaubar halten.

Hinter all dem steht das Bemühen, dem Kind nach Möglichkeit durch Berücksichtigung dieser Aspekte zu vermitteln, dass es seine Aufgabe geschafft, bewältigt hat. Diese Ermutigung ist so wesentlich!

Sehnsucht nach Orientierung

Bei aller Herausforderung dieses Verhaltens gewinnen diese Kinder durch ihre Lebendigkeit doch rasch auch Sympathien, die sie dann auf eine harte Probe stellen. Erstaunlicherweise orientieren sie sich gerne an Erziehern, die ihnen deutliche Regeln geben und auf deren Einhaltung pochen. Es scheint, als hätten die Kinder eine gewisse Sehnsucht, vom Erwachsenen Orientierung zu bekommen, auch wenn diese gelegentlich errungen und erkämpft werden muss. Hilfreich ist dabei die Fähigkeit, nur wenig nachtragend zu sein.

Tim war in der Lage, den Kindergarten binnen weniger Minuten auf den Kopf zu stellen. Hatte er eine schlechte Nacht, war seine Unruhe erheblich und sein Spielen destruktiv. Dies führte bald zu einer heftigen Ablehnung durch die Kindergruppe, die er zunächst nicht wahrzunehmen schien, ihn dann aber doch nachhaltig betroffen machte. Glücklicherweise konnte rasch vom Amt eine Einzelbetreuung bewilligt werden. Dies ermöglichte es, Phasen der Anwesenheit in der Gruppe und des Rückzug in eine Einzelsituation (häufig kräftiges Laufen durch den Wald) abzuspüren und einzurichten. Dadurch verbesserte sich sein Spielverhalten, sodass er wieder in die Gruppe integriert wurde.

Nach der Aufnahme in die Schule für Seelenpflege-bedürftige Kinder zeigte sich, dass nur kleine Konzentrations- und Aufmerksamkeitsspannen möglich waren. Vermittelt durch die Einzelbegleitung konnte Tim dann immer wieder aus dem Unterricht in die Einzelsituation gebracht werden. In den ersten Schuljahren waren es neben der Bewegung vor allem beruhigende Bauch-

wickel (in erster Linie trockene, warme Kamille-Bauchwickel), die ihn einer Beruhigung näherbrachten. Auffallend war, dass im Anschluss an eine solche tiefere Beruhigung auch seine Konzentrationsfähigkeit zunahm.
Wichtig war es, dass die Begleitperson ein Gespür dafür entwickelte, Tim *vor* einer Eskalation in die Einzelsituation zu führen, sodass sich in ihm nicht das Gefühl eines strafenden Ausgegrenztseins oder des Scheiterns festigte. Beeindruckend war zu erleben, zu welchen kognitiven Fähigkeiten er in der Lage war, wenn er zuvor ruhig in einem zum Teil etwas abgedunkelten Raum liegen konnte, alleine mit der Bezugsperson, mit dem wärmenden Wickel auf dem Bauch. In der anschließenden Viertelstunde konnte er weitgehend erfolgreich am Unterricht teilnehmen. Es war gut, dass er nur in diesen Zeiten sein Heft zur Verfügung hatte, das er sonst rasch zerriss.
In der weiteren Jugend kam es zu häufigen Enttäuschungen, da seine Erwartungen, Wünsche und Sehnsüchte in den seltensten Fällen mit seinen Möglichkeiten übereinstimmten. Dies führte zu Frustrationen, diese wiederum zu Aggressionen. Hier war es dann ein Erzieher, an dem er sich aufrichten konnte und der in der Lage war, auch heftige Auseinandersetzungen mit Tim auszuhalten, ohne persönlich verletzt zu sein. Die gemeinsamen, zum Teil stundenlangen Wege durch den Wald nach einer solchen Auseinandersetzung erlebten wohl beide als etwas tief Verbindendes.
Die Heileurythmie, vornehmlich mit dem Laut A, musste zwar immer wieder errungen werden, wurde aber letztlich doch gerne aufgesucht und entwickelte sich über Jahre zu einem wesentlichen Halt. Als große Hilfe erwies sich außerdem das Medikament *Bryophyllum* in unterschiedlicher Form.

Gebrauch von Drogen

Ähnliche Auswirkungen und Verhaltensweisen, wie sie hier in Bezug auf den Alkohol beschrieben wurden, können auch beim Konsum von Cannabis auftreten. Der Gebrauch von »härteren« Drogen, insbesondere Heroin, führt noch zu weit ausgeprägteren Beeinträchtigungen. Hier muss auf weiterführende Literatur verwiesen werden.[120]

Diagnostische Klassifikation

ICD-10: Q 86.0 Fetales Alkoholsyndrom.

Genetische Syndrome

meist defizitorientierte Darstellung

Es ist ein eigentümliches Charakteristikum bei der Beschreibung der genetisch bedingten Syndrome, dass diese überwiegend, oft ausschließlich defizitorientiert bzw. defektorientiert dargestellt werden. Die spezifischen Mängel werden dann als Gen-»Defekt« bezeichnet.

Natürlich – alle hier benannten Betroffenen sind anders als eine sogenannte »Normalbevölkerung«, oft so charakteristisch anders, dass die jeweilige genetisch bedingte Konstitution mit einem Blick erkannt und benannt werden kann. Aber jedes dieser Syndrome weist ein breites Spektrum des Erscheinungsbildes beim einzelnen Individuum auf, die Ausprägung (»Expressivität«) des Gens kann sehr unterschiedlich sein, und nie prägt eine genetische Bedingung »alles«.

Die Herausforderungen für Betroffene, Eltern und Begleiter sollen nicht heruntergespielt werden. Sie sind oft groß und belastend. Es gilt, sie zu erkennen und sich engagiert um Linderung zu bemühen.

Doch wie bei jedem Menschen stehen ja Einschränkungen neben Fähigkeiten, die Einengung der individuellen Entwicklungsmöglichkeit neben der Entfaltung des ureigensten Wesens.

Es ist wichtig, als Arzt, Heilpädagoge, Sozialtherapeut oder Angehöriger von charakteristischen Verhaltensweisen (»Verhaltensphänotypen«) zu wissen, von besonderen Organschwächen, Erkrankungsmöglichkeiten und charakteristischen Symptomen, die spezifischen Verletzbarkeiten also zu kennen.

Fähigkeiten von Menschen mit besonderen Konstitutionen

Gemäß der Ausrichtung dieses Buches sollen hier Möglichkeiten psychiatrischer Erkrankungen bei Menschen mit den jeweiligen Syndromen beschrieben werden. Andere Erkrankungen werden nur kurz skizziert. Ich möchte aber auch versuchen, etwas von den Fähigkeiten aufleuchten zu lassen, die die Menschen mit diesen besonderen Konstitutionen aufweisen.

Ich habe aus der Vielzahl bisher beschriebener Syndrome eine begrenzte Auswahl getroffen, zum einen, um die häufiger auftretenden Syndrome zu berücksichtigen, zum anderen aber auch, um die Syndrome zu beschreiben, bei denen ich durch die wiederholte Begleitung von Betroffenen eingehende persönliche Erfahrungen machen durfte.

Down-Syndrom

Ursache des Down-Syndroms ist die Trisomie 21, also ein dreifaches Auftreten des 21. Chromosoms, sodass in den Genen der Betroffenen 47 statt 46 Chromosomen gefunden werden. Die feineren genetischen Differenzierungen innerhalb dieses Syndroms – Non-Disjunction, Mosaik, Translokation – sollen hier nicht beschrieben werden.[121] Es gibt keine alleinige Ursache dieser Trisomie, wir kennen nur Faktoren, die das Auftreten der Genveränderung begünstigen: unter anderem das zunehmende Alter der Mutter, möglicherweise auch des Vaters. Zusätzlich werden aber auch Umwelteinflüsse, Röntgenstrahlen, Virusinfekte oder Ähnliches diskutiert.

begünstigende Faktoren

Wahrscheinlich gibt es das Syndrom schon von jeher. Erste nachweisbare Funde datieren auf ca. 500 v.Chr. Erste Beschreibungen stammen von dem Psychiater Jean Étienne Esquirol 1838 sowie dem Arzt und Pädagogen Édouard Séguin 1846. Es war dann der englische Neurologe und Apotheker John Langdon Down, der das Syndrom erstmals unter wissenschaftlichen Aspekten beschrieb und so zum Namensgeber wurde.

Häufigkeit

Bei ca. jedem 800. Neugeborenen findet sich das Syndrom, ca. 600 bis 1.000 Kinder wurden jährlich in der BRD damit geboren. Die Zahlen ändern sich aber rasch, bedingt durch die immer frühere Erkennung des Syndroms. Weit über 90 Prozent der Mütter, die ein Kind mit Down-Syndrom erwarten, treiben das Kind ab.

Hingabe und Vertrauensfähigkeit

Ich möchte etwas zur Besonderheit von Menschen mit diesem Syndrom voranstellen. Wir begegnen hier sehr oft Menschen, die über eine ausgeprägte Hingabe- und Vertrauensfähigkeit verfügen, oft auch über ein hohes Maß an emotionaler Intelligenz. Es ist, als ob das bis ins Physische hinein offene Herz (siehe unten) sich auch in seelischer Hinsicht zeigt.

Als junger Mensch betreute ich eine Gruppe Jugendlicher mit Assistenzbedarf, darunter Michael, damals 14-jährig, mit einem Down-Syndrom. Eines Morgens kam ich, um die Gruppe in den Tag zu führen, und war selber an diesem Morgen seelisch bedrückt. Michael blickte, noch unter seiner Bettdecke, wie es seine Art war, zunächst aus den Augenwinkeln zu mir herüber. Aber anstatt sich dann wie sonst noch einmal umzudrehen, stand er sofort auf und nahm mich fest und lange in die Arme. Danach blickte er mir offen und klar in die Augen. Kein Wort fiel. Er erledigte an diesem Tag seine Aufgaben eigenständig und vorbildlich.

Beim Besuch einer Einrichtung saß ich beim Frühstück neben Thomas, einem 27-jährigen Bewohner mit Down-Syndrom. Versonnen blickte er vor sich hin, während er seinen Kaffee trank. Dann schaute er mich an und sagte unvermittelt: »Ich weiß nicht, Walter, ich bin einfach ein glücklicher Mensch.«

Würde

Zutiefst berühren kann einen die Würde, die viele, gerade auch ältere Menschen mit einem Down-Syndrom ausstrahlen. Auch eine sich entwickelnde Demenz muss dies nicht ändern, sondern kann den Eindruck im Gegenteil noch steigern. Mit dieser Würde können uns viele Träger dieses Syndroms an Wesentlichstes unseres eigenen Menschseins erinnern.

äußeres Erscheinungsbild

Das äußere Erscheinungsbild von Menschen mit Down-Syndrom weist eine große Vielfalt auf. Auch wenn das »Syndrom«, also das jeweilige umfassende Bild, vorliegt, sind die Einzelsymptome, die dieses Bild letztlich ausgestalten, gelegentlich nur zum Teil vorhanden, und dies in jeweils unterschiedlicher Ausprägung. Auf den ersten Blick fallen die feinen Haare auf, die charakteristischen Augen bzw. der Augenabstand und die Augenachse, die große Zunge und die verhältnismäßig kurzen Oberschenkel und Oberarme. Der weiche Händedruck bei der Begrüßung ist unverwechselbar. Weitere äußere Zeichen sind beispielsweise die »Sandalenlücke«, also ein vergrößerter Abstand zwischen erster und zweiter Zehe, sowie die bei ungefähr drei Vierteln der Betroffenen auftretende »Vierfingerfurche« (eine Furche auf der Handinnenfläche, die unter den Fingergrundgelenken quer zur Längsachse der Finger verläuft und sich vom Zeigefinger bis zum kleinen Finger erstreckt).

körperliche Auffälligkeiten

Nicht auf den ersten Blick sichtbar, aber wesentlich sind angeborene Herzfehler, vor allem die nur teilweise ausgebildete Grenzwand zwischen den Vorhöfen bzw. zwischen Vorhof und Kammer (Atrium-Septum-Defekt (ASD) sowie Atrioventrikulärer Septum-Defekt (AVSD)), von denen fast die Hälfte der Kinder mit Trisomie betroffen ist. Ein guter Teil dieser Kinder bedarf einer Operation, die meist im ersten Lebensjahr durchgeführt wird. Es kann für Eltern eine große Belastung bedeuten, wenn hier Monate »überbrückt« werden müssen, bis eine Operationsfähigkeit erreicht ist. Auch können operativ behandlungsbedürftige Darmverschlüsse auftreten.

Viele der Betroffenen neigen zu Muskelhypotonie (einer deutlich verminderten Muskelspannung). Sinnesbeeinträchtigungen, insbesondere Schielen, Kurz- und Weitsichtigkeit sowie Linsentrübungen, treten verhältnismäßig häufig auf. Ebenso wird oft eine Unterfunktion der Schilddrüse (Hypothyreose) beobachtet. Als weitere körperliche Auffälligkeiten gelten auch Atemwegserkrankungen und eine zum Teil ausgeprägte Infektanfälligkeit sowie ein verhältnismäßig häufiges Auftreten der Zöliakie. Dahinter wird ein oft geschwächt ausgebildetes Immunsystem vermutet. Bei etwa 10 Prozent der Betroffenen muss mit dem Auftreten einer Epilepsie (hier vor allem das »West-Syndrom«) gerechnet werden. Im Verhältnis zu einer sogenannten »Normalpopulation« kommt es häufiger zu Krebserkrankungen, vor allem Leukämie.

Sprachentwicklung

Die Sprachentwicklung verläuft oft verzögert bzw. beeinträchtigt. Dies hat unterschiedliche Gründe – beginnend bei Funktionsbeeinträchtigungen der Sprechorgane (schlaffe, vergrößerte und weniger bewegliche Zunge) bis hin zu kognitiven Beeinträchtigungen. Der Wortschatz erscheint oft eingeengt, wobei häufig ein größeres Sprachverständnis (passiver Wortschatz) einem geringeren Sprachvermögen (aktiver Wortschatz) gegenübersteht.

intellektuelle Beeinträchtigung

Die intellektuelle Beeinträchtigung kann sehr unterschiedlich sein und von einer nur sehr leichten Form der Intelligenzminderung bis zu schweren Formen reichen. Die frühe Förderung der Kinder spielt in der Ausprägung der kognitiven Entwicklung eine wesentliche Rolle. Vor allem ist es wichtig, darauf zu achten, dass Informationen und Inhalte in sehr deutlicher Weise, mit eher wenigen Worten, gerne auch bildunterstützt (Unterstützte Kommunikation, UK), vermittelt werden.[122] Erzieher sollten gut überprüfen, ob das Gesagte auch wirklich verstanden wurde! Die vielfältigen Formen einer Kommunikationsunterstützung, sei es durch Gebärden oder weitere Formen der Visualisierung, sollten schon früh genutzt werden.

Fördermöglichkeiten

Wichtig ist es, die jeweiligen Fördermöglichkeiten früh zu erkennen und konsequent umzusetzen. Das betrifft physiotherapeutische Maßnahmen angesichts der muskulären Hypotonie sowie unterschiedliche Möglichkeiten einer Unterstützung der Sprachfertigkeit durch Logopädie oder andere sprachfördernde und sprachanbahnende Maßnahmen. Oft ist es sinnvoll, eine logopädische Behandlung nicht zu früh einzusetzen, sondern zunächst die Muskulatur und die mangelnd durchdrungene Bewegung zu fördern. Wenn eine logopädische Behandlung aufgenommen wird, weist der Ansatz des argentinischen Arztes Castillo Morales durch die Einbeziehung der Gesamtmuskulatur des Gesichts- und Mundraumes (oro-faziale Therapie) große Vorteile auf.

Die körperlichen Abwehrkräfte können durch eine spezifische Ernährung und andere Maßnahmen wesentlich unterstützt werden. Das reifende Gehirn eines Kindes mit Down-Syndrom hat einen weit erhöhten Bedarf an Sauerstoff, der durch frische Gemüse und Salate, generell durch eine vornehmlich basische Nahrung – neben dem möglichst täglichen Aufenthalt an der frischen Luft – vermittelt werden kann.

Nachdem noch vor einiger Zeit von einer verhältnismäßig deutlich verkürzten Lebensdauer der Betroffenen gesprochen wurde, ist diese angesichts der medizinischen Betreuungsmöglichkeiten deutlich gestiegen und wird wohl weiter ansteigen.

Psychiatrische Aspekte des Down-Syndroms

Frustration durch Unterforderung

Unter psychiatrischen Gesichtspunkten stehen zum einen die Frustration und Resignation durch Unterforderung und mangelnde Gewährung bewältigbarer Herausforderungen im Vordergrund. Dies berührt auch den Aspekt der »erlernten Hilflosigkeit«, was bei den Betroffenen im weiteren Erwachsenenalter zu resignativen Zuständen im Sinne eines depressiven Syndroms führen kann. Ermutigende Unterstützung bei bewältigbaren Herausforderungen ist hier besonders wichtig.

Vor allem aber sind es folgende psychiatrische Erkrankungen, die hier berücksichtigt werden müssen:

- Posttraumatische Belastungsstörung,
- Depressionen,
- Demenz.

Posttraumatische Belastungsstörung bei Down-Syndrom

seelische Verletzbarkeit

Die große Befähigung vieler Menschen mit einem Down-Syndrom – ihre große Herzensoffenheit – bedingt auch deren große seelische Verletzbarkeit.

Das im Kapitel »Posttraumatische Belastungsstörung« zitierte Wort von Luise Reddemann ist auch hier wichtig: »Unter einer traumatischen Erfahrung versteht man, dass die Situation überwältigend ist und dazu führt, dass man sich extrem ohnmächtig und hilflos fühlt.«[123] Die große Hingabefähigkeit und das darauf aufbauende tiefe Vertrauen können eine entsprechend große Verletzbarkeit bedingen, wenn ein Betroffener überfordernden oder schockierenden Ereignissen ausgeliefert ist, die nicht hinreichend eingeordnet, verstanden und bewältigt werden können. Neben den generellen Bedingungen einer PTBS können hier Auslöser beobachtet werden, die vermeintlich nur wenig eingreifend und belastend sind. (Zur Symptomatik siehe auch das allgemeine Kapitel über die Posttraumatische Belastungsstörung, Seite 80 ff.).

Elisabeth war als Kind und Jugendliche offenherzig und lebhaft. Ihre gelegentlich unvermittelten Kommentare zeugten von Sprachwitz; mit Interesse nahm sie ihre Umgebung wahr und zeigte einen feinen Lernwillen. Als junge Frau erlitt sie in der Toilette einer Werkstatt für behinderte Menschen einen einmaligen sexuellen Übergriff durch einen ebenfalls betreuten jungen Mann (eine Vergewaltigung konnte ausgeschlossen werden). Sie verstummte fortan fast gänzlich (Mutismus) und wirkte in ihrer Intentionalität wie erstarrt.
Ein Wechsel in eine fürsorglich-fördernde neue Einrichtung konnte das Bild nur bedingt wieder aufhellen. Auch 30 Jahre nach dem Geschehen ist die sprachliche Ausdrucksfähigkeit auf Ein-Wort-»Sätze« reduziert, die gelegentlich »gebrummt« werden. Das Grundvertrauen ist wieder zurückgekehrt, die jetzt gut 50-Jährige erweitert ihr Tätigkeitsspektrum in der Werkstatt und ist bereit, Neues zu lernen – die tiefe Einengung durch das einmalige Ereignis hat ihr Leben aber nachhaltig überschattet.

Depression bei Down-Syndrom

Ursachen

Die Entwicklung einer Depression kann – wie oben ausgeführt – durch Unterforderung oder Ausgrenzung mehr im Sinne einer »Resignation« bedingt werden. Weiterhin können nachlassende körperliche Kräfte bzw. verminderte Regenerationsmöglichkeiten depressive Zustände auslösen. Ein wesentlicher Aspekt aber sind individuell überfordernde oder emotional bzw. kognitiv nicht bewältigte Veränderungen im Leben und Umfeld der Betroffenen. Hier kann die Abgrenzung zur PTBS schwer sein.

verbale Vermittlung nicht ausreichend

Menschen mit Down-Syndrom brauchen bei markanten Veränderungen der Lebensbedingungen oft einen möglichst eindeutigen, klaren, auch sinnlich erfassbaren Zugang zu den Veränderungen. Die nur verbale Vermittlung reicht häufig nicht aus. Es bedarf des konkreten Erfassens bzw. zumindest einer visuellen Unterstützung der Information (Unterstützte Kommunikation).

Martin lebte schon seit mehr als 20 Jahren in einer Lebensgemeinschaft. Der Kontakt zu seiner Familie blieb intensiv. Häufig war er über die Wochenenden und in den Ferien bei den Eltern. Die Liebe zu seiner Mutter war inniglich.

Als er 40 Jahre alt war, verstarb seine Mutter sehr rasch an einer schweren Erkrankung. Der Vater vermied es, Martin an der Krankheit und dem Sterben seiner Mutter Anteil nehmen zu lassen: »Das ist zu schwer für ihn.« Vor allem untersagte er es auch den Mitarbeitenden der Einrichtung, Martin zu informieren.
Ein Besuch im Elternhaus wurde immer wieder aufgeschoben, erst nach Monaten holte ihn der Vater wieder ab. Er nahm Martin mit auf den Friedhof und zeigte ihm das Grab: »Da liegt deine Mutter!«
Nach unauffälligen Wochen trat eine schwere Depression bei Martin auf (eine solche Latenz ist nicht ungewöhnlich). Trotz intensiver medikamentöser naturheilkundlicher Behandlung (wegen einer Herzerkrankung konnten keine allopathischen Antidepressiva gegeben werden), trotz künstlerischer Therapien und intensiv durchgeführter äußerer Anwendungen und trotz einer zutiefst unterstützenden sozialtherapeutischen Begleitung dauerte die Depression fast zwei Jahre an. Danach blieb Martin verändert: ernster, stiller, gealtert. 47-jährig verstarb er an einer Herzwandruptur (»gebrochenes Herz«).

Monikas Mutter erkrankte an einem Mammakarzinom (Brustkrebs). Monika war damals 27 Jahre alt. Die Mutter ermöglichte Monika eine intensive Anteilnahme am Verlauf der rasch fortschreitenden Erkrankung: Monika besuchte sie regelmäßig im Hospiz, begleitet von Mitarbeitenden der Einrichtung, in der Monika lebte. Sie konnte die einzelnen Stufen der Erkrankung wahrnehmen.
Als die Mutter verstorben war, half Monika beim Waschen des Leichnams, beim Betten in den Sarg, beim Schließen des Sarges. Ein intensives halbes Jahr folgte – mit heftigem Ausagieren von Emotionen.
In der Eurythmie konnte sie sich auf künstlerischem Weg das Thema Sterben als Verwandlungsprozess erarbeiten. Monika entwickelte sich in den Folgejahren eindrücklich. Sie zeigte sich emotional belastbar und eigenständig: eine gereifte und »starke« junge Frau.

konkret-sinnlich miterleben lassen

Dieses Erlebnis ermutigte mich, fortan gerade auch Menschen mit Down-Syndrom Veränderungen jeglicher Art möglichst konkret-sinnlich miterleben zu lassen, ihnen diese Eindrücke »zuzumuten« (d.h. ihnen den Mut zur Bewältigung zuzusprechen). Natürlich in unterstützender Begleitung!

Demenz bei Down-Syndrom

Bei 25 Prozent der Menschen mit einem Down-Syndrom wird ab dem 50. Lebensjahr die Symptomatik einer Demenz beschrieben.

Abgrenzung zu Depression und Demenz

Die Abgrenzung zur Depression ist oft nicht einfach. Insbesondere im Beginn einer demenziellen Entwicklung ähnelt die Symptomatik ganz ausgeprägt der einer Depression. So muss zum einen vor der Diagnosestellung einer Demenz die Möglichkeit einer der Symptomatik zugrunde liegenden behandlungsbedürftigen und behandelbaren Depression dringend diagnostisch geprüft werden. Auf der anderen Seite kann bei einer sich nicht bessernden vermuteten Depression auch an eine Demenz gedacht werden. Da dieser Bezug von der Depression zur Demenz so ausgeprägt besteht, sollte große Sorgfalt auf eine gute und umfassende Therapie einer depressiven Erkrankung gelegt werden. (Weiteres siehe im Kapitel »Demenz«, Seite 251 ff.)

Diagnostische Klassifikation

ICD-10: Q 90.9 Down-Syndrom.

Fragiles-X-Syndrom

Das Fragile-X-Syndrom ist die nach der Trisomie 21 zweithäufigste Form einer genetisch bedingten Entwicklungsbeeinträchtigung. Ursache ist eine Veränderung (Mutation) auf dem X-Chromosom, einem der Geschlechtschromosomen. Das Syndrom betrifft häufiger Männer (ca. 1:1.000), aber auch Frauen (ca. 1:2.500).

Die intellektuelle Beeinträchtigung kann sehr unterschiedlich ausgeprägt sein, von einer nur leichten Form einer Intelligenzminderung bis zu schweren Formen einer kognitiven Retardierung.

äußere Veränderungen

Die äußeren Veränderungen sind weniger ausgeprägt: So kann sich eine charakteristische Gesichtsform zeigen (lange, oft ovale Ausprägung) mit auffallend großen und abstehenden Ohren und einem relativ großen Mund, weiterhin eine vorragende Stirn und eine deutliche Kinnausbildung. Eine Skoliose (seitliche Verkrümmung der Wirbelsäule) und die Neigung zu Plattfüßen sind verstärkt zu beobachten. Bei den meisten der männlichen Betroffenen fällt insbesondere nach der Pubertät eine Hodenvergrößerung auf.

Die Ausbildung des Syndroms ist vererbbar, deshalb können in manchen Familien mehrere betroffene Kinder leben.

Beachtet werden muss die Ausbildung einer autistischen Symptomatik sowie ein vermehrtes Auftreten von Epilepsie.

Psychiatrische Aspekte beim Fragilen-X-Syndrom

Schutzlosigkeit

Kinder, Jugendliche und Erwachsene mit dem Fragilen-X-Syndrom weisen oft eine verminderte Fähigkeit auf, sich abzugrenzen. Sie wirken schutzlos, einer Reizeinwirkung und möglichen Reizüberflutung gegenüber sehr offen, häufig wie »ohne Haut«. Sie zeigen eine große Scheu, ja fast eine tiefe habituelle Scham. Dies ist oft der direkte Übergang in eine psychiatrische Symptomatik, die sich insbesondere in einer verminderten Fähigkeit von Aufmerksamkeit, einer Unruhe, Getriebenheit und Hyperaktivität, vor allem aber in einer aggressiven Verhaltensherausforderung zeigen.

Reizabschirmung

Hier liegt auch der Ansatz für die Gestaltung eines therapeutischen Milieus. Es gilt, eine zu direkte Ansprache zu vermeiden, ein Bewusstsein für die hohe Sensibilität und emotionale Verletzbarkeit zu haben und dem Betroffenen in ausgeprägtem Maße Rückzugsmöglichkeiten zu schaffen. Neben der dringend erforderlichen Schutz, Sicherheit und Orientierung gewährenden Milieugestaltung können hier zur Unterstützung einer »Filterstärkung« und Reizabschirmung Neuroleptika eingesetzt werden.

Susanne, jetzt 55-jährig, lebt seit fast 30 Jahren in ihrer Einrichtung. Mit ihrer Offenheit und ihrem großen Interesse, insbesondere an Menschen, bildete sie einen unübersehbaren Mittelpunkt von Wohngruppe und Werkstatt. Sie wusste praktisch alles – wer wo wann und warum war, sie wusste Bescheid. Es war klar, wer das Gespräch zunächst entgegennahm, wenn ich die Wohngruppe anrief.

Kurz vor ihrem 50. Lebensjahr starb die Mutter. Bei Susanne trat eine Angstsymptomatik auf, zusätzlich eine Reizbarkeit mit verbal-aggressiven Ausbrüchen. Sie wirkte bedrängt und schutzlos. Das Elternhaus, in dem der Vater noch lebte, suchte sie über zwei Jahre nicht mehr auf.

Es wurden im Tageslauf Rückzugszeiten eingerichtet, zunächst begleitet durch eine Mitarbeiterin. Zunehmend konnte sie sie selbst gestalten. Wenn sie in dieser Zeit zunächst Musik hörte, kam ein immer stärkeres Bedürfnis nach Ruhe auf. Sie saß einfach da, und eine wachsende Verinnerlichung wurde spürbar. Sie steht heute an einem anderen Punkt – etwas stiller, ernster, gereifter.

Diagnostische Klassifikation

ICD-10: Q 99.2 Fragiles-X-Syndrom.

Angelman-Syndrom

Die verursachende genetische Veränderung dieses Syndroms betrifft das Chromosom 15. Die Häufigkeit ist ca. 1:15.000. Das Angelman-Syndrom kommt sowohl bei Jungen als auch bei Mädchen vor. Die Erstbeschreibung erfolgte 1965 durch den englischen Kinderarzt Harry Angelman.

motorische Entwicklungsverzögerungen

Sehr bezeichnend sind die motorischen Entwicklungsverzögerungen, vor allem im Sinne von Bewegungs- und Gleichgewichtsstörungen, einer Form der Ataxie. Die damit in Zusammenhang stehenden ruckartigen, abgehackt wirkenden Bewegungen, insbesondere des Gehvorgangs, können als charakteristisch gelten.

Aufnahmefähigkeit versus Reaktionsfähigkeit

Auffallend ist bei vielen Betroffenen der ausgeprägte Unterschied zwischen Aufnahmefähigkeit, gutem Sprachverständnis wie auch aufmerksamer visueller Wahrnehmungsfähigkeit einschließlich guter Erinnerungsfähigkeit für räumliche Bedingungen und Gesichter und demgegenüber einer ausgeprägt verminderten Reaktionsfähigkeit, stark eingeschränkter eigenständiger Aktivität und Ausdrucksfähigkeit. Letzteres fällt auf, da trotz eines guten Sprachverständnisses meist die Artikulationsfähigkeit sehr beeinträchtigt bzw. eine verbale Artikulation nicht möglich ist. Diese Diskrepanz führt oft zu einer vermuteten niedrigeren Intelligenz, als sie dem Betreffenden tatsächlich zur Verfügung steht. Zu berücksichtigen ist allerdings, dass die Variationsbreite der intellektuellen Befähigung sehr unterschiedlich ausgeprägt ist.

Weiterhin charakteristisch sind zum Teil erhebliche Schlafstörungen (oft durch eine Veränderung im Melatoninstoffwechsel hormonell bedingt) und eine oft helle, nur eingeschränkt pigmentierte Haut. Bei der Mehrzahl der Betroffenen besteht eine Epilepsie. Eine beeinträchtigte Kontrolle der Mundmuskulatur bedingt unter anderem einen häufigen Speichelfluss. Es besteht eine besondere und zu beachtende Hitzeempfindlichkeit mit oft auffallendem Schwitzen. Ebenso muss Hyperaktivität beachtet werden, die man durch hinreichende Bewegungsmöglichkeiten ausgleichen kann.

ausgeprägte soziale Fähigkeiten

Durch ihr fein-sensibles Wesen und ihre ausgeprägten sozialen Fähigkeiten können die Betroffenen den stillen Mittelpunkt einer Gemeinschaft bilden. Ihre freundliche Ausstrahlung begünstigt dies.

Psychiatrische Aspekte beim Angelman-Syndrom

Neben der bestehenden Neigung zu Unruhe und einer hohen Erregbarkeit liegt die mögliche psychiatrische Dimension des Angelman-Syndroms vor allem in dem, was hinter der sehr unglücklichen, aber früher gebräuchlicheren Definition des Syndroms als »Happy-Puppet-Syndrom« steht. Es ist irreführend, das häufige Lachen der Kinder und auch älteren Betroffenen als Ausdruck einer Fröhlichkeit zu deuten. Oft verbirgt sich hinter diesem Lachen eine schwere und tiefe Angst, die durch das äußere Erscheinungsbild übersehen wird. Das Lachen wird oft von heftigem Schwitzen und einem sehr raschen Herzschlag begleitet, was als Hinweis auf die tiefe Anspannung gedeutet werden kann. Wir können den Kindern und Jugendlichen viel helfen, wenn wir einen Blick für diese Angst entwickeln, deren Ursache suchen und eine entsprechende Beruhigung gestalten. Ältere Bewohner sind zunehmend in der Lage, sich Rückzugsräume zu schaffen. Für eine Sozialtherapie ist es wesentlich, diese zu achten.

häufiges Lachen oft irreführend

Die seelische Offenheit (die äußerlich auch durch die helle Haut und die offenen, oft blauen Augen repräsentiert wird) will geschützt sein. Viele der Betroffenen profitieren sehr von einer ruhigen Umgebung, einem verlangsamten, ruhigen Ablauf des jeweiligen Geschehens und dem Gewähren von Rückzugsmöglichkeiten.

seelische Offenheit schützen

Ich musste Thomas zur Laborkontrolle in mein Arztzimmer in der Einrichtung holen. Ich war etwas in Zeitdruck, kam in die Klasse, begrüßte ihn kurz, er lachte mich an und ich nahm ihn unmittelbar mit. Bei der Blutabnahme lachte er ununterbrochen und immer heftiger. Erst im Nachhinein wurde ich mir seiner deutlichen Gesichtsrötung und des heftigen Schwitzens bewusst, zumal ich dann auch noch einen plötzlich auftretenden Durchfall bemerkte. Betroffen war ich, als mir klar wurde, dass ich ihn ziemlich überrumpelt hatte.
In den Folgejahren hatten wir immer genügend Zeit für die Kontrollen; der Weg dauerte länger, da wir gerne eine Pause auf einer Bank einlegten und in gemächlicher Ruhe gingen.

Bald nach seinem Wechsel in die Erwachseneneinrichtung fand Jochen einen Platz auf einer Bank etwas abseits seines Wohnhauses. Mitarbeiter bemühten sich, ihn ständig einzugliedern. Bald aber wurde deutlich, dass er sich hier, vor allem nach der Arbeit in der Werkstatt, wieder »sammelte«. Nach etwa einer Stunde kam er ins Haus und war deutlich ausgeruhter. Er spürte, was er brauchte.

Bernhard stand kurz vor seiner »Berentung«. In der Einrichtung war er in seiner stillen und zurückhaltenden Art sehr geachtet. Erstaunlich, da er den größten Teil seiner freien Zeit zurückgezogen auf seinem Zimmer verbrachte. Obwohl er über keine Spontansprache verfügte, wurde er in den Werkstattrat gewählt. Er lehnte, freundlich wie immer, ab.

Bedürfnis nach gegengeschlechtlicher Freundschaft

Eine besondere Aufmerksamkeit verdient das Bedürfnis nach gegengeschlechtlicher Begegnung und Freundschaft, auch nach gelebter Sexualität. Lässt sich dies nicht realisieren, kann das zu Frustration und depressivem Rückzug führen. Hier ist die Phantasie der Begleiter bei der Suche nach Verwirklichung gefragt.

Diagnostische Klassifikation

ICD-10: Q 93.5 Angelman-Syndrom.

Prader-Willi-Syndrom

Dieses Syndrom wurde 1965 erstmals beschrieben. Genetischer Hintergrund ist eine Deletion (veränderte DNA-Struktur) eines Teiles des Chromosoms 15. Die Häufigkeit beträgt ca. 1:15.000. Jungen und Mädchen sind etwa gleich häufig betroffen.

Besonderheiten

Neben den feinen Zeichen in der frühen Entwicklung wie oft verminderte Kindsbewegungen in der Schwangerschaft zeigt sich bald ein schwacher Muskeltonus, der auch den Saugreflex schwächt. So tritt durch ein Fütterproblem zunächst eine Gedeihstörung auf, hinzu kommt dann eine verzögerte motorische Entwicklung. Relativ kleine Hände und Füße fallen auf, dann eine eigentümliche Ausgestaltung des Gesichtes (Dysmorphiezeichen), gelegentlich ein Schielen (Strabismus). Jungen weisen ein nicht ausgereiftes Genitale auf.

Ess-Sucht

Immer deutlicher zeigt sich dann die meist massiv vorherrschende Problematik der ausgeprägten Ess-Sucht (Hyperphagie). Praktisch alles wird gegessen – sämtliche erreichbaren Lebensmittel, aber auch der Inhalt des Mülleimers, Waschlotionen etc. Begünstigt wird dies durch ein oft gänzlich fehlendes Hungergefühl sowie eine Unfähigkeit zu erbrechen.

Diese Ess-Sucht führt dann zur Adipositas (Fettleibigkeit) und einem oft massiven Übergewicht. Kann dies nicht oder nicht hinreichend therapeutisch beeinflusst werden, treten im Laufe der Entwicklung Folgeerkrankungen hinzu: vor allem Herz-Kreislauf-Erkrankungen, Diabetes, Hüfterkrankungen sowie Skoliose (eine Seitenkrümmung der Wirbelsäule), möglicherweise bis hin zu einer akuten Notfallsituation durch einen Magendurchbruch, da die Betroffenen bei fehlendem Sättigungsgefühl die Neigung haben, sich massiv zu überessen.

Überwiegend zeigt sich eine leichte Intelligenzminderung, selten eine ausgeprägtere. Eine Reihe Betroffener weist aber auch eine Intelligenz im unteren Normbereich auf.

streng strukturierte Begleitung

Menschen mit einem Prader-Willi-Syndrom sind im höchsten Maße abhängig von einer streng strukturierenden und dabei achtungsvollen Begleitung.

In seiner Menschenkunde beschreibt Rudolf Steiner die Stimmungen, die ein Kind in den ersten Entwicklungsschritten begleiten sollen. So werden die Basisschritte des Erlernens von Gehen, Sprechen und Denken gefördert und unterstützt von »Liebe, Wahrhaftigkeit sowie Klarheit und Bestimmtheit« gegenüber dem Kind. Es scheint, als ob es genau dieser Haltung bei Menschen mit einem Prader-Willi-Syndrom in Kindheit und Jugend bis weit ins Erwachsenenalter bedarf. Das bedeutet: klarste Regeln beim Essen, dabei relativer Verzicht auf höherkalorische Nahrungsmittel; klare Essenszeiten am gleichen Platz, alles strikt ritualisiert. Gegessen wird nur zu diesen Mahlzeiten. Essen darf weder bei Belohnung noch Strafe eine Rolle spielen. Auch darüber hinaus ist ein stark ritualisierter, konsequent begleiteter Tageslauf die Grundlage einer Förderung.

Verzicht auf stärkere emotionale Reaktionen

Diese Haltung ist wesentlich gegenüber Betroffenen jeden Lebensalters: Ausgesprochen hilfreich ist der Verzicht auf stärkere emotionale Reaktionen, vor allem auf Zorn und Enttäuschung. Da Unaufrichtigkeit, Lügen, Hintergehen und Ähnliches stetig praktiziert wird, ist eine solche Reaktion verständlich – aber letztlich nicht hilfreich. Die Betroffenen handeln nicht so, weil sie es wollen, sondern weil sie nicht wollen können. Der eigene freie Wille ist ihnen weitestgehend verschlossen. Sie sind sich selber ausgeliefert.

Gelingt diese orientierende Begleitung, können die Betroffenen ihre durchaus bemühte, oft sehr anhängliche, »weiche« Seite zeigen, ebenso wie die Fähigkeit zu einer großen und innigen Treue.

Psychiatrische Aspekte des Prader-Willi-Syndroms

Hier zeigen sich insbesondere rasche Stimmungswechsel, vor allem eine Neigung zu aggressiven Durchbrüchen.

Medikamente

Medikamentös können strukturunterstützende Mittel eingesetzt werden wie homöopathisch orientierte Mittel auf der Basis des *Eisens* sowie von *Quarz*. Heileurythmie ist ebenfalls hilfreich (vor allem E, S und F), weiterhin jegliche Form einer künstlerischen Therapie und Förderung der Ausdrucksfähigkeit.

Bedingt können bei starken aggressiven Verhaltensweisen auch *Neuroleptika* eingesetzt werden, wenngleich hier die Nebenwirkung der Gewichtszunahme in der Abwägung beachtet werden muss.

Manuel kam 25-jährig in die Erwachseneneinrichtung. Die ersten Wochen waren von einer massiven Überforderung der Mitarbeitenden geprägt. Exzessive Essattacken und das Plündern des Kühlschranks, zum Teil gewaltsam durchgesetzt, belasteten die Gemeinschaft sehr. Auch wurden erste sexuelle Übergriffe gegenüber anderen schwächeren männlichen Mitbewohnern wahrgenommen. Dies führte zu einer massiven Ablehnung durch andere Bewohner, aber auch zu heftigen ablehnenden Reaktionen der Mitarbeitenden sowohl hinsichtlich Manuels als auch der Leitung gegenüber (die die Aufnahme Manuels in die Gruppe nicht hinreichend vorbereitend kommuniziert hatte).

In eingehender Teamsupervision wurde entwickelt, wie Manuel sich halt- und hilflos selbst gegenübersteht. Dies führte zu einem radikal veränderten Setting: Manuel wurde fortan kontinuierlich begleitet. Da dies nachts, aber auch in Übergangszeiten nur bedingt möglich war, wurde er – nach Einholen eines richterlichen Beschlusses – jeweils über Stunden in seinem Zimmer eingeschlossen. Hier standen ihm Bücher zur Verfügung, die er angesichts der leichten Intelligenzminderung nutzen konnte, aber auch ein Webrahmen, Puzzle und Ähnliches. Ein Telefon bot ihm eine ständige Kontaktmöglichkeit. Erstaunlicherweise akzeptierte Manuel diese Bedingungen ohne größere Auflehnung. Aggressive Verhaltensweisen traten eher zurück. Die Mahlzeiten nahm er zunächst mit einem Mitarbeiter von einem speziell gerichteten Tablett ein. Jeder Schritt wurde begleitet.

Für die Dauer von ca. zwei Jahren konnte ein nur für Manuel formuliertes striktes Setting verfolgt werden. Unter enger Begleitung war dann auch eine stärkere Eingliederung in die Hausgemeinschaft wieder möglich. Es wurde berücksichtigt, dass nur Mitarbeitende, die dies ausdrücklich wollten, seine Begleitung übernahmen.

Nach ca. fünf Jahren des Aufenthaltes in der Einrichtung veränderte sich die Mitarbeiterstruktur, der zwischenzeitliche Halt verlor sich wieder. Manuel konnte bei wiederaufbrechender Symptomatik nicht weiter in der Gemeinschaft integriert werden. In einer sich speziell an den besonderen Bedürfnissen von Menschen mit Prader-Willi-Syndrom orientierenden Einrichtung konnte ein Platz für ihn gefunden werden.

Verbindung mit dem Angelman-Syndrom

Eine Eigentümlichkeit, auf die Marga Hogenboom in ihrem Buch *Menschen mit geistiger Behinderung besser verstehen* hinweist,[124] verbindet das Angelman- sowie das Prader-Willi-Syndrom: Bei beiden Syndromen befindet sich die Beeinträchtigung auf dem gleichen Abschnitt des 15. Chromosoms. Der Unterschied: Diese Veränderung erbt ein Betroffener mit Angelman-Syndrom vom mütterlichen Chromosom, der Betroffene mit Prader-Willi-Syndrom vom väterlichen Chromosom 15.

polare Symptomatik

Wenngleich feinere Unterschiede in der genetischen Struktur bestehen, fällt doch diese Übereinstimmung auf. Dies umso mehr, da zum Teil eine fast polare Symptomatik in Erscheinung tritt: So haben Kinder mit einem Angelman-Syndrom einen eher erhöhten Muskeltonus, sie essen schlecht, leiden meist an einer Epilepsie, schlafen wenig, verfügen praktisch nicht über gesprochene Sprache, sind eher stärker intelligenzgemindert und zeigen eine eher passiv-zurückhaltende Reaktion auf die Umwelt. Demgegenüber sind Kinder mit einem Prader-Willi-Syndrom eher übergewichtig, haben einen niedrigen Muskeltonus (Hypotonus), können unbegrenzt essen, weisen oft keine Epilepsie auf (mit Ausnahme der Neigung zu Fieberkrämpfen im Kindesalter), schlafen eher viel, sprechen gerne und viel, sind eher leicht intelligenzgemindert und zeigen ein ausgeprägtes Interesse an der Umgebung.

Diagnostische Klassifikation

ICD-10: Q 87.1 Prader-Willi-Syndrom.

Rett-Syndrom

Das Rett-Syndrom betrifft fast ausschließlich Mädchen; die Chromosomenveränderung ist durch einen X-chromosomal-dominanten Erbgang bedingt. Ca. eines von 15.000 Neugeborenen zeigt dieses Syndrom. Erstbeschreiber war 1966 der Wiener Kinderarzt Andreas Rett. Das Charakteristische dieses Syndroms ist, dass die betroffenen Kinder scheinbar gesund geboren werden, aber ca. ab dem zweiten Lebensjahr ein zunehmender Entwicklungsstillstand auftritt. Zunächst lässt das Kopfwachstum nach, dann aber verlieren die Kinder die vorherige Fähigkeit einer beginnenden Sprachbildung, sodass keine expressive Sprache mehr vorliegt. Die zuvor gerichteten Bewegungen verändern sich immer mehr hin zu motorischen Automatismen (vor allem in Bezug auf die Handbewegungen: »washing movements«) sowie einer oft erheblich beeinträchtigten Bewegungskoordination (Ataxie).

zunehmender Entwicklungsstillstand

Die Abgrenzung zum Autismus ist oft schwer, wobei das Rett-Syndrom durch seine charakteristische sonstige Ausgestaltung letztlich eine Diagnosesicherheit ermöglicht.

Häufig kommt es begleitend zu einer Epilepsie. Die intellektuelle Veränderung ist unterschiedlich, meist aber tritt eine ausgeprägte Intelligenzminderung auf. Letztlich ist eine Einschätzung durch die hochgradige Einschränkung der Reagibilität nur bedingt möglich. Vielleicht ist es sinnvoll, hier von einer erheblich eingeschränkten verfügbaren Intelligenz zu sprechen.

Wichtige therapeutische Unterstützung erfahren die Kinder durch Physiotherapie, wobei das Ziel ein möglichst weitgehender Erhalt von Mobilität ist. Dabei ist auch der therapeutische Umgang mit Pferden hilfreich (Hippotherapie). Auch die Ergotherapie kann helfen, motorische Fertigkeiten zu erhalten. Eindrücklich kann die Unterstützung durch Heileurythmie sein (vor allem durch den Laut I) – und jeglicher Einsatz von Musik! Ich habe Situationen erlebt, in denen Betreuer mit Betroffenen nicht »gesprochen«, sondern »gesungen« haben, mit beeindruckender Auswirkung hinsichtlich Beruhigung und Stimmungsaufhellung. Zu erleben, wie ein Kind mit diesem Hintergrund beim Hören eines ruhigen Klangs (durch eine Klangschale oder Ähnliches) in seinen oft angestrengten Stereotypien nachlässt, seine Atmung sich beruhigt und vertieft und der Blick freier und offener wird, kann zutiefst berühren.

Mobilität erhalten

Psychiatrische Dimension des Rett-Syndroms

Das Gesamtbild der Betroffenen erinnert an das »Locked-in-Syndrom«, darunter versteht man die Unfähigkeit, aktiv zu reagieren, bei ausgeprägter innerer Aufnahmefähigkeit und Teilnahme. Der Mangel an sichtbarer Aktion wie Reaktion kann dazu verleiten, die starke seelische Präsenz zu übersehen. Folge kann dann eine tiefe innere Verzweiflung, aber auch eine erhebliche Angst

Unfähigkeit, aktiv zu reagieren

positiver Einfluss durch Musik

sein. Zu berücksichtigen ist, dass viele der betroffenen Kinder, Jugendlichen und Erwachsenen äußerst positiv durch Musik beeinflusst werden können. Unruhe und eine erhöhte Muskelanspannung können sich unter der Einwirkung von Musik verbessern.

Aysegül kam siebenjährig in die Schule für Seelenpflege-bedürftige Kinder. Gleich fiel auf, dass sie lieber stand als saß, dabei wiegte sie den Oberkörper hin und her und bewegte die Hände in rhythmisch-reibenden Bewegungen. Wenn es unruhig in der Klasse wurde, verstärkten sich die Bewegungen deutlich, Angst sprach aus ihren Augen. Es half, dass ihr dann immer wieder begleitete Rückzugszeiten im Nachbarraum eingeräumt wurden. Eine türkische Begleiterin mit Freude am Singen sang mit ihr, d.h. sie sang alles, was es zu sagen galt. Das Lauschen Aysegüls war tief beeindruckend, auch die Ruhe, die dann über sie kam. In der Heileurythmie wurde vor allem das I mit ihr geübt, ein ruhiges Strecken der Hände. Nach der Übung war sie für eine halbe Stunde in der Lage, gerichtet ihre Hände einzusetzen.
Nach der Pubertät, nach wiederholten Stürzen bei zunehmend beeinträchtigter Bewegungskoordination, bekam sie einen Rollstuhl. Die Entlastung dadurch war ihr deutlich anzumerken.

Bea, 25-jährig, zeigte auch im Erwachsenenalter zum Teil ausgeprägte psychomotorische (komplex-fokale) epileptische Anfälle. Die Medikation gestaltete sich schwierig, vor allem erhebliche Unruhezustände dominierten. Ein verhältnismäßig niedrig dosierter Einsatz von *Lamotrigin* beruhigte die Situation nachhaltig, verbunden mit stundenlangen Rückzugsmöglichkeiten aufs Bett mit ihrer geliebten Musik (vor allem auf Mozart reagierte sie entspannt).

Diagnostische Klassifikation

ICD-10: F 84.2 Rett-Syndrom.

Williams-Beuren-Syndrom

Das Syndrom wurde erstmals 1961/62 von den beiden Namen gebenden Kardiologen beschrieben. Genetischer Hintergrund ist eine Chromosomenveränderung (Deletion) auf dem 7. Chromosom. Etwa eines von 10.000 Neugeborenen ist davon betroffen, Jungen wie Mädchen. Oft kommen die Kinder mit einem relativ niedrigen Geburtsgewicht zur Welt, zeigen in der Folge Trinkprobleme und neigen zu häufigen Infekten. Der Schlaf ist oft beeinträchtigt, früh schon werden Hörbeeinträchtigungen bekannt. Es besteht eine relative Abneigung gegen feste Speisen, was zu einer Ess-Störung führen kann.

kardiologische Beeinträchtigung

Bedeutend ist die kardiologische Beeinträchtigung. So bestehen bei mehr als 90 Prozent der Betroffenen Veränderungen am Herzen, vor allem eine Verengung am Beginn der Hauptschlagader (supravalvuläre Aortenstenose unterschiedlichen Ausmaßes), daneben werden aber auch Verengungen der Lungenarterie und Nierenfehlbildungen beschrieben. Möglicherweise steht ein häufig beobachteter Bluthochdruck hiermit im Zusammenhang.

Sehr auffällig ist der vergleichsweise kleine Kopf mit dem großen Mund und vollen Lippen. Dieses charakteristische Gesicht erlaubt oft eine Diagnose »auf den ersten Blick«.

hohe Geräuschempfindlichkeit

Die Begleiter von Menschen mit Williams-Beuren-Syndrom müssen um die hohe Geräuschempfindlichkeit wissen und Kinder wie Erwachsene entsprechend schützen. Es besteht eine große Empfindsamkeit für Musik, Lieder und Melodien werden gut erinnert. Eine Reihe der Betroffenen verfügt über ein absolutes Gehör und ein gutes Rhythmusgefühl, möglicherweise bedingt durch eine verhältnismäßig starke Ausprägung der Hörrinde in der linken Gehirnhälfte. In der Begleitung ist es wichtig zu wissen, dass Konzentrationsbeeinträchtigungen bestehen, dass das räumliche Vorstellungsvermögen beeinträchtigt ist, aber demgegenüber besondere visuelle Fähigkeiten vorhanden sind: Gesichter werden gut wiedererkannt, und auch das leichte Erlernen des Lesens hängt vermutlich mit der visuellen Stärke zusammen. Es ist wichtig, um diese Stärke zu wissen und sie pädagogisch zu fördern!

Psychiatrische Aspekte des Williams-Beuren-Syndroms

große Verletzbarkeit

Die besondere Fähigkeit der Menschen mit Williams-Beuren-Syndrom geht mit einer großen Verletzbarkeit einher. Zunächst fällt eine Offenheit und besondere Fähigkeit zur sprachlichen Kommunikation auf. Sie wecken oft schnell Sympathien, ihr wacher und zugewandter Blick beeindruckt ebenso wie ihre gute sprachliche Ausdrucksfähigkeit und überhaupt die gewandte Kommunikationsfähigkeit, ja, eine ausgeprägte soziale Wachheit. Dies führt aber häufig zu einer Überforderung durch Überschätzen der kognitiven Fähigkeiten. Diese Überforderung kann zu depressiven Verstimmungen und verstärktem Rückzug führen. Ebenso ist es wichtig, die hinter der äußeren Freundlichkeit bestehende Neigung zu Ängstlichkeit, Besorgnis und Befürchtungen vor Kommendem zu berücksichtigen.

Neigung zu Ängstlichkeit

Achtet man diese Besonderheiten, können die Betroffenen durchaus ein sehr erfülltes und glückliches Leben führen und in einer Gemeinschaft aufblühen. Bleibt aber die Überforderung und geht man nur auf die äußere Eloquenz ein, kann dies eine feine Verletzung hervorrufen. Depressiver Rückzug kann die Folge sein.

Dankbar sind viele Betroffene, wenn man ihnen Rückzugsmöglichkeiten eröffnet, sie vor Lärm schützt, ihnen Zugang zu guter Musik bietet und ihre Musikalität pflegt.

Musikalität pflegen

Marion kam 22-jährig in die Lebensgemeinschaft. Schnell stand sie im Mittelpunkt von Haus und Werkstatt. Dass sie in den Werkstattrat gewählt wurde, lag nahe. Sie pflegte viele Kontakte, aber im Laufe des ersten Jahres ihres Aufenthaltes fiel auf, dass sie blasser und stiller wurde.
Es wurde mit ihr verabredet, dass sie Rückzugszeiten bekommt. Sie hörte dann gerne Musik. Eindrücklich war es, ihren still-aufmerksam-ernsten Gesichtsausdruck beim Hören eines gregorianischen Chorals zu sehen. Nachdem sich ein Gleichmaß zwischen Kontakt und Rückzug eingependelt hatte, fand sie anhaltend zu ihrem ansteckend freundlichen, zugewandten und Neuem interessiert gegenübertretenden Wesen zurück.

Diagnostische Klassifikation

ICD-10: E 83.5 Williams-Beuren-Syndrom.

Tuberöse Sklerose

Die Tuberöse (Hirn-)Sklerose ist auch unter dem Namen Bourneville-(Pringle-) Syndrom bekannt, benannt nach einem Neurologen und einem Hautarzt, die die Erkrankung Ende des 19. Jahrhunderts erstmals beschrieben haben. Circa eines von 8.000 Neugeborenen ist betroffen. Die autosomal-dominant vererbte Erkrankung führt zu Fehlbildungen im Bereich des Gehirns, zusätzlich oft im Bereich von Niere und Herz, zum Teil auch der Muskeln sowie der Lunge. Charakteristisch sind Hautveränderungen im Gesicht, vor allem um Nase und Mund (schmetterlingsförmig angeordnete Angiofibrome).

Hautveränderungen im Gesicht

Sehr häufig treten epileptische Anfälle auf, bedingt durch die Veränderungen im Gehirn (meist in Form kleiner gutartiger Tumore), wobei praktisch alle Formen einer Epilepsie auftreten können. Rasch sekundär generalisierende primär fokale Anfälle sind im Erwachsenenalter am häufigsten. Sehr breit ist die Streuung der intellektuellen Beeinträchtigungen: Knapp die Hälfte der Betroffenen verfügt über eine Intelligenz im Bereich der leichten Intelligenzminderung. Es gibt aber auch eine Reihe Betroffener, die eine ausgeprägte Intelligenzminderung zeigen.

epileptische Anfälle

Hinsichtlich des Verhaltens steht oft eine Symptomatik im Vordergrund, die auch an eine Autismus-Spektrum-Störung denken lässt. Hier dominiert dann eine Einengung auf Interessen, die akribisch verfolgt werden, vor allem aber eine mangelnde »Schwingungsfähigkeit«. Die sich dahinter verbergende gelegentlich doch ausgeprägte Verlangsamung von Denken und Handeln weist dann stärker den Weg hin zum Erkennen dieses Syndroms, wenn nicht das charakteristische Gesicht hier schon eine eindeutige Zuordnung ermöglicht hat.

Eine gewisse Starre in Denkmustern und im Verhalten lässt an eine Zwangssymptomatik denken. Wichtig ist im Schulzusammenhang, aber auch in der späteren Begleitung, diese Einengung und die oft damit in Verbindung stehende Verlangsamung zu respektieren und visuelle Unterstützung bei der Informationsermittlung zu ermöglichen. Außerdem sollte man viel Zeit zum Bewältigen von Aufgaben lassen: Anstehendes kann oft und wiederholt angesprochen werden; mit der Zeit und mit der Wiederholung wird die Aufgabe dann vorstellbar und dadurch bewältigbarer.

Einengung und Verlangsamung

Psychiatrische Aspekte bei der Tuberösen Hirnsklerose

Im Vordergrund der Aufmerksamkeit steht oft die Epilepsie. Hier ist es wichtig, bei der antiepileptischen Medikation nicht nur auf die Reduktion von Anfallsereignissen zu sehen, sondern zugleich auch die möglichen Auswirkungen auf das Verhalten zu berücksichtigen. Nicht wenige Antiepileptika können auch Verhaltensveränderungen bewirken, insbesondere bei einer Behandlung mit *Levetiracetam* (unter anderem *Keppra®*) kommt es relativ häufig zu aggressiven Verhaltensauffälligkeiten. Hier gilt es dann, eine besser verträgliche Medikation zu finden.

Verhaltensveränderungen durch Antiepileptika

Psychiatrisch auffällig können Betroffene werden, wenn sie unter Druck geraten. Hier können Spannungen, Missstimmungen bis hin zu verbalen

Ausfällen, zum Teil auch fremdaggressiven Verhaltensweisen auftreten. Normalerweise bedarf es hier keiner medikamentösen Therapie, entscheidend ist die Umgebungsgestaltung, die den Betroffenen Raum lässt und ihnen die Entfaltung eigener Entscheidungen ermöglicht. Dies bedeutet auch, die manchmal sehr eigenen Spezialinteressen (Fixierung auf Flaggen, Automarken etc.) uneingeschränkt zu gewähren. Bleibt den Betroffenen genug Zeit zum Rückzug und der Pflege der eigenen Interessen, sind sie oft sehr verlässliche, treue und aufmerksame Mitarbeitende in einer Werkstatt für behinderte Menschen bis hin zum ersten Arbeitsmarkt, wobei es hier häufiger eine »Nische« ist, in der sie Arbeitsfähigkeit entfalten können.

Spezialinteressen gewähren

Andreas besuchte die Schule für Seelenpflege-bedürftige Kinder ab der ersten Klasse. Die markante Ausprägung der Hautveränderungen im Gesicht wies unmittelbar auf seine Konstitution hin. Er geriet in den ersten Schuljahren zunehmend in spannungsgeladene Zustände, es dominierte dann immer mehr eine Verweigerungshaltung, die für die Umgebung schwer einfühlbar war. Eine Fortbildung über das Krankheitsbild eröffnete der Lehrerin einen vertieften Einblick. Sie konnte es daraufhin einrichten, ca. einmal pro Woche mit Andreas eine Förderstunde vor allem dazu zu nutzen, sein Befinden zu erfragen. Andreas konnte erstaunlich genau Situationen beschreiben, die für ihn zur Belastung wurden: motorische Unruhe von Mitschülern, hoher Lärmpegel in der Klasse, schnelle Abläufe. In der Folge ließ sich sein Schulalltag immer differenzierter gestalten. Gerne erledigte er auch anspruchsvolle Aufgaben in einem Rückzugsraum für sich alleine. Umso entspannter konnte er dann wieder in den Unterricht zurückkommen. Auf diese Weise zeigte er eine wachsende Möglichkeit, seine intellektuellen Fähigkeiten einzubringen, und konnte zur siebten Klasse in eine weiterführende Förderschule wechseln. Die Lehrerin konnte ihre Erfahrungen gemeinsam mit den Eltern an die interessierte Lehrerin der weiterführenden Schule vermitteln. Andreas absolvierte die Schule, schloss mit dem Hauptschulabschluss ab, er fand eine geschützte Arbeitsstelle auf dem ersten Arbeitsmarkt und qualifizierte sich für eine Computertätigkeit.

Diagnostische Klassifikation

ICD-10: Q 85.1 Tuberöse Sklerose.

Sotos-Syndrom

Das Sotos-Syndrom wurde 1964 von dem amerikanisch-spanischen Kinderarzt Juan F. Sotos beschrieben. Es ist ein verhältnismäßig seltenes genetisches Bild. Die Erkrankung vererbt sich autosomal dominant, die Symptomatik ist durch genetische Veränderungen vornehmlich auf dem 5. Chromosom bedingt.

eindrückliche Gesichtsform

Die eindrückliche Gesichtsform und der insbesondere in den ersten Lebensjahren außergewöhnlich große Kopf geben zentrale Hinweise auf die Diagnose und haben dem Syndrom seinen Zusatznamen gegeben: »zerebraler Gigantismus«. Nach meist unauffälliger Schwangerschaft kommen die Kinder fast immer schon relativ groß zur Welt (durchschnittlich 55 cm). Insbesondere in den ersten vier Lebensjahren ist dann das Wachstum deutlich gesteigert. Im weiteren Verlauf lässt dies nach, sodass die Körpergröße im Erwachsenenalter durchaus noch im Normbereich bleibt.

Es tritt rasch eine Verknöcherung auf. Neben der breiten und hohen Stirn und einem hohen Stirnansatz ist auch der vergrößerte Abstand der Augen auffällig. Möglicherweise im Zusammenhang mit einer Veränderung der Hormonbildung des Hypothalamus (vor allem das Somatotropin betreffend) kommt es zu einer gehäuften Bildung von Tumoren. Von der Entwicklungsverzögerung ist insbesondere die Fein- und Grobmotorik betroffen, die psychointellektuelle Entwicklung ist verlangsamt, insbesondere auch die Sprechfähigkeit. Die Intelligenzausbildung zeigt ein breites Spektrum.

Gerade im Kindesalter stellt die Diskrepanz zwischen relativer Größe und merklicher Entwicklungsverzögerung ein wichtiges und oft belastendes Spannungsverhältnis dar.

Psychiatrische Aspekte des Sotos-Syndroms

beschleunigte körperliche Entwicklung

Zunächst sind meist Erzieherinnen im Kindergarten mit Betroffenen des Sotos-Syndroms konfrontiert. Im Kleinkindalter zeigt sich vorrangig die verhältnismäßige Größe. Nicht selten sind die Kinder dadurch von den anderen isoliert. Eine sensible Führung dieser oft emotional sehr verletzlichen Kinder ist hier sehr wichtig.

Die Entwicklungsakzeleranz bzw. beschleunigte Entwicklung zeigt sich dann weiter in der Schule bis hin zu einem oft verfrühten Eintritt der Pubertät. Als belastend erweisen sich soziale Hemmungen und Rückzugstendenzen, die möglicherweise als Reaktion auf Überforderungen anzusehen sind. Im

Verstehen wie im Verhalten können diese Kinder und Jugendlichen gelegentlich als sehr eng und starr erlebt werden. Verbunden mit der Kontaktschwäche erinnert das Verhalten gelegentlich an das von Kindern mit einer Autismus-Spektrum-Störung. Diese Rückzugstendenz kann zu stark ausgelebten Emotionen bis hin zu aggressivem Verhalten führen. Die Kinder profitieren dann davon, wenn sie nicht vor der Klasse oder der »Peer-Group« korrigiert werden – was oft als Bloßstellung erlebt wird –, sondern in der Eins-zu eins-Beziehung hinreichende Orientierung finden. Dies sollte möglichst frühzeitig berücksichtigt werden, da die Jugendlichen oft als sehr »nachtragend« erlebt werden können, d.h. dass sie an einmal erlebten Ausgrenzungen oder Verletzungen stark festhalten, was den weiteren Kontakt gelegentlich erschweren kann.

nicht vor der Peer-Group korrigieren

Eine psychiatrische Auffälligkeit kann vermieden werden, wenn frühzeitig eine starke Bindung zu dem Kind oder Jugendlichen aufgebaut werden kann, in welcher der Jugendliche Orientierung und Sicherheit findet.

frühzeitig starke Bindung aufbauen

Peter kam mit 15 Jahren relativ spät in die Schule für Seelenpflege-bedürftige Kinder. Sein Verhalten war rasch durch Misstrauen und soziale Fehleinschätzung gekennzeichnet. Der verantwortliche Lehrer schilderte einmal das Bild: Peter verwandelt eine ihm gereichte Blume noch auf dem Weg in einen Pfeil und klagt über die erlittene Verletzung.
Trotz einfühlsamster Begleitung und Orientierung verweigerte er zunehmend den Schulbesuch. Es war ihm nicht mehr möglich, über die von ihm errichtete Schwelle zu kommen. Nach Monaten des Fehlens wurde er von der Schule abgemeldet.

Diagnostische Klassifikation

ICD-10: Q 87.3 Sotos-Syndrom.

Smith-Magenis-Syndrom

Das Smith-Magenis-Syndrom wurde durch die namengebenden amerikanischen Humangenetikerinnen 1971 erstmals beschrieben. Verursachend ist eine Veränderung (Deletion) am 17. Chromosom (17p11.2). Zwar bestehen bei diesem Syndrom charakteristische Zeichen, doch ist es hier vor allem auch das eindrückliche Verhalten, das die diagnostische Einschätzung erleichtert.

eindrückliches Verhalten

An äußeren Zeichen zeigt sich ein gegenüber Stirn und Kinn eher zurücktretendes Gesicht, weiter ein relativer Kleinwuchs und ein verhältnismäßig kleiner Kopf (Mikrozephalie). Die Ohrmuscheln sind auffällig, auch die relativ plumpen Hände mit kurzen Fingern. Manchmal sind einzelne Zehen miteinander verbunden. Weitere körperliche Veränderungen sind breit gestreut und treten zum Teil nur selten auf wie Schilddrüsenunterfunktion, Lippen-Kiefer-Gaumen-Spalte, eine mangelnde Anlage der Niere oder auch Augenveränderungen (Netzhautablösung). Häufig tritt eine Epilepsie auf. Wiederholte Infektionen können zu einer Mittelohrschwerhörigkeit führen. Auffallend ist die oft tiefe und raue Stimme. Meist besteht eine mittlere, zum Teil sogar ausgeprägte Intelligenzminderung. Eine kommunikative Sprachfähigkeit, auch sprachliche Verständnisfähigkeit, wird meist erreicht. Die Kinder sind für Unterstützung dankbar, insbesondere auch für Formen der Logopädie.

körperliche Zeichen

Eindrücklicher als die körperlichen Auffälligkeiten sind die charakteristischen Verhaltensweisen, die zum Teil stark an eine Autismus-Spektrum-Störung erinnern, beispielsweise eine Sprachhemmung, ein ausgeprägtes Bedürfnis nach »sameness«, also Ritualisierung, sowie eine Scheu vor körperlicher Berührung.

charakteristische Verhaltensweisen

Es kann zu herausforderndem Verhalten kommen, unter anderem zu Kopf-Schlagen, Sich-Beißen oder auch Hautverletzungen bis zum Abziehen von Fuß- und Fingernägeln.

Psychiatrische Aspekte des Smith-Magenis-Syndroms

Insbesondere das oft sehr beeinträchtigte Schlafverhalten kann zu Reizbarkeit, Selbstverletzung und aggressiven Verhaltensweisen führen.

Man gewinnt den Eindruck, dass sich die Kinder durch ihr Verhalten stärker spüren wollen, insbesondere in Verbindung mit dem auffallenden Pressen der Hände oder Sich-Umarmen.

Das therapeutische Bemühen richtet sich vor allem auf eine Stärkung des Schlaf-Wach-Rhythmus durch Schlaf unterstützende Medikamente zunächst pflanzlich-homöopathischer Natur, gegebenenfalls auch *Melatonin*. Vor allem auch ein ausgeprägtes Ritual zur Vorbereitung des Schlafes kann hier hilfreich sein. Ebenso förderlich sind Maßnahmen, die das Körperempfinden intensivieren (Wickel, festes Einwickeln, Beschweren mit Sandweste bzw. Sanddecke oder Ähnliches), um das Tasterleben und damit die Haltgebung zu verstärken. Weiterhin gilt es, Unruhe und Unüberschaubarkeit zu vermeiden und den

Stärkung des Schlaf-Wach-Rhythmus

latente Angst lindern

Kindern einen ausgeprägt rhythmischen Tageslauf anzubieten. Dies kann helfen, die latente Angst zu lindern, die hinter den selbst- und fremdaggressiven Verhaltensweisen vermutet werden kann. Homöopathisch kann hier *Aurum comp.* eingesetzt werden, bei ausgeprägter Form beispielsweise auch das Neuroleptikum *Risperidon* in niedriger Dosierung.

Die Jahre, in denen Johanna Heim und Schule besuchte, waren für Johanna, ihre Lehrer und Begleiter über weite Strecken eine große Herausforderung. Lange prägten die Ein- und Durchschlafstörungen die Situation. Viele Abende und Nächte waren durch die Neigung zu Selbstverletzungen belastet, was oft bis in die Nacht hinein die unmittelbare Anwesenheit einer Begleiterin erforderlich machte. Erst ein sehr striktes Einschlafritual mit frühem Rückzug aus der Gruppe, zum Teil auch langem stillem Verweilen bei ihr, verbunden mit Schlaf unterstützender pflanzlicher Medikation, später auch Melatonin, besserte die Situation über einige Jahre. Auffallend war ihre größere Wachheit und Teilnahmefähigkeit am heilpädagogischen Unterricht nach zumindest leidlich durchschlafenen Nächten. Dann tauchte auch eine Freudigkeit und ein Mitschwingen gerade im rhythmischen Teil des Unterrichts auf.

Aber die Situation war fragil. Mitbedingt durch ein beeinträchtigtes Temperaturempfinden kam es immer wieder zu Infekten, die sie weit zurückwarfen. Aufgrund der verminderten Schmerzempfindlichkeit traten Verletzungen auf, auch einmal eine Verbrennung an der Hand, die lange keine Ruhe ließ. Die Körperpflege, insbesondere das Kämmen bei ihrer empfindlichen Kopfhaut, war oft ein Ringen. Auch das Essen wurde durch Johannas Kaumüdigkeit immer wieder zu einer Herausforderung. Eine überraschende Verbesserung und ein erstaunliches Aufwachen vermittelte dann ein Kommunikationstraining mit Gebärdensprache, da die eigene Sprachbildung nur eingeschränkt möglich war. Man hatte den Eindruck, dass sie dadurch etwas aus ihrer Abgeschlossenheit aufwachte. Aber die Jahre bis zu ihrem 18. Lebensjahr und der anschließende Wechsel in eine Erwachseneneinrichtung waren für alle eine große Herausforderung.

Angesichts des Wechsels in die Erwachseneneinrichtung, der ihr offensichtlich Angst einflößte, wurde kurzfristig sehr niedrig dosiert *Risperidon* eingesetzt (0,1 mg abends). Die Zeit nach diesem Wechsel gestaltete sich sehr schwierig. Sie verlor sich immer mehr in Klagen und intensiven Missempfindungen. Immer stärker drängte sie nach Hause, die Wochenendbeurlaubungen zogen sich zunehmend in die Länge. Letztlich wurde sie abgemeldet. Die Situation blieb ungeklärt. Was aber blieb, war eine große Leere. Irgendwie hatte sie die Seelen der Begleitenden – trotz aller Belastungen – tief berührt, und es dauerte Monate, bis sich das Bedauern über ihren Weggang wieder beruhigt hatte.

Diagnostische Klassifikation

ICD-10: Q 87.1 Smith-Magenis-Syndrom.

Rubinstein-Taybi-Syndrom

Das Rubinstein-Taybi-Syndrom wurde erstmals 1957 als verhältnismäßig seltenes genetisches Syndrom beschrieben. Betroffen ist eines von ca. 120.000 Neugeborenen. Auffallend ist das äußere Erscheinungsbild mit dem relativ kleinen Kopf, mit dem weiten Augenabstand und den eigentümlich hohen Augenbrauen. Fast alle Betroffenen müssen eine Brille tragen. Insgesamt sind die meisten Betroffenen eher kleinwüchsig, durch Wirbelanomalien zeigt sich die Wirbelsäule verbogen, auch die Hüfte ist aus dem Lot. Eindeutig ist der auffallend breite Daumen, der auch die Feinmotorik beeinflusst, und die Breite der Großzehen. Bedingt durch eine ausgeprägte Dehnbarkeit der Gelenke bewegen sich die Kinder relativ steif und unsicher.

äußeres Erscheinungsbild

Auffällig ist die Diskrepanz zwischen gutem Sprachverständnis und stark eingeschränkter eigener Sprachentwicklung. Die Kinder sind grundsätzlich zugewandt, manchmal lassen sie eine Distanz vermissen.

Sprachverständnis und -entwicklung

An den inneren Organen zeigen sich in unterschiedlicher Ausprägung Veränderungen an den Nieren, zum Teil bis hin zu einer fehlenden Anlage einzelner Nieren, sowie Herzfehler (Ventrikelseptumdefekt und Pulmonalstenose).

Psychiatrische Dimension des Rubinstein-Taybi-Syndroms

große Reizoffenheit

Wichtig in der Begleitung ist eine Rücksichtnahme auf die sehr große Reizoffenheit. Bei Unkenntnis dieser Symptomatik kann diese Offenheit und Zugewandtheit zu stark beansprucht werden. Wer diese Kinder, Jugendlichen und auch Erwachsenen kennt, kann oft spüren, dass die Offenheit auch dazu dienen kann, eine sich dahinter verbergende Angst abzuwehren (kontraphobisches Verhalten). Dankbar nehmen Betroffene den Schutz an, den Begleiter anbieten, indem die Eindrücke vorbereitet, geordnet und »gefiltert« werden.

natürliche Distanz fördern

Vor diesem Hintergrund kann sich dann auch die Fähigkeit zu einer natürlichen Distanz bilden. Bleiben sie aber der völligen Offenheit ausgeliefert, kann sich die Angst verstärken und festsetzen und die Fähigkeit des emotionalen Erlebens nachhaltig beeinträchtigen.

Eine allopathisch-medikamentöse Behandlung ist hier meist nicht erforderlich. Die Therapie gewinnt durch das Schaffen einer adäquaten Umgebung, psychomotorische Übungsbehandlung und eine Kommunikationsunterstützung.

Anna war eine Freude für die Schule, die sie besuchte. Um ihr offenes, heiteres Wesen herum ordneten sich scheinbar die Mitschüler. Trotz ihrer eingeschränkten Kommunikation, ihrer Verlangsamung und eingeschränkten Beweglichkeit bildete sie wie selbstverständlich den Mittelpunkt ihrer Klasse. Zwischen der so wesentlichen Zeit des »Rubikon« (siehe Seite 30f.) und der Vorpubertät schien sie zunehmend in eine Krise zu kommen. Ihre Steifheit verstärkte sich, ihre eingeschränkte Sprachfähigkeit wurde teilweise zur Sprachlosigkeit, sie wirkte zunehmend erstarrt, dahinter eigentlich erschreckt. Der therapeutische Schwerpunkt wurde daraufhin stärker auch auf Maßnahmen in Einzelbegleitung gelegt. Zum einen wurde eine psychomotorische Übungsbehandlung (sensorische Integration) angeboten und von ihr gerne angenommen. In der Sprachbildung wurde durch eine einfühlsame logopädische Behandlung ihre Ausdrucksfähigkeit vertieft. Insbesondere aber – und dies wurde in der Pubertät bis hin zum Ende ihrer Schulzeit immer wichtiger – wurde ein regelmäßiges orientierendes und »filterndes« Gespräch mit ihr gepflegt. In ruhiger Atmosphäre konnte dabei auf die jeweils anstehenden Dinge eingegangen werden, und nach und nach beruhigte sich ihre Angst. In der Heileurythmie, die wegen der eingeschränkten Beweglichkeit oft auch im Sitzen durchgeführt wurde, erreichte sie eine feine Ausdrucksfähigkeit, die ihre große innere seelische Lebendigkeit zum Ausdruck brachte. Diese Therapieeinheiten wurden ihr sehr wichtig. Ordnendes Gespräch, Vorbereitung auf das Kommende, Vermittlung bei Konflikten und das Aufrechterhalten stetiger Beziehungen wurden zur Basis einer erfreulichen Entwicklung. Ein wichtiger Rückhalt war die stetige vertrauensvolle Zusammenarbeit mit den Eltern.

Diagnostische Klassifikation

ICD-10: Q 87.2 Rubinstein-Taybi-Syndrom.

Autismus-Spektrum-Störung (ASS)

Ein Ding ist verrückt
In sich zu sein ist ein lebloser Zustand
Ohne sich zu sein bedeutet Einsamkeit
Weder das In sich Sein noch das Ohne sich Sein können leben
Reine Zustände gibt es nicht
Ewig vollzieht sich ein Wechsel in mir
Und selbst im Ruhezustand wirken zwei Mächte,
die nicht zueinander finden.
Birger Sellin

Die Diagnose Autismus-Spektrum-Störung (im Folgenden mit ASS abgekürzt) gewinnt in den letzten Jahren zunehmend an Bedeutung. Es besteht eine gewisse Unsicherheit, ob die Symptomatik als solche zunimmt oder ob die Diagnose angesichts der gewachsenen Aufmerksamkeit und vor allem auch der gewachsenen Kenntnis über das Krankheitsbild häufiger gestellt wird.

zunehmende Bedeutung

Sprach man in den 70er-Jahren noch davon, dass ca. eines von 1.000 Kindern betroffen sei, gehen heutige Zahlen von einem von 100 Kindern aus. Hier schwanken die Zahlen stark je nach Untersucher und nach den angewendeten diagnostischen Kriterien. Man darf aber davon ausgehen, dass beide Annahmen zutreffen.

Aber auch das öffentliche Interesse hat deutlich zugenommen. Eine wachsende Anzahl von Menschen mit ASS hat »ihre Welt« in Büchern beschrieben (eine kleine Auswahl findet sich im Literaturverzeichnis, Seite 431). Auch Filme zeigen Menschen mit ASS, teilweise in sehr einfühlsamer, teilweise eher spektakulärer Form.

Die Abgrenzung der ASS gegenüber unterschiedlichen Formen einer frühkindlichen Hirnschädigung ist oft nicht einfach. Auch zeigen verschiedene genetisch bedingte Syndrome (vor allem das Fragile-X-Syndrom, die Tuberöse Sklerose, das Rett-Syndrom, das Angelman-Syndrom sowie das Cornelia-de-Lange-Syndrom) erhebliche Überschneidungen mit dem Bild der ASS. Ohne dass der Begriff als solcher klar definiert ist, wird hier oft von »autistischen Zügen« gesprochen.

Erstbeschreibung des Autismus

Eigentümlich sind sowohl der Zeitpunkt als auch die Umstände der Erstbeschreibungen des »Autismus«. Seinerzeit war die heute gebräuchliche Beschreibung des »autistischen Spektrums« noch nicht erfolgt. So beschrieben sowohl der austro-amerikanische Kinderpsychiater Leo Kanner 1943 *(Autistische Störungen des affektiven Kontakts)* als auch der österreichische Kinderarzt und Heilpädagoge Hans Asperger 1944 im damals von Deutschland besetzten Wien (Die »Autistischen Psychopathen« im Kindesalter) das damals noch unbekannte bzw. noch unbeschriebene Phänomen des Autismus.[125] Beide bezogen sich dabei auf den von Eugen Bleuler 1911 eingeführten Begriff »Autismus«, der allerdings ein zentrales Symptom der Schizophrenie beschrieb. Bleuler meinte damit das Verhalten an Schizophrenie Erkrankter, die sich stark in einer eigenen inneren gedanklichen Welt orientieren und dabei mitmenschlich-soziale Kontakte zunehmend aufgeben.

Orientierung an einer inneren Welt

Bemerkenswert ist, dass Asperger und Kanner – mitten im Zweiten Weltkrieg und als Bürger zweier sich bekriegender Staaten – sicherlich keinerlei Kenntnis von der Forschung und der Veröffentlichung des jeweils anderen hatten.

beeinträchtigte Beziehungsfähigkeit

Leo Kanner formulierte es in seiner Erstbeschreibung folgendermaßen: »Die herausragende fundamentale pathognomonische Störung ist die von Geburt an bestehende Unfähigkeit, sich in normaler Weise mit Personen oder Situationen in Beziehung zu setzen. Die Eltern stellten diese Kinder vor und beschrieben sie als ›selbstgenügsam‹, ›wie in einer Schale lebend‹, ›am glücklichsten, wenn sie allein gelassen wurden‹, ›handelnd, als ob niemand anwesend sei‹, ›nicht Notiz nehmend von ihrer Umgebung‹, ›den Eindruck stiller Weisheit vermittelnd‹, ›unfähig, das normale Maß an sozialem Gespür aufzubringen‹, ›handelnd, als ob sie hypnotisiert werden‹.«[126]

Während die Bezeichnung »Autismus« bei Bleuler einen Rückzug von zunächst eingegangenen Beziehungen oder von der Teilnahme an zuvor vorhandener Kommunikation bedeutete, »handelt es sich hier vom Anbeginn an um ein autistisches Alleinsein, welches alles, was von außen auf das Kind einwirkt, nicht beachtet, ignoriert und ausschließt [...] Wir müssen also annehmen, dass diese Kinder zur Welt gekommen sind mit einer angeborenen Unfähigkeit, normale und biologisch vorgesehene affektive Kontakte mit anderen Menschen herzustellen.«[127]

abweichendes Krankheitsbild

Hans Asperger wiederum beschrieb 1944 ein davon teilweise abweichendes Krankheitsbild. Er verwies darauf, dass die Betroffenen häufig den Blickkontakt vermeiden, ihre Mimik nicht gebrauchen, um Kontakt zu schaffen oder Gefühle zum Ausdruck zu bringen, häufig auch eine ungeschickte Motorik aufweisen. Zusätzlich führte Asperger hinsichtlich der Sprache unnatürlich wirkende Sprachäußerungen an, ein »besonders schöpferisches Verhältnis zur Sprache« sowie eine Aufmerksamkeitsbeeinträchtigung, in der die Kinder wie »von innen her abgelenkt« sind. Weiterhin verwies er auf eine »kompensatorische Hypertrophie besonderer Fähigkeiten als Ausgleich für beträchtliche Defekte«.[128]

Einengung der Beziehung zur Umwelt

Hinsichtlich der sozialen Fähigkeiten schilderte er eine »Einengung der Beziehung zur Umwelt« und weitere soziale Einschränkungen, wobei die Betroffenen »ihren eigenen Impulsen« folgen, und weiter: Sie »gehen ihren eigenen Interessen nach, unbekümmert um die Anforderungen der Umwelt«.[129]

Emotionale Auffälligkeiten beschrieb Asperger dahingehend, dass die Betroffenen kein Gefühl für persönliche Distanz zeigen, keinen Humor aufweisen und in ihrem Sexualverhalten Auffälligkeiten zeigen »von Desinteresse an Sexualität bis zu exzessiver Masturbation«.[130]

Es war dann auch Asperger, der auf einen möglichen genetischen Hintergrund verwies, indem er berichtete, dass er unter den über 200 Fällen, die er beobachtet hatte, keinen einzigen gefunden hatte, »in dessen Familie nicht auch mehr oder weniger ausgeprägt Kontakt- und Kommunikationsstörungen – meist bei den Vätern – zu finden waren«.[131] (Es ist aus heutiger Sicht schwer verständlich, dass eben dieser Kinderarzt Hans Asperger zur Zeit seiner durchaus empathischen Erstbeschreibung des »Autismus« direkt wie indirekt an der Tötung behinderter Kinder unter dem in der NS-Zeit propagierten Aspekt des sogenannten »lebensunwerten Lebens« beteiligt war.[132])

Annahme problematischer Ursachen

Vom heutigen Standpunkt aus gesehen ist es interessant, macht aber auch betroffen, dass in den 30 Jahren, die auf diese Erstdiagnose folgten, zunächst sehr problematische »Ursachen« für das Auftreten des Autismus formuliert worden sind. So war es lange die gängige Überzeugung der Forscher, dass emotionale Kühle und Distanziertheit der Eltern, vor allem der Mütter, »schuld« an der autistischen Entwicklung eines Kindes seien. In diesem Sinne prägte der bekannte Kinderpsychiater Donald Winnicott den irreführenden und zutiefst verletzenden Begriff der »Kühlschrankmutter«. Auch wurde erwogen, dass eine zu große Brust der Mutter dem Säugling beim Stillen Erstickungsgefühle verursachen würde und die dabei entstehende Angst die Grundlage einer autistischen Entwicklung bilde.

Aus heutigem Blickwinkel erschüttert dabei besonders, dass Eltern, Mütter vor allem, die zutiefst darunter litten, nicht in eine natürliche Beziehung zu ihren Kindern treten zu können, zusätzlich mit Schuldgefühlen belastet wurden. Können wir uns das Leiden einer Mutter vorstellen, die über Jahre nicht den Blick des geliebten Kindes einfangen konnte – und zusätzlich dafür verantwortlich gemacht wird?

Erst Anfang der 1970er-Jahre, vor allem durch den amerikanischen Psychologen und Pädagogen Carl H. Delacato und seine Mitarbeiter, fand eine tiefgehende Änderung der Anschauung statt. Er betrachtete diese Kinder

phänomenologische Betrachtung

phänomenologisch, d. h. er lenkte den Blick allein auf das Verhalten der Kinder, ohne zunächst Rückschlüsse über die verursachenden Bedingungen zu ziehen (übrigens grundsätzlich eine sehr empfehlenswerte vorläufige Herangehensweise an eine Diagnosefindung!). Vor dem Hintergrund von Erfahrungen mit hirnverletzten und sinnesbeeinträchtigten (blinden, tauben, etc.) Kindern fand Delacato letztlich zu der wegweisenden Hypothese, dass Menschen mit einer autistischen Symptomatik an den Verarbeitungsmöglichkeiten von Wahrnehmungen und Sinneseindrücken leiden. Er erkannte, dass die Sinnesfunktionen und die grundlegenden Wahrnehmungsmöglichkeiten

beeinträchtigte Sinnesverarbeitung

der Betroffenen intakt sind, bei der weiteren Verarbeitung bzw. Einprägung der Eindrücke dann aber entscheidende Beeinträchtigungen auftreten. Die daraus resultierende Anschauung einer beeinträchtigten Wahrnehmungsverarbeitung prägt auch unsere heutige Einschätzung des Autismus.

Delacato arbeitete weiter heraus, dass bei jedem Menschen mit einer ASS diese Sinnesverarbeitung in unterschiedlicher Weise beeinträchtigt bzw. verändert sein kann. Er differenzierte eine zu intensive Sinnesverarbeitung, eine mangelnde Abgrenzung, auch ein Überwältigtwerden von spezifischen Sin-

»hyper«, »hypo« und »weißes Rauschen«

neseindrücken (er nannte dies »hyper«) und daneben ein zu schwaches, nur begrenztes Wahrnehmen von Sinneseindrücken (»hypo«). Beide Formen des Ungleichgewichts beeinträchtigen das Selbstgefühl zutiefst. Als drittes Phänomen beschrieb er die anhaltende Wahrnehmung einer Sinnesmodalität, also das stetige Empfinden eines Sinnesreizes, der sich zutiefst störend auswirkt (»weißes Rauschen«).

In den letzten ca. zehn Jahren setzte sich dann der Begriff der Autismus-Spektrum-Störung (ASS) zunehmend durch. Dieser Begriff umfasst frühere Begriffe wie Kanner-Autismus, frühkindlicher Autismus, atypischer Autismus, »autistische Züge« und anderes.

Abzugrenzen von der ASS ist der »Asperger-Autismus«, der auch mit dem

Asperger-Autismus

Begriff »High-Functioning-Autismus« bezeichnet wird. Hier besteht oft ein hohes Intelligenzniveau bei eingeschränkter autismusspezifischer sozialer Kompetenz.

Der Begriff »Autismus-Spektrum-Störung« scheint mir sinnvoll gewählt zu sein. Er hebt die unterschiedlichen »Schubladen« auf und verweist auf ein dynamisches Geschehen. Wie die Farben im Farbspektrum eine weite Skala aufweisen – wobei unterschiedliche Farben einzeln, gemeinsam oder vermischt auftreten, immer aber Farben bleiben! –, so kennen wir Grundsymptome, die prägend und in der Diagnose zielführend als »autistisch« beschrieben werden. Praktisch niemals treten alle möglichen Symptome (Beschreibung der Symptome siehe unten) in gleicher Weise bei den Betroffenen auf. Einzelne Symptome können bei einem Betroffenen beobachtet werden, verschiedene Symptome können sich mischen, dabei aber auch in ihrer Ausprägung durchaus unterschiedlich sein.

Unterschiedlichkeit der Ausprägungen

Die Unterschiedlichkeit dieser Ausprägungsformen hat zu dem treffenden Satz geführt: »Wer einen Autisten kennt, kennt *einen* Autisten!« Das will sagen: Letztlich gleicht kein Mensch mit einer Autismus-Spektrum-Störung dem anderen. Das bedeutet auch: Ich kann keine Erfahrung, die ich in der Begleitung des einen Menschen gemacht habe, auf die Begleitung eines anderen Menschen direkt übertragen. Bei jedem Einzelnen muss ich in gewisser Hinsicht »von vorne« beginnen. Natürlich helfen mir alle Erfahrungen, die ich in der Begleitung von Menschen mit einer Autismus-Spektrum-Störung gemacht habe, aber nur bedingt wird es möglich sein, die gewonnenen Erfahrungen unmittelbar auf den jetzt begleiteten Menschen zu übertragen.

Es ist letztlich unabdingbar, dass ich mir als Begleiter einen jeweils völlig neuen und von früheren Erfahrungen unabhängigen Eindruck der Erlebniswelt eines von mir betreuten Menschen mache. Und nur bei dessen eigenen Möglichkeiten und Fähigkeiten kann ich ansetzen.

Ursache unbekannt

Die *Ursache der vielfältigen Autismus-Spektrum-Störungen* bleibt bis heute letztlich offen. Unterschiedliche Faktoren werden diskutiert. So können sich genetische wie epigenetische Aspekte auswirken, ebenso wie Infektionskrankheiten (vor allem Röteln), metabolische Störungen, toxische Einwirkungen und möglicherweise auch Auswirkungen einer Impfung. Möglicherweise aber muss sich hier der Blick noch einmal sehr öffnen und auch hier nicht vorrangig unter dem Aspekt eines »Defekts« forschen, sondern Autismus als Daseinsform zu verstehen versuchen.

Kernsymptome der Autismus-Spektrum-Störung

ASS als Syndrom

Angesichts der Unterschiede im Auftreten und in der Ausprägung ist es berechtigt, die Autismus-Spektrum-Störung jeweils als ein Syndrom zu beschreiben, d.h. als ein gemeinsames Auftreten unterschiedlicher, aber zusammengehöriger und damit ein komplexes Bild ergebender Symptome. Die vorrangigen Bereiche des charakteristisch veränderten Erlebens – die Kernsymptome – sind:

- veränderte bzw. beeinträchtigte Möglichkeit der Sinnesverarbeitung,
- charakteristisches Kontaktverhalten,
- besonderer Umgang mit Affekten,
- Sprachbesonderheiten,
- charakteristisches Denkverhalten,
- besonderer Umgang mit sozialen Bedingungen bzw. Erfordernissen.

Veränderte bzw. beeinträchtigte Möglichkeiten der Sinnesverarbeitung

In den letzten Jahren ist eine ganze Reihe von Büchern erschienen, die von Menschen mit einer autistischen Wahrnehmungsverarbeitung verfasst wurden. Jeder dieser Autorinnen und Autoren schreibt über sein subjektives Erleben. Es ist nicht möglich, die Schilderungen dieser jeweils individuellen spezifischen Sinnesverarbeitung zu generalisieren.

Dennoch geben uns diese Beschreibungen wesentliche Einblicke in die jeweilige Erlebniswelt. Auch wenn eine Verallgemeinerung und Übertragung einer Schilderung auf andere Menschen nicht möglich ist, können diese Erfahrungsberichte das Einfühlungsvermögen von Begleitern wesentlich und entscheidend erweitern und vertiefen. Sie offenbaren uns die berührende und eindrückliche Vielfältigkeit möglicher Sinnesverarbeitung und können uns dadurch Hilfe sein, uns in die Innenwelt eines Menschen, der uns anvertraut ist, offener und besser einzufühlen.

Vielfältigkeit möglicher Sinnesverarbeitung

Das Sehen

Die folgenden Selbstzeugnisse von betroffenen Menschen entstammen, wenn nicht anders angegeben, der sehr empfehlenswerten Schrift *Autistische Menschen verstehen lernen,* herausgegeben von »Autismus Stuttgart e.V.«.[133]

»In jenem Jahr brach ich mir das Schlüsselbein, als ich von der Heizung fiel. Meine Augen zeigten mir eine breite Fensterbank, wo die Heizung war, und ich setzte mich und fiel sofort hin.«[134]

Selbstzeugnisse

»Für mich sieht in Ruhe alles so aus, als sei es um 30 Prozent weiter entfernt, als es ist. Das ist aber gar nicht so schlimm, weil ich mich darauf eingestellt habe. Verwirrend wird es aber, wenn ich in Bewegung bin und sich etwas auf mich zubewegt.«[135]

»Ich brauche ziemlich lange, bis ich einen Menschen richtig wahrnehmen kann, d. h. bis alle Bilder, die ich von ihm habe, zur Deckung kommen. Darum vermeide ich auch zuerst den Blickkontakt.«

»Meine visuelle Wahrnehmung ist starken Schwankungen unterworfen, und das hängt mit der Wetterfühligkeit zusammen. Ich habe schon Zeiten erlebt, in denen keine Verzerrungen mehr vorkamen. Im Augenblick erlebe ich häufig, dass ich mein Gegenüber nur schemenhaft wahrnehme, d. h. ohne Konturen, oder der Mensch zerfällt mir in Stücke. Bei sehr vertrauten Menschen kommt das aber seltener vor. Meine Mutter sehe ich auch an schlechten Tagen als ganze Person.«

»Die Augenuntersuchung soll feststellen, ob ich zu viel sehe. Die Augen tun oft weh und ich sehe alle Dinge ungeheuer schwer auszuhalten. Inwendig kann ich einfach eine Ausschaltung einschalten und innerhalb von Sekunden sehe ich nur noch eine hohe Mauer von Punkten.«[136]

»Ich will heute versuchen, eine kleine Begebenheit zu schildern. Wir fuhren mit dem Auto nach Mölln zu meiner Oma. Ich eiferte wie immer, ruhig zu atmen, nicht zu schaukeln, auch schreien wollte ich nicht. Da sah ich plötzlich einen Augenblick lang eine außerordentlich große Gefahr in Form eines Lastwagens auf uns zurasen. Ich erschrak sehr und schrie, aber niemand hatte diese Gefahr nur bemerkt. Aus dieser Begebenheit sehe ich, dass meine Wahrnehmung jedenfalls anders funktioniert …«[137]

»Ich will kein In-mich mehr sein.«

»Ein autistischer Mensch kann erst etwas wahrnehmen, wenn es auf längere Zeit konstant oder ständig wiederholend auf ihn einwirkt.«

»Manchmal verlor ich die Perspektive. Wenn etwas mit großer Geschwindigkeit auf mich zukam oder wenn ich auch nur darauf unvorbereitet war, konnte es mir ungeheuer riesig vorkommen. Wenn jemand sich plötzlich über mich beugte, konnte mich das sehr erschrecken. Dann hatte ich das Gefühl, dass etwas auf mich herabfiel, unter dem ich zermalmt werden konnte.«[138]

»Eine der großen Schwierigkeiten, die ich beim Betrachten eines Bildes habe, ist die, dass es keine Reihenfolge hat [...] Wenn ich ein Bild sehe, auf dem zum Beispiel mehrere Menschen zu sehen sind, dann kann ich mit irgendeinem anfangen und ihn untersuchen, wie er aussieht und was er gerade tut. Dann kann ich zu irgendeinem anderen weitergehen. Die Menschen sind aber nicht schön ordentlich in Zeilen oder Spalten angeordnet, sondern willkürlich verteilt und dazu noch verschieden groß. Zusätzlich zu diesen Menschen gibt es noch sehr viele Sachen auf dem Bild, die auch irgendwie verteilt sind und von denen manche unwichtig sind, andere dagegen sehr wichtig. In diesem Chaos weiß ich nicht, in welcher Reihenfolge ich die einzelnen Details des Bildes anschauen soll, denn alle auf einmal kann ich nicht anschauen.«[139]

In all diesen Darstellungen unterschiedlicher visueller Reizverarbeitung kristallisieren sich Übereinstimmungen heraus, auf die in der Begleitung eines betreuten Menschen geachtet werden sollte. Ein hier wesentlicher Aspekt ist der der Filterschwäche. Das bedeutet, dass ein selektives Sehen nur dann möglich ist, wenn zusätzliche Reize unterdrückt werden. Menschen mit einer autistischen Sinnesverarbeitung sind oft überfordert, das Ganze in den Teilen zu erkennen, und fokussieren sich deshalb auf Teile, auf Details.

Filterschwäche

Ein weiteres Merkmal sind Verzerrungen und Verschiebungen, insbesondere bei der Wahrnehmung von Gesichtern. Es kommt hinzu, dass es eine Reihe von Menschen mit autistischer Wahrnehmungsverarbeitung gibt, die ein menschliches Gesicht nicht als menschliches Gesicht erkennen können, sondern es wie ein »Ding« verarbeiten.

Ein weiterer möglicher übergeordneter Aspekt ist für viele Betroffene die fehlende Konstanz der Bilder, die Unsicherheit über Größe, Lage und Perspektive im Raum. Dies beeinträchtigt insbesondere die Wahrnehmung eines bewegten Gegenstandes. Fehleinschätzungen im Straßenverkehr oder in ähnlichen Situationen können daher eine ausgeprägte Gefahrenquelle sein!

Wahrnehmung bewegter Gegenstände

Auch wenn dies im Weiteren noch unter den therapeutischen Aspekten vertieft wird, kann hier schon festgehalten werden, dass die Schwelle zur Reizüberflutung schnell überschritten ist. Es ist in der Begleitung von Menschen mit autistischem Erleben wichtig, ein generelles Gefühl dafür zu bekommen, wie viele Sinneseindrücke in einem Sinnesfeld wirklich noch erkannt, erfasst und bewältigt werden können.

Letztlich ist es auch hier unabdingbar, sich in den betreffenden Menschen hineinzuversetzen und zu versuchen, ein Empfinden für die jeweilige individuelle Sinnesverarbeitung zu bekommen. Scheinbar ein Widerspruch – aber gerade diese so große Vielschichtigkeit können wir als charakteristisch für autistische Sinnesverarbeitung erleben: Immer wieder schildern Betroffene auch ein blitzschnelles Erkennen, praktisch aus der Peripherie, ein vollständiges Umfassen des Gesehenen, oft auch verbunden mit einer sehr ausgeprägten visuellen Erinnerungsfähigkeit. So können wir beispielsweise erleben, dass ein Mensch bei einem Film scheinbar nicht hinschaut, und erfahren dann mit Staunen, dass er doch ganze Sequenzen detailgenau wiedergeben kann.

Grenze zwischen »Störung« und »Fähigkeit«

Auch dies zeigt, wie schwer die Grenze zwischen »Störung« und »Fähigkeit« zu fassen ist. Einschränkungen und herausragende individuelle Begabungen liegen oft nahe beieinander.

Das Hören

Im Hörbereich treffen wir in gleichem Umfang auf die schon beschriebene Überforderung bzw. Filterschwäche (nach Delacato »hyper« genannt). Es kann durchaus aber auch zu einer zu schwachen Ausbildung des Hörerlebens kommen, sodass die Betroffenen intensive Geräusche hervorbringen oder gestalten, um sich selbst dadurch ausgeprägter erleben zu können (ein »hypo« nach Delacato; siehe auch Seite 320). Als ein Drittes kann auch ein Sinneseindruck im Hören entstehen, ohne dass konkrete entsprechende akustische Höreindrücke vorhanden sind, so zum Beispiel das Rauschen des Blutes im Ohr oder eigenständige Höreindrücke, die mit einem Tinnitus vergleichbar sind (ein »weißes Rauschen« nach Delacato).

Die folgenden Schilderungen Betroffener können die Vielschichtigkeit und Vielfältigkeit veränderten Hörens dokumentieren.[140]

Schilderungen Betroffener

»Aber am schlimmsten war, als ich ein kleines Kind war, das Chaos. Alle unterschiedlichen Geräusche drangen ungefiltert auf mich ein, und ich konnte das einzelne Geräusch nicht identifizieren. Wenn es zu viel wurde, habe ich nur noch geschrien.«[141]

»Mir ist eingefallen, dass ich früher oft ein Sausen und Brausen im Ohr wahrgenommen habe. Das war ziemlich schlimm, und ich konnte mir nur Erleichterung verschaffen, indem ich mit dem Kopf auf einen Sessel aufschlug.«[142]

»Als ich ein kleines Kind war, war es für mich nur eingeschränkt möglich, das Sprechen der anderen zu verstehen. Was ich an Lauten hörte, kam mir vor wie das Treten von Schotter oder ähnlich dem Froschquaken im dunklen Teich. Unangenehm war das für meine Ohren und auch unverständlich.

Meine Mutter hat entdeckt, dass ich ihr aufmerksam lauschte, wenn ich ihr lebendiges Lied hörte, das sie für mich sang. Das Klagenmachende der sehr spracharmen Zeit war dann vorbei, weil sie mir alles singend erzählte oder zu mir sagte.«

»Als kleines Kind litt ich fürchterlich unter den Geräuschen der Flugzeuge, des Trockners, der ein künstlich hertricksendes Geräusch von Bienen vortäuschte, der mordstosenden, schrecklich ohrenbetäubenden Busse.«

»So gern ich immer wieder offen war für den sehr Frieden gebenden Spaziergang, der mir Ruhe und Körpergefühl gab, manchmal wurde ich hart gestresst von dem Gezwitscher der Vögel, das für mich ein unentwirrbares Durcheinandergehen von Melodien ergab, das mich große Kraft kostete zu ertragen.«

»Musik war für mich immer die intensive Erlösung vom Hörstress. Der Arbeit, die Mühe des Hörens mit Musik zu bekämpfen, verdanke ich heute mein fast stressloses Hören, außer einigen Ausnahmen, die wohl auch von Menschen erlebt werden, die nicht unter autistischen Hörbesonderheiten leiden.«

»Eine sagenhafte Idee, die Ursache von Autismus auf ein fast einfaches Problem wie Hören zu reduzieren. Eine Überempfindlichkeit ist einfach auf allen Gebieten da. Ich kann ein wenig zu viel hören und zu viel sehen, aber die Sinnesorgane sind o.k. Einfach innen geht ein Durcheinander leider los. Wörter, Sätze, Ideen werden so auseinandergerissen und zerrissen. Die einfachsten Dinge werden aus dem Zusammenhang der wichtigen wirklichen einzelnen anderen Außenwelt gerissen. Ein Gedanke ist so schwer wie ein richtiger Innenweltkasten.«

Lautdiskrimination rasch überfordert

Die Lautdiskrimination, also die Unterscheidungsmöglichkeit und Zuordnung unterschiedlicher Laute, kann schnell überfordert sein. Oft ist auch die Schwelle rasch erreicht, dass Höreindrücke als schmerzhaft laut empfunden werden. Auch hier gilt es, sich in den betreffenden Menschen einzufühlen, um so weit wie möglich Schutz zu gewähren.

Hinsichtlich der in Bezug auf visuelle Eindrücke schon erwähnten Filterschwäche sind gerade auch die Erläuterungen der Autistin Temple Grandin wichtig, die vor dem Hintergrund einer ausgeprägten Fähigkeit zur Selbstreflexion wesentliche Schilderungen zu spezifischen Sinnesverarbeitungen gegeben hat.

»Ich selbst habe gehört, als trüge ich ein Hörgerät, das auf die höchste Lautstärke eingestellt ist. Meine Ohren sind wie ein offenes Mikrofon, das alles aufnimmt, ein Effekt, der sich mit den Frequenzen der Töne verändert.«

Schilderungen Betroffener

»Ausfälle beim Hören kommen beim Autisten auch häufig vor. Ich habe immer noch Probleme mit dem Abschalten. Mein Gehör schaltet unerwartet ab. Ich will im Radio meinen Lieblingssong hören und stelle fest, dass ich die Hälfte verpasst habe. Im College musste ich immer Notizen machen, um selber das Abschalten zu verhindern.«

»Autisten haben die Schwierigkeit, Hintergrundgeräusche nicht ausfiltern zu können. Ich kann auf einem geräuschvollen Flugplatz kein Telefon benutzen. Obwohl meine Hörschärfe normal ist, kann ich am Telefon nichts verstehen, wozu fast alle anderen Leute in der Lage sind. Wenn ich versuche, das Hintergrundgeräusch auszublenden, blende ich auch die Stimme am Telefon aus.«

»Autistische Personen müssen vor Geräuschen geschützt werden, die sie stören. Manche lauten Geräusche schmerzen meine Ohren so, wie wenn der Bohrer beim Zahnarzt einen Nerv trifft. [...] Platzende Ballons erschreckten mich zu Tode, weil sich das Geräusch in meinen Ohren wie eine Detonation anhörte. Geringfügigere Geräusche, welche die meisten Menschen ausblenden können, lenkten mich ab. Als ich im College war, klang der Haartrockner meiner Zimmerkollegin wie ein startender Düsenjet.«[143]

Weitere aussagekräftige Zeugnisse beschreiben die Filterschwäche folgendermaßen: »Ich versuchte immerzu, in meinem Kopf eine Wand zwischen dem bewussten Hören und den übrigen Geräuschen hochzuhalten, damit sich das nicht vermischte. Jedes plötzliche Geräusch bewirkte, dass ich die Wand fast aus dem Griff verlor.«[144]

»Vielleicht war ich noch am ehesten ›normal‹ in der ersten Klasse, denn da war der Unterrichtsstoff so einfach, dass ich der Lehrerin gar nicht zuzuhören brauchte. Ich hätte es auch gar nicht gekonnt. Ich konnte zwar wunderbar auswendig alles wiedergeben, was ich je gehört hatte. Nur: Was man gar nicht erst gehört hat, das kann man auch nicht behalten. Die Lehrer hörte ich nur selten, meistens nur die ersten Worte, bevor alles im allgemeinen Hintergrundgetöse unterging.«[145]

»Wörter kann ich mir wie Grandin oft nur aus dem Kontext erschließen, da ich sie nicht richtig höre. Als kleines Kind hat dies wahrscheinlich dazu beigetragen, dass ich mich trotz Jahre andauernden logopädischen Unterrichts immer noch so schwertat, richtig zu sprechen. Ich habe viele Wörter nur fragmenthaft verstanden und entsprechend nur so ungefähr wiedergeben können.«[146]

Vielleicht taucht beim Lesen vor dem inneren Auge der eine oder die andere der betreuten Menschen auf, seien es Kinder im Kindergarten, in der

Schule, Jugendliche oder Erwachsene. Durch solche Schilderungen geben uns Menschen mit autistischer Wahrnehmungsverarbeitung Hilfen zum inneren Nachempfinden. Sie verdeutlichen, in welcher spezifischen inneren Not sich ein Mensch befindet, der nicht in der Lage ist, das Gehörte so zu hören, aufzunehmen und dadurch zu erinnern, wie es vielen Menschen mit einer nicht beeinträchtigten Sinnesverarbeitung möglich ist. Sehr deutlich kann hier werden, wie viele dieser Betroffenen einen Schutz vor Überforderung brauchen, indem wir die beschriebenen Filterschwächen berücksichtigen.

Hilfen zum inneren Nachempfinden

Das Schmecken und Riechen

»Eigentlich aß ich vor allem Dinge, die ich gerne ansah oder befühlte und die angenehme Assoziationen in mir auslösten. Ich liebte durchsichtiges buntes Glas, Götterspeise ähnelte dem [...] Ich mochte Tintenfisch, weil ich Lindas Mutter mochte.«[147]

Abgrenzung der Sinnesmodalitäten oft schwierig

Dieses Beispiel zeigt, dass eine klare Abgrenzung der Sinnesmodalitäten oft schwer möglich ist. In diesem Fall ragt dann subjektives Empfinden in die eigentlich objektive Sinnesqualität herein.

»Scharfe Gewürze liebe ich sehr, nicht weil es gut schmeckt, sondern weil ich dann meinen Mund spüren kann [...] Ein Löffel Tabasco und ich spüre meinen Mund.«[148]

»Du hast ja keine Ahnung, wie schwierig das Essen ist, wenn die Hände ohne Gefühl sind und die Geschmacksnerven außer Gefecht sind. Ich schmecke dann nichts, stopfe nur das Essen in mich rein. Manchmal spüre ich nicht einmal, ob ich satt bin oder nicht.«[149]

Essverhalten

Gerade das Essverhalten zeigt bei Menschen mit autistischer Wahrnehmungsverarbeitung häufig sehr herausfordernde Züge. Hier ist in der Begleitung oft große Toleranz erforderlich, wichtig sind aber vor allem auch Orientierungshilfen. Das subjektive Erleben, dass »es schmeckt«, dürfen wir in der Begleitung oft nicht voraussetzen. Es gilt, den Essvorgang so zu strukturieren, dass er nicht zur Überforderung wird, sowohl für die Betroffenen als auch für andere betreute Menschen und die Begleiter (siehe hierzu auch das Kapitel »Ess-Störungen«, Seite 234 ff.).

Hier noch einige Schilderungen von Betroffenen: »›Auf deinem Stuhl kann ich nicht sitzen‹, erklärte ich der betreffenden Person. Sie sollte sich nicht so unüberlegt hinsetzen, damit machte sie nämlich den jeweiligen Stuhl für mich kaputt [...] Jedes Mal, wenn sich jemand von seinem Stuhl erhob, hinterließ er einen eigenartigen Geruch, daher wollte ich mich erst auf den Stuhl setzen, wenn er wieder geruchfrei war.«[150]

Schilderungen Betroffener

»Als ich noch zur Schule ging, habe ich es ebenfalls nur aushalten können, wenn ich den Geruchssinn abgeschaltet habe. In meiner Schule waren alle Lehrer starke Raucher, auch mein Lieblingslehrer. Wenn er nach der Pause mir zu nahe kam, mir zum Beispiel über die Schulter schaute, bin ich manches Mal ausgeflippt, und keiner hat gemerkt, was der Grund war. Parfüm ist etwas Entsetzliches, vor allen Dingen, wenn sich der Geruch mit Schweißgeruch vermischt.«[151]

»Entsprechend unangenehm sind alle jene Orte, an denen übermäßig viele Gerüche umherschwirren. Für mich sind öffentliche Verkehrsmittel, belebte Straße und überfüllte Plätze wie Bahnhöfe schwer zu ertragen. Am Bahnhof riecht es nach fettiger Wurst, nach frischen Laugenbrezeln, nach Pommes frites, Pizza und Hamburgern. Das sind noch die angenehmeren Gerüche. Schlimmer sind die Gerüche, die von Menschen ausgehen. Ich finde den Geruch und die Ausdünstungen von fremden Menschen abstoßend. Schweiß, Menstruationsgeruch, der Geruch von nassen Jacken und nassen Haaren sind besonders widerlich. Manchmal kann ich nur noch durch den Mund atmen, um mich zumindest ein wenig vor den Gerüchen zu schützen.«[152]

Auch beim Schmecken und Riechen besteht die gleiche Besonderheit der Sinnesverarbeitung wie bei den anderen Sinnen: Sie können zu schwach wahrgenommen werden, dann bedarf es eines verstärkten Sinnesreizes. Oder sie überwältigen und belasten dadurch – und blockieren eine situationsgerechte Wahrnehmung. Gerade das veränderte Wahrnehmen von Gerüchen erweist sich als besonders problematisch: Es ist für nicht autistisch erlebende Menschen schwer nachvollziehbar, wie stark das Riechen eines Parfüms, der Atem eines Rauchers belasten kann, und wenn sich ein Betroffener abwendet, wird dies in seiner sozialen Dimension falsch gedeutet, beispielsweise als persönliche Zurückweisung. Die oft sehr sensible Geruchswahrnehmung – zum Beispiel des Geruchs menstruierender Frauen – kann vielfach nicht nachvollzogen werden.

verändertes Wahrnehmen von Gerüchen

Sinnesbeeinträchtigungen müssen aber nicht lebenslang bestehen bleiben: »Diese Periode, in der ich ab und zu am Esstisch stehen blieb, weil mein Stuhl kurz zuvor von jemand anderem benutzt worden war, währte nicht allzu lange, ein halbes Jahr vielleicht. Danach nahm ich keine speziellen Gerüche an Stühlen mehr wahr und dachte auch nicht mehr daran, ob vorher jemand dort gesessen hatte.«[153]

Der Tastsinn

Der Tastsinn stellt einen sehr basalen Sinn dar. In Rudolf Steiners Menschenkunde ist der Tastsinn der unterste der Leibessinne. Er vermittelt dem Neugeborenen – noch völlig unbewusst – die elementare Gewissheit: Ja, das bin ich. Eine gelingende Integration dieses Sinnes ist für die Selbstwahrnehmung eines Menschen entscheidend.

wichtig für die Selbstwahrnehmung

Gerade der Tastsinn ermöglicht uns eine wesentliche Form der Selbsterfahrung. Er ermöglicht es mir, mich als nach außen begrenzte und abgeschlossene Person zu erleben. Dieses Tastsinn-Erleben vermittelt eine tiefe Sicherheit und ist Grundlage dessen, was wir als »In-sich-ruhen-Können« beschreiben.

Für die Betroffenen mit einer Autismus-Spektrum-Störung stellen die Tasterfahrungen oft eine extreme Herausforderung dar. Wir kennen Schilderungen Betroffener, die den quälenden Zustand beschreiben, wenn sie »sich nicht spüren können«. Unruhe, Ruhelosigkeit kann die Folge sein. Oder wir erleben, dass Menschen mit einer ASS Berührung oder Halt suchen.

Im Einzelnen müssen diese hier unter dem Aspekt des Tastsinns beschriebenen Beeinträchtigungen als ein übergeordnetes Phänomen des »Körpergefühls« beschrieben werden. Dazu gehören die Wahrnehmung über die Haut (das taktile Empfinden), die Wahrnehmung über die Muskeln und Gelenke (Propriozeption) sowie der Gleichgewichtssinn (das vestibuläre System). Dadurch wird das beschriebene Tasterleben zu einer Selbstwahrnehmung des Körpers erweitert, aber auch zu einer Wahrnehmung des Körpers im Raum.

sensorische Integration und Physiotherapie

Vor diesem Hintergrund kann verständlich werden, dass viele Menschen mit einer Autismus-Spektrum-Störung von einer sensorischen Integration bzw. von unterschiedlichen Formen der Physiotherapie oft wesentlich profitieren. Häufig können wir auch erleben, dass die Anwendung tastsinnverstärkender Mittel wie Blei- oder Sanddecken, entsprechende Westen, beschwerende Manschetten an Hand- oder Fußgelenken etc. zur Beruhigung führen. Das kann durch Abreibungen mit einem rauen Material, einem Sisalhandschuh, dem Arbeiten mit einer Massagebürste oder Ähnlichem noch intensiviert werden. In einzelnen Situationen kann hier auch eine Fixierung unterstützend eingesetzt werden. Dies wird dann nicht als Zwangsmaßnahme, sondern als Halt gebend erlebt.

»Als ich 18 Jahre alt geworden war, baute ich eine Druckmaschine, mit der ich Druck auf meinen Körper erzeugen konnte. [...] Diese Maschine half mir, mich zu entspannen und zu lernen, Berührungen zu ertragen. Sie half mir auch, Empathie zu lernen. [...] Einmal in der Woche diese Maschine zu verwenden, bewahrt mich vor schlechten Gedanken und hilft mir, eine freundlichere und sanftere Person zu sein.«[154]

Andererseits erleben wir bei vielen Menschen eine Überempfindlichkeit gegenüber Berührungen.

Überempfindlichkeit gegenüber Berührungen

»Ich konnte zum Beispiel nie duschen, weil ich keine Wassertropfen auf der Haut vertrug, sie taten mir weh. Die Wassertropfen schnitten mit scharfen kleinen Spitzen in meine Haut. Alles Waschen musste in der Badewanne vor sich gehen, um und auf dem Körper musste ich unbedingt gleich viel Wasser spüren, um es ertragen zu können [...] Als ich acht Jahre alt war, entwickelte ich eine Überempfindlichkeit gegen Kämme und Haarbürsten. Ich sträubte mich dagegen, mich zu kämmen. Plötzlich konnte ich den Schmerz nicht ertragen, der beim Kämmen entstand. Es war, als würde auf dem ganzen Kopf und dem Nacken ein synthetisches Feuer brennen.«[155]

Diese Überempfindlichkeit kann gerade bei Betroffenen, die nicht oder nur sehr eingeschränkt in der Lage sind, sich verbal zu äußern, zu Unruhezuständen führen, gesteigert aber auch selbst- und fremdaggressives Verhalten auslösen. Um die Betroffenen davor zu schützen, gilt es auch hier, sich so gut wie möglich in deren Sinnesempfindungen einzufühlen.

»Neue Unterwäsche ist ein kratzender Horror. Ich trage meine Büstenhalter, bis sie auseinanderfallen, und neue müssen mindestens zehnmal gewaschen werden, um auf der Haut erträglich zu sein. Selbst heute trage ich sie lieber verkehrt herum, weil sich die Nähte auf der Haut wie Nadeln anfühlen.«[156]

taktile Überforderung

Temple Grandin, von der dieser Bericht stammt, fand später heraus, dass es ihr eine Hilfe war, wenn sie ununterbrochen dicht anliegende feine Unterwäsche trug, über die sie dann Hemden, Rock, Hose usw. tragen konnte, um nicht durch diese taktile Überforderung belastet und in ihrer Aufmerksamkeit abgezogen zu sein. Die Schilderungen von Temple Grandin, ihre Erfahrungen mit der oben erwähnten Druckmaschine und ihre Empfindlichkeit gegenüber Wäsche, können zeigen, dass das Auftreten einer taktilen Überempfindlichkeit und das Bedürfnis nach Halt gebendem Druck sich nicht ausschließen müssen.

»Ich habe es immer sehr geliebt, wenn man mich fest angepackt hat. Irgendwann habe ich dann gemerkt, dass ich mir solche angenehmen Gefühle auch selbst verschaffen kann, indem ich mir zum Beispiel auf die Nase haue.«[157]

»Die Stimulation mit dem Massagegerät hat mir eine Menge gebracht. Ich habe das Gefühl, dass mein ganzer Körper wichtiger wurde, weil ich ihn differenzierter wahrnehme [...] Wenn ich mich nicht spüre, fehlen meine Begrenzungen und die Integration meiner Teile. Ich bin dann kein ganzer Mensch und benehme mich entsprechend.«

»Warum ich so gerne liege, will meine Mutter wissen. Wenn ich liege, verändere ich meine Lage wenig. Daher habe ich mein Körperbild besser im Bewusstsein, als wenn ich herumlaufe. Ich bin mit meiner Aufmerksamkeit dann weniger gefordert. Wenn ich mich bewege, muss ich immer darauf achten, wie meine Lage im Raum gerade ist. Das bereitet Mühe.«

große Verunsicherung

Es ist nachvollziehbar, dass die hier geschilderte Wahrnehmungsverarbeitung der unterschiedlichen Sinne für die Betroffenen eine große, oft extrem große Verunsicherung und Irritation mit sich bringt. Deshalb stellt es eine wesentliche Aufgabe dar, sich ein Bild der Sinnesmöglichkeiten der Betroffenen zu erarbeiten, um hier zu schützen, auszugleichen, zu fördern. Das Erkennen der Sinnesqualitäten führt unmittelbar in ein konkretes Gestalten eines angemessenen therapeutischen Milieus.

Das Zusammenwirken der Sinne

Sinnesüberforderung

Das gleichzeitige Wahrnehmen über verschiedene Sinneskanäle bedeutet für viele Menschen mit ASS eine erhebliche Herausforderung, oft eine Überforderung.

»Hören und Sehen stehen nicht im Einklang miteinander. Das bedeutet, dass ich zum Beispiel von einem Auto das Geräusch so verstärkt wahrnehme, als käme es geradewegs auf mich zu, während mir meine Augen das Auto weit entfernt zeigen.«[158]

»Mein Problem besteht darin, dass ich die sensorischen Informationen teilweise verzerrt bekomme. Ich muss also die sensorischen Informationen über den Intellekt ordnen, was Zeit braucht. Die Reaktionen kommen dann verspätet oder gar nicht, weil ich beim Ordnen nicht zurechtkomme oder in Panik gerate.«

»Manchmal geraten die Kanäle durcheinander. Es ist, als wenn Geräusche und Farben durcheinandergeraten. Ich weiß, dass ich irgendwo etwas aufnehme, aber ich kann nicht sagen, durch welchen Sinneskanal es hereinkommt.«[159]

sich in die innere Welt der Betroffenen einfühlen

Diese Schilderungen können verdeutlichen, wie wesentlich der Begriff der »Assistenz« sein kann – und wie konkret er gelebt werden muss: Es gilt, zu versuchen, sich immer wieder neu in die innere Welt der Betroffenen einzufühlen, um von da aus Unterstützung zu geben: durch den Schutz vor Sinneseindrücken, das Ordnen unterschiedlicher Eindrücke usw.

Charakteristisches Kontaktverhalten

Gerade das Kontaktverhalten von Menschen mit ASS führt oft zu belastenden, aber auch verletzenden Fehleinschätzungen. Es fällt oft ein scheinbar abweisendes, vielleicht auch schroffes und vermeintlich »rücksichtsloses« Verhalten auf.

Fehleinschätzungen

»Ich sah sie nicht an, sondern räumte meine Wäsche und die Strümpfe in die Kommodenschublade [...] Ich sehnte mich danach, von ihr in den Arm genommen zu werden, aber woher hätte sie das wissen sollen? Versteinert wie eine Salzsäule stand ich da, hilflos dem Annäherungs-Vermeidungs-Konflikt des Autismus ausgeliefert.«[160]

Menschen mit einer ASS können meist nicht in freier Weise Kontakt aufnehmen oder auch ihr Kontaktbedürfnis deutlich zum Ausdruck bringen. Wenn wir die Hilflosigkeit berücksichtigen, die dahinter steht, können wir Zeit geben, auf feine Signale achten – und wir können, vielleicht mithilfe von »Gestützter« bzw. »Unterstützter Kommunikation« (FC bzw. UK), nachfragen![161]

Wir dürfen davon ausgehen, dass hinter der scheinbaren Ablehnung meist ein Beziehungsbedürfnis besteht. Mehr noch: dass die Betroffenen von einem gelingenden und unterstützenden Kontakt abhängig sind. Hier wird der Begriff der Assistenz konkret.

verborgenes Beziehungsbedürfnis

Die folgende Schilderung einer Betroffenen verdeutlicht dies; ganz andere Erläuterungen wären ebenfalls möglich: »Auch Autisten haben Konventionen. Sie sind nur für andere nicht lesbar, weil ihr motorischer, visueller, auditiver, sensorischer und inhaltlicher Fahrplan vom normalen Rhythmus so verschieden ist. Das ist eigentlich alles. Das ganze Problem. So kompliziert ist es gar nicht mit dem Autismus [...] Meine Kontaktstörung besteht nicht darin, dass ich andere Menschen nicht ansehen will. Sie entsteht in meinem Gehirn, weil dort etwas nicht richtig geschaltet wird [...] Ein letztes Beispiel: Wenn ich meine Füße nicht sehe, weiß ich nicht, dass sie da sind. Sie sind dann weder in meinem Körpergefühl noch in meinem inneren Auge. Wende ich den Blick von meinen Füßen nach oben, um jemanden zu betrachten, macht das wieder Gleichgewichtsstörungen. Ich muss den Blick fest auf den Boden richten, damit ich mich festhalten kann. Damit wären wir wieder beim Anfang. Ein Unbehinderter, der mich so sieht, wird denken: Die will mich nicht sehen. Ein Mensch mit einer ähnlichen Störung denkt sich dabei vielleicht überhaupt nichts, weil es ihm vertraut und damit für ihn lesbar ist. Die Idee, dass ich keinen Kontakt zu ihm will, würde ihm vielleicht gar nicht kommen.«[162]

Umgang mit Affekten

»Alle Herausforderungen meines Lebens hatte ich gemeistert, nur an einer Aufgabe war ich gescheitert: Gefühle kann man nicht auswendig lernen.«[163]

seelische Spannungen vermeiden

Der Umgang mit Gefühlen, Affekten und Emotionen stellt eine große Herausforderung für Menschen mit ASS – aber auch für deren Begleiter – dar. Das nur begrenzte unmittelbare Eingehen auf emotionale Situationen, gar ein Vermeiden seelischer Spannungen etc., führt immer wieder zu der Vermutung, Menschen mit ASS würden nur über eingeschränkte Emotionen verfügen. Mir scheint vielmehr, dass der Umgang mit Gefühlen ein qualitativ anderer ist.

»Weil ich zu sehr damit beschäftigt gewesen war, auf dem Laufenden zu bleiben wie ein Computer, der mit voller Kapazität arbeitet, war keine Zeit gewesen, Gefühle zum gleichen Zeitpunkt wahrzunehmen, wenn ich etwas hörte oder sah oder von etwas berührt wurde. Die Gefühle stapelten sich einfach im Wäschezimmer, und das Glattbügeln wurde auf später verschoben. Aber das Leben war so bequem ohne Gefühle, und ich ließ sie einfach im Wäschezimmer liegen, und schließlich brach dann die Türe auf, wenn das Zimmer überquoll. ›Ihre Diskette ist voll, Datei kann nicht geschlossen werden. Löschen?‹ Die Flutwellen waren meine eigenen, verzögerten, aus dem Zusammenhang gerissenen Reaktionen. Diese Anfälle von Großem Schwarzen Nichts, das Entsetzen und Heulen, waren emotionale Überladungen, die durch Glück und Wut und alle Gefühle dazwischen ausgelöst werden konnten.«[164]

Natürlich – auch hinsichtlich des Gefühlslebens gilt das eingangs genannte Wort: »Wer einen Autisten kennt, kennt *einen* Autisten«, oder anders formuliert: Wir können keine unmittelbaren Rückschlüsse auf die jeweilige individuelle emotionale Situation ziehen – wie bei keinem Menschen. Wir müssen uns auf den Weg machen!

Viele Menschen mit ASS erleben intensive Gefühle, großenteils die gleichen wie bei nicht autistisch erlebenden Menschen. Gelegentlich werden die mit Erregung und Spannung verbundenen Gefühle – seien es freudige, ängstliche, mit Ärger verbundene – auch durch intensive körperliche Bewegung ausgedrückt.

Empathie-Training

Es kann eine große Hilfe sein, wenn hinsichtlich der Affektregulation Unterstützung angeboten wird, wenn zum Beispiel im Rahmen eines »Empathie-Trainings« Worte oder Ausdrucksmöglichkeiten für erlebte Gefühle vermittelt werden, wenn Raum zum Ausagieren gewährt wird, wenn generell Strategien vermittelt werden. Auch den Umgang mit Gefühlen kann man regulieren und erlernen.

tiefere zwischenmenschliche Gefühle

Es kann sein, dass für einzelne Betroffene Grenzen hinsichtlich tieferer zwischenmenschlicher Gefühle bestehen. Dies zu akzeptieren kann oft schmerzlich sein. Oder wie Temple Grandin es formuliert: »Viele Menschen mit Autismus werden desillusioniert und verwirrt, weil sie sozial nicht angepasst sind und keine Freundin oder keinen Freund haben. Ich habe einfach akzeptiert, dass eine solche Beziehung nicht Teil meines Lebens sein wird. Die komplexen sozialen Interaktionen zu lernen, die hier erwartet würden, ist zu kompliziert für mich. Kürzlich saß ich in einem Flugzeug neben einem Paar, das miteinander flirtete. Ich fühlte mich wie die Anthropologin vom Mars, über die Oliver Sacks geschrieben hat. Die Eingeborenen sind sehr fremd.«[165]

Theory of mind

Empathiefähigkeit

Einen besonderen Bereich von Emotionalität und zwischenmenschlicher Beziehungsgestaltung umfasst der Begriff »theory of mind«. Es gibt keine unmittelbare Übersetzung; am ehesten wird die Bedeutung durch das Wort »Empathiefähigkeit« erfasst. Gemeint ist die Fähigkeit, die Welt aus dem Blickwinkel des anderen zu sehen. Es bedeutet aber auch die Fähigkeit, bei anderen Einsichtsmöglichkeiten vorauszusetzen. Dazu gehört auch, einzubeziehen, wovon andere in bestimmten Situationen ausgehen, oder auch vorauszusagen, wie andere sich in bestimmten Situationen verhalten werden. Theory of mind ist eine Voraussetzung, das Sozialverhalten anderer zu verstehen. Besonderheiten im Sinne einer theory of mind betreffen aber auch Bereiche, die über Zwischenmenschliches hinausgehen und als komplexe Fähigkeiten bei Persönlichkeiten mit ASS oft begrenzt sind. Diese Menschen zeigen häufig

- eingeschränkte Möglichkeiten, fiktive Inhalte nachzuvollziehen,
- eingeschränkte Möglichkeiten zum Verstehen von Sarkasmus und Ironie,
- eingeschränkte Möglichkeiten, psychische von physikalischen Vorgängen zu unterscheiden,
- eingeschränkte Möglichkeiten, Intentionen anderer unmittelbar zu verstehen,
- eingeschränkte Möglichkeiten zu erkennen, ob Ereignisse gewollt oder zufällig geschehen.

Eine beeinträchtigte Befähigung zu theory of mind kann entscheidende Wechselwirkungen hervorrufen: Die Unfähigkeit, das Verhalten anderer vorauszusehen oder zumindest nachvollziehen zu können, kann zutiefst verwirren und verunsichern – und dadurch Ausgangspunkt für eigenes scheinbar bizarres Verhalten werden. Sie kann auch zu eigentümlich anmutendem Interaktionsverhalten anderen Menschen gegenüber führen. Oder sie kann ein extremes Rückzugsverhalten verursachen. Diese Bereiche der theory of mind sind es vor allem, die nach einer Assistenz für Betroffene fragen, damit sie sich hinreichend orientieren können.

eigentümliches Interaktionsverhalten

Theory of mind kann in begrenztem Maß auch erlernt werden. Dies ist mit dem Begriff des »Empathie-Trainings« gemeint.

Sprachbesonderheiten

Auffallend ist, dass eine große Anzahl der Betroffenen nicht über eine ausgebildete Aktiv- und Spontansprache verfügt. Oft zeigen sich ausgeprägte Auffälligkeiten in der Sprachentwicklung. Dies kann in fehlender Sprache, einer verspäteten Sprachentwicklung oder als stark eingeschränkte Sprachentwicklung zum Ausdruck kommen. Weiterhin zeigen sich Sprachbesonderheiten im Sinne einer Echolalie, also im mehr oder weniger sinnvollen Nachsprechen von Sätzen und Wörtern des Gegenübers, oft ohne den jeweiligen Sinngehalt zu erfassen. Häufig werden auch die Pronomina »ich« und »du« vertauscht. Weiterhin werden Sprachstereotypien ohne Bezug zur Situation sowie eine monotone Sprache und »Sprachmelodie« beobachtet. Beim Verzicht auf Sprache werden Wünsche oft durch Hinführen bzw. Gebärden anstelle einer lautlichen Äußerung eingesetzt.

Ein für die Praxis wesentlicher Aspekt ist die eingeschränkte Verarbeitungsmöglichkeit von sprachlichen Informationen bei vielen Betroffenen. Darüber hinaus benötigt die sprachliche Verarbeitung viel mehr Zeit. Weil oft die gewohnte verbale oder nonverbale Rückmeldung fehlt, ist es in vielen Situationen sehr schwer nachvollziehbar, ob, wann oder in welchem Sinne verbale Äußerungen verstanden werden.

eingeschränkte und langsame Verarbeitung

Dieser Aspekt der sprachlichen Verarbeitung steht in einem direkten Bezug zu einem veränderten Zeiterleben, das charakteristisch für viele Menschen mit ASS ist (siehe dazu auch den Abschnitt »Verändertes Erleben von Zeit«, Seite 339).

Hinsichtlich der Sprache muss auch auf ein mangelndes Symbolverständ-

mangelndes Symbolverständnis

nis hingewiesen werden. Umgangssprachliche Begriffe wie »Ich sehe rot«, »Dann kannst du dich warm anziehen«, »Da müssen wir kleinere Brötchen backen«, »Willst du mir Löcher in den Bauch fragen?«, »Wenn Blicke töten könnten«, »Jemanden durch den Kakao ziehen«, »Um ein Haar wäre es passiert«, »seine Haut retten«, »am Ball bleiben« usw. können als solche nicht hinreichend verstanden werden bzw. werden wortwörtlich aufgefasst und führen zu einer großen Verunsicherung. Anstelle einer Symbolsprache sollte deshalb eine reale, prägnante und eindeutige Sprache verwendet werden.

Hier setzt der Begriff der Unterstützten oder Unterstützenden Kommunikation (UK) an. Es sollte heute zum Standard in der Begleitung von Menschen mit ASS gehören, verbale Sprache zum besseren Verstehen und zur besseren Orientierung visuell zu unterstützen. Betroffene mit ASS sind auf diese Form der Unterstützung dringend angewiesen (siehe hierzu auch Anmerkung 122 auf Seite 418 sowie die Literaturliste Seite 431 und den Abschnitt »Die psychiatrische Dimension der Autismus-Spektrum-Störung«, Seite 339 ff.).

Charakteristisches Denkverhalten

Es ist sehr schwer, das Denkverhalten, insbesondere auch das Intelligenzniveau von Menschen mit ASS zutreffend zu erkennen und einzuordnen. Es gibt hier auch noch keine wirklich verlässlichen Tests, die etwa den Intelligenzquotienten bestimmen könnten. Deshalb ist es sinnvoll, von der »verfügbaren« Intelligenz zu sprechen – also den unter den Bedingungen des alltäglichen Lebens nutzbaren Verstehensmöglichkeiten. Ein Mensch mit ASS wird seine Möglichkeiten umso mehr einsetzen können, je mehr sie mit den Bedingungen, dem Instrumentarium, übereinstimmen.

»verfügbare« Intelligenz

»Autistische Menschen denken in Bildern, und sie lernen am besten, wenn bildhafte Methoden angewandt werden. Mein ganzes Denken ist bildhaft. Ich denke fast nicht über die Sprache. […] Genau das ist der große Unterschied zwischen ›normalen‹ Menschen und Autisten. Tiere und Autisten haben keine abstrakten Bilder im Kopf, sondern nur die, die sie tatsächlich sehen. Wir sehen die Details, aus denen sich die Welt zusammensetzt, während sie für den ›normalen‹ Menschen verschwimmen und irgendeiner abstrakten Idee Platz machen. […]

Mit zunehmendem Alter lernte ich, abstrakte Vorstellungen in Bilder umzuwandeln, um sie verstehen zu können. Ich visualisierte Konzepte wie Frieden und Ehrlichkeit anhand symbolischer Bilder. Ich stellte mir den Frieden als Taube, als indianische Friedenspfeife oder als Fernsehbericht über die Unterzeichnung eines Friedensvertrages vor.«[166]

individuelle Verarbeitungsmöglichkeiten

Bei anderen Menschen mit ASS würden wir wieder andere, wieder sehr eigene Formen des Denkens kennenlernen, vielleicht mit Ähnlichkeiten und Überschneidungen. Immer ist es aber erforderlich, sich auch hier ein Bild von den individuellen Verarbeitungsmöglichkeiten zu machen.

Handlungseinschränkungen

»Handeln« umfasst ein hochkompliziertes und komplexes Geschehen. Es beginnt mit einer Idee, einer Planung der Handlung, einem Ziel, das erreicht werden soll, bis hin zur Ausführung. Beteiligt sind vor allem kognitive wie motorische Fähigkeiten. Durch die beeinträchtigte Kommunikationsfähigkeit können Blockaden im Ablauf einer Tätigkeit nur höchst eingeschränkt vermittelt werden.

»Niemand konnte sich wohl vorstellen, dass das Kauen mir tatsächlich schwerfiel. Aber ich konnte meine Kiefer nicht so gut steuern. Mich überhaupt zu bewegen, war schon eine große Anstrengung, denn ich musste alles, was ich tat, erst denken, um es überhaupt tun zu können. Ich musste meinem Körper gleichsam ununterbrochen befehlen, das auszuführen, was er tun sollte, indem ich es dachte.«[167]

»Für mich ist es sehr schwer, mehrere Dinge auf einmal zu tun und Bewegungsteile miteinander in einem Fluss zu verbinden.«[168]

serielle Abläufe

Zur Herausforderung werden insbesondere sogenannte »serielle Abläufe«, d.h. aufeinander aufbauende oder ineinander übergehende Einzelhandlungen, die die gesamte Handlung letztlich ausmachen.

Ich stand während der Werkstattpause auf dem Werkhof einer sozialtherapeutischen Einrichtung. Am Rand des Hofes befand sich ein kleiner, zur Einrichtung gehörender Laden. Ich beobachtete einen jungen Mann, der immer wieder zum Laden blickte, sich in immer stärkere Schaukelbewegungen versetzte, um dann plötzlich loszurennen. Er stieß Werkstattkollegen zur Seite, riss die Ladentür auf und schlug auf eine Torte in der dortigen Auslage. Sein Ansinnen war, in der Pause ein Stück Kuchen zu bekommen. Der serielle Ablauf der Einzelhandlungen drängte sich aber dann so zusammen, dass sich die Einzelschritte überstürzten.

Sozialtherapeutisch unterstützt erlernte er das Nach und Nach der einzelnen Schritte. Der Kauf des Kuchens, der mittlerweile einmal in der Woche in einer bestimmten Pause an einem bestimmten Tag erfolgt – also ritualisiert! –, hat nun Ruhe und Atem bekommen.

Verändertes Erleben von Zeit

Das veränderte Erleben von Zeit, insbesondere in Bezug auf die verzögerte Verarbeitung von Sprache, wurde unter dem Abschnitt »Sprachbesonderheiten« (siehe Seite 336 f.) schon benannt. Das veränderte Erleben von Wahrgenommenem bzw. das Wahrnehmen von Gesehenem und Gehörtem lässt sich für viele der Betroffenen im Sinne eines verlangsamten Verarbeitens von Eindrücken verallgemeinern. Dies bringt die Notwendigkeit mit sich, für die Betroffenen sowohl Hilfen für alle Abläufe anzubieten als auch für Rückzugszeiten und Pausen mehr Zeit zur Verfügung zu stellen (siehe auch den folgenden Abschnitt).

verlangsamtes Verarbeiten von Eindrücken

Die psychiatrische Dimension der Autismus-Spektrum-Störung

Auch wenn die Autismus-Spektrum-Störungen unter den Diagnosekriterien im Zusammenhang mit den »tiefgreifenden Entwicklungsstörungen« codiert werden, die in der internationalen Klassifikation der seelischen Erkrankungen (ICD-10) unter F 84.0 eingeordnet sind, muss eine ASS nicht zu einer psychiatrischen Erkrankung führen.

Die andersartige Informationsverarbeitung dieser besonderen Persönlichkeiten stellt eine große Herausforderung für ihre Mitmenschen dar. Wenn wir aber adäquate Bedingungen schaffen, ist eine gute, förderliche Integration von Menschen mit ASS möglich.

adäquate Bedingungen schaffen

Die Folgen der andersartigen Informationsverarbeitung sollen hier noch einmal kurz aufgelistet werden:

- Sprachliche Informationen werden schlechter verarbeitet und schneller vergessen.
- Reaktionen erfolgen verzögert.

Folgen

- Die Planung und Ausführung von Handlungsabläufen (seriellen Abläufen) ist erschwert.
- Es besteht eine zeitlich beeinträchtigte Orientierungsfähigkeit.
- Die Aufmerksamkeit wird leicht abgelenkt.
- Die Fähigkeit, sich in andere hineinzuversetzen (theory of mind, siehe Seite 335 f.), ist beeinträchtigt.
- Komplexe Anforderungen können nicht koordiniert werden.
- Gelerntes kann nur eingeschränkt auf neue Bedingungen übertragen werden.
- Oft ist die Nachahmungsfähigkeit eingeschränkt.
- Initiatives, eigenständiges Erkunden neuer Möglichkeiten ist oft beeinträchtigt.

unterschiedliche Kombination und Ausprägung

Dies ist nur ein Teil der vielfältigen Symptomatik, und wie bereits beschrieben (siehe Seite 321) treten die einzelnen Symptome bei den jeweiligen Menschen in unterschiedlicher Kombination und Ausprägung auf. Es obliegt den Begleitern, die jeweilige Beeinträchtigung bei den einzelnen Betroffen aufzufinden. Insgesamt aber können wir die genannten Folgen der beeinträchtigten Informationsverarbeitung bei vielen Menschen mit ASS feststellen.

Werden diese Besonderheiten nicht oder unvollständig wahrgenommen oder fehlinterpretiert, können massive Überforderungen auftreten mit der Konsequenz einer psychiatrischen Erkrankung.

Vor allem kann die autistische Verarbeitung von Sinneseindrücken, Selbsterleben und sozialen Eindrücken zu tiefer Isolation und tief empfundenem seelischem Leiden führen.

»Es ist nicht möglich, mein Wissen umzusetzen, ich bleibe verrückt. Es ist nicht klar, was ich kann und was ich nicht will.«

intensives und geduldiges Erkennen

Die intensive und geduldige Erkenntnis der je spezifischen Einschränkungen führt aber umgekehrt zu wirksamen therapeutischen Optionen, insbesondere im schulisch-pädagogischen Rahmen. So können Teilinteressen respektiert werden, um von dort aus zu flexibilisieren, d.h. Grenzen auszuweiten, auch Fähigkeiten zu generalisieren. Es gilt, die Komplexität geförderter Handlungen zu begrenzen sowie klare Regeln anzuwenden, statt Einschätzungen zu verlangen, und dies in einer eindeutigen Sprache.

Im Folgenden sollen die *»fünf zentralen Bitten«* autistisch erlebender Menschen aufgeführt werden, die ich den Begleitern eindringlich ans Herz legen möchte:

- ***Bitte mache dir ein Bild von meinen Sinnesfähigkeiten. Gleiche meine Mängel aus und schütze mich vor Sinnesüberforderungen.***
  In den Kapiteln über die Sinnesmodalitäten werden Beispiele veränderter Sinnesverarbeitung beschrieben. Hört oder liest man diese aufmerksam, bergen sie in sich jeweils die »Lösung«, d. h. die mögliche Vermeidung oder Bewältigung von Überforderung.

- ***Bitte achte meine zeitlichen Verarbeitungsmöglichkeiten und gib mir genügend Zeit.***
  Das bedeutet, ein gutes inneres Gefühl zu entwickeln, wann eine Information oder eine gestellte Aufgabe den Menschen mit ASS wirklich erreicht hat, wann sie bei ihm angekommen ist. Arbeiten Sie gegebenenfalls auch mit Vorabinformationen und stellen Sie Zeit zu Verfügung, damit eine innerliche Verarbeitung, ein »Verdauen« der Informationen bewältigt und eine Handlungsfähigkeit erreicht werden kann. Dies bedeutet fast immer, mehr Zeit zu geben als sonst üblich.
  Zu dieser Frage der Zeit gehört auch, Pausen einzurichten. In der Pause wird das Erlebte verarbeitet. In dieser Zeit gilt es, keine neuen Anforderungen zu stellen, keine Informationen zu geben, Fragen zu stellen oder Ähnliches. Weiterhin ist es wichtig, die Betroffenen für eine Zeit aus intensiven Kontakten, aus Schulunterricht, Werkstatt etc. zu »entlassen«, ihnen Ruhepausen zu gewähren – eine Wanderung, einen Spaziergang, das Hören einer CD, ein Puzzlespiel etc. –, um sie vom auffordernden Kontakt zu »befreien«.

- ***Bitte unterstütze deine verbalen Hinweise durch Gesten, Bilder, Piktogramme, Schrift oder Ähnliches.***
  Hier gilt es ausdrücklich, die mangelnde Konzentrationsfähigkeit auf sprachliche Inhalte zu berücksichtigen und die ausgeprägt höhere Vergesslichkeit bei sprachlichen Inhalten ernst zu nehmen. Prüfen Sie auch, welche Form einer Unterstützung (UK, Unterstützte Kommunikation, siehe Anmerkung 122 sowie Seite 431) den Betroffenen eine wirkliche

Hilfe ist, sei es die Unterstützung einer gestellten Aufgabe durch eine Geste oder durch einen schriftlichen Hinweis. Viele Menschen werden aber von Bildern profitieren, insbesondere wenn sie beispielsweise die Abläufe einer seriellen Handlung dokumentieren.

- ***Strukturiere und ritualisiere Anforderungen und Abläufe.***
  Ritualisierung und Strukturierung ermöglichen einen hohen Wiedererkennungswert anstehender Aufgaben. Diese Ritualisierung dient der Orientierung und ermöglicht Sicherheit. Noch hilfreicher ist es, wenn die Ritualisierung jeweils durch Formen einer Unterstützten Kommunikation vermittelt wird.

- ***Bitte sei möglichst präsent und in guter Aufmerksamkeit und innerer Anwesenheit ganz bei mir.***
  In der oft großen »Verlorenheit« und dem »Ausgeliefertsein«, das eine Reihe von Betroffenen mit ASS erleben, stellt es eine wesentliche Unterstützung und einen entscheidenden Halt dar, wenn die Begleiter sie »im Bewusstsein haben«.

pathologische Reaktionen reduzieren

Ich bin zutiefst überzeugt: Wenn diese fünf Bitten hinreichend berücksichtigt werden, können psychotische oder andere Formen von pathologischen Reaktionen als Folgen von Überforderung (vor allem Auto- und Fremdaggressionen) deutlich reduziert werden.

Zum TEACCH®-Konzept

Förderprojekte

Der Begriff TEACCH® umfasst ein breites Spektrum eines therapeutischen Ansatzes. Das Kürzel steht für »Treatment and Education of Autistic and related Communication handicapped Children« (übersetzt: Behandlung und pädagogische Förderung autistischer und in ähnlicher Weise kommunikationsbehinderter Kinder). Auch wenn das Konzept zunächst für die therapeutische Unterstützung und Förderung von Kindern entwickelt wurde, gilt der Ansatz auch für Erwachsene. Im Einzelnen stehen dahinter Förderprojekte, die individuell für Kinder mit ASS entwickelt wurden. Ein wichtiger Aspekt ist dabei die jeweilige zeitliche Strukturierung von Maßnahmen, eine klare Aufgabenbegrenzung sowie eine ausgeprägte Überschaubarkeit des Arbeitsmaterials. Ansätze der »Unterstützten Kommunikation« werden integriert.

Strukturierungen

Eine unterstützende räumliche Strukturierung wird unter anderem durch Raumteiler, die Zuordnung von Gegenständen oder Aufgaben zu bestimmten Plätzen, Teppiche oder Ähnliches zur Verdeutlichung eines Aufgabenbereichs ermöglicht.

Eine zeitliche Strukturierung wird durch akustische Signale (Klingel, visualisierte Uhr) unterstützt sowie durch Beginn- und Abschluss-Rituale oder andere Signale oder prägnante Worte.

Das strukturierte Material umfasst visuelle Instruktionen (unter anderem Bildfolgen oder Ähnliches), erlaubt eine überschaubare Gestaltung der Arbeitsfläche oder auch die Anordnung des Materials in klar begrenzten und gekennzeichneten Materialbehältern.[169]

Jonathan ist ein 14-jähriger Jugendlicher mit einer ausgeprägten Form einer ASS. Er besucht die Schule für geistig behinderte Kinder. Bei fehlender aktiver Sprache ist sein intellektuelles Vermögen schwer einzuschätzen. Über Jahre war er nahezu ausschließlich mit nur wenigen Automatismen beschäftigt (»Bändeln«, Schaukeln oder Ähnliches).

Im 12. Lebensjahr wurde begonnen, im Sinne des TEACCH®-Ansatzes mit ihm zu arbeiten. Zunächst nur für wenige Minuten täglich bekam er die Aufgabe, begleitet durch einen Helfer entsprechend gekennzeichnete Kugeln nach Farben zu ordnen. Er sprach schnell auf diese Tätigkeit an, sodass im weiteren Verlauf die Aufgaben immer umfassender wurden: Zuordnen von Objekten nach Größe, Struktur, Farben etc. Die Arbeitsgänge waren klar strukturiert, auch Anfang und Ende einer Aufgabe wurden akustisch-visuell verstärkt. Zunehmend konnten dann auch Aufgaben im sozialen Kontext eingesetzt werden: Hilfe beim Tischdecken, Zuordnen der Wäsche usw.

Eindrücklich ist, wie sich Jonathan im Laufe dieser zwei Jahre aufrichtete, der Blick sich öffnete und auch eine emotionale Bewegung (»Freude«) spürbar wurde. Der Tag ist für ihn jetzt deutlicher in Zeiten von Tätigkeit und definierten Pausen als Rückzugsmöglichkeiten gegliedert.

Visualisierung

Ein wichtiger übergeordneter Aspekt ist die Visualisierung. Der große Vorteil der Visualisierung (der Unterstützung einer Information durch Bild, Schrift oder Ähnliches) liegt in der Beständigkeit, was der eingeschränkten Gedächtnisfähigkeit der Betroffenen hinsichtlich sprachlich gestützter Informationen sehr entgegenkommt. Auch kann die visuelle Unterstützung helfen, auf sprachbegleitende emotional-soziale Merkmale wie Mimik oder Tonfall zu verzichten, die auf viele Betroffene mit ASS verwirrend wirken können. Auch der sprachunterstützende Einsatz von ritualisierten Gebärden ist hier eine Hilfe.

Orientierung

Generell dient der strukturierende Ansatz von TEACCH® der Orientierung, was bei den Betroffenen die Sicherheit und Kompetenz fördert.

Menschenkundliche Aspekte des Autismus

Inkarnationsstörung

Unterschiedliche Autoren haben einen Zugang zum Autismus bzw. zur Autismus-Spektrum-Störung vor dem Hintergrund der anthroposophisch orientierten Menschenkunde gesucht. Übereinstimmend wird dabei eine »Inkarnationsstörung« beschrieben.

Meines Erachtens eröffnet Rudolf Steiners Schilderung im fünften Vortrag des *Heilpädagogischen Kurses* einen wesentlichen Zugang zum Verstehen wie zur Therapie des Autismus. Demnach sind die Wirk-Orte des Ich im menschlichen Organismus im Bereich des Nerven-Sinnes-Systems (»Kopf«) und des Stoffwechsel-Gliedmaßen-Systems (»Leib«) polar miteinander verbunden: »Sodass wir zentrifugal, vom Ich zum physischen Leib nach außen, die Anordnung in der Kopforganisation haben, zentripetal, von außen nach innen, vom Ich bis zum Physischen, die Stoffwechsel-Gliedmaßen-Organisation angeordnet haben.«[170] Entscheidend für eine Sinneswahrnehmung sowie für die Verarbeitung dieses Sinneseindrucks ist eine »Passung« von »oben« (Nerven-Sinnes-System) und »unten« (Stoffwechsel-Gliedmaßen-System). Eine Seh-, Hör- oder andere Sinneswahrnehmung erfolgt zunächst durch das jeweilige Sinnesorgan, wird dann aber gewissermaßen mit dem ganzen Organismus aufgenommen, und diese »Gesamtwahrnehmung« wird dann wieder im Gehirn bewusst aufgenommen. Der Begriff der »Sinnesverarbeitung« bzw. im Zusammenhang mit der ASS einer »Sinnesverarbeitungsstörung« wird hier als umfassender Prozess konkret. Dies bedeutet dann: Das Zusammenwirken des Ich im »Oben« und »Unten« ist bei Menschen mit einer ASS in jeweils individueller Weise verändert. Das eingangs zitierte Wort von Birger Sellin (siehe Seite 317) bringt dies, innerlich erlebt, zum Ausdruck.

Zusammenwirken des Ich im »Oben« und »Unten«

Das ganze Spektrum des jeweils individuell zu entwickelnden therapeutischen Zugangs erfährt hier eine praktische Relevanz: Die Zeit, die es braucht, bis ein Eindruck so angekommen, so zur Ruhe gekommen ist, dass eine

Reaktion möglich wird, sollte auch gegeben werden; ebenso wichtig ist es, das Bedürfnis nach Wiederholung, nach Gleichem (»sameness«), nach Ritualisierung sowie das jeweils begrenzte Sinnesspektrum zu beachten.

> ***Letztlich ist die Bitte,*** die uns ein Betroffener unter diesem Blickwinkel stellt, diese: Versuche dich in mich hineinzuversetzen, in mein Ungleichgewicht zwischen »oben« und »unten«, und richte mir dementsprechend die »Welt« so ein, dass für mich ein Gleichgewicht entstehen kann, dass sich die für die Sinnesverarbeitung erforderliche Ruhe einstellen kann, wodurch sich mir eine Möglichkeit der Bewältigung ergibt.

Gleichgewicht fördern

Weiteres zur Bedeutung der Sinne und ihrer Integration wird in den Kapiteln »Diagnosefindung« und »Therapie« erläutert (siehe Seite 57 f. und 371).

Diagnostische Klassifikation

ICD-10: F 84 tiefgreifende Entwicklungsstörungen / F 84.0 frühkindlicher Autismus / F 84.1 atypischer Autismus / F 84.5 Asperger-Syndrom.

Psychiatrische Aspekte der Epilepsie

Die Epilepsie ist eine höchst komplexe neurologische Erkrankung. Durchschnittlich 1 Prozent der Menschen ist von einer aktiven Epilepsie betroffen, bei ca. 4 Prozent tritt im Laufe des Lebens zumindest ein Anfall (oft in Form eines »Gelegenheitsanfalls«) auf. Bei Kindern sind Epilepsien öfter zu beobachten; es gibt eine Reihe von Epilepsieformen, die an das Kindesalter gebunden sind.

häufigste Ursachen

Die häufigsten Ursachen von Epilepsien sind neben Stoffwechselstörungen vor allem Veränderungen im Gehirn: angeborene strukturelle Veränderungen, Folgen von Sauerstoffmangel oder Verletzungen sowie funktionelle Störungen.

Dies macht verständlich, dass Epilepsien besonders häufig bei Menschen mit Intelligenzminderung auftreten. Fast immer ist hier die hirnorganische Struktur bzw. Funktion beeinträchtigt, sei es bedingt durch eine genetische Disposition oder eine erworbene Hirnschädigung. Eine solche Gehirnveränderung führt zu einem Ungleichgewicht zwischen Erregung und Hemmung im Bereich der Nervenzellen (neuronale Netze), die zu einer Übererregbarkeit führen, und dies wiederum löst epileptische Anfälle aus.

Neben den hirnorganisch bedingten Epilepsien treten auch bei ca. jedem dritten Menschen mit einer Autismus-Spektrum-Störung epileptische Anfälle auf.

vielseitige Erkrankung

Eine so ungemein differenzierte und vielseitige Erkrankung wie die Epilepsie kann in einem Zusammenhang wie in diesem Buch nicht annähernd hinreichend beschrieben werden. Ich verweise dabei zur Vertiefung auf die angegebene Literatur (siehe Seite 432). Es kann hier nur dringend angeraten werden, beim ersten Auftreten eines Anfallsereignisses eine fundierte fachärztliche Abklärung zu suchen.

Differenzierung der Anfälle

Bei einer solchen wird es zunächst darum gehen, das Anfallsereignis zu »klassifizieren«, d.h. zu differenzieren, ob es sich um ein »generalisiertes« oder »fokales« Anfallsleiden handelt. Generalisierte Anfälle betreffen das ganze Gehirn und sind zwangsläufig immer mit einem vorübergehenden Bewusstseinsverlust verbunden. Fokale Anfälle beschränken sich immer auf einen begrenzten Bereich des Gehirns, die Auswirkungen führen – in Abhängigkeit von der Lokalisation im Gehirn – vorübergehend entweder zu motorischen, sensiblen oder sinnesbezogenen Beeinträchtigungen. Üblicherweise ist dies mit keiner wesentlichen Veränderung der Wachheit verbunden. Einen Zwischenbereich nehmen die sogenannten psychomotorischen Anfälle ein, die zu einer Bewusstseinstrübung führen (siehe hierzu auch Seite 352).

Diagnostik

Eine Diagnostik stützt sich zunächst auf eine ausführliche Anamnese. Sehr hilfreich ist dabei die exakte Beschreibung eines miterlebten Anfalls, die entscheidende Hinweise auf die Art des Anfalls sowie die mögliche Lokalisation des »Herdes«, des Ursprungsortes im Gehirn, geben kann. Weiterhin werden neuroradiologische Untersuchungen zur Struktur des Gehirns durchgeführt (vor allem eine NMR, also Kernspinresonanz-Untersuchung) sowie ein EEG zur Klärung der Hirnaktivität. Bei unklaren Befunden können solche Ableitungen in entsprechenden Zentren auch über mehrere Tage durchgeführt werden. Differenzierte Laboruntersuchungen ergänzen die Diagnostik, um mögliche die Epilepsie verursachende Stoffwechselursachen auszuschließen.

Dies alles erfolgt als Basisdiagnostik; je nach Situation bzw. Schwere der Erkrankung werden sich weitere Untersuchungsschritte anschließen.

Erst eine möglichst eindeutige diagnostische Zuordnung kann den Weg zu einer adäquaten Therapie weisen.

Die Therapie von epileptischen Anfällen wird sich ganz überwiegend auf eine medikamentöse Behandlung mit Antiepileptika stützen. Der Arzt wird hier ein geeignetes Mittel bzw. bei Therapieresistenz (mangelnder Wirkung) eine Kombination verschiedener Medikamente vorschlagen. Im heilpädagogischen und sozialtherapeutischen Alltag ist es wesentlich, dass zum einen auf die Auswirkung der Medikation auf das Anfallsgeschehen geachtet wird (wichtig ist es, gewissenhaft einen Anfallskalender zu führen!), dass aber auch der Blick geweitet wird, inwieweit sich eine Medikation möglicherweise auch auf das Verhalten des Betroffenen auswirkt. Der behandelnde Arzt ist hier auf die möglichst genaue Anfalls- wie Verhaltensbeobachtung angewiesen. Dies ist wichtig, da eine Reihe von Antiepileptika erhebliche Nebenwirkungen haben können, die das Verhalten eines Menschen beeinflussen.

Therapie

Neben diesen Medikamenten gibt es weitere Behandlungsmöglichkeiten, teilweise ergänzend, teilweise als Alternative. Bei schweren therapieresistenten Anfallsereignissen kann auch eine operative Behandlung erwogen werden (Epilepsiechirurgie); weiterhin gibt es bei bestimmten Anfallsformen, vor allem wirksam bei Kindern, eine diätetische Beeinflussung (»ketogene Diät«); ebenso kann eine beruhigende Einwirkung auf den Vagusnerv (Vagusnervstimulation) eine Behandlungsoption darstellen. In dem von Tanja Sappok herausgegebenen Buch *Psychische Gesundheit bei intellektueller Entwicklungsstörung* findet sich ein Kapitel von Peter Martin über die Epilepsie, das die wesentlichen Grundlagen über diese Erkrankung präzise zusammenfasst.[171]

Neben diesen wesentlichen Therapiemöglichkeiten stellt auch die Begleitung eines betroffenen Kindes, Jugendlichen und Erwachsenen eine Möglichkeit der hilfreichen Unterstützung in Bezug auf das Anfallsgeschehen dar. Insbesondere ein geregelter Schlaf-Wach-Rhythmus ist wesentlich, wie auch generell die Unterstützung einer ausgeglichenen Lebensgestaltung, die auf Atempausen achtet und bemüht ist, »Stress« in seinen unterschiedlichen Formen zu beruhigen.

ausgeglichene Lebensgestaltung

Das »Bemühen um Gleichgewicht« ist ein oft sehr wesentlicher förderlicher Faktor, der vielleicht zunächst dadurch verständlich wird, dass ja – im Bereich der neuronalen Strukturen – Ungleichgewicht Auslöser des epileptischen Geschehens ist.

Im Zusammenhang dieses Buches können nur die wichtigsten Aspekte der Epilepsie sowie ihrer Behandlung angesprochen werden, die möglicherweise eine psychiatrische Symptomatik bedingen können.

Psychische Nebenwirkungen von Antiepileptika

Wie praktisch alle chemisch definierten Medikamente haben Antiepileptika Nebenwirkungen. Es ist wichtig, dass Mitarbeitende in heilpädagogischen oder sozialtherapeutischen Institutionen wie auch Angehörige über die spezifischen Nebenwirkungen informiert sind.

allgemeine Nebenwirkungen

Bei vielen Behandelten können Gleichgewichtsstörungen mit Gangunsicherheit, Konzentrationsstörungen, Müdigkeit und Schläfrigkeit, auch Doppelbilder und Kopfschmerzen auftreten.

Nebenwirkungen einzelner Medikamente

Neben diesen allgemeinen Nebenwirkungen kennen wir aber auch solche, die spezifisch für einzelne Medikamente sind. So ist es wichtig zu wissen, dass zum Beispiel unter *Lamotrigin* Hautausschläge auftreten können, andere Medikamente die Leber belasten können (vor allem *Valproinsäure, Carbamazepin* und *Felbamat)* oder die Niere (vor allem *Topiramat* oder *Zonisamid)*. Dies sei nur als Beispiele einer langen Reihe unterschiedlichster Nebenwirkungen genannt.

psychische Nebenwirkungen

In diesem Zusammenhang soll vor allem auf mögliche psychische Nebenwirkungen hingewiesen werden. Hier muss besonders *Levetiracetam* (unter anderem in *Keppra®)* erwähnt werden, das erhöhte Reizbarkeit und vor allem aggressive Verhaltensauffälligkeiten bewirken kann. Mit ähnlicher Auswirkung können auch *Ethosuximid, Gabapentin, Phenobarbital, Primidon, Topiramat* und *Vigabatrin* erwähnt werden. Wichtig ist auch zu wissen, dass insbesondere *Lamotrigin* und *Felbamat* Schlafstörungen verursachen können und *Topiramat* und *Zonisamid* zu Sprachstörungen führen können.

Dies ist als Hinweis für Mitarbeitende wie Angehörige gedacht, aber in keinem Fall, um eigenständig Medikamentenänderungen durchzuführen. Vielmehr sollte man bei entsprechenden Beobachtungen den behandelnden Arzt darüber informieren.

Kombinationsbehandlung

Es ist immer wieder erstaunlich, welche guten Wirkungen sowohl hinsichtlich der Anfallssituation wie auch der Befindlichkeit und des Verhaltens bei Menschen mit Intelligenzminderung durch eine Kombinationsbehandlung von *Lamotrigin* und *Valproinsäure* erzielt werden können. Oft wird dazu keine ausgeprägt hohe Dosierung benötigt.

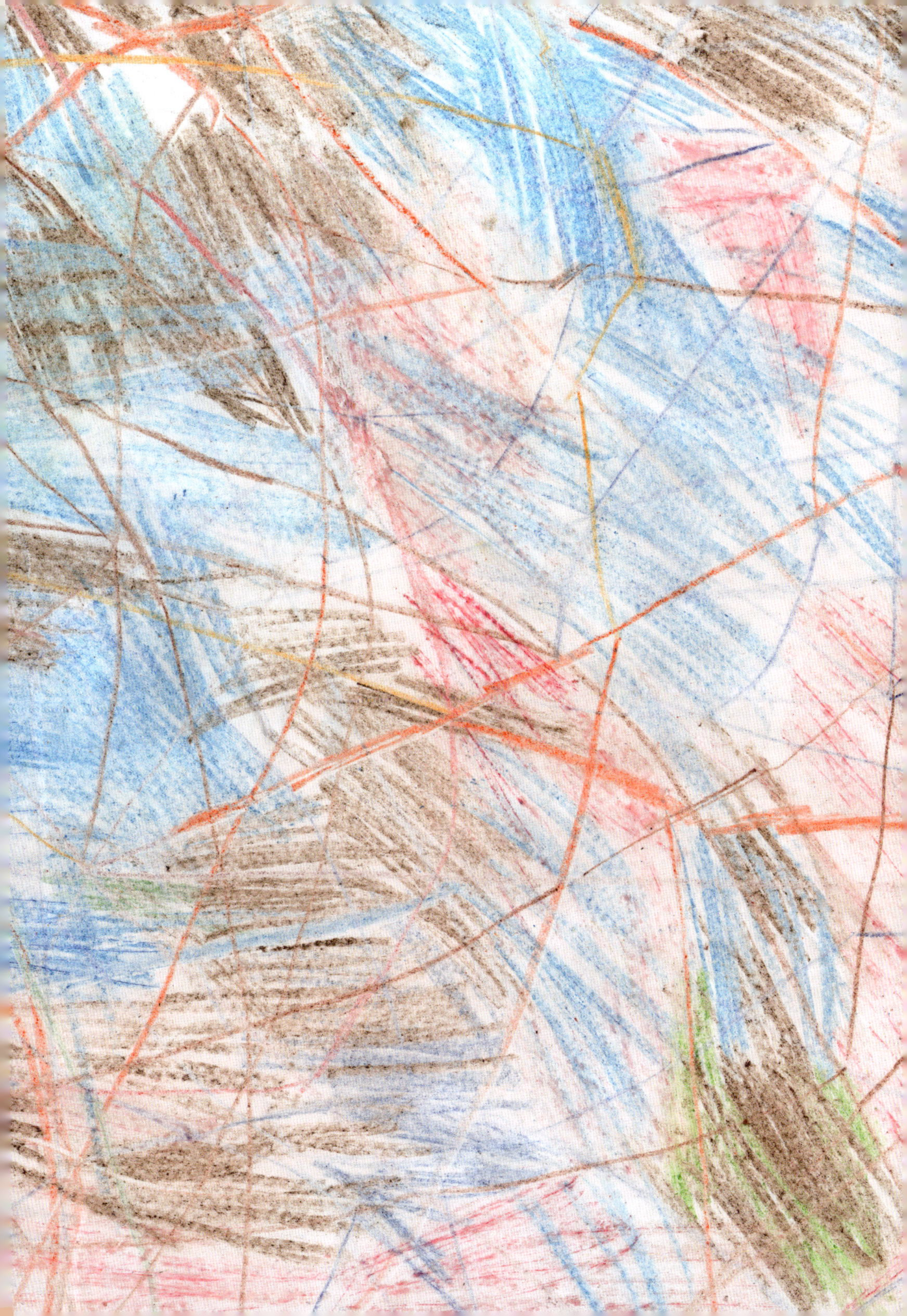

Psychogene Anfälle

seelisch verursacht

Psychogene Anfälle werden nicht durch ein epileptisches Geschehen ausgelöst, sondern sind seelisch verursacht. Hier liegt also keine neurologisch-hirnorganische Ursache vor, sondern eine psychische Problematik. Diese fußt oft auf einer Selbstwertproblematik, die beispielsweise vor dem Hintergrund einer PTBS (siehe Seite 80 ff.) gesehen werden kann (letztlich im Sinne einer Dissoziation). Weiter findet sich häufig eine Konfliktsituation im Hintergrund, eine scheinbar nicht lösbare seelische Not (siehe hierzu den Abschnitt »Hysterie« im Kapitel »Neurotische Störungen«, Seite 217 ff.).

Selbstverständlich werden diese Zustände nicht mit einem antiepileptischen Medikament behandelt, sondern mit adäquaten, insbesondere pädagogischen bzw. psychotherapeutischen Maßnahmen. *Vor allem ist es wichtig, dass diese Zustände in ihrer inneren Bedeutung ernst genommen werden!*

kein eindeutiges Anfallsbild

Psychogene Anfälle sind nicht selten. Man sollte an sie denken, wenn die beobachteten Anfälle »bizarr« sind, d. h. wenn sie kein eindeutiges Anfallsbild zeigen, wenn keine neurologische Ursache festzustellen ist, wenn eine ausgeprägte psychische Symptomatik vorliegt – durchaus aber auch, wenn zudem eine eigentlich allgemein bewährte Medikation keine Wirkung zeigt.

Antonia lebt mit der genetisch bedingten Konstitution eines Pierre-Robin-Syndroms. Neben der charakteristischen Prägung des Gesichts (vor allem ein kleiner Unterkiefer mit »fliehendem« Kinn) besteht eine leichte Intelligenzminderung. Ihre entwicklungsbeeinträchtigte Mutter bemühte sich in den ersten beiden Jahren ohne weitere Unterstützung um sie, bis zum neunten Lebensjahr wohnte sie dann bei einer Pflegefamilie, auch dort unter schwierigen Bedingungen, vor allem seelischer Gewalt ausgesetzt. All das verursachte eine emotionale Traumatisierung. – Neunjährig wurde sie in ein Heim für Seelenpflege-bedürftige Kinder aufgenommen und besuchte dort fortan die integrierte Schule. Zunächst zeigte sie sich im Heim überangepasst und zutiefst bemüht, alles richtig zu machen – die Angst vor Strafe war spürbar. Mit wachsendem Vertrauen konnte sie sich mehr öffnen. Zehnjährig traten dann Zustände auf, die epileptischen Anfällen stark ähnelten. Arzt und Heilpädagogen wurden skeptisch, als diese Zustände einmal »Dämmerattacken« (psychomotorischen Anfällen), ein anderes Mal einem minder ausgeprägten Grand-Mal-Anfall (Abortiv-GM), ein anderes Mal isolierten Myoklonien ähnelten. Zudem blieben alle Untersuchungen (EEG, NMR) ohne Ergebnis.

In der erweiterten Beobachtung zeigte sich, dass in Antonias Umgebung Kinder betreut wurden, bei denen diese – dann jeweils eindeutigen – Epilepsien bestanden. Es wurde deutlich, dass Antonia diese Anfälle nicht bewusst eingesetzt hatte, sondern diese miterlebten Anfälle anderer imitierte, so wie sie bei (traumabedingt!) fehlender eigener innerer Orientierung Verhaltensweisen anderer nachahmte bzw. sich daran orientierte, zumal sie auch spürte, welche Zuwendung bzw. Aufmerksamkeit die Anfallskinder erfuhren. Dies führte zu einer vertieften Begleitung im Alltag, bewusst gestalteten Zeiten, in denen Antonia im Mittelpunkt der Aufmerksamkeit stand, verstärkt durch eine psychotherapeutische Unterstützung. Nach ca. sechs Monaten traten diese »Anfälle« nicht mehr auf.

Beate ist eine Bewohnerin mit einer durch Sauerstoffmangel unter der Geburt (Zustand nach FKHS) bedingten mittelgradigen Intelligenzminderung. In ihrer Einrichtung lebte sie bis zu ihrem 37. Lebensjahr in einem Doppelzimmer mit einer leicht dominanten, aber doch auch befreundeten Mitbewohnerin. Sie äußerte wiederholt den Wunsch, ein eigenes Zimmer zu bekommen. Dem wurde entsprochen: Nach intensiver sozialtherapeutischer Vorbereitung bezog sie erstmals in ihrem Leben ein eigenes Zimmer. Nur eine Woche später kam es zu einer (vermeintlichen!) »Anfallssituation«. Zunächst seltener, im Verlauf von zwei Wochen mehrmals täglich zeigte sie Zustände mit immer gleichem Muster, die an atonische Anfälle erinnerten: plötzliches Zusammensinken, Zucken an Armen und Beinen, dabei scheinbare Bewusstseinstrübung. Eigentümlich war, dass kein Einnässen oder Einkoten beobachtet wurde und dass jeweils ohne weitere Reorientierungsphase eine rasche Besserung erfolgte. Vor allem aber fiel auf, dass die Anfälle immer dann einsetzten, wenn eine Bezugsperson das Zimmer betrat.

Zur Sicherheit wurde dennoch ein EEG abgeleitet, ohne Befund. Der auslösende Konflikt, der diese nichtepileptischen psychogenen Anfälle auslöste, war deutlich. Das Bedürfnis nach wachsender Eigenständigkeit und Selbstverantwortung stand der Angst gegenüber: Kann ich das? Das Symptom der Anfälle und die damit verbundene Zuwendung schienen eine Lösung zu sein – die natürlich nur tief unbewusst erlebt wurde.

Es wurden Zwischenschritte verabredet: Nachts wurde die Zimmertür offen gelassen, eine Salzlampe im Zimmer hellte die Dunkelheit ein wenig auf, das Abendritual wurde erweitert, und vor allem erfuhr Beate viel Ermutigung von ihren Begleitern. Nach wenigen Wochen war das »Anfallsleiden« geheilt.

Psychomotorische Anfälle

komplexe Symptomatik

Psychomotorische Anfälle werden mitunter als Verhaltensauffälligkeit missverstanden. Dies liegt an ihrer oft komplexen Symptomatik. Meist ist kein »Krampf« zu beobachten, keine vorrangige motorische Auffälligkeit wie Zucken oder auch Tonusveränderungen. Die Betroffenen verändern von einem Moment zum anderen ihr Verhalten, werden unruhig und umtriebig, hören nicht auf Hinweise, können sich aggressiv verhalten, lassen jede Verkehrssicherheit vermissen und zeigen charakteristische »Automatismen«, also ungezielte motorische Abläufe wie Reiben der Hände oder auch Kau- und Schmatzbewegungen.

Es ist wichtig zu wissen, dass während eines solchen epileptisch bedingten Anfalls, der sich über Minuten erstrecken kann, das Bewusstsein getrübt ist. Das bedeutet, dass ein Mensch in dieser Zeit nicht in der Lage ist, verbale Hinweise aufzunehmen. Um hinreichend Sicherheit zu geben und vor selbstgefährdendem Verhalten zu schützen, muss ein Betroffener in der Zeit des Anfalls begleitet werden.

Bei Bernd, einem 41-jährigen Bewohner, ist ein Anfallsleiden mit seltenen Grand-Mal-Anfällen bekannt. Hintergrund ist eine Tuberöse Sklerose mit Beteiligung des Gehirns. Eine Leberbelastung unter langjähriger Behandlung mit Valproinsäure machte eine Änderung der hinsichtlich der antiepileptischen Wirkung durchaus positiven Medikation erforderlich. Im Rahmen der Medikamentenumstellung stellte sich eine neue Symptomatik ein: Ohne Anlass zeigte er ein umtriebiges Verhalten mit ungezielten Weglauftendenzen, expansivem Verhalten, fremdaggressiven Zuständen, begleitet von nicht verständlichen verbalen Äußerungen und ungerichteten Handbewegungen (Automatismen). Die als fremdaggressives Verhalten eingeschätzten Zustände führten zur Vorstellung in der nervenärztlichen Praxis. Das Gesamtbild konnte als psychomotorischer Anfall (komplex-fokaler Anfall) mit Bewusstseinstrübung klassifiziert werden. Eine Optimierung der antiepileptischen Behandlung beruhigte die Zustände.

Das geschilderte Bild ist eindeutig, ergänzt wird es durch Unansprechbarkeit. Auch beruhigt sich der Zustand praktisch immer nach wenigen Minuten. Letztlich war die Optimierung der antiepileptischen Medikation die entscheidende Behandlung.

Der »nicht durchbrechende Anfall«

Es klingt vielleicht in einer Zeit, die den Anspruch auf weitestgehende Optimierung in der medizinischen Versorgung stellt, befremdend, wenn ich sage: »Manchmal ist das nicht ganz Optimale das Optimale!«

Natürlich: Wenn ein ausgeprägtes Anfallsleiden mit Grand-Mal-Anfällen besteht oder wenn ein epileptischer Anfall mit einem plötzlichen tonischen Beginn (heftiger Anspannung) zu einem Sturz, unter anderem mit der Gefahr einer Kopfverletzung, führen kann, dann sollte eine absolute Verhinderung von Anfällen vornehmliches Ziel sein.

abgeschwächte Anfallsformen

Aber es gibt auch eine Reihe abgeschwächter Anfallsformen. Und vor allem gibt es die Situation, dass bei Einzelnen ein quälender Zustand vorherrscht mit tiefer Unausgeglichenheit und möglicherweise Reizbarkeit, gelegentlich auch auto- bzw. fremdaggressivem Verhalten, wenn ein Anfall *nicht* auftritt.

Immer wieder wird zur anschaulichen Beschreibung eines Anfalls das Bild des »Gewitters« gebraucht. Es lohnt, dieses Bild auszuweiten: Einem Gewitter geht ja meist eine charakteristische Naturstimmung bzw. Atmosphäre voraus. Das Gewitter hat dann eine klärende Wirkung: Die Luft verliert das Beengende, man kann besser atmen, die Spannung weicht.

Ganz ähnlich kann sich ein epileptischer Anfall auf die Gemütsverfassung auswirken. *Dies soll in keinem Fall (!) dazu führen, dass Medikamente eigenmächtig weggelassen werden.* In Einzelfällen kann dieser Gesichtspunkt aber mit dem behandelnden Arzt besprochen werden.

Epilepsie und Hysterie

Leibliches und Geistiges

Die innigliche Verbindung von körperlich-funktionellen und seelisch-geistigen Bedingungen und ihre gegenseitige Beeinflussung bilden eine wesentliche Grundlage der anthroposophischen medizinischen Menschenkunde: »Ja man wird geradezu in gewissen Fällen dazu geführt, wenn man Geisteskrankheiten vor sich hat, auf das Leibliche zu sehen, um da zu erforschen dasjenige, worauf es ankommt, und bei physischen Erkrankungen auf das Geistige zu sehen und da zu erforschen, worauf es ankommt.« Und weiter zu den seelischen Erkrankungen: »Geisteswissenschaft [Anthroposophie, d.V.] braucht nicht davor zurückzuschrecken, dies zu zeigen, wie die sogenannte Geistes- oder Seelenkrankheit immer zusammenhängt mit irgendetwas im menschlichen Leibe [...] Gerade das muss Geisteswissenschaft am entschiedensten betonen, dass die sogenannten Geistes- und Seelenkrankheiten bis hinein in die Organologie des Menschen verfolgt werden müssen.«[172]

Aspekt des Ungleichgewichts

Das Konzept der Epilepsie im Zusammenhang einer anthroposophisch ausgerichteten Physiologie orientiert sich wesentlich an dem Aspekt des Ungleichgewichts (siehe auch im Kapitel »Menschenkundliche Diagnostik« die Ausführungen zu den polaren Krankheitstendenzen, Seite 60 f.). Epilepsie wird hier in einem erweiterten Zusammenhang dargestellt und einer Form der »Hysterie« gegenübergestellt. Das eigentliche Krankheitsgeschehen – der epileptische Anfall – stellt eine Extremform eines komplexen Geschehens dar. Hintergrund sind hier die Phänomene »Aufwachen« und »Einschlafen«. Das Aufwachen wird hier verstanden als ein Sich-Verbinden der »oberen Wesensglieder« (des Ich und des Seelenleibs), also des Seelisch-Geistigen im Menschen, mit den Lebenskräften und dem physischen Leib, also dem Körperlich-Funktionellen. Das menschliche Aufwachen wird als ein Prozess gesehen, der in Stufen vom Unbewussten über das Traumbewusstsein zur »Bewusstseinsklarheit« durchdringt; es wird nicht allein als ein hirnorganisch-neurologischer Prozess aufgefasst, hier ist der gesamte Organismus mit beteiligt. Das Aufwachen wird als ein Durchdringen des Organismus mit dem Seelisch-Geistigen betrachtet – und dieser Prozess kann durch eine Stauung beeinträchtigt sein.

Durchdringen des Organismus mit Seelisch-Geistigem

Gemäß der oben erwähnten Bedeutung einer »Organologie« sind hier insbesondere die Organfunktionen von Herz, Leber und Niere und Lunge beteiligt. Diese Organfunktionen werden in einem inneren Zusammenhang mit den vier Elementen (Erde, Wasser, Luft und Feuer) gesehen, als Ausdruck der tiefen Zusammengehörigkeit von Mensch und (Um-)Welt: die Lunge als »Erdenorgan«, die Leber als »Wasserorgan«, die Niere als »Luftorgan«, das Herz als Organ der Wärme (Wärme als Ausdruck tiefer Innerlichkeit). Will man einem Ungleichgewicht in körperlich-seelischen Prozessen nachgehen, kann man nach Ungleichgewichten in Bezug auf allgemeine Gleichgewichtszustände sowie Ungleichgewichten im Hinblick auf Flüssigkeitsprozesse, Atmung und Durchwärmung suchen. Hier vier skizzenhafte Schilderungen:

In meiner Tätigkeit in einem Epilepsiezentrum nahm ich einen damals gut 20-jährigen Mann mit einer Grand-Mal-Epilepsie auf. Bei der Anamnese-Erhebung schilderte mir der Vater, dass die Epilepsie im Kleinkindalter auftrat, zwischen dem 8. und 15. Lebensjahr aber eine nahezu vollständige Anfallsfreiheit bestand. Letztlich blieb die Ursache ungeklärt. Viele Faktoren, unter anderem eine antiepileptische Medikation, kamen zum Einsatz. Der Vater schilderte, als er einmal einen großen Ast in seinem Garten abgelegt habe, habe sein Sohn diesen Ast gezielt aufgesucht, um darauf zu balancieren. Ebenso sei es mit anderen Möglichkeiten des Balancierens gewesen. »Ich weiß nicht«, sagte der Vater, »aber so ausgeglichen und in sich ruhend wie in diesen Jahren habe ich meinen Sohn nie wieder erlebt.«

Bei der 12-jährigen Sabine bestand eine fokale Epilepsie mit vorherrschenden epigastrischen Auren (Unwohlsein in der Magengegend). Einer Mitarbeiterin fiel auf, wie gerne Sabine schwamm. »Da ist sie wie in ihrem Element.« Wenn Sabine schwimmen ging, kam es in den darauf folgenden Tagen meist nicht zu einem Anfall. Einmal auf diesen positiven Einfluss aufmerksam geworden, wurde auf eine weitere Seite des Flüssigkeitsorganismus geachtet: auf das Würzen der Speisen und die damit verbundene Beeinflussung der Verdauungssäfte. Indem man nun auf die Unterstützung dieses Gleichgewichts achtete, beruhigte sich das Anfallsgeschehen nachhaltig.

Sandra war eine 16-jährige Schülerin mit Zustand nach frühkindlicher Hirnschädigung und einer generalisierten Absencen-Epilepsie (einer Epilepsieform, die durch kurzfristige, meist nur Sekunden andauernde Unterbrechungen des Bewusstseins charakterisiert ist). Auffallend war ihre Sprechweise. Sie »verschluckte« beim Sprechen Worte, der Atem war unrhythmisch, die Sprache ohne Fluss. In der Musiktherapie wurde vor allem mit ihr gesungen. Dies verhalf ihr im Verlauf von zwei Jahren zu einem vertieften und ruhigeren Atmen, sie sprach flüssiger, das Anfallsgeschehen beruhigte sich.

Thomas ist ein 39-jähriger Mann mit einer ausgeprägten Grand-Mal-Epilepsie mit Statusneigung bei Zustand nach frühkindlicher Hirnschädigung. (Ein epileptischer Status ist eine erhebliche Komplikation des Anfallsgeschehens; hier kommt es nach einem Anfall nicht zu einer Beruhigung, sondern ein Anfall löst den anderen ab. Bei einer Grand-Mal-Epilepsie kann dies zu einer gefährdenden verminderten Sauerstoffversorgung des Gehirns führen; deshalb muss ein solcher Status unbedingt unterbunden werden.)
In Zusammenarbeit mit einem Epilepsiezentrum gelang es, nach intensiver Erprobung eine medikamentöse Dreifachkombination einzusetzen, die half, diese bedrohliche Form der Epilepsie weitgehend zu beruhigen. Allerdings be-

stand weiterhin eine ausgeprägte Empfindlichkeit bei Fieber bzw. jedweder Erhöhung der Körpertemperatur – als fehle die Möglichkeit, dies auszugleichen. Jede fieberbedingte Temperaturerhöhung wurde medikamentös behandelt.
Bei der Analyse der anfallsbedingenden Faktoren fiel auf, dass er sich bei der Werkstatttätigkeit (einer starke Aufmerksamkeit fordernden kleinteiligen Montagearbeit) sehr anstrengte. Diese Anstrengung konnte eine Temperaturerhöhung von ca. 0,2 °C verursachen, und schon das allein wirkte sich anfallsauslösend aus.
Ein Wechsel in eine diesbezüglich entspanntere Filzwerkstatt half, diesen anfallsauslösenden Faktor auszuschalten.

Das Krankheitsbild der Epilepsie gehört zu den Bereichen der Heilkunde, bei denen die Erweiterung, welche die Anthroposophische Medizin darstellt, von besonders elementarer Bedeutung ist. In den angeführten Beispielen stand selbstredend eine adäquate, gewissenhafte antiepileptische Medikation jeweils im Mittelpunkt. Der hier nur angedeutete Ansatz ist um einen erweiterten Aspekt bemüht: den differenzierten Aspekt des Gleichgewichts.

Gleichgewichtszustände fördern

Viele weitere Gleichgewichtszustände gilt es in diesem Zusammenhang zu prüfen und zu fördern: das Gleichgewicht des tragenden Rhythmus von Wachen und Schlafen, der Ernährung, die zeitliche Tagesgestaltung zwischen Tätigkeit und Ruhe.

Und es besteht noch ein weiteres, umfassenderes Gleichgewicht: Der Epileptologe Paul Vogel schrieb dazu: »Raffael hat am Ende seines kurzen Lebens ein herrliches Bild geschaffen, auf welchem er in einer Komposition zwei aufeinanderfolgende Erzählungen des Evangeliums vereinigte und aufeinander bezog. Das Bild zeigt in einer unteren Hälfte die Vorstellung des epileptischen Knaben vor den Jüngern und darüber wie in einem transzendenten Raum die Verklärung Jesu. Das Bild hat den Namen *Die Transfiguration* erhalten.« Vogel erwähnt, dass in dem seinerzeit in der Epileptologie wesentlichen Lehrbuch von William Gordon Lennox *Epilepsy and related disorders*[173] der untere Teil dieses Bildes abgebildet ist. Er fährt fort: »Nun, ich meine, es kann der Anerkennung, die Lennox und seinem Werk gebührt, keinen Abbruch tun, wenn wir uns durch das Bildfragment, das er als Leitbild seines Werkes wählte, von Zeit zu Zeit an das größere, vollständige Bild erinnern lassen und unser wissenschaftliches Fragen unter dessen Signatur stellen.«[174]

wirkliche Heilung

Dies bedeutet: Wirkliche Heilung geschieht nicht durch unser menschliches Bemühen allein, auch wenn dieses unabdingbar ist. Aber damit Heilung

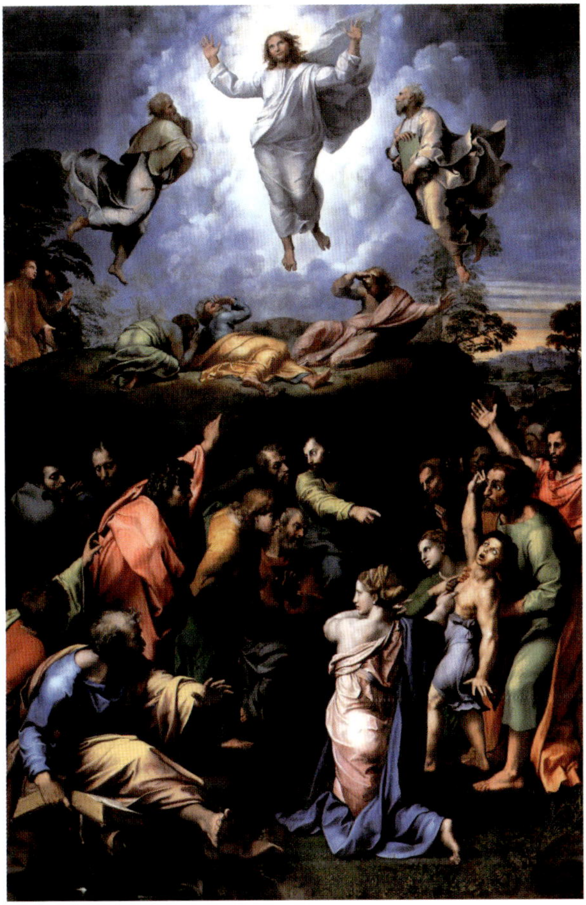

Raffael, Transfiguration, 1516–1520.

möglich wird, muss ein Weiteres hinzukommen, etwas, das nicht in unserer Hand liegt – etwas, das vielleicht am zutreffendsten mit dem Begriff »Gnade« beschrieben werden kann.

Begriff der Gnade

Diagnostische Klassifikation

ICD-10: G 40.9 Epilepsie / G 40.1 Fokale Epilepsie / G 40.2 psychogene Anfälle / G 40.3 generalisierte Anfälle / G 40.6 Grand-Mal-Epilepsie / F 44.5 psychogene Epilepsie (dissoziative Epilepsie).

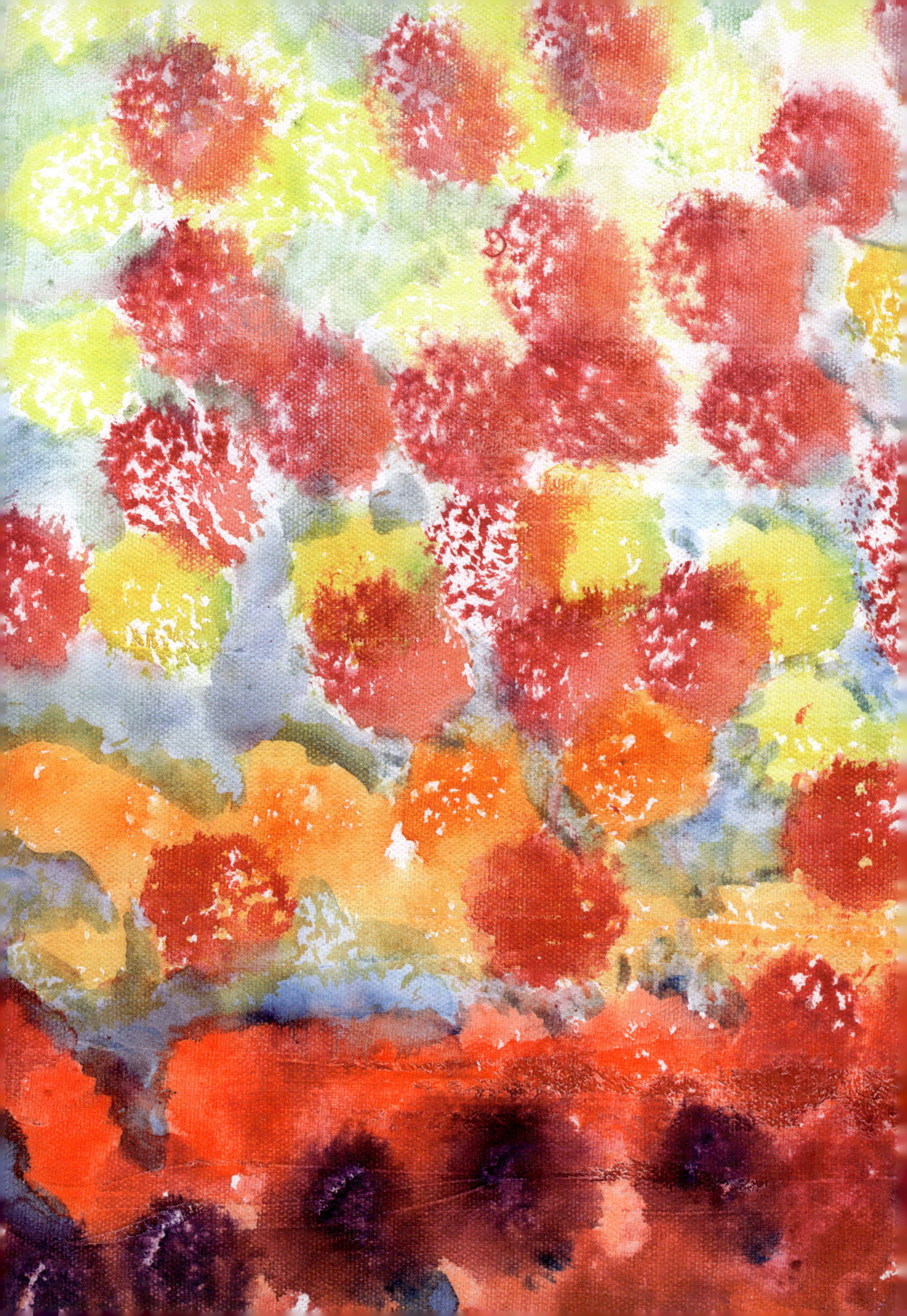

Aggressive Verhaltensweisen

Die beste Arznei für den

Menschen ist der Mensch.

Der höchste Grad dieser

Arznei ist die Liebe.

Paracelsus

Aggressive Verhaltensweisen stellen im heilpädagogischen wie im sozialtherapeutischen Alltag eine wichtige und sehr häufige Form von herausforderndem Verhalten dar. Insbesondere fremdaggressives und anderes gefährdendes Verhalten von betreuten Menschen ist für Mitarbeitende oft eine extreme Belastung. Aber auch das Miterleben von selbstverletzendem Verhalten kann schwer zu ertragen sein.

Aggression wird meist nicht bewusst eingesetzt

Selbstverletzendes wie fremdaggressives Verhalten wird von den Betroffenen meist nicht bewusst und gezielt eingesetzt und stellt dadurch auch für sie selbst eine emotionale Belastung dar, die mit Schuldgefühlen und Selbstvorwürfen verbunden ist. Nicht zuletzt aber belastet jedwedes aggressive Verhalten auch andere – Mitschüler, Mitbewohner etc. – auf extreme und oft nicht bewältigbare Weise. Aggressive Verhaltensweisen bedeuten also eine schwere Herausforderung in heilpädagogischen und sozialtherapeutischen Institutionen, die zwingend zum Handeln auffordert.

Wir unterscheiden zunächst das aggressive Verhalten, das ein Mensch gegen sich selbst richtet (Autoaggressionen), von fremdaggressivem Verhalten. Diese Fremdaggressionen können sich gegen Menschen oder gegen Dinge richten (Sachaggressionen). Eine besondere Form stellt die sprachlich geäußerte Aggression (verbale Aggression) dar.

Weit gefasst meint Aggression all jenes Verhalten, das das Wohlbefinden anderer körperlich, seelisch und auch sozial einschränkt, belastet oder gefährdet.

subjektives Erleben mit berücksichtigen

Bei einem solchen Ansatz wird deutlich, dass hier das subjektive Erleben und Verarbeiten mit berücksichtigt werden muss: Das Verhalten eines anderen, das der eine als herausfordernd erlebt, kann vom anderen schon als übergriffig oder gar gefährdend empfunden werden. Hier kann das Wort des Philosophen Emmanuel Lévinas Richtschnur sein: »Der andere kann kein Objekt sein, weil er selber Subjekt ist.«[175] Es bleibt unabdingbar, den inneren Ort des anderen mit einzubeziehen.

In Erweiterung des Begriffes »Aggression« sprechen wir auch von »struktureller Gewalt«, wenn in einem »System« – sei es eine Gruppe, eine Klasse, eine Werkstatt oder generell eine Institution – nicht die Förderung des Einzelnen und sein Recht auf Entfaltung seiner Persönlichkeit im Vordergrund stehen und unterstützt werden, sondern hierarchische Strukturen (oft nicht als solche benannt und eher verborgen wirksam) letztlich entscheidend sind.

Bei der Konfrontation mit aggressivem Verhalten im heilpädagogischen und sozialtherapeutischen Alltag müssen Maßnahmen des Selbstschutzes für Mitarbeitende, des Schutzes für andere und natürlich für den Betroffenen selbst zunächst ganz im Vordergrund stehen. Einrichtungen müssen hier klare Richtlinien im Sinne von eindeutigen Verhaltensschritten im Vorfeld (!) ausarbeiten und benennen. Einige Beispiele:

Maßnahmen des Selbstschutzes

- Welche Rückzugsmöglichkeiten habe ich als Mitarbeitender?
- Wen kann ich unmittelbar zu Hilfe holen?
- Gibt es gegebenenfalls Bedarfsmedikamente, die ich (möglichst in der Frühphase einer Eskalation) einsetzen kann?
- Verfügen die Mitarbeitenden über Kenntnisse in der Selbstverteidigung, oder werden seitens der Institution regelmäßig entsprechende Schulungen durchgeführt? (Je sicherer ein Mitarbeitender ist, umso mehr kann er auch Sicherheit ausstrahlen und geben.)
- Wann darf ein Mitarbeitender die Hilfe der Polizei und / oder des Notarztes einbeziehen, und wie erreicht er diese?

Die Liste ist unvollständig, soll aber dazu ermuntern, sie gemäß den spezifischen Anforderungen der jeweiligen Institution auszuformulieren und zu ergänzen, in laufenden Fortbildungen zu aktualisieren und jedem neu eingestellten Mitarbeitenden bekannt zu machen.

Wenn der institutionelle Rahmen auf diese Weise geklärt ist, muss die zentrale Frage sein: Was steht hinter den Aggressionen, was drücken sie aus, was bewegt den Betreffenden, warum sind aggressive Verhaltensweisen erforderlich?

Was steht hinter den Aggressionen?

- Hat der zu Betreuende Schmerzen? Gerade Menschen mit ausgeprägter Intelligenzminderung können aufgrund eingeschränkter eigener reflexiver Distanz oft nicht adäquat auf ihre Schmerzen hinweisen. Sie agieren dann ihre Schmerzen durch aggressives Verhalten aus. Dies müssen keine schwereren Schmerzzustände sein, auch »alltägliche« Schmerzen wie Zahnschmerzen, Menstruationsbeschwerden, Verdauungsstörungen oder Kopfschmerzen können aggressives Verhalten auslösen. Schmerzen nach einem Sturz oder Ähnliches bedürfen einer ärztlichen Abklärung!
- Wird man den Bedürfnissen nach Sicherheit und Schutz vor Gefahren hinreichend gerecht?
- Sind die sozialen Grundbedürfnisse hinreichend befriedigt? Hier sollte

auch die »Maslow'sche Bedürfnispyramide« beachtet werden, die unter anderem Sicherheitsbedürfnisse, die soziale Akzeptanz, einen anerkannten und respektierten Platz in einer Gemeinschaft, aber auch erlebte Wertschätzung sowie Möglichkeiten der Selbstverwirklichung in ihrer Bedeutung für das individuelle Wohlbefinden umfasst.[176]
- Gibt es Faktoren, die zu einer erheblichen Frustration führen (zum Beispiel sexuelle Unausgeglichenheit)?
- Liegen belastende Über- oder auch Unterforderungen vor?
- Sind Möglichkeiten zur Kommunikation geschaffen und werden sie genutzt? Hat der Betroffene neben seinem aggressiv herausfordernden Verhalten andere Ausdrucksmöglichkeiten?

seelische Erkrankung als Ursache?

Wenn diese Grundfragen geprüft sind, muss bedacht werden, ob sich hinter dem aggressiven Verhalten eine konkrete seelische Erkrankung verbirgt.
- Steht das aggressive Verhalten im Zusammenhang mit einer erlittenen Traumatisierung?
- Stehen psychotisch bedingte Ängste hinter dem Verhalten – insbesondere paranoide Ängste?
- Findet ein Betroffener mit einer Angsterkrankung nicht die Möglichkeit einer adäquaten Ausdrucksform für seine Ängste?
- Steht eine bedrängende Borderline-Symptomatik (beispielsweise die Angst, verlassen zu werden) hinter dem aggressiven Verhalten?
- Zeigt sich beim genaueren Hinsehen der Beginn einer demenziellen Entwicklung mit zunehmendem Verlust an Orientierung und Sicherheit?
- Äußert sich ein Zwang durch aggressives Verhalten?
- Wendet ein Betroffener die Qual einer depressiven Einengung durch Aggression nach außen?

Damit sind nur einige Beispiele von seelischen Erkrankungen genannt, die selbst- bzw. fremdaggressivem Verhalten zugrunde liegen können. Diese Zustände werden in den Kapiteln zu den jeweiligen Erkrankungen besprochen.

auslösende Bedingungen

Daneben gilt es auch, auslösende Bedingungen zu prüfen, die im Zusammenhang mit den primären Voraussetzungen des jeweiligen Assistenzbedarfes stehen. Zum Beispiel: Steht hinter dem selbstverletzend-aggressiven Verhalten das Bedürfnis nach verstärkter Haltgebung bei einem Betroffenen mit Autismus-Spektrum-Störung?

Ein Aspekt für sowohl fremd- wie auch für selbstverletzendes Verhalten soll noch hinzugestellt werden. Im Sinne eines »negativen Lernens« können sich Verhaltensweisen »einschleifen«, d. h., die Betroffenen »lernen«, durch ihr jeweiliges Verhalten etwas zu erreichen, entweder die Vermeidung einer Handlung, die mit Unlust verbunden ist, oder sie erzwingen sich dadurch eine Zuwendung.

»negatives Lernen«

Ausgehend vom lateinischen Wort »aggredi« und seiner Bedeutung »auf die Welt bzw. jemanden zugehen« kann »Aggression« durchaus auch positive Aspekte aufweisen, ja sogar die Notwendigkeit einer heilpädagogischen Förderung bedeuten. Hier steht dann der Aspekt der Überwindung von Passivität und Zurückhaltung im Vordergrund, das Auflösen von Spannungen, aber auch die Fähigkeit, eigene Bedürfnisse durchsetzen zu können – wenn sie nicht mit der Schädigung eines anderen verbunden sind. Hier wird gerade die gestaute oder auch zurückgehaltene »Aggression« zum Problem. Dieser Aspekt soll noch einmal hervorheben, wie wesentlich es ist, sich ein hinreichendes Bild des jeweiligen aggressiven Verhaltens zu machen. Es kann sogar im Extremfall bedeuten, Kinder, Jugendliche oder Erwachsene zu einem deutlich »zupackenderen« Verhalten zu ermuntern – selbstredend meint dies nicht, dass sich dieses Verhalten in irgendeiner Weise fremdgefährdend auswirken sollte!

Überwindung von Passivität

Diagnostische Klassifikation

ICD-10: F 91 Störung des Sozialverhaltens / F 91.1 Aggressivität.

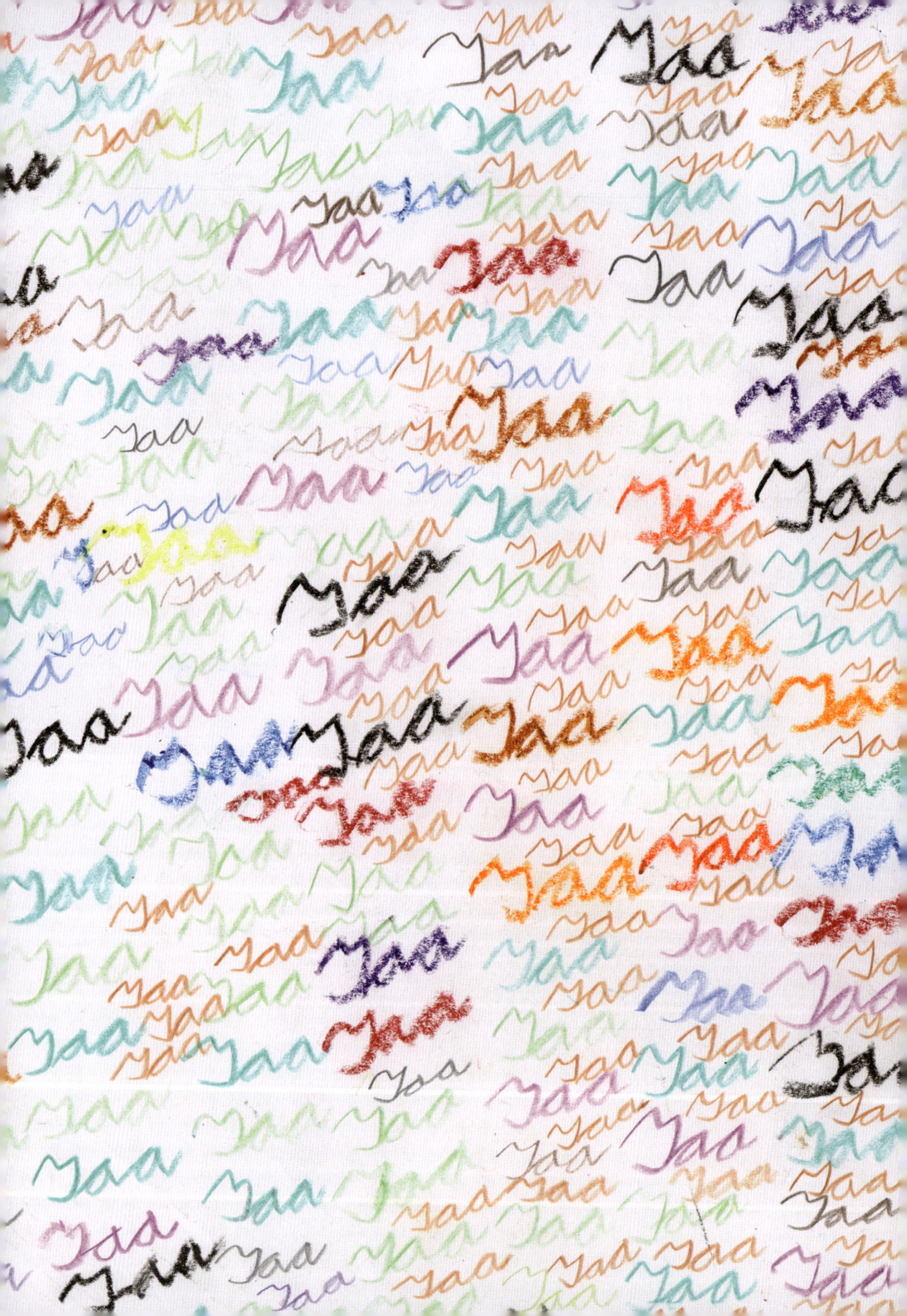
Yaa

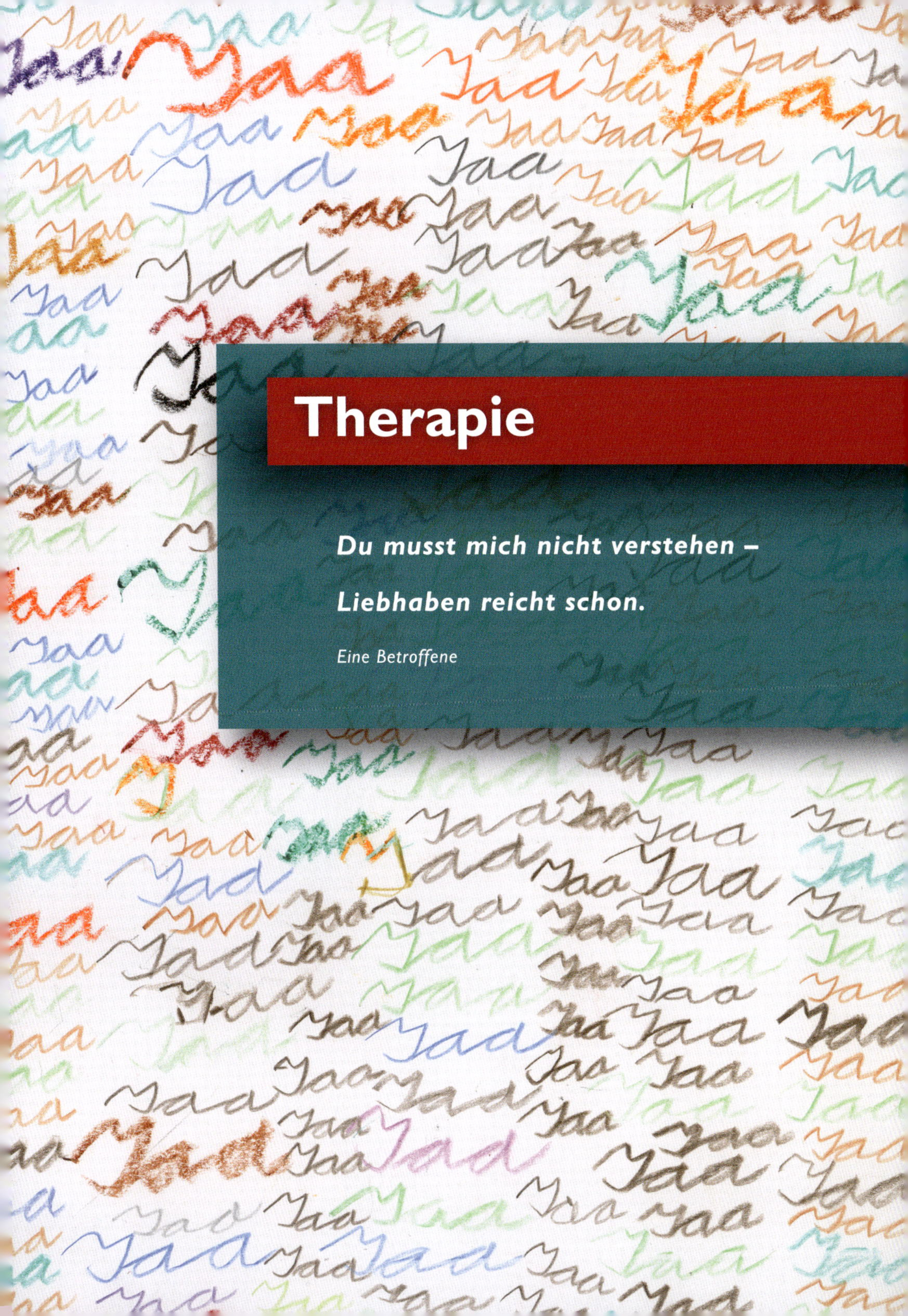

Therapie

Du musst mich nicht verstehen – Liebhaben reicht schon.

Eine Betroffene

Übersetzt heißt das aus dem Altgriechischen stammende Wort Therapie: »Dienst, Pflege, Heilung«; anders ausgedrückt: Therapie ist, was dem anderen dient, ihn fördert, »heiler« werden lässt. Und »heil« meint: ganz im Gleichgewicht zu sein, nicht in der Einseitigkeit.

dem anderen dienen

Therapie meint etwas Umfassendes, meint den ganzen Menschen. Die verschiedenen Therapieoptionen lassen sich gliedern in:

- die therapeutische Haltung / Beziehungsbereitschaft,
- das Ermöglichen einer »sicheren Bindung«,
- das Schaffen eines adäquaten Milieus,
- körperorientierte Therapieformen,
- künstlerische Therapien,
- anthroposophische / homöopathische medikamentöse Therapie,
- Psychotherapie,
- allopathische Medikamente / Psychopharmaka.

Therapeutische Haltung

Beziehungsbereitschaft

Eine therapeutische Haltung drückt eine innere Bereitschaft aus – im Bereich von Heilpädagogik und Sozialtherapie vornehmlich eine Beziehungsbereitschaft.

Kongruenz

Empathie und Akzeptanz

Der Psychologe Carl Rogers (1902–1987) fasst in der von ihm entwickelten »klientenzentrierten Therapie« die Eckpunkte einer solchen Beziehungsbereitschaft zusammen in die Begriffe: Kongruenz, Empathie, Akzeptanz und positive Wertschätzung.[177] Mit *Kongruenz* ist hier Echtheit gemeint, die Fähigkeit des Begleiters, gut bei sich zu bleiben, eine eigene Haltung, eigene Werte zu pflegen und mit dem eigenen Handeln, dem eigenen Wort und der eigenen Grundhaltung möglichst in Übereinstimmung mit sich selber zu sein. *Empathie* beschreibt die Bereitschaft, sich dem anderen zuwenden zu wollen, sich in die Innenlage des anderen versetzen zu wollen. *Akzeptanz* bedeutet, den anderen nicht zu beurteilen, sondern zu versuchen, ihn so anzuerkennen, wie er ist. Akzeptanz ist getragen vom Bemühen um Respekt. *Positive*

Wertschätzung geht noch einen Schritt weiter: Über den Respekt hinaus beschreibt sie das Bestreben, Fähigkeiten und Ressourcen beim anderen aufsuchen und stärken zu wollen.

positive Wertschätzung

Ergänzen möchte ich die Fähigkeit zur »reflexiven Distanz«. Damit ist die Fähigkeit gemeint, sich selbst infrage zu stellen, kritikfähig zu sein, aber auch, sich in einem Team oder Kollegium infrage stellen zu lassen: »Wie nehmt ihr mich und mein Handeln wahr?«

Man kann auch zusammenfassen: Der therapeutische Prozess beginnt im Begleiter. In seiner Haltung, in seiner Fähigkeit zur Selbstreflexion, Offenheit und Fähigkeit der Zuwendung. In seiner Kritikfähigkeit und Echtheit. Im Zulassen eigener Betroffenheit – und in seiner Liebesfähigkeit.

Sichere Bindung

Der Mensch wird am Du zum Ich.
Martin Buber

Wegweisend für den therapeutischen Prozess wird dann, aufbauend auf diese Beziehungsbereitschaft, das Wissen um die Bedeutung einer »sicheren Bindung«. Praktisch jede Begegnung mit den Klienten bzw. Betreuten birgt die Möglichkeit dieser herausragenden therapeutischen Qualität.

In der Psychologie wird das Bindungsverhalten heute in vier Stufen gegliedert: vermeidend (A), sicher (B), ambivalent-verstrickt (C) und desorganisiert (D).[178] Die Bindungsfähigkeit eines Menschen, insbesondere eines Kindes, ist stark davon abhängig, welche Bindungserfahrungen er bzw. es bereits gemacht hat. So führen zurückweisende und ignorierende – oder auch überstimulierende und kontrollierende – Verhaltensweisen von Bezugspersonen zu einem vermeidenden Bindungsmuster (A). Widersprüchliches, ambivalent zwischen zum Teil deutlicher und zum Teil eingeschränkter Feinfühligkeit pendelndes Verhalten von Bezugspersonen (die möglicherweise auch in eine eigene Problematik verstrickt sind) hat ein ambivalentes Bindungsverhalten beim Kind zur Folge (C). Misshandlungen, schwere Vernachlässigungen, Verängstigungen des Kindes, insbesondere ein traumatisierendes Verhalten lässt

Stufen des Bindungsverhaltens

beim Kind ein desorganisiert-desorientiertes Bindungsmuster entstehen (D). Ein dringendes Bemühen jeglicher heilpädagogischen wie sozialtherapeutischen Beziehung sollte demgegenüber auf die Stärkung eines sicheren Beziehungsmusters ausgerichtet sein (B).

Die Grundvoraussetzungen, die einen Menschen zu einem sicheren Bindungsverhalten befähigen, sind Sensibilität, Verfügbarsein, Vorhersehbarkeit, offene Kommunikation und Verzicht auf Willkür.

sichere Bindung an sich selbst

»Indem es sich sicher an den anderen bindet, findet beim Kind auch eine sichere Bindung an sich selbst statt, wodurch die Fähigkeit erworben wird, loszulassen und auf den eigenen Beinen zu stehen«, sagt die inzwischen verstorbene holländische Psychologin Marijke Bijloo. Und weiter: »Bindung ist also als ein Prozess zwischen Eltern und Kind zu sehen, in horizontaler Richtung, und als ein Prozess der Inkarnation in die Leiblichkeit in vertikaler Richtung.«[179]

Es erscheint fast wie ein Paradox: Je stärker ein Mensch am Beginn seines Lebens die Möglichkeit zur vertrauensvollen Hingabe erlebt (»horizontal«), umso mehr ermöglicht ihm dies später die Eigenständigkeit, das Für-sich-stehen-Können (»vertikal«).

Voraussetzung für die Selbstwerdung

Die gelingende, Sicherheit vermittelnde Beziehungsstruktur ist also Voraussetzung für die Selbstwerdung. Oder: Das psychologische Element der Beziehungsstruktur reicht bis in die Physiologie eines Menschen hinein, das »Gut-im-Körper-Sein«. So erleben wir häufig bei Betroffenen, die diese vertrauensvolle Beziehungssicherheit am Beginn ihres Lebens vermissen mussten, dass dies lange – vielleicht ein Leben lang – gesucht wird.

Aber: Wenn auch die wesentliche Zeit für diese stärkende Beziehungskultur vorrangig in den ersten Lebensjahren eines Menschen liegt, bleibt eine Offenheit für diese Unterstützung ein Leben lang erhalten. Niemals ist es zu spät, durch die Intensivierung einer sicheren Beziehungsgestaltung diese Selbstwerdung zu ermöglichen und zu fördern.

Die Dichterin Hilde Domin beschreibt diesen Prozess der Bindung eindrücklich in ihrer dichterischen Sprache: »Es gibt dich. Dein Ort ist / wo Augen dich ansehn / wo sich die Augen treffen / enstehst du.«[180] Der entscheidende Ansatz – leib-bildend und dadurch Sicherheit vermittelnd – liegt gerade in diesen Zeilen: »... wo Augen dich ansehn [...] / entstehst du.«

Setting und Milieu

Eine besondere therapeutische Bedeutung hat das Gestalten eines für den Klienten förderlichen äußeren Rahmens, das Setting oder Milieu. Zugrunde liegen die Fragen: »Was kann der andere bewältigen?« und: »Welche Bedingungen fördern ihn?« Anders ausgedrückt: Der äußere Rahmen einer Therapie wie auch einer Begleitung sollte sowohl Unter- wie Überforderung vermeiden, zugleich aber zu Entwicklungsschritten anregen.

Unter- wie Überforderung vermeiden

Jeder Teilaspekt kann hier von Bedeutung sein: die Klassengröße und -struktur, der Platz des Kindes in der Klasse (nahe beim Lehrer oder in einem gewissen Abstand), das Zimmer in der Wohngruppe (ein Einzel- oder Doppelzimmer, nahe am Betreuerzimmer oder eher auf Abstand), die Zusammensetzung der Gruppe, die Gruppengröße in der Erwachseneneinrichtung, der Platz am großen gemeinsamen Esstisch oder am Einzeltisch, im Beschäftigungsbereich oder in der Produktionswerkstatt ... Die Aspekte lassen sich – jeweils ausgehend von der individuellen Situation – beliebig erweitern. Wichtig ist vor allem die Frage: Was dient dem anderen – und hilft, eine mögliche seelische Erkrankung oder Einseitigkeit zu beruhigen oder auszugleichen? Auch: Was liegt in den Kräften des anderen bzw. fördert diese?

Das »Milieu« umfasst auch die äußere Umgebungsgestaltung, zum Beispiel die Reduktion visueller, akustischer oder ähnlicher Reize bei Menschen mit Autismus-Spektrum-Störung. Nicht zuletzt hilft auch eine Ästhetik der Umgebung: »... die Schönheit verbindet das ›Ich‹ mit dem Leibe«, endet ein Wahrspruchwort Rudolf Steiners,[181] und eben diese Verbindung von Ich und Leib ist ja ein therapeutisches Kernanliegen.

Oft sind die Gestaltungsspielräume begrenzt, dann braucht es Fantasie und »Heilermut«, individuell angemessene Rahmenbedingungen zu (er-)finden.

Im weiteren Sinn umfasst Therapie das Schaffen hilfreicher – dem anderen dienender – Bedingungen. Die Gestaltung eines therapeutischen Milieus beschreibt den Übergang von allgemeinen zu spezielleren therapeutischen Maßnahmen.

hilfreiche Bedingungen schaffen

Ein wichtiger therapeutischer Zugang betrifft die Förderung des Schlafes. Da berühren sich unterschiedliche Ebenen therapeutischen Handelns: Ein sicheres Schlafritual stärkt die Bindung und festigt sie. Die Förderung und Unterstützung des Schlafes durch ein Ritual ist ein wesentliches Element einer Milieugestaltung. Durch die eventuelle Anwendung von Wickeln oder einem Körperöl wird der Bezug zum Körper vertieft, weiterhin kann der Schlaf durch

Substanzen unterstützt werden, bei starker Beeinträchtigung auch durch eine allopathische Medikation. Insbesondere aber wird der Schlaf eines anvertrauten Menschen durch unsere Haltung unterstützt. Immer wieder berichten Heilpädagogen und Sozialtherapeuten, wie positiv es sich auswirkt, wenn man sich bemüht, einen Menschen, der sich in einer Krise befindet, »mit in den Schlaf zu nehmen«, das bedeutet: sich vor dem Einschlafen ein inneres Bild des anvertrauten Menschen vor die Seele zu stellen. Es beeindruckt zu hören, wie sehr sich eine Beziehung dadurch vertiefen kann, aber auch, dass mancher krisenhafte Verlauf sich dadurch abmildert.

inneres Bild »mit in den Schlaf nehmen«

Jeder Mensch bedarf dringend eines hinreichenden Schlafes, für das Wohlbefinden wie das Erhalten der eigenen Gesundheit. Bei einer Reihe von seelischen Erkrankungen (insbesondere bei psychotischen und depressiven Zuständen) ist der beeinträchtigte Schlaf ein Anzeichen für die Schwere der Symptomatik und macht ein therapeutisches Eingreifen nötig. Die Unterstützung des Einschlafens durch Rituale, das Schaffen einer möglichst angstfreien und Sicherheit gewährenden Umgebung sind wesentliche Aspekte therapeutischen Handelns in der Begleitung von seelisch erkrankten Menschen.

Eine ermutigende Haltung, vertiefte Bindung und ein unterstützendes Milieu wollen helfen, ein Kind resilienter zu machen bzw. diese Resilienz weiter zu erhalten und zu fördern. Mit Resilienz beschreiben wir die seelische Stärke eines Menschen, insbesondere eines Kindes – vor allem eine seelische Widerstandskraft, die Fähigkeit zu einer positiven Entwicklung trotz Herausforderungen und Belastungen.[182]

Resilienz erhalten und fördern

Körperorientierte Therapien

»den Leib mitdenken«

Unter dem Aspekt: »In der Therapie immer den Leib mitdenken« eröffnet sich ein breites Spektrum möglicher therapeutischer Zugänge.

Im Bereich einer anthroposophisch orientierten Therapie zählen hierzu unter anderem die Rhythmische Massage nach Ita Wegman sowie die Massage nach Simeon Pressel, die Craniosacrale Therapie, die Chirophonetik sowie Öldispersionsbäder und spezifische Wickel und Auflagen.

Stärker von der Bewegung ausgehend gibt es die Bothmer-Gymnastik, die Loheland-Gymnastik sowie generell die Physiotherapie in ihrer breiten Gestaltungsmöglichkeit.

Weitere körperorientierte Therapien sind zum Beispiel die Sensorische

Integration als Teilbereich der Physiotherapie, Embodiment, Qi Gong oder Ausdruckstanz und anderes. In jedem innerlich ergriffenen körperlich orientierten Ansatz – ausgeübt mit der hinreichenden Erfahrung – sehe ich die prinzipielle Möglichkeit eines therapeutischen Zugangs. Die Förderung einer besseren Verbindung eines Kindes, Jugendlichen oder Erwachsenen zum eigenen Körper stellt generell ein vorrangiges Therapieziel dar.

Förderung der »unteren Sinne«

Ein wesentlicher Aspekt einer anthroposophisch orientierten körperbezogenen Therapie richtet sich auf die Förderung der »unteren Sinne«. Rudolf Steiner hat eine differenzierte Sinneslehre entwickelt und darin eine Zwölfheit der Sinne beschrieben. Es werden dabei als sogenannte Leibessinne (oder untere Sinne) unterschieden: Tastsinn, Lebenssinn, Bewegungssinn und Gleichgewichtssinn; als »mittlere Sinne«: Geruchssinn, Geschmackssinn, Sehsinn und Wärmesinn und als »höhere Sinne«: Hörsinn, Wortsinn, Denksinn und Ichsinn.[183] Hinter diesem Konzept einer Sinneslehre steht, dass jeder dieser Sinne ein differenziertes Sinnesfeld wahrnimmt. Ausgangspunkt ist also kein neurologisch definierter Zugang, sondern der Bezugspunkt zu den unterschiedlichen Ebenen der »Welt«, wobei die soziale Ebene von diesem Konzept nicht berührt wird.

stabile Verortung der Seele im Körper

In der heilpädagogischen Therapie, verstärkt auch bei psychiatrischen Zuständen, liegt das Augenmerk vor allem auf einer stabilen Verortung der Seele im eigenen Körper. Das verweist auf eine vornehmliche Pflege der unteren Sinne.

einzelne Sinne

Der *Tastsinn* ermöglicht ein erstes noch gänzlich unbewusstes Erleben: »Das bin ich« – auf basalster Ebene. Körperliche Anwendungen, Massagen können hier unterstützend wirken, ebenso wie Kuschelkörbe, jegliche Förderung des Tasterlebens, Hängematten, Kastanienbäder oder gute Bekleidung, um einige wenige skizzenhafte Anregungen zu nennen.

Der *Lebenssinn* umfasst alles, was das Wohlsein fördert, sei es Körperpflege, angenehme Kleidung, Kontinuität, regelmäßige Mahlzeiten, insbesondere sämtliche Rituale (vor allem ein Gute-Nacht-Ritual) bzw. eine rhythmische Tagesgestaltung.

Der *Bewegungssinn* wird durch jede Form einer freudigen Bewegung unterstützt, durch Zirkusübungen, Eurythmie, aber auch Seilspringen, Hüpfen und Springen etc.

Der *Gleichgewichtssinn* wird durch alle Formen des Balancierens in der Natur wie im Klassenzimmer gestärkt, durch Rückwärtslaufen, auf einem Bein hüpfen etc.[184]

Künstlerisch-therapeutische Maßnahmen

Künstlerisch-therapeutische Maßnahmen einzubeziehen ist in vielen Situationen hilfreich.

Es heißt, von Kunsttherapie zu sprechen sei den Begriffen eines »runden Kreises« oder eines »weißen Schimmels« vergleichbar. Das bedeutet: Die künstlerische Betätigung hat aus sich selbst heraus eine therapeutische Wirkung. Künstlerische Betätigung regt schöpferische, also verlebendigende Kräfte im Menschen an, und das ist ja das vorrangige Anliegen jeder Therapie.

Lebenskräfte wieder wirksam werden lassen

Ein zentrales Ziel künstlerisch-therapeutischer Arbeit ist es, über persönliche Gestaltungskräfte im Menschen seine Lebenskräfte wieder wirksam werden zu lassen. Die künstlerische Therapie arbeitet also mit den gleichen Kräften, die in der Nacht regenerativ wirken, und setzt sie im jeweiligen Medium gezielt ein.

Künstlerische Therapie ist – ähnlich wie die Körpertherapie und die Psychotherapie – immer ein Doppeltes. Immer ist sie auch Beziehungsarbeit und beinhaltet die Möglichkeit, ein Kind, einen Jugendlichen oder einen Erwachsenen für einen verlässlichen Zeitraum in der Urform der menschlichen Beziehung, der Eins-zu-eins-Beziehung, zu begleiten. Und zusätzlich arbeitet sie mit den spezifischen Mitteln der jeweiligen Therapie.

innerseelische Prozesse sichtbar und zugänglicher machen

Auch kann Kunsttherapie helfen, dass innerseelische Prozesse sichtbar und dadurch zugänglicher und bearbeitbarer werden. Sie ermöglicht Ausdrucksformen für das, was sprachlich-rational nicht vermittelt werden kann. Die Anregung der schöpferischen Kräfte und die Unabhängigkeit von der Sprache oder einem intellektuellen Niveau machen die Kunstausübung und Kunsttherapie in jeder Form zu einem ausgeprägt hilfreichen therapeutischen Mittel in der Begleitung von Menschen mit Intelligenzminderung.

Eines noch zur Kunst: Kunst macht sichtbar, was hinter den Dingen steht. Die Beschäftigung mit Kunst, gerade auch unter dem therapeutischen Aspekt, ragt an Geistiges heran. Das steht hinter dem Schöpferischen: Es kann die Seele an eigene Werde-Impulse erinnern. Und eben dies ist im eminentesten Sinne Therapie. Oder wie Anne Frank es formulierte: »Mit Schreiben werde ich alles los. Mein Kummer verschwindet, mein Mut lebt wieder auf [...] Mit Schreiben kann ich alles ausdrücken, meine Gedanken, meine Ideale und meine Fantasien.«[185]

Besonders die Eurythmie und Heileurythmie umfassen bildnerisches und plastisches Gestalten sowie den therapeutischen Umgang mit Musik und

Sprache. Die Eurythmie, differenziert in eine »hygienische Eurythmie« sowie vor allem die »Heileurythmie«, liegt im Übergang der körperorientierten zu den künstlerischen Therapien. Sie wurde von Rudolf Steiner als Bewegungskunst entwickelt. Es ist ihr Anliegen, das hinter der Sprache wie der Musik Stehende und Wirksame eines Geistigen sichtbar zu machen.

hygienische Eurythmie

Die sogenannte *hygienische Eurythmie* versucht, den Tendenzen eines krankheitsbegünstigenden Ungleichgewichts der Seelenkräfte durch strukturierte und harmonisierende Bewegungen entgegenzuwirken, und möchte insbesondere eine Vertiefung des seelischen Erlebens, eine innere Lebendigkeit sowie auch eine gesteigerte soziale Empfindung ermöglichen.

Heileurythmie

Die *Heileurythmie* basiert auf der Grundlage jeweils individuell modifizierter eurythmischer Lautbewegungen. Ausgehend von übergeordneten Angaben für bestimmte Krankheitsbilder werden diese dann auf die spezifische Symptomatik eines individuellen Krankheitsprozesses ausgerichtet. Hier kommt die Heileurythmie dem Ansatz einer Medikation mit Substanzen nahe.

Hinsichtlich des spezifischen Ansatzes der einzelnen Kunsttherapien möchte ich auf das Buch von Paul von der Heide *Therapie mit geistig-seelischen Mitteln* verweisen.[186]

Anthroposophisch und homöopathisch begründete medikamentöse Therapie

Medikamente aus den Naturreichen

Ein weiterer therapeutischer Zugang ist die Behandlung mit Substanzen, in diesem Zusammenhang mit Medikamenten aus den Naturreichen. Vornehmlich handelt es sich um Wirkstoffe aus dem Bereich der Pflanzen, teilweise werden sie aber auch aus tierischen Substanzen gewonnen sowie aus Metallen und auch aus der mineralischen Welt. In der Regel werden die Substanzen »potenziert«, d. h. nicht vornehmlich »verdünnt«, sondern durch die Schritte der Potenzierung auch dynamisiert.

Simile-Prinzip der Homöopathie

Die Ansätze der sogenannten klassischen Homöopathie und der Anthroposophischen Medizin sind äußerlich sehr ähnlich, gelegentlich in Substanz und Anwendung auch überschneidend. Die auf Samuel Hahnemann (1755–1843) zurückgehende Homöopathie (direkt übersetzt: »ähnliches Leiden«) beruht auf dem »Simile-Prinzip«: »Similia similibus curentur« – Ähnliches möge durch Ähnliches geheilt werden. Der Grundgedanke ist, dass die jeweilige Ausgangssubstanz zu ähnlichen Symptomen führt wie die zu behandelnde

Erkrankung. Die Verabreichung der dann potenzierten Ausgangssubstanz soll helfen, die Krankheitssymptome zu überwinden. Die Homöopathie berücksichtigt dabei sowohl leibliche wie seelische und geistige Ebenen. Die Mittel selbst wurden durch akribisch genaue, gewissenhafte Prüfungen ermittelt.

leibliche, seelische und geistige Ebenen

Die Homöopathie steht immer wieder in der Kritik der sogenannten Schulmedizin. Auf diese Diskussion soll hier nicht eingegangen werden. Meines Erachtens sollten in diesem Zusammenhang aber neben einer mehr abstrakt-quantitativen Analyse stärker auch reale, individuell durchgeführte Therapien berücksichtigt werden, die durchaus positive Behandlungsverläufe als jeweilige Einzelfallschilderungen dokumentieren können. Ich denke, dass wir neben einem oft formulierten »Gold-Standard«, der eine wissenschaftlich geprägte verbindliche medizinische Handlungsleitlinie beschreibt, auch Behandlungserfahrungen neben dieser Leitlinie ernst nehmen und eine jeweilige Behandlung an den individuellen Gegebenheiten ausrichten müssen.

Hinter der Anthroposophischen Medizin steht ein anderer Grundgedanke. Prägend ist der Erkenntnisweg, den Rudolf Steiner entwickelt hat und der über eine innere Entwicklung und Schulung des Arztes erweiterte Erkenntnismöglichkeiten eröffnet. Diese sehen den Menschen in einem innigen Zusammenhang sowohl zur äußeren Welt, wie sie sich in der mineralischen, pflanzlichen und tierischen Welt darstellt, als auch zu kosmischen Kräften. Heilprozesse bauen auf ein Erkennen des Zusammenwirkens des Menschen mit den Naturreichen auf. Zentraler Ansatz der anthroposophisch orientierten Medizin ist das Bemühen um Ausgleich bzw. Gleichgewicht, indem eine spezifische Natursubstanz eingesetzt wird, mit deren Hilfe aus einem Ungleichgewicht (»Krankheit«) wieder ein individuelles Gleichgewicht (»Gesundheit«) werden kann. Dieses Gleichgewicht berücksichtigt vor allem auch den drei- bzw. viergliedrigen Mensch (siehe auch Seite 57 ff.). Zur Behandlung seelischer Erkrankungen werden hier unter anderem von Metallen abgeleitete Substanzen eingesetzt.

kosmische Kräfte

Ergänzendes zum Therapieansatz der Anthroposophischen Medizin

Es ist das zentrale Anliegen einer auf Erkenntnissen der Anthroposophie aufgebauten Medizin – sei es in Form eines Medikaments, einer körperorientierten bzw. künstlerischen Therapie oder innovativen Anwendungen in der Krankenpflege –, den Menschen umfassend (»ganzheitlich«) zu verstehen und zu behandeln, d.h. sowohl seine leibliche, seelische wie auch seine geistige Ebene zu berücksichtigen. Dabei zeigen sich durchaus auch Richtlinien im Verstehen wie Behandeln von Krankheitszuständen: Individualisierte Therapiemöglichkeiten werden diagnosebezogenen Ansätzen gegenübergestellt. Es ist die Aufgabe eines auf diesem Boden tätigen Arztes, schulmedizinisch verfügbare Behandlungsmethoden sowie seriöse Verfahren der Komplementärmedizin neben multimodalen anthroposophisch fundierten Therapiekonzepten zu prüfen, um den Bedürfnissen des Patienten in der Therapie gerecht zu werden.

ganzheitliche Behandlung

Unter der umfassenden Berücksichtigung probater therapeutischer Maßnahmen und ihrer Anwendungsmöglichkeiten geht es darum, den Therapieansatz an den jeweiligen Menschen, seine Fragen, seine Lebenssituation anzupassen. Es gilt also, die Therapieschritte zu individualisieren. Letztlich heißt dies auch, Fragen des persönlichen Schicksals eines Menschen aufzusuchen und einzubeziehen. Die Ausbildung und Schulung des Arztes orientiert sich auch an diesen Fragen.

an den jeweiligen Menschen angepasst

Ein Aspekt dieses auch als »Erweiterung« eines primär schulmedizinisch orientierten Konzeptes beschriebenen Ansatzes besteht zum einen in der inneren Ausrichtung des Arztes, in der meditativ erarbeitete Erkenntnismöglichkeiten integraler Bestandteil sind, zum anderen aber auch in einem Zusammensehen des erkrankten Menschen mit den Naturreichen. »Krankheit« meint dabei ein unterschiedlich geartetes Ungleichgewicht innerhalb dieser menschlichen Natur oder einem dieser Naturreiche gegenüber. »Gesundheit« beschreibt das Wiedererlangen des individuellen Gleichgewichts.

meditativ erarbeitete Erkenntnismöglichkeit

Die Anthroposophische Medizin genießt in Deutschland den rechtlichen Status einer »besonderen Therapierichtung«.

Psychotherapie

Psychotherapie ist ein unverzichtbarer Bestandteil der therapeutischen Zugänge für Menschen mit seelischen Erkrankungen. Dabei bedeutet »Psychotherapie« zunächst – recht umfassend – eine Behandlung mit seelischen Mitteln. Somit gehören im weitesten Sinne auch künstlerisch-therapeutische Maßnahmen zu diesem Bereich.

Behandlung mit seelischen Mitteln

Im engeren Sinn beschreibt Psychotherapie vornehmlich Formen eines therapeutischen Gespräches, in der Gruppe oder, häufiger, im Einzelgespräch zwischen Therapeut und Klient.

Therapieformen

Es gibt Hunderte Formen der Psychotherapie. Von den Krankenkassen finanziert werden die Verhaltenstherapie sowie die tiefenpsychologisch-fundierte bzw. analytische Psychotherapie. Das besagt aber nicht, dass nicht auch weitere Therapieformen zutiefst unterstützend wirken können.

Der Schwerpunkt der *Verhaltenstherapie* liegt in der Eröffnung neuer Handlungsmöglichkeiten und Lösungsstrategien für Herausforderungen und bestehende Konflikte. Sie setzt dabei an den konkreten Symptomen an.

Die *tiefenpsychologisch ausgerichtete Therapie* sucht stärker nach den Ursachen, nach den Ursprüngen einer seelischen Problematik, in den erlebten äußeren Bedingungen wie in innerseelischen Prozessen. Hier werden vor allem Handlungsmuster aufgesucht, die das eigene Erleben wie Handeln prägen. Das Anliegen der Therapie ist es, diese immer »freier« zu gestalten, d. h. den individuellen Bedürfnissen gemäßer, oft in der Überwindung tiefer innerer Ängste und anderer innerer Blockaden.

In den letzten Jahren gewinnt auch die *systemische bzw. Familientherapie* an Bedeutung. Hier liegt der Schwerpunkt auf den sozialen Beziehungen, in denen ein Mensch steht, und den hemmenden wie fördernden Einflüssen auf ihn.

gelebte Beziehung von Therapeut und Klient

Welche Therapieform auch immer – in jedem Fall ist es die gelebte Beziehung von Therapeut und Klient, der darin entstehende Freiraum, das Vertrauen, die Zugewandtheit, die heilsam wirken. Der amerikanische Psychotherapeut Irvin D. Yalom fasst diesen Grundaspekt der Psychotherapie folgendermaßen zusammen: »Die verändernde Kraft der Psychotherapie ist nicht intellektuelle Einsicht, auch nicht Interpretation oder Katharsis, sondern vielmehr eine tiefe, authentische Begegnung zwischen zwei Menschen.«[187] Das bestätigt auch die Psychotherapie-Forschung: Ein Therapie-Erfolg ist begründet durch die Beziehungsqualität, nicht durch die angewandte Methode.

auf individuelle Möglichkeiten eingehen

All diese Bedingungen und Aspekte gelten – ohne Einschränkung – auch für die Anwendung von Psychotherapie bei Menschen mit Intelligenzminderung. Dabei bedarf es eines besonderen Eingehens des Therapeuten auf die Möglichkeiten dieser Menschen. Allerdings: Es gibt noch viel, viel, viel zu wenige Psychotherapeuten, die mit Menschen mit Assistenzbedarf arbeiten!

Die klassische Form des 50-minütigen Gesprächs überfordert die meisten Betroffenen. Kürzere Einheiten, eine stark bildhafte Sprache, Unterstützung durch bildnerische, gestalterische Mittel sind oft eine Hilfe. Wichtig ist auch das Einbeziehen der verantwortlichen Begleiter, da die Betroffenen oft mit dem Transfer der Alltagserfahrungen in die Therapie und der Therapie in den Alltag überfordert sind. Auch ein Therapiebuch, in dem das jeweils in der Therapie Erarbeitete kurz zusammengefasst wird, kann hier eine Hilfe sein.

Einbeziehen der Begleiter

Biografiearbeit kann oft die bestehenden Bedürfnisse erfüllen. Gerade die dort gebräuchliche Einbeziehung künstlerisch-gestalterischer Elemente ermöglicht es auch Menschen mit Intelligenzminderung, ihre Fragen »auszudrücken«, sprachlich oder bildnerisch. Einen hervorragenden Einblick in diese Therapie bietet die Darstellung des Sozialtherapeuten Hein Kistner.[188]

Eine besondere Form der Psychotherapie für Menschen mit Assistenzbedarf hat der amerikanische Psychologe Garry Prouty unter dem Begriff der *Prä-Therapie* entwickelt. Diese Therapie ist eine auf die Bedürfnisse von Menschen mit Intelligenzminderung ausgerichtete Weiterentwicklung der von Carl Rogers entwickelten sogenannten *klientenzentrierten Therapie* und kann insbesondere in der therapeutischen Begleitung von Menschen mit deutlich eingeschränktem intellektuellem Niveau eine wichtige Hilfe sein. Garry Prouty nennt dies »Prä-Therapie«.[189] Er regt dabei an, diesen Menschen, die bisher meist als »nicht therapiefähig« eingestuft wurden, mit »Reflexionen« zu begegnen. Das bedeutet, ihnen Körperhaltungen, charakteristische Gesten oder Bewegungen, sich wiederholende Ausdrücke oder Laute zu spiegeln, zu reflektieren. Dies greift ein zentrales menschliches Bedürfnis auf: gesehen zu werden. Es signalisiert dem Klienten: Ich habe dich wahrgenommen!

»Prä-Therapie«

Wenn auch die eigentliche Psychotherapie durch erfahrene Therapeuten erfolgen soll, ist doch eine therapeutische Haltung bei den Begleitern im Alltag ungemein hilfreich. Das bedeutet nicht, dass nicht dafür ausgebildete Mitarbeitende psychotherapeutische Methoden im engeren Sinne anwenden sollten. Wie jede Therapie kann die Psychotherapie bei nicht sachgemäßem Einsatz auch schaden! Was aber positiv wirken kann, ist die Haltung, die zu Beginn des Kapitels eingehender als Beziehungsbereitschaft beschrieben wurde (siehe Seite 366 f.). Es kann wesentlich sein, wenn bewusst ein Raum für Zuwendung geschaffen und benannt wird, sei es »an der Bettkante« bei der Verabschiedung in die Nacht, beim Abwaschen, auf dem Spaziergang, beim Zusammenlegen der Wäsche, vielleicht auch einmal im Bereitschaftszimmer. Fünf oder zehn Minuten sind hier viel, verbunden mit der Botschaft: »Jetzt bin ich (nur) für dich da!«

therapeutische Haltung der Begleiter

Das beschreibt auch die Haltung eines aktiven Zuhörens. Michael Ende hat das einmal in seinem Buch *Momo*, angelehnt an die Grundhaltung der Hauptperson, folgendermaßen formuliert: »Was die kleine Momo konnte wie kein anderer, das war das Zuhören [...] Wirklich zuhören können nur recht wenige Menschen [...] Momo konnte so aufmerksam zuhören, dass Menschen plötzlich sehr gescheite Gedanke bekamen. Sie konnte so zuhören, dass unentschlossene Leute auf einmal ganz genau wussten, was sie wollten. Sie konnte so zuhören, dass Schüchterne sich plötzlich frei und mutig fühlten. Sie konnte so zuhören, dass Unglückliche zuversichtlich und froh wurden [...] So konnte Momo zuhören.«[190] Auch das ist »Psychotherapie«!

Zuhören

Etwas von der folgenden Stimmung ist dabei gemeint: »Wenn wir mit dem Kind bloß verstimmt und traurig werden, hat das Kind nichts davon. Sondern es wird nur etwas davon haben, wenn wir dem Zustand, den wir miterleben können, gewachsen sind, und das Kind wirksam trösten können [...].«[191]

Parzival

Ein Motiv aus dem Parzival-Epos Wolframs von Eschenbach mag noch eine bestimmte Form der therapeutischen Zuwendung beschreiben, die in herausfordernden Situationen hilfreich sein kann: Auf seiner Irrfahrt erreicht Parzival die Gegend um die Gralsburg. Er weiß nicht, dass Karfreitag ist, und begegnet mit Schild, Harnisch und Helm, also tief verschlossen, Trevrizent, einem Hüter und Wächter. Trevrizent scheint zu spüren, dass Parzival – den er noch nicht erkannt hat – in irgendeiner Form belastet ist. Er bedrängt ihn nicht, von sich zu sprechen, sondern er breitet etwas vor ihm aus: Im Hinblick auf den Karfreitag schildert er ihm das Geschehen von Golgatha und die Auferstehung Christi als ein zentrales Motiv der Weltgeschichte. Solchermaßen unbedrängt und vor diesen Inhalten stehend, kann Parzival sich öffnen, sich zeigen.[192]

Auch dies ist ein im Kern psychotherapeutisches Motiv: Raum zu schaffen, neue Blickwinkel aufzuzeigen, ohne zu bedrängen.

Allopathische medikamentöse Therapie

Unverzichtbar in der Behandlung schwerer seelischer Erkrankungen sind die Psychopharmaka genannten Medikamente.

unterschiedliche Gruppen

Wir kennen sehr unterschiedliche Gruppen (siehe hierzu auch die jeweiligen Kapitel):

- *Neuroleptika* (zum Beispiel *Risperidon, Aripiprazol, Olanzapin* und andere) werden zur Behandlung von Psychosen, schizophrenen Psychosen, aber auch von Erregungs- und Angstzuständen eingesetzt.

- *Antidepressiva* (zum Beispiel *Citalopram, Escitalopram, Amitriptylin, Trimipramin, Sertralin* und andere) dienen der Behandlung depressiver Erkrankungen.
- *Phasenprophylaktika* (zum Beispiel *Lithium, Carbamazepin, Valproinsäure* oder *Lamotrigin)* werden zum Ausgleich bipolarer Störungen gegeben.
- *Tranquilizer* (zum Beispiel *Lorazepam, Diazepam* und andere) werden bei extremen Angstzuständen eingesetzt (auf die Gefahr der Abhängigkeit wird an anderer Stelle hingewiesen, siehe Seite 207 f.).
- *Psychostimulanzien* wie *Methylphenidat* eignen sich zur Behandlung von AD(H)S.
- *Antidementiva* (zum Beispiel *Cholinesterasehemmer* und *Memantine)* werden bei beginnenden Demenzerkrankungen verabreicht.

Im Wesentlichen kennen wir diese Medikamente etwa seit den 1950er-Jahren. Diese Möglichkeiten haben sich allerdings in den daran anschließenden Jahrzehnten umfassend differenziert. Das Verhältnis von gewünschter Wirkung und belastender, unerwünschter Nebenwirkung wurde zunehmend optimiert.

Die Gabe dieser Medikamente ist immer wieder emotional ungemein umkämpft. Ich würde mir hier eine Haltung wünschen, die zum einen in der Behandlung nie zuerst und nie alleine auf diese Medikamente setzt, die immer auch andere ergänzende Ansätze (wie oben entwickelt) zum Zuge kommen lässt. Insbesondere aber gilt es, sich in der Behandlung mit diesen Medikamenten an der jeweiligen Not, den bestehenden Leiden zu orientieren und in erster Linie bemüht zu sein, dieses Leiden zu lindern. Vornehmlich ist das Leid des Betroffenen entscheidend, manchmal muss aber auch das Leiden der Umgebung mit in die Entscheidung über eine Behandlung einbezogen werden.

nie als alleinige Behandlung

Es kann hier nicht auf die einzelnen Medikamente, Dosierungen, Nebenwirkungen, etc. eingegangen werden. Ich möchte aber einige grundlegende Gesichtspunkte ansprechen, die berücksichtigt werden sollten, wenn Psychopharmaka verordnet wurden.

grundlegende Gesichtspunkte

- Es gilt, die psychischen Symptome, die durch Psychopharmaka behandelt werden sollen, möglichst konkret zu beschreiben.
- Es sollte ein Zielsymptom benannt werden, um die mögliche Besserung dieses Symptoms durch die Behandlung erkennen und beschreiben zu können.
- Immer muss auch nach den Ursachen der Symptome gesucht werden.
- Es ist wichtig, über die erwünschten wie unerwünschten Wirkungen des

Medikamentes informiert zu sein. Hier ist die Verständigung zwischen den Begleitpersonen und dem behandelnden Arzt unabdingbar. So können mögliche Nebenwirkungen früh erkannt werden und, gemeinsam mit dem Arzt, Maßnahmen beschlossen werden.

- Man sollte die Dosis eines Medikaments nicht zu schnell steigern, es aber auch nicht zu schnell wieder absetzen. Medikamente brauchen oft eine gewisse Zeit, bis sie ihre Wirkung entfaltet haben, oft mehrere Wochen. Erst dann ist eine richtige Beurteilung möglich.
- Nach Möglichkeit sollte nur ein einzelnes Medikament eingesetzt werden (Monotherapie).
- Wenn ein Bedarfsmedikament angesetzt ist, muss dieses beim jeweiligen Bedarf auch gegeben werden. Achten Sie auf die korrekte Einnahme, beobachten Sie die Wirkung und dokumentieren Sie diese.
- Hinterfragen Sie gemeinsam mit dem behandelnden Arzt regelmäßig die Notwendigkeit des Medikaments. Insbesondere Medikamente aus dem Bereich der sogenannten Tranquilizer (vor allem *Lorazepam* und *Valium)* sollten wegen der möglichen Entwicklung einer Abhängigkeit, wenn sie überhaupt zum Einsatz kommen, zeitlich sehr begrenzt gegeben werden.
- Es gilt, darauf zu achten, dass das Medikament tatsächlich zu einer Verbesserung der Lebensqualität des betroffenen Menschen führt.

Psychopharmaka und Wesensglieder

Psychopharmaka können auch im Hinblick auf die menschenkundlich beschriebenen Wesensglieder (siehe Seite 59) betrachtet werden. Karl-Heinz Ruckgaber unterscheidet die Medikamentengruppen nach deren vorrangiger Transmitterwirkung im Gehirn und bezieht sie auf die Ebenen der menschlichen Seele: so die Wirkung der Neuroleptika bei psychotischen Erkrankungen über das Dopamin-System – hier handelt es sich um eine vorrangige Wirkung auf die Denkvorgänge. Antidepressiva wirken vornehmlich über Serotin als Transmitter – sie beeinflussen in erster Linie das Fühlen. Stimulanzien werden vor allem bei ADHS eingesetzt und wirken vornehmlich auf das Willenssystem über Noradrenalin.

Ein anderer Aspekt berücksichtigt die Wirkung der Neuroleptika auf den Lebensleib (siehe hierzu die ausführliche Schilderung im Kapitel über Psychosen, Seite 158 ff.). Ablesbar kann dies unter anderem durch eine Verbesserung des Schlafes werden, vor allem aber durch ein Wiedererlangen der realitätsbezogenen Denkfunktionen.[193]

Grundlage der Therapie

»Therapie« beschreibt einerseits spezifische, durch ausgebildete Therapeuten eingesetzte Therapieformen, andererseits aber ist therapeutisches Handeln im heilpädagogischen und sozialtherapeutischen Alltag in der Hand der Heilpädagogen und Sozialtherapeuten tief verankert. Der wesentliche und umfassendere Teil der Therapie findet in diesem Alltag statt.

Therapie im Alltag

Im Umgang mit Therapien ist oft ein gewisser Pragmatismus wichtig: Neben dem Unverzichtbaren einzelner Therapieansätze gilt es anzuerkennen, was machbar ist, und eben dieses Machbare dann auch umzusetzen. Immer in dem Bewusstsein, dass in der Therapie – mit welchem Ansatz auch immer – stets der ganze Mensch angesprochen wird. Sei es ein scheinbar noch so äußerlicher Ansatz: Immer stehe ich in der Therapie der Gesamtheit der Person des anderen gegenüber.

den ganzen Menschen ansprechen

Bei aller Sorgfalt, beim tiefsten therapeutischen Engagement und intensiven Bemühen um Umsichtigkeit: Keine Therapie kann eine Wirkung erzwingen. Jede Therapie ist ein Bemühen. Ob die erwünschte Wirkung eintritt, hat immer auch den Aspekt von »Gnade«.

Und: Das wirklich Wirksame in einer Therapie ist nicht in erster Linie die Art der Therapie, die gewählte Methode oder auch eine bestimmte Technik oder Ähnliches. Das Entscheidende ist die authentische Begegnung zwischen zwei Menschen, ist die Echtheit und Gegenwärtigkeit des Therapeuten, das aufrichtige Interesse am anderen, die gelebte Mitmenschlichkeit.

authentische Begegnung

»Jeder Grad von Besserung, den wir herbeiführen können, ist für den kranken Menschen ein Gewinn«, sagt Rudolf Steiner im vierten Vortrag des *Heilpädagogischen Kurses.*[194] Ein solcher Gedanke, ebenso die notwendige Bescheidenheit im therapeutischen Tun, kann den eigenen »Heilermut« wecken – eben dieses Bemühen, sich auch um kleinste Verbesserungen der Lebenssituation eines anvertrauten Menschen zu bemühen.

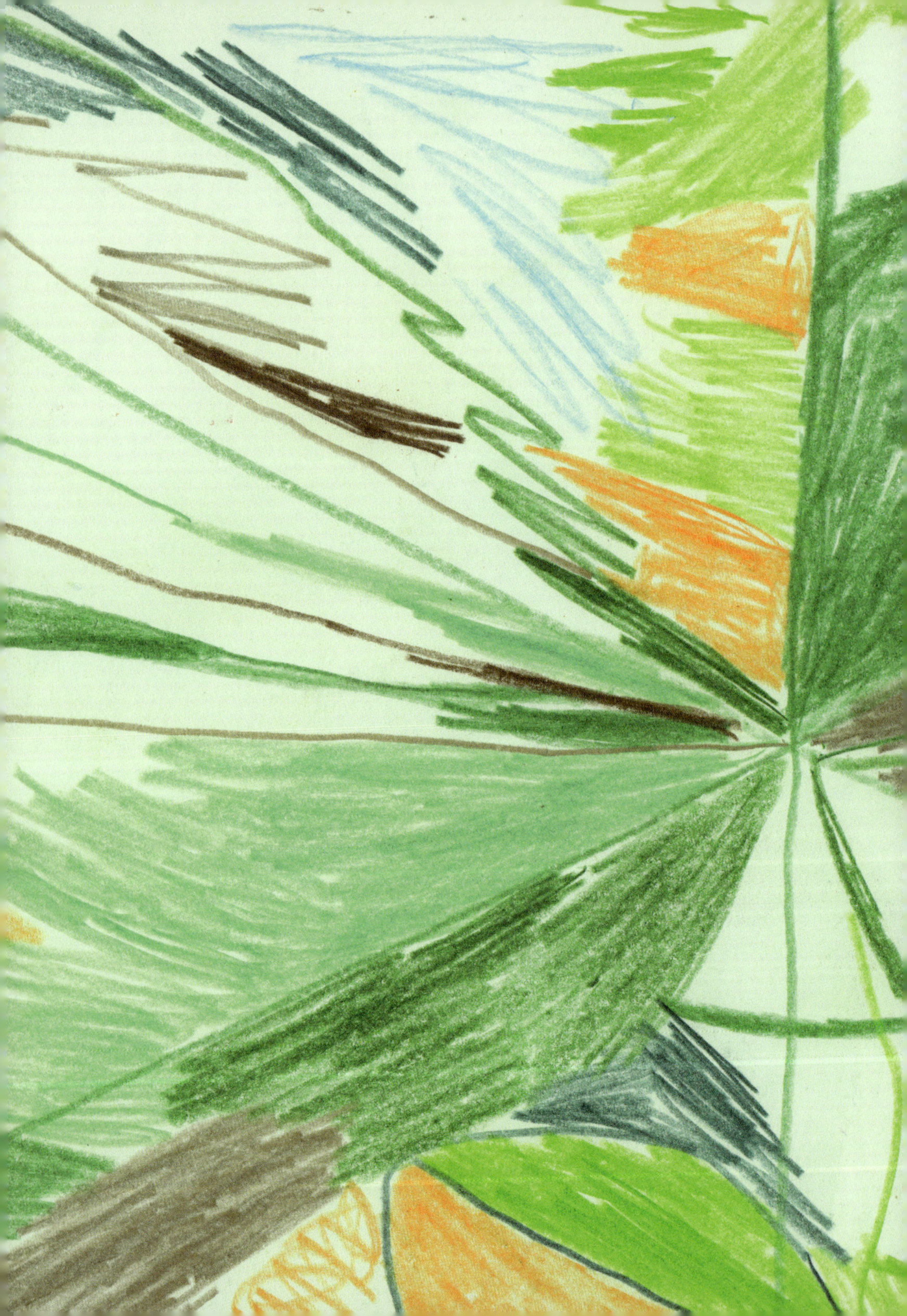

Anregungen für Betreuungsteams

von Frank Meyer-Ensass

Nur die Kraft, die in dem Erleben dieser Widerstände innerlich lauterer und stärker wird, kann sie überwinden. Die, die sich einfach dagegen auflehnt, verbraucht sich darin.

Albert Schweitzer

Die Menschen, die den Beruf eines Heilpädagogen oder Sozialpädagogen gewählt haben, sind, verallgemeinert gesprochen, ausgesprochene Individualisten. Dieser Beruf bietet zum Teil extrem herausfordernde Arbeitsbedingungen: chronische Personalnot, dadurch verdichtete tägliche Arbeit mit äußerst vielfältigen Aufgaben, Schichtdienst, schlechte Bezahlung, keinerlei gesellschaftliche Anerkennung. Wer trotzdem diesen Beruf wählt, braucht und hat im Allgemeinen eine hohe Motivation, all das, was man gern unter dem Begriff »Idealismus« zusammenfasst. In diesem Arbeitsgebiet finden sich sehr engagierte Menschen, engagiert für die ihnen anvertrauten Menschen.

hohe Motivation

Die persönlichen Qualitäten dieser Menschen sind: ein großes Herz, Bindungsfähigkeit an die Menschen, die ihnen anvertraut sind, und ein großes schöpferisches Potenzial, diesen von ihnen oft geliebten und bewunderten Menschen Bedingungen zu schaffen, in denen sie ihre ganze Persönlichkeit leben können. Und sehr oft und sehr wichtig: viel Warmherzigkeit und viel Humor.

Hier werden Wunder wahr: Potenziale der betreuten Menschen werden wach, es werden Lösungen für unlösbare Probleme gefunden, Entwicklungen werden möglich, die selbst die Eltern nicht für möglich gehalten hätten.

institutionelle Bedingungen

Viel zu oft sind es die institutionellen Bedingungen, die es den Mitarbeitern schwer machen, ihre Arbeit so gut zu verrichten, wie sie es gern möchten. Im Extremfall führt das immer wieder zum Mitarbeiter-Exodus, bei dem sich Sozialtherapeuten von den von ihnen zum Teil lange Jahre betreuten und geliebten Menschen trennen, weil sie die Bedingungen nicht mehr aushalten, mit unermesslichem Leid für alle Beteiligten, nicht zu vergessen auch die Angehörigen. Oft hatten sie es schwer, ihre Töchter oder Söhne »wegzugeben«, hatten mühsam Vertrauen zu der Einrichtung aufgebaut und zu den Bezugspersonen ihrer Töchter und Söhne.

Zur Zusammenarbeit mit und in Teams

Wenn der Arzt Patienten besucht, die in Einrichtungen (Behindertenhilfe, Pflegeheime, Betreutes Wohnen ...) leben, dann trifft er im Allgemeinen eine oder zwei Betreuungspersonen an, die an dem jeweiligen Tag arbeiten. Begleitet und betreut wird aber in der Regel in Teams. Das eröffnet Chancen durch die Vielfalt der beteiligten Persönlichkeiten und deren Ideen und Sichtweisen, birgt aber auch Risiken.

Begleitung in Teams

Die Heilpädagogen, Sozialtherapeuten und Pflegekräfte in den Einrichtungen sind aus der Perspektive dieses Buches Augen und Ohren, Hände und Mund des Arztes. Schon die Diagnosestellung ist abhängig von deren Wahrnehmungen, Beobachtungen, vor allem der Registrierung von Auffälligkeiten und Veränderungen. Da viele der betroffenen Menschen sich nicht oder nicht unmittelbar verständlich zu ihrer Befindlichkeit äußern können, bedarf es der genauen Beobachtung und der »Übersetzung« von Äußerungen und Verhalten.

Da treten schon die ersten Probleme auf. Wir alle neigen dazu, Beobachtung und Interpretation nicht immer genau zu trennen, und organisieren schon unsere reine Beobachtung entlang von Hypothesen, für deren Bestätigung wir gerne »Beweise« hätten. Dieses Problem kann sich in einem Team vervielfältigen: Nun werden konkurrierende Hypothesen ins Feld geführt, um deren Bestätigung argumentativ gerungen wird. Am Ende setzt sich dann oft der Eloquenteste mit seiner Sicht der Dinge bzw. Menschen durch – oder der formelle oder informelle Teamleiter.

konkurrierende Hypothesen

Und wie ist die Sicht dessen, der dann mit dem Arzt zusammentrifft, weil er gerade an dem Besuchstag des Arztes Dienst hat? Der vielleicht persönlich engagiert ist, seinen ganz eigenen Blick hat? Es ist viel verlangt, dass ein solcher Mensch objektiv die Sicht aller anderen Teammitglieder nebeneinanderstellen soll.

In unserem Zusammenhang können all diese Faktoren, die nachvollziehbar, verständlich, »normal« sind, zu Störfaktoren werden im Bemühen, einem psychisch Erkrankten zu helfen.

Erste Grundregel also: *möglichst rein* »an der Oberfläche«, rein *phänomenologisch wahrnehmen und beschreiben*. Das heißt: möglichst jede Vermischung mit »Theorien«, in diesem Fall mit ausgesprochenen oder unausgesprochenen Verdachtsdiagnosen, vermeiden. Das gilt schon für den Wahrnehmungsprozess selber, geht dann weiter in der Kommunikation mit Kollegen und in der Teamsitzung und sollte sich dann fortsetzen im Gespräch mit dem Arzt. Sehr hilfreich ist es dafür, Beobachtungsprotokolle jedweder Form einzusetzen, in denen alle Teammitglieder ihre Wahrnehmungen festhalten können. Wahrnehmungen, nicht Interpretationen!

rein phänomenologisch wahrnehmen

Damit sind wir bei einem Thema, das sich in Kreisen der »Praktiker« keiner großen Beliebtheit erfreut: der Dokumentation. Oft zu Recht wird beklagt, dass die Personaldecke zu dünn sei, die Zeit immer zu knapp bemessen mit der Fülle der Aufgaben, dass Zeit und Kraft fehlt, »auch noch das« zu machen. Übersehen wird dabei, wie viel Zeit und Kraft gespart wird, wenn alle auf dem gleichen Informationsstand sind, wenn zurückliegende Zeiträume gut überschaut werden können. In diesen Berufen ist vor allem Präsenz gefragt, und das ist in der Arbeit notwendig und wertvoll. Aber so geht oft das Gefühl für zurückliegende Zeiträume verloren.

ausführlich und handhabbar dokumentieren

Zweite Grundregel also: *gut und ausführlich und in handhabbarer Form die Beobachtungen dokumentieren.* Es hilft nicht viel, wenn zwar viel aufgeschrieben wird, es aber mühsam ist, in einem Stapel von Tagesberichten einen Überblick zu bekommen.

Hier ein Appell an Leitungsverantwortliche: Machen Sie sich schlau über gute, leicht »nebenbei« zu erledigende Dokumentationssysteme. Es gibt mittlerweile gut konstruierte, benutzerfreundliche und erprobte Systeme. Bitte daran nicht sparen! Am besten sollten Mitarbeiter »von der Basis« in Entscheidungsprozesse mit einbezogen werden, schließlich sind sie es, die sich damit herumschlagen müssen. Das erhöht nebenbei auch die Akzeptanz bei den Kollegen.

Sinnhaftigkeit guter Dokumentation

Bei der Einführung sollte nicht mit »Außenanforderungen« (die Kostenträger, die Heimaufsicht ...) argumentiert werden, sondern Überzeugungsarbeit bei jedem Einzelnen für die Sinnhaftigkeit von guter Dokumentation geleistet werden. Auch sollte ein Zeit- und Geldbudget für die Schulung aller Mitarbeiter im Umgang mit diesen Systemen freigeräumt werden. Da darf sich dann auch gern mal ein Leitender blicken lassen und so das Interesse und die Wichtigkeit deutlich machen. Die »Außenanforderungen« werden dann übrigens ganz nebenbei auch erfüllt.

Im Prozess der Diagnosestellung wird der Arzt immer gezieltere Fragen stellen. Ein gutes Verfahren ist es, wenn der Gesprächspartner des Arztes diese Fragen mitnimmt ins Team – sofern es keinen sofortigen Handlungsbedarf gibt. So kann der Blick aller fokussiert werden, auch auf differenzialdiagnostische Aspekte.

Ist dann mithilfe der Betroffenen, der Angehörigen und des Teams vom Arzt die Diagnose gestellt, muss diese gut kommuniziert werden. Das ist gerade bei Angehörigen nicht immer leicht. Vertraute Persönlichkeiten aus dem Team können hier Vermittlungsarbeit leisten.

In vielen Fällen ist es hilfreich, wenn eine konstante Gruppe von Personen diesen Prozess bis hin zur Vermittlung einer Diagnose begleitet. Das ist von allen Seiten aus nicht leicht zu leisten, aber sehr fruchtbar. Es hat sich gezeigt, dass Menschen, die an einem solchen Prozess teilhaben, zusammenwachsen und so einen tragfähigen Grund bilden können – für den Betroffenen, aber auch innerhalb eines Teams.

Dritte Grundregel also: Es sollten *möglichst konstante Gesprächspartner* für den Arzt und in der Begleitung des Betroffenen zur Verfügung stehen.

konstante Gesprächspartner

Mit der Diagnosestellung sind ja schon entscheidende Schritte hin zur Therapie getan (siehe das Kapitel »Diagnosefindung«, Seite 43 ff.). Vieles, was in den vorhergehenden Abschnitten erläutert wurde, kann der Arzt ja nicht »machen«, er ist bei der Gestaltung von »sicheren Orten«, »Milieu« etc. auf die begleitenden Menschen angewiesen. Das gilt nicht nur für die »Umsetzung« sozialtherapeutischer Maßnahmen, sondern schon für deren »Design« – es muss den jeweiligen Bedingungen angepasst sein, durchtragbar sein, von den Betroffenen und seinen Mitmenschen akzeptiert werden.

Ich habe immer wieder erstaunt und beglückt den Ideenreichtum, die soziale Kreativität der Mitarbeiter erlebt, wenn es darum geht, praktische Lösungen unter den gegebenen Bedingungen zu erarbeiten. Sie wissen natürlich oft sehr viel besser als der Arzt, wie genau die notwendigen therapeutischen Bedingungen zu schaffen sind.

Ideal wäre es, wenn solche Schritte vom Arzt mit dem gesamten Team erörtert werden könnten, aber das ist oft aus Termingründen nicht machbar. Dafür auch hier wieder: Eine kleine, konstante Gruppe von Ansprechpartnern erweist sich immer wieder als guter Träger solcher Prozesse.

Sozialtherapeutische Prozesse in diesem Arbeitsfeld können nur wirksam sein, wenn sie von allen Teammitgliedern aktiv mitgetragen werden. Die beste Voraussetzung dafür ist ein gemeinsamer Wissensstand aller. Das gilt genauso für die spezifischeren Therapien: Ein Mitarbeiter, der aufgrund von Halbinformationen zum Beispiel chemische Medikamente grundsätzlich ablehnt, wird eine solche Therapie nicht gut mittragen können.

gemeinsamer Wissensstand aller

Es ist für einen Heilpädagogen oder Sozialtherapeuten nicht selbstverständlich, mit den Fragestellungen, die in diesem Buch behandelt werden, vertraut zu sein. Umso wichtiger, dass regelmäßige Fortbildungen zu den hier infrage stehenden Themen angeboten werden, und zwar für alle Mitarbeiter.

Sehr wünschenswert wäre bei schwierigen Situationen eine Fall-Supervision im Team, bei der noch intensiver an der konkreten Situation entlang miteinander gearbeitet werden kann. Leitungsverantwortliche sollten auch hierfür ein Budget vorhalten. Und durchaus auch Supervision anregen! Nicht zuletzt beugen solche Angebote Überforderungssituationen vor, sie sind letztlich auch Burn-out-Prophylaxe.

regelmäßige Fortbildungen

Vierte Grundregel also: *Für alle Mitarbeiter sollten regelmäßige Fortbildungen zu psychiatrischen Themen angeboten werden*. Aus meiner Sicht sollte das obligatorisch sein.

Selbstreflexion und Supervision

»Arbeitsinstrument« von Heilpädagogen und Sozialtherapeuten ist ihre eigene Persönlichkeit. Im folgenden Kapitel »Selbstfürsorge« wird darauf eingegangen, dass dieses »Werkzeug« gepflegt werden muss und kann.

Aber jeder Mensch, der diesen Beruf wählt, bringt seine eigene Biografie mit. Da stellen sich schon die ersten Fragen: Wie gut ist diese Wahl reflektiert, welche Motivationslagen »unterhalb« zum Beispiel des Wunsches, mit Menschen zu arbeiten, zu helfen, sind da vorzufinden?

eigenes Leiden in der Biografie

Häufig wird in vertieften Gesprächen deutlich, dass eigenes Leiden in der Biografie ein gar nicht seltenes Motiv für den Weg in diese »unmögliche« Arbeit ist. Und gerade das ist eine ungemein wertvolle Ressource! Wer eigenes, gerade auch seelisches Leiden kennt und durchgestanden hat, kann sehr viel mehr Empathie aufbringen für die Leiden anderer.

Aber hier liegt auch eine Gefahr. Nicht umsonst setzen psychotherapeutische Ausbildungsgänge eine Eigentherapie obligatorisch voraus, in größerem oder kleinerem Umfang. Der Sinn dessen ist eine möglichst tief gehende und umfassende »Selbstaufklärung«. Nur wer die eigenen »blinden Flecken« kennt und reflektieren kann, ist auch in der Lage, immer klar zwischen »Ich« und »Du« zu unterscheiden.

Fähigkeit zur Selbstreflexion

Diese Fähigkeit zur Selbstreflexion, zum Abstandnehmen in der Beziehung, um genau hinzuschauen, ist entscheidend nicht nur für die genuin psychotherapeutische, sondern in gleichem Maße für die heilpädagogische und sozialtherapeutische Arbeit. Und der Anstrengung der Selbstreflexion muss sich in diesen Arbeitsfeldern jeder und zwar immer aufs Neue unterziehen, auch der Arzt übrigens!

Das kann durchaus schmerzhaft sein: Es werden immer wieder eigene wunde Stellen angesprochen. Aber nur so kann wirklich getrennt werden zwischen

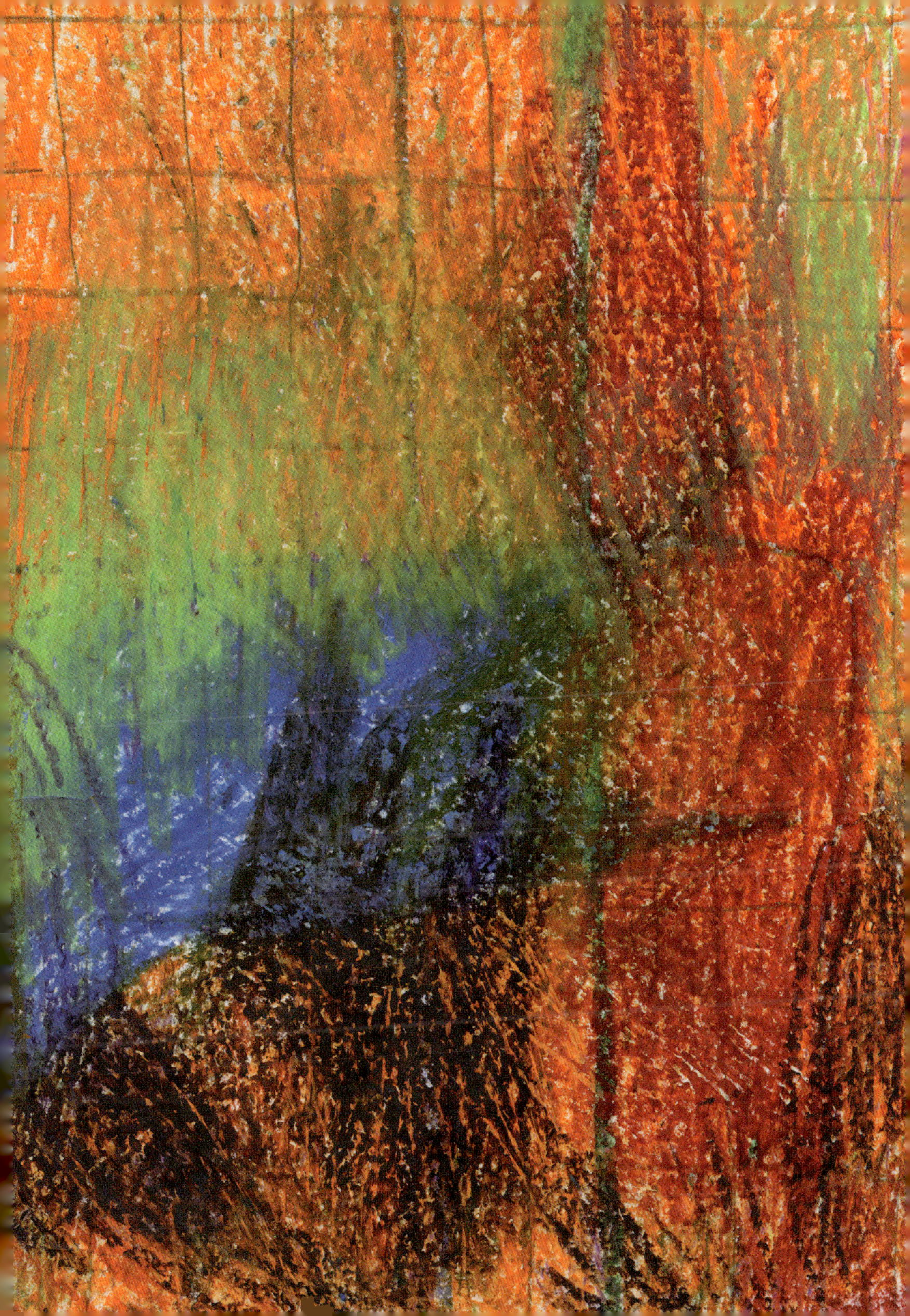

der Betroffenheit durch die Identifikation mit dem psychisch erkrankten Menschen und einem wirklich empathischen »Mitleiden« mit dem anderen, einem Einfühlen in dessen ganz eigene, einzigartige Seelenlage.

»öffentliche« Selbstreflexion im Team

Diese Selbstreflexionsprozesse quasi »öffentlich« zu machen innerhalb eines Teams kann sehr wohltuend und hilfreich sein, setzt aber ein sehr hohes Maß an Vertrauen zueinander voraus. Das ist eher selten gegeben. Und es ist sehr legitim, Grenzen zu setzen, wie weit man sich innerhalb der Arbeitssituation öffnet.

Eine Begleitung, ein Schutzrahmen kann auch hier wieder Supervision sein. Aber auch da ist größte Vorsicht angebracht. Ein guter Supervisor merkt, ab welchem Punkt sich ein Teammitglied zu weit öffnet, merkt den Punkt, an dem es eigentlich ein psychotherapeutischer Prozess zu werden beginnt. Ein unqualifizierter bohrt hier weiter und bringt Einzelne dazu, sich zu entblößen und den anderen auszuliefern.

Supervision

Einen guten Supervisor zu finden ist genauso schwer wie einen guten Psychotherapeuten zu finden bzw. herauszufinden. Und so bedarf die Empfehlung für eine Team-Supervision einer Einschränkung: Es muss die richtige Persönlichkeit sein, sonst kann eine Supervision auch sehr destruktiv wirken.

Hier ist dringend zu raten, sich Zeit für eine Entscheidung zu nehmen, verschiedene Supervisoren kennenzulernen, Eindrücke sinken zu lassen und später im Team zu besprechen. Sich nicht blenden zu lassen, kritisch zu hinterfragen.

Und ganz zentral wichtig ist das Konsensprinzip. Bei der Entscheidung schon für eine Teamsupervision überhaupt, dann aber auch für einen bestimmten Supervisor müssen alle Teammitglieder wirklich »Ja!« sagen können.

Ganz indiskutabel ist aus meiner Sicht die Supervision durch eine Person aus der eigenen Einrichtung, etwa den Heimleiter. Das gibt es wirklich noch, und das kann keinesfalls gut gehen – sich einer Person anvertrauen zu müssen, die innerhalb der Hierarchie der Einrichtung weisungsbefugt ist und arbeitsrechtlich übergeordnet.

Verantwortung für den Umgang mit der eigenen Biografie

Zwar wird in guten Ausbildungen, besonders im anthroposophischen Bereich, einiges für die Persönlichkeitsentwicklung getan. Aber letztendlich ist doch jeder selbst verantwortlich für seine Biografie und den Umgang damit als »Gewordener«.

Sehr zu wünschen ist, dass jeder Mitarbeiter in dieser sehr komplexen und schwierigen Arbeit eine Person hat, der er sich rückhaltlos anvertrauen kann, bei der er seine Zweifel und Selbstzweifel wirklich offen ansprechen kann. Das kann im privaten Bereich sein; schön, wenn es in einem Kollegium zwischen Einzelnen tiefere Beziehungen gibt, in denen eine Offenheit und Wahrhaftigkeit möglich ist.

Der Umgang mit psychisch erkrankten Menschen kann die begleitenden Personen immer wieder an ihre Grenzen bringen. Es ist daher dringend notwendig, dass innerhalb eines Teams und auch innerhalb einer Institution offen mit diesen Fragen umgegangen werden kann. Es ist ein Zeichen hoher Professionalität und nicht etwa des »Versagens«, wenn ein Mitarbeiter seine eigene Überforderung erkennen und ansprechen kann. Dazu braucht es ein vertrauensvolles »Gesamtklima« in Team und Einrichtung.

offener Umgang mit Fragen

Das ist leider nicht immer vorauszusetzen. Hierarchische Strukturen, persönliche Eitelkeiten, Kontrollzwang bei »Leitenden« kann hier die Arbeit sehr erschweren oder gar unmöglich machen. Konsequenz: erst »innere Kündigung« bei Mitarbeitern, dann auch faktische. Die das am Ende immer auszubaden haben, sind die Bewohner.

Letztendlich liegt es in der Verantwortung der Personen in Leitungsfunktionen, von der Team- bis zur Gesamtleitung einer Einrichtung, Bedingungen zu schaffen, in denen angstfrei miteinander gesprochen werden kann und alle Energie und Kreativität den uns anvertrauten Menschen zugutekommen kann.

angstfrei miteinander sprechen können

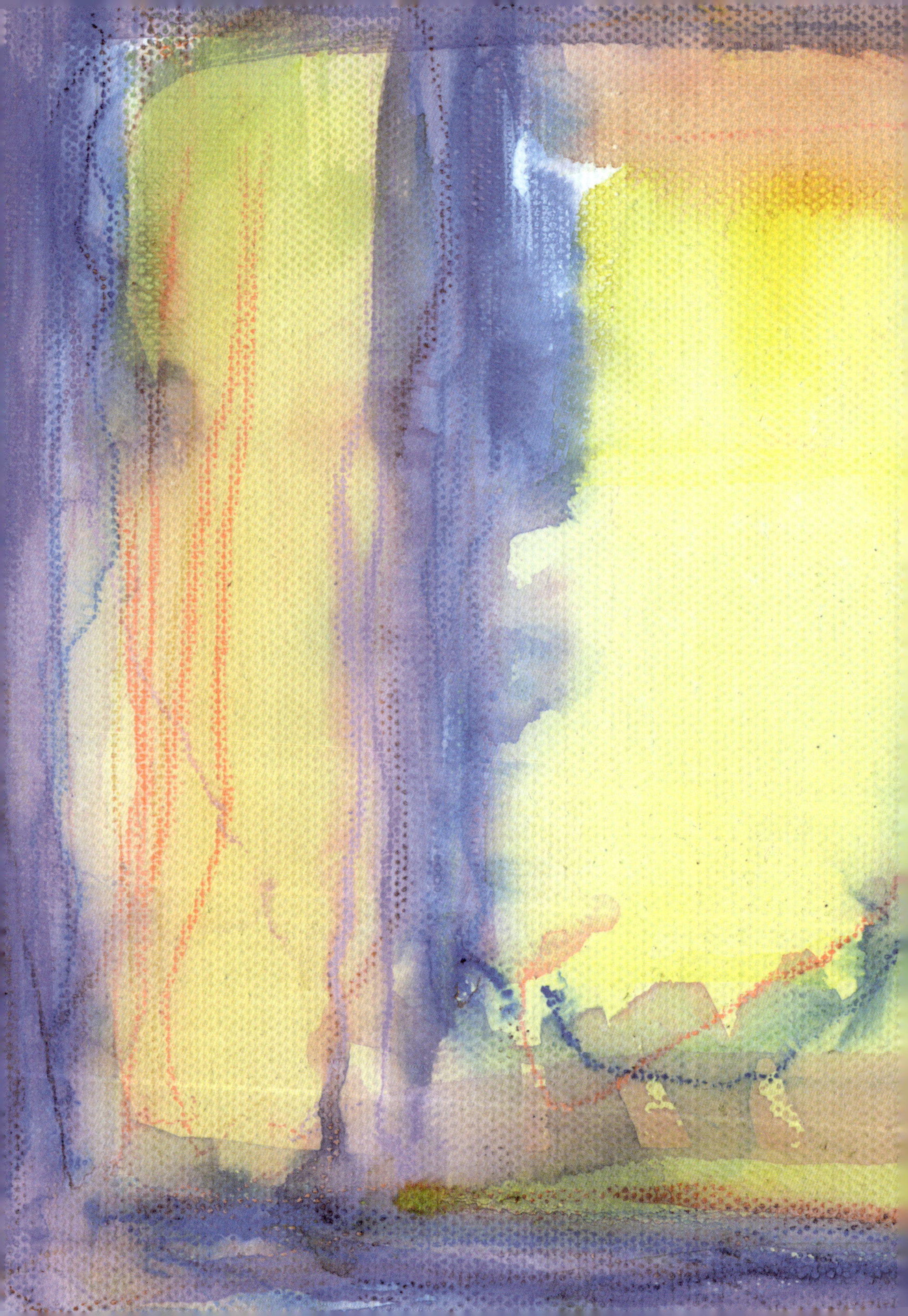

Selbstfürsorge

Nicht als Brücke zur Zukunft, durch seinen Inhalt ist das Jetzt bedeutungsvoll. Sein Inhalt ist es, unser Inhalt im Jetzt, womit sich unsere Leere füllt – wenn wir nur entgegenzunehmen verstehen. *Dag Hammarskjöld*

Die Frage der Selbstfürsorge in der heilpädagogischen und sozialtherapeutischen Arbeit wird oft unterschätzt – und ist doch so wichtig!

Wie bleibe ich gesund in meiner Arbeit, mit meiner Arbeit? Vor allem: Wie bleibe ich seelisch gesund, besonders im Begleiten von Kindern, Jugendlichen und Erwachsenen mit »Doppeldiagnosen« – also dem zusätzlichen Auftreten seelischer Erkrankungen – und dem damit ja meist einhergehenden herausfordernden Verhalten?

»Ansteckung« mit seelischen Erkrankungen

Seelische Erkrankungen können durchaus anstecken. Natürlich nicht im engeren Sinne des Begriffes. Aber ...

- Der dauerhafte und enge Kontakt zu einem psychotisch erkrankten Menschen kann zutiefst irritieren und verunsichern.
- Die eigene Verarbeitung des begleitend Erlebten kann sich bis in das eigene Traumerleben hinein auswirken.
- Die brüske Zurückweisung durch einen Bewohner mit paranoidem Erleben kann seinen Begleiter seelisch tief verletzen.
- Die Begleitung eines depressiven Bewohners kann schwer bedrücken.
- Die Intensität und Anspannung eines Menschen mit einer Borderline-Symptomatik kann ein ganzes Team auslaugen.
- Die immer wieder möglichen schweren seelischen Einbrüche eines traumatisierten Menschen können auch den Begleiter entmutigen.
- Ein intensives Zwangsverhalten kann auch den fürsorglichsten Begleiter verzweifeln lassen.

Die Begleitung eines seelisch erkrankten Menschen hat das Potenzial, auch den Begleiter zu »kränken«.

Der »salutogenetische« Aspekt der Selbstfürsorge

der Begriff »Salutogenese«

Aaron Antonovsky, ein amerikanisch-israelischer Medizinsoziologe, hat in den 1970er-Jahren aus dem lateinischen Wort »salus« (Gesundheit) und dem griechischen »genese« (Entstehung) den Begriff »Salutogenese« geprägt. In der Untersuchung mitteleuropäischer Frauen aus den Geburtsjahrgängen 1914 bis 1923 war ihm aufgefallen, dass 29 Prozent der während der Nazizeit in deutschen Konzentrationslagern internierten Frauen trotz der extremen Herausforderungen und Belastungen, die sie erlitten hatten, seelisch gesund geblieben waren.

Antonovsky beschäftigte nicht mehr die in der Medizin verbreitete Frage: Wie wird ein Mensch krank? Er fragte: Wie bleibt ein Mensch – auch unter extremen Umständen – gesund?

Grundgefühl von Kohärenz

Den Kern einer Antwort sah er in einem »sense of coherence« (SOC): einem Grundgefühl von Stimmigkeit, von Kohärenz. Antonovsky formulierte drei Komponenten, auf denen dieses »Kohärenzgefühl« unverzichtbar aufbaut. Im Kontext von Heilpädagogik und Sozialtherapie sind dies:

- *das Gefühl der Verstehbarkeit (sense of comprehensibility).* Dies wird berücksichtigt, wenn der Begleiter das Verhalten des zu betreuenden Menschen genügend verstehen und einordnen kann, wenn er beispielsweise irritierende Verhaltensweisen einer dahinterstehenden Erkrankung zuordnen kann. Das ermöglicht dem Begleiter Orientierung und unterstützt seine Sicherheit.
- *das Gefühl der Handhabbarkeit (sense of manageability).* Es beschreibt das Ausmaß, wie weit ein Begleiter über Ressourcen verfügt, Probleme zu bewältigen (coping). Ein hohes Maß an Handhabbarkeit verhindert, sich handlungsunfähig oder ausgeliefert fühlen zu müssen. Es ermöglicht dem Begleiter die Bewältigung von Anforderungen, es spiegelt seine Handlungssicherheit.
- *das Gefühl der Sinnhaftigkeit (sense of meaningfulness).* Dies bezeichnet die Gewissheit, das eigene Handeln als sinnvoll für den anderen oder für die Sache ansehen zu können. Das Gefühl der Sinnhaftigkeit ist Nährboden für die eigene Motivation, sich intensiv für einen Betreuten während einer seelisch fordernden Krise einzusetzen.

kontinuierliche Arbeit an gemeinsamen Zielen

Es ist hilfreich, wenn dieser »salutogenetische Blick« nicht nur beim Einzelnen lebt, sondern auch den Blick des therapeutischen Teams prägt. Durch kontinuierliche Arbeit an den gemeinsamen Zielen in Gemeinschaft und Team wird diese Kraft gefördert – in Fortbildung, Supervision oder im offenen kollegialen Austausch.

Ich sehe ein hohes Maß an Professionalität darin, zu spüren, wann eine Situation oder Aufgabe eines dieser Gefühle überfordert: wenn ein Verhalten nicht mehr verstanden wird, das Handwerkszeug zur Bewältigung nicht vorhanden ist oder der geleistete Einsatz nicht mehr für sinnvoll erachtet wird. Dies offen anzusprechen sollte nicht als Niederlage verstanden werden, sondern als professionelle Selbsteinschätzung. Im Gegenzug zeigt sich professionelle Teamarbeit auch darin, Überforderung und Hilfsbedürftigkeit beim Kollegen wahrzunehmen und dies im respektvoll-fragenden Gespräch zu thematisieren. Dann können gemeinsame Lösungswege gesucht und gefunden und das Gefühl der Kohärenz wiedererlangt werden.

professionelle Selbsteinschätzung

Es ist hilfreich und wesentlich, wenn die eigene Arbeit nicht aus einer innerlich abwehrenden Haltung geleistet wird, sondern – auf dem Boden der hier geschilderten Aspekte – aus einer Zugewandtheit und Bejahung heraus. Oder wie Dag Hammarskjöld es formulierte: »Du wagst dein Ja – und erlebst einen Sinn. Du wiederholst dein Ja – und alles bekommt Sinn. Wenn alles Sinn hat, wie kannst du anderes leben als ein *Ja.*«[195]

Zugewandtheit und Bejahung

Ausgleich (»work-life-balance«)

Vor jedem Flug weisen die Flugbegleiter die Passagiere in das Verhalten bei Notfällen ein. Dabei hat mich ein Detail erst überrascht, dann überzeugt: Wenn die Sauerstoffversorgung ausfällt, soll man sich selbst zuerst die Sauerstoffmaske aufziehen, dann erst Kindern und anderen bedürftigen Personen behilflich sein. Natürlich: Wenn ich selber keine Luft mehr zum Atmen habe, kann ich niemandem mehr eine Hilfe sein.

Oder: Sankt Martin hat seinen Mantel geteilt, nicht den ganzen gegeben. Er hat für sich behalten, was er selber brauchte.

Auch die Begleitung von Menschen mit herausforderndem Verhalten stellt eine enorme Aufgabe dar und fragt nach einem Ausgleich, der gepflegt und genährt sein will. Dieser Kraftquell sieht für jeden anders aus: Wandern, Tanzen, Musik, Gärtnern, Literatur, Kochen, Sport, künstlerisches Tun oder das Spielen mit Freunden. Was für den einen Entspannung ist, wäre für den anderen eine arge Herausforderung. Was den einen begeistert, langweilt den anderen.

authentisches Gestalten von Freizeit

Wichtig ist, dass dieses Gestalten von »Freizeit« authentisch ist.

Während der Tätigkeit in einer Klinik hörte ich aus einem Saal Klavierspiel, inniglich und höchst kunstvoll. Ich ging vorsichtig hinein und war erstaunt, einen Krankenpfleger spielen zu hören, mit dem ich wenige Stunden zuvor in einer schweren und intensiven Situation gemeinsam tätig war. Ich fragte ihn, warum er das Klavierspiel bei diesem hohen Können nicht zum Beruf gemacht habe. Er antwortete: »Und was würde ich dann in meiner Freizeit machen?«

Seelisches Wachstum

Alle Bereiche der Selbstfürsorge zielen zunächst auf den unmittelbaren Bezug zur beruflichen Tätigkeit – und gehen doch immer darüber hinaus.

Suche nach gültigen Werten

Im »seelischen Wachstum« wird das besonders deutlich. Ich erlebe im Suchen nach gültigen Werten bzw. Inhalten eine kraftvolle Unterstützung heilpädagogischen und sozialtherapeutischen Tuns. Ob diese Suche auf philosophischer, spiritueller oder weltanschaulicher Ebene geschieht, spielt meines Erachtens keine entscheidende Rolle. Solange keine ideologische Verhärtung eintritt, kann jeder Ansatz zu einer innerer Vertiefung eine Stärkung im persönlichen wie im kollegialen Handeln werden.

Ich durfte Heilpädagogen und Sozialtherapeuten kennenlernen, die viel Kraft und berufliche Präsenz aus der Beschäftigung mit christlichen Grundzügen von Nächstenliebe oder gelebter Aufrichtigkeit ziehen können; andere finden Halt in östlichen Ansätzen, die Respekt vor der Schöpfung und einen achtungsvollen Umgang mit ihr vermitteln.

Nebenübungen

Auf meinem eigenen Weg habe ich zusätzlich einen Aspekt aus der Anthroposophie Rudolf Steiners als besonders hilfreich erlebt, den ich in Kurzform schildern möchte. Mehrfach spricht Steiner über einen übenden Umgang mit Haltungen und nennt dies die *Nebenübungen*.

Im Einzelnen sind dies:

- »Gedankenkontrolle«, auch »Konzentration« oder »Gedankenkonzentration« genannt. Dies meint eine Aufmerksamkeit auf den Inhalt der eigenen Gedanken, die konkret geübt werden kann: Will ich diesen Gedanken jetzt so denken?
- »Kontrolle der Handlungen«, auch »Initiative des Handelns« oder »Initiativkraft«. Warum tue ich das, was ich tue; was ist meine Motivation dazu? Wozu soll diese Handlung sein, wem soll sie dienen? Achtsam werden auf das eigene Handeln.

- »Gelassenheit«, auch: »Gleichmut« oder »seelisches Gleichgewicht« oder »Toleranz«: Damit ist gemeint, trotz herausfordernder Situation zu versuchen, sich nicht aus der Ruhe bringen zu lassen. Nicht eilen, aber auch nicht träge sein. Im Bemühen um Ausgeglichenheit hohe innere Präsenz anstreben.
- »Positivität«, auch: einen »Sinn für Bejahung« entwickeln, oder: »Vertrauen in die Umwelt«. Das meint kein naives »Alles ist gut!«. Vieles widerfährt uns ja, was uns den Mut, die Zuversicht, trübt, vom allerpersönlichsten Bereich bis hin zur Weltpolitik. Hier geht es um das »Trotz allem«, um das Aufsuchen von positiven Aspekten auch in schwierigen Situationen.
- »Unbefangenheit«, auch: »Fortwährendes Offensein« oder »Vorurteilslosigkeit«. Das bedeutet, auch nach herausfordernden oder verletzenden Situationen darum bemüht zu sein, meinem Gegenüber am nächsten Tag wieder frei und offen zu begegnen.
- »Standhaftigkeit«, auch: »Richtungssicherheit«, »innere Harmonie« oder das Ausbilden eines »Geistigen Schwerpunkts«. Hierbei geht es darum, um eine innere Orientierung bemüht zu sein, die ich immer wieder neu justieren kann und muss.[196]

Die hervorgehobenen Begriffe zitiere ich aus verschiedenen Quellen Rudolf Steiners.[197] Ich erkenne darin eine starke Übereinstimmung mit den Kernpunkten der Salutogenese.

Der konsequent übende Umgang mit den Nebenübungen ist mir persönlich zu einer entscheidenden Kraftquelle in meiner Arbeit geworden.

Herzenskräfte entfalten

Mehrfach beschreibt Rudolf Steiner, wie der geduldige Umgang mit diesen Übungen Herzenskräfte entfalten und die »Augen des Gemüts« öffnen lässt. Und brauche ich nicht genau diese Kräfte, um nicht selber verwirrt zu werden im Kontakt mit einem gedanklich verwirrten Menschen (Gedankenkontrolle) oder einem unruhig sprunghaft-getriebenen Bewohner (Kontrolle der Handlungen)?

Schwere Herausforderungen lassen sich leichter ertragen, wenn ich mich nicht errege (Gleichmut), wenn ich auch in dunklen Momenten meine Zuversicht nicht verliere (Positivität). Nach einer Kränkung oder einem miterlebten aggressiven Ausbruch kann eine enge Situation wieder freier werden, wenn ich zu offenem Begegnen bereit bin (Unbefangenheit).

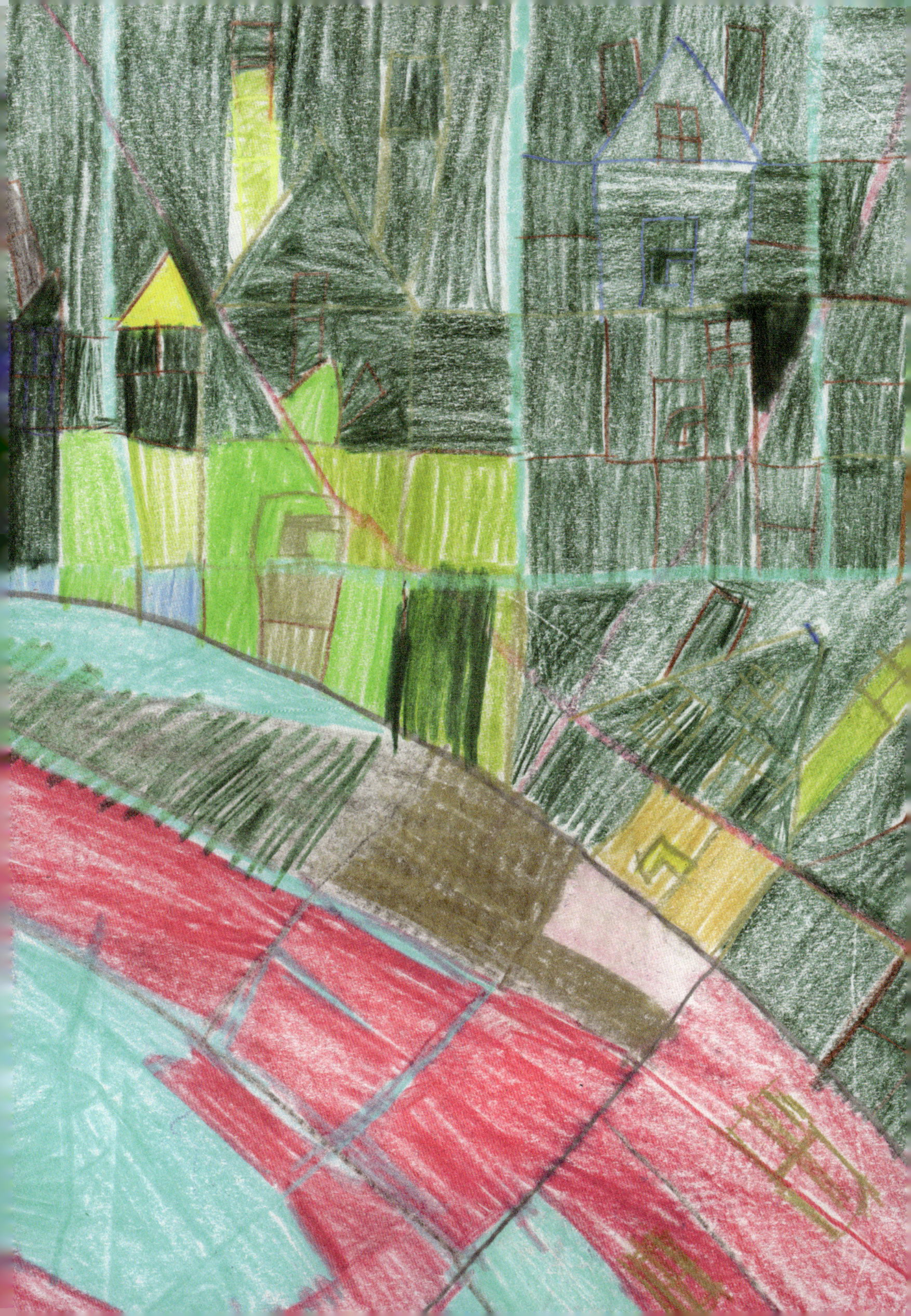

Wer einmal erlebt hat, welche tragende Stimmung in einer Gruppe oder Klasse oder Werkstatt leben kann, wenn einer der Mitarbeiter aus dieser inneren Gesinnung handelt (Richtungssicherheit), ahnt etwas von der hier wirkenden Kraft.

Geben und Nehmen

Kann es sein, dass hier im tieferen Sinne ein Geben und Nehmen wirkt? Indem ich mich in die herausfordernde Situation stelle, kann es mir gelingen, wesentliche eigene Kräfte zu entwickeln – die dem anderen wie mir zur Verfügung stehen. Auch dies kann als ein Aspekt einer »Sozialtherapie auf Augenhöhe« gesehen werden.

Im Abschlussgespräch mit einem Ausbildungskurs junger Heilpädagogen fasste ein Student seine Erfahrungen mit Selbstschutz in der Tätigkeit folgendermaßen zusammen: »Am tiefsten geschützt fühle ich mich, wenn ich in gutem Kontakt zu mir selber bin – und dann ganz beim anderen.«

Präsenz und Offenheit

Anders ausgedrückt: Der beste Schutz ist Präsenz und Offenheit. Vielleicht steht das auch hinter der Ermutigung von Joseph Beuys: »Zeige deine Wunde.« Für mich spricht sich in dieser Haltung im tiefsten Sinne »Selbstfürsorge« aus – sich selbst mit seinen Stärken und Schwächen zu sehen, aufrichtig um Authentizität bemüht.

Burn-out

Der Begriff des »Ausgebranntseins« (»Burn-out«) wird heute häufig verwendet. Oft wird damit eine ausgeprägte Erschöpfung gemeint. Im engeren Sinn umschreibt die Bezeichnung aber mehr, und etwas anderes, auch wenn die Betroffenen am Anfang eine Erschöpfung bei sich erleben.

Als der Begriff geprägt wurde, war eine besondere Konstellation bezeichnend: Gemeint waren Menschen, die ihr Engagement, ihre »Selbstverwirklichung« ganz im beruflichen Bereich gesucht haben, die sich über die Maßen beruflich engagierten, die für ihren Beruf »brannten« – aber die dann nicht die Anerkennung fanden, die sie erwartetet hatten, nicht die persönliche, vielleicht auch nicht die finanzielle. Und die dann darüber krank wurden.

Sinnhaftigkeit des eigenen Tuns

Seit einigen Jahren hat sich unser Blick auf dieses ernste Krankheitsbild gewandelt. Wir verstehen heute darunter ein umfassendes Bild, das sich in immer deutlicheren Stufen entfaltet. Im Weiteren sei hier auf die Literatur verwiesen.[198] Letztlich geht es bei einer Burn-out-Symptomatik um die Sinnhaftigkeit des eigenen Tuns, um Stimmigkeit und Kohärenz. Und auch um den Mut, sich zu sich selbst zu stellen. Und sich zu dem zu stellen, von dem man spürt, dass es »dran« ist, und von dem ich tief spüre, ja weiß, dass es »stimmt«, dass es richtig ist. Auch wenn dies beinhaltet, vorbereitete und sichere Pfade zu verlassen, vielleicht auch einmal zu »springen«!

Verwandlung und Vertiefung der Persönlichkeit

Es gibt nur wenige menschliche Wege, die wir als »Sackgassen« bezeichnen sollten, die ein Mensch also zurückgehen müsste, um wieder auf »seinen« Weg zu kommen. Immer ist es »sein« Weg – auch in der Krise. Aber es gibt die Situation eines Nadelöhrs auf einem Weg, wo es nicht »einfach irgendwie so« weitergeht, aber wo es ein »Hindurch« und »Voran« gibt. Was aber dann eine tiefe Verwandlung, Änderung von Gewohnheiten und oft eine Vertiefung der Persönlichkeit erfordert. Eine Vertiefung hin zu sich selbst. Dies begründet dann auch eine Bezeichnung wie »Wendepunkt«.

Wenn wir für etwas »brennen«, uns »erwärmen«, »mit Feuer und Flamme dabei sind«, sind wir mit unserem Innersten beteiligt, handeln aus unserem Ich heraus. Dies meint auch ein Handeln, das unsere Herzen mit einbezieht – aus dem Herzen heraus. Wenn wir so geschwächt oder überfordert sind, dass wir nicht mehr mit dem Herz bei dem sind, was wir tun, kann es der Übergang zu einem Burn-out sein. Gelingt es einem Menschen nicht, sich hier wieder neu zu orientieren, kann es wichtig werden, sich um Hilfe zu bemühen.

Dies mag rechtfertigen, dass dieses Krankheitsbild, das hier ausdrücklich nicht die Menschen mit Intelligenzminderung, sondern deren Begleiter betrifft, im Zusammenhang mit der Thematik der »Selbstfürsorge« kurz beschrieben wurde.

Epilog

Einfachheit heißt, die Wirklichkeit nicht in Beziehung auf uns zu erleben, sondern in ihrer heiligen Unabhängigkeit. Einfachheit heißt sehen, urteilen und handeln von dem Punkt her, in welchem wir in uns selber ruhen. Wie vieles fällt da weg! Und wie fällt alles andere in die rechte Lage!

Dag Hammarskjöld

Der größt mögliche Respekt Voreinander

Jeder Mensch wird Geboren da kommt es nicht drauf an was man Ist. Jedes Leben ist wertvoll ob klein oder groß ob gesund oder krank. Das Leben bierkt kleine und große Geschichten und das macht es Interessant. Wie oft kam Ich mir in manchen Situationen minderwerdich vor weil man nur meine Schwächen sah. Und das war schwer für mich zu Akzeptiren weil obwohl Ich eine Behinderung habe die Ich Schon seit Geburt hab aber Trotzen komme Ich damit zurecht und das Ist doch die Hauptsache.
Die Tatsache das man eingeschränkt ist bedeutet doch nicht das man Dumm Ist jeder Ist auf seiner weise Besonderes da kommt es nicht drauf an ob man Behindert oder nicht Behindert ist. Es kommt drauf an wie man auftritt und da muss Ich aus meiner Erfahrung sagen viele sogenannte Behinderte seigen mehr Größe mit anderen als nicht Behinderte was den Umgang mit anderen Menschen angeht.
Aus kleinen Sachen entwickelt sich manchmal was großes wie In einer Werkstatt für behinderte Menschen den viele die eine WfbM nicht kennen haben Vorurteile das man nur Betreut wird und das Ist falsch den Ich mus sagen durch das Entschleunigende Arbeiten entstehen weitaus weniger Fehler normal. Wen die Arbeiten auch klein erscheinen mögen sind sie doch Wichtig!
Meiner Ansicht nach kann ein Mensch mit einer Behinderung genauso viel leisten wie ein Mensch ohne Behinderung wen auch manchmal nicht so schnell. Denn wer sagt uns den das man nicht was Ereichen kann mit einer schwäche.
Die Gesellschaft sollte Ihre Meinung gegenüber Menschen mit einer Schwäche überdenken das man Geistigen, Körperlichen oder Selischen Grenzen miteinander leben kann das ist zwar ein großer Schritt aber vieleicht in der Zukunft mach bar.
Jeder Mensch ist wertvoll ob Behinderte, Flüchtlinge, Arme oder Gläubige auf was es mir ankommt man sollte jeden Menschen mit den Größt möglichen Respekt begegnen.
Somit verbleibe Ich
Ihr/Eurer

Norman Saß

Es hat mich sehr betroffen gemacht, als ich diesen Text erstmals in einem Kalender von 2018 gelesen habe.[199] Der Autor ist ein junger Mann, der in der Werkstatt für behinderte Menschen einer Einrichtung in der Oberlausitz in der Holzwerkstatt tätig ist.

Respekt und Würde

Ich möchte Herrn Saß für diesen Text danken und seinen Worten ausdrücklich zustimmen, er bringt etwas Wesentliches klar und präzise und dennoch mit einer großen Bescheidenheit zur Sprache. Ich möchte den Begriff des »Respekts« noch erweitern um den der *Würde*.

Würde ragt ins Innerste – und richtet das Innerste auf. Von beiden: von dem, dem in Würde begegnet wird, und dem, der diese Würde vermittelt.

Und um Würde geht es auch in dem Anliegen, das hinter diesem Buch steht. Es geht darum, wie Menschen mit herausforderndem Verhalten in Zusammenhängen für Menschen mit Intelligenzminderung – in heilpädagogischen Schulen und Heimen, in einer Werkstatt für behinderte Menschen oder vergleichbaren Institutionen – integriert werden bzw. bleiben können. Es geht darum, den dort betreuten und begleiteten Menschen den Verbleib an diesen Orten zu gewährleisten, auch und gerade, wenn deren Verhalten, bedingt durch eine seelische Erkrankung, anders geworden ist, herausfordernder. Bei allem Bemühen ist das dennoch nicht für jeden möglich, in einzelnen Fällen auch nicht für jeden sinnvoll, manchmal bedarf es ganz spezieller Einrichtungen bzw. besonders professionalisierter Mitarbeiter. Aber oft ist es möglich – wäre es möglich.

den anderen als den verstehen, der er ist

Unabdingbar ist dabei unser Bemühen, den anderen als den zu verstehen, der er ist. Nicht, wie wir ihn uns wünschen. »Beständig zu der Annahme bereit sein, dass ein anderer etwas anderes ist als das, was man in ihm liest [...] Oder vielmehr in ihm lesen, dass er gewiss ein anderes, vielleicht etwas völlig anderes ist als das, was man in ihm liest. Jedes Wesen ist ein stummer Schrei danach, anders gelesen zu werden.« So formulierte es in großer Deutlichkeit Simone Weil.[200]

Die Voraussetzungen für eine gelingende Integration, die in dem Buch differenziert entwickelt werden, möchte ich hier noch einmal stichwortartig zusammenfassen. Nötig ist:

- Einfühlungsvermögen der Mitarbeitenden, d. h. die Bereitschaft und das Bemühen, sich in die Innenlage des anderen zu versetzen, aus der Innenlage des anderen heraus sehen zu wollen,

- ein Bewusstwerden der Wirksamkeit der eigenen Haltung, verbunden mit emotionaler Präsenz,
- die Fähigkeit zu Empathie, Wertschätzung, Echtheit und reflexiver Distanz – bzw. das Bemühen darum. Das beinhaltet ein »Mehr an Beziehungsbereitschaft« (Barbara Senckel)[201] und den weitestmöglichen Verzicht auf ein (Vor-)Urteil,
- ein Wissen über die Bedeutung einer »sicheren Bindung« und die Bereitschaft, daran mitzuwirken,
- eine Kenntnis der Bedingungen des »emotionalen Alters«, um das jeweilige phasenspezifische Beziehungsbedürfnis des anvertrauten Menschen zu erkennen und beantworten zu können,
- eine Grundkenntnis der wesentlichen psychiatrischen Erkrankungen, eine Kenntnis deren wesentlicher Symptome, verbunden mit dem Bemühen um ein Nachempfinden, wie ein Mensch in einer Psychose, Depression, einer PTBS etc. fühlt, und ein Grundwissen über entsprechende Behandlungsmöglichkeiten.
- ein Wissen um die Bedeutung der Selbstfürsorge.

auf das schauen, was werden will

Mit einer entsprechenden Vorbereitung ließen sich viele solcher Integrationen würdig gestalten. Und es ließe sich ermöglichen, dass wir die von uns begleiteten Menschen nicht nur sehen als das, was sie geworden sind, sondern dass wir auf das schauen, was werden will. Nicht auf das, was werden soll, werden kann oder werden muss – nein, was werden *will*. Jedem Menschen ist damit gedient, wenn wir uns bemühen, sein Potenzial zu erspüren. Vielleicht heißt das im tiefsten Sinne, einen Menschen liebevoll zu begleiten.

Ein Weiteres ist mir ein Anliegen – ein Ausblick in Sorge stellt sich dazu: Am Eingang des Holocaust-Museums in Berlin ist ein Zitat des italienischen Auschwitz-Überlebenden Primo Levi angebracht: »It happened, therefore it can happen again; this is the core of what we have to say.« – »Es ist geschehen, und folglich kann es wieder geschehen. Darin liegt der Kern dessen, was wir zu sagen haben.«

1920 veröffentlichten der Psychiater Alfred Hoche und der Jurist Karl Binding ein Buch mit dem Titel »Die Freigabe der Vernichtung lebensunwerten Lebens«. Sie beschrieben darin Menschen mit Intelligenzminderung als »geistig tot«, als »Ballastexistenzen«, als »Defektmenschen« und als das

»furchtbare Gegenbild echter Menschen«. Dieses Buch und die darin entwickelte Ideologie diente den Nationalsozialisten als Argument für deren verbrecherisches Tun: Insbesondere in den ersten Kriegsjahren wurden ca. 70.000 Menschen mit seelischen Erkrankungen ermordet, in der gesamten Zeit der nationalsozialistischen Herrschaft schätzt man diese Zahl auf ca. 200.000.

Verbrechen der Nationalsozialisten

Ein mutiges Wort des katholischen Bischofs von Münster, Graf von Galen, der im August 1941 von der Kanzel Widerspruch äußerte, lautet: »Hast du, habe ich, nur so lange das Recht zu leben, solange wir produktiv sind, solange wir von den anderen als produktiv anerkannt werden?«[202]

Ich kann nur ganz dringend bitten, hier nicht missverstanden zu werden – in absolut keiner Weise sollen die Errungenschaften moderner Genetik mit den menschenverachtenden und verbrecherischen Ansätzen der Nationalsozialisten verglichen werden. Aber ein Aspekt der immer differenzierter werdenden Möglichkeiten moderner Genetik erfüllt mich mit Sorge: dass vergessen werden könnte, dass hinter jedem werdenden Leben ein individuelles Schicksal steht. Mir geht es darum, immer wieder zu bekräftigen, dass Leben durch sich selbst berechtigt und an nichts geknüpft ist. Der Wert eines Menschen ist in sich selbst begründet und muss nicht bewiesen werden. Die Begründung des Lebenswertes jedes Lebens liegt im Leben selbst.

jedes werdende Leben birgt ein individuelles Schicksal

In den großen Anstrengungen, die in der Genetik liegen und die das Auftreten von Erkrankungen verhindern wollen, darf diese Grundlage von Achtung, Respekt und Würde nicht verloren gehen.

Auch das mag hinzugestellt sein: Unsere Zeit ist immer mehr geprägt durch Lüge und Unwahrhaftigkeit, die Grenzen verwischen. Auch diesbezüglich bedarf es einer großen Aufmerksamkeit. Vielleicht wird dann deutlich, dass Menschen mit Assistenzbedarf genau dies nicht betrifft. Vielleicht können genau diese Menschen als Lehrmeister von Eindeutigkeit und Aufrichtigkeit erkannt werden.

Lehrmeister von Eindeutigkeit und Aufrichtigkeit

Karl König hat gegen Ende seines Lebens darauf hingewiesen: »Wir alle sollten immer mehr davon durchdrungen sein, dass diese Kinder unsere Lehrer sind: Lehrer in einem höheren Sinne.«[203] Auch dies ist eine Frage von Würde.

Die Grundlage unseres heilpädagogischen wie sozialtherapeutischen Handelns finde ich in dem Werk Albert Schweitzers ausgesprochen: »Die Ehrfurcht vor dem Leben ergibt sich als die sachliche Lösung der sachlich gestellten Frage, wie der Mensch und die Welt zusammengehören.«[204]

Es ist diese Ehrfurcht, dieser tiefste Respekt, mit dem wir mit der Welt in eine ursprüngliche, eine geistige Beziehung treten.

Ethik der Ehrfurcht vor dem Leben

Und noch einmal Schweitzer: »Allen, in welcher Lebenslage sie sich auch befinden mögen, tut die Ethik der Ehrfurcht vor dem Leben dies an, dass sie sie zwingt, fort und fort mit allen Menschenschicksalen und allen Lebensschicksalen, die sich um sie herum abspielen, innerlich beschäftigt zu sein und dem Menschen, der einen Menschen braucht, sich als Mensch zu geben.«[205]

Rudolf Steiners *Heilpädagogischen Kurs* durchzieht das Motiv von »Punkt und Kreis«. Die meditative Vertiefung dieses Motivs ist der Boden, auf dem eine anthroposophisch orientierte Heilpädagogik steht.[206] Eine Idee, eine Haltung, ein Hintergrund wird lebendig in dem Moment der konkreten Begegnung, in jeder kleinsten Handlung, jedem noch so unscheinbaren Schritt. Hier wird sichtbar, ob das eigene Tun von einer tieferen Idee, einem Anliegen getragen wird. Ob das eigene Handeln auf diesem »Goldgrund« steht.

Danksagung

Hinter einem solchen Buch stehen viele, die das Schreiben überhaupt erst unterstützt und ermöglicht haben. Viel mehr, als dass sie alle hier genannt werden könnten!

Meiner Frau Marion möchte ich danken für die gewährte Zeit zum Schreiben, die immer neue Ermutigung und Unterstützung, auch für die hilfreich-kritischen Anmerkungen. Meiner Familie danke ich in vielfacher Hinsicht – insbesondere meinen Kindern, durch die ich vielfache Hilfe und Unterstützung erfahren durfte, sei es bei der Gestaltung, sei es finanzielle Unterstützung, sei es ermutigendes Interesse und nicht zuletzt auch der Impuls, dieses Buch überhaupt zu schreiben! Meinem Bruder Friedrich danke ich fürs kritische Mitlesen.

Wesentliche finanzielle Hilfe kam auch durch den Verband für anthroposophische Heilpädagogik und Sozialtherapie Schweiz (vahs), vertreten durch Matthias Spalinger, sowie den Verein Hofbergli, vertreten durch Andreas Fischer. Auch wenn das Geld unterstützend war – vor allem drückt es aber auch eine Bestätigung des Impulses aus.

Die Wurzeln zu einem solchen Vorhaben ragen tief, manche auch zeitlich weit zurück. Ich danke meiner ersten Frau Birgit in diesem Zusammenhang für die Unterstützung meines medizinischen Studiums und gemeinsamer heilpädagogischer Erfahrungen, nicht zuletzt auch in der Begleitung unserer in die Familie aufgenommenen Seelenpflege-bedürftigen Tochter. Ich verdanke meinem väterlichen Freund und Lehrer Gotthard Starke den Anstoß zur eigenen ärztlichen Ausbildung. Darüber hinaus aber auch – gemeinsam mit den Mitarbeitenden meiner heilpädagogischen Ausbildungsstelle, der Lebensgemeinschaft Bingenheim – die Erkenntnis, dass Heilpädagogik letztlich dann fruchtbar wird, wenn sie auf einem ethisch-christlichen Boden wurzelt.

Die langjährige Teilnahme an der Arbeit von Herbert Sieweke vertiefte meinen Zugang zur anthroposophisch- medizinischen Menschenkunde entscheidend. Rüdiger Grimm half mir, einen humanistisch-wissenschaftlichen Zugang zur Heilpädagogik zu erschließen. Der mahnende Blick von Peter Selg weitete meinen Blick für innere zeitgeschichtliche Dimensionen und ein darauf aufbauendes Zeitbewusstsein, darin auch eine Dankbarkeit für die Menschen, die für uns Wegbereiter wurden – ihm danke ich auch herzlich für das Vorwort zu diesem Buch! Peter Martin zeigte mir die unbeirrbare Notwendigkeit einer fundierten somatischen Abklärung möglicher seelischer

Erkrankungen auf. Eine jahrelange vertrauensvoll-freundschaftliche ärztliche Zusammenarbeit ist ein Geschenk, stellvertretend seien hier Natalie Schradi und Markus Wegner erwähnt. Weitere ärztliche Kollegen seien genannt: meine Freunde Christian Schopper mit seinem Blick für die breite Verwurzelung der Medizin in Ethik, Kunst und Kultur, Frank Ruijl für seine Hinweise auf eine christlich-fundierte Medizin, der unlängst verstorbene Reinhold Kittel für sein treu ermunterndes diakonisches Wesen.

In den langen Jahren der psychiatrisch-heilpädagogischen Arbeit bin ich mit einer Reihe von Einrichtungen verbunden, stellvertretend sei hier das Heilpädagogische Sozialwerk genannt, namentlich Sigrid Scheffler und Christian Schreiber. Vielen Therapeutinnen und Therapeuten durfte ich begegnen und erhielt dadurch wesentliche Einblicke in therapeutische Zugänge – Sabine Cassel möge stellvertretend für sie stehen. Das aufmerksame Lesen einer Biografie eröffnete mir Hein Kistner. Was heilpädagogische Pädagogik ermöglichen kann – vor allem wenn sie durch echtes Interesse getragen ist –, offenbarte mir mein Freund Günter Raupach. Immer wieder beeindruckend ist die gelebte heilpädagogisch-sozialtherapeutische Beziehung, die dem zu unterstützenden Menschen Würde gibt, ja, das »Mysterium des Alltags«; stellvertretend möchte ich hier meine Freunde Rike und Nils Ehmcke in der Lebensgemeinschaft Sassen erwähnen.

Eine große Stütze in all den Jahren meiner Praxis ist mir meine Mitarbeiterin, Cornelia Keckel.

Der tiefste Dank gilt all den Seelenpflege-bedürftigen Menschen, denen ich begegnen durfte, und auch ihren Angehörigen. Nichts von dem im Buch Genannten wüsste ich, hätten sie es mir nicht anvertraut.

Ungenannt müssen auch all die Autoren bleiben, die ihre Einblicke und Erfahrungen in diesem medizinischen Bereich publiziert haben und auf die ich aufbauen durfte; stellvertretend nenne ich hier Anton Došen.

Ohne das Werk Rudolf Steiners wäre meine Arbeit nicht möglich gewesen, ich weiß darum in Dankbarkeit. Die individuell-spirituelle Vertiefung des heilpädagogischen Kurses durch Karl König hat mich wesentlich geprägt.

Ein Glücksfall für mich war die vielfältige Unterstützung durch meinen Freund Frank Meyer-Ensass, der mir mit seinem profunden psychiatrisch-sozialtherapeutischen Wissen und seiner praktisch-technischen Kompetenz unentwegt zur Seite stand. Auch hat er ein Kapitel (»Anregungen für Betreuungsteams«) beigetragen.

Der Hinweis auf den ermutigenden und unterstützenden wie vertrauensvollen Kontakt zum Verlag, vertreten durch die Lektorin Frau Christ, rundet den Dank ab.

Zu den Zeichnungen

Die Zeichnungen in Buntstift und Wachsmalstift auf Papier stammen von Max Boller und entstanden zwischen 2012 und 2015. Er wurde am 16. 3. 1941 in Winterthur geboren, wuchs in Thurbenthal auf und lebt jetzt in einem Alten- und Pflegeheim in der Nähe von Basel.

Die übrigen Bilder sind Gemeinschaftsarbeiten, die in der Lebensgemeinschaft *Wohne im Öpfelsee* in Dornach entstanden sind.

Anmerkungen

1 Paul Watzlawick, Janet Beavin Bavelas, Don D. Jackson, *Menschliche Kommunikation. Formen, Störungen, Paradoxien,* Bern 2017.

2 Anton Došen, *Psychische Störungen, Verhaltensprobleme und intellektuelle Behinderung. Ein integrativer Ansatz für Kinder und Erwachsene,* Göttingen 2010.

3 Romano Guardini, *Die Lebensalter. Ihre ethische und pädagogische Bedeutung,* Kevelaer 2016.

4 Christian Morgenstern, »Aphorismen«, in: ders., *Werke und Briefe,* Band V, hrsg. von Reinhardt Habel, Stuttgart 1987, Seite 211.

5 Viktor E. Frankl, *... trotzdem Ja zum Leben sagen. Ein Psychologe erlebt das Konzentrationslager,* München [28]2007, Seite 126.

6 Romano Guardini, *Die Lebensalter. Ihre ethische und pädagogische Bedeutung,* Kevelaer 2016.

7 Rudolf Steiner, »Zwölf Stimmungen«, Steinbockstimmung, in: ders., *Wahrspruchworte* (GA 40), Dornach [9]2005, Seite 59.

8 Siehe z.B. Rudolf Steiner, *Idee und Praxis der Waldorfschule* (GA 297), Vortrag vom 21. Mai 1920, Dornach 1998, Seite 193 f.

9 Johann Wolfgang von Goethe, »Selige Sehnsucht«, in: ders., *West-östlicher Divan,* in: *Goethes Werke,* Band II, München [15]1994, Seite 19.

10 Franz Kafka, »Vor dem Gesetz«, in: ders., *Die Erzählungen,* Frankfurt am Main 1997.

11 Eindrücklich hat das Hein Kistner in seinem Buch *LebensWege. Biografiearbeit von Menschen mit Behinderung* (Düsseldorf 2018) dargestellt.

12 Siehe Tanja Sappok, Sabine Zepperitz, *Das Alter der Gefühle. Über die Bedeutung der emotionalen Entwicklung bei geistiger Behinderung,* Bern 2016; Tanja Sappok, Sabine Zepperitz, Brian Fergus Barrett, Anton Došen, *SEED. Skala der emotionalen Entwicklung – Diagnostik,* Bern 2018.

13 Ebd.

14 Rudolf Steiner, *Heilpädagogischer Kurs* (GA 317), Vortrag vom 25. Juni 1924, Dornach [8]1995, Seite 11.

15 Weitere Hinweise hierzu sind unter anderem zu finden in: Christian Schanze (Hrsg.), *Psychiatrische Diagnostik und Therapie bei Menschen mit Intelligenzminderung. Ein Arbeits- und Praxisbuch für Ärzte, Psychologen, Heilerziehungspfleger und -pädagogen,* Stuttgart 2014.

16 Rudolf Steiner, *Heilpädagogischer Kurs* (GA 317), Vortrag vom 7. Juli 1924, Dornach [8]1995, Seite 184.

17 Johann Peter Eckermann, *Gespräche mit Goethe in den letzten Jahren seines Lebens,* Leipzig [4]1876, Eintrag vom 11. März 1828, Seite 160.

18 Siehe beispielsweise Rudolf Steiner, *Wie erlangt man Erkenntnisse der höheren Welten?* (GA 10), Basel [14]2019; ders., *Heilpädagogischer Kurs* (GA 317), Dornach [8]1995; ders., *Menschenwerden, Weltenseele und Weltengeist. Erster Teil: Der Mensch*

als leiblich-seelische Wesenheit in seinem Verhältnis zur Welt (GA 205), Basel [3]2016 (zur »Psychologie der Organe«).

19 Rudolf Steiner, *Heilpädagogischer Kurs* (GA 317), Dornach [8]1995.

20 Ebd., Vorträge vom 25. und 26. Juni 1924, Seite 11 ff. und 24 ff.

21 Rudolf Steiner, *Menschenwerden, Weltenseele und Weltengeist. Erster Teil: Der Mensch als leiblich-seelische Wesenheit in seinem Verhältnis zur Welt* (GA 205), Vortrag vom 15. Juli 1921, Basel [3]2016, Seite 189 f.

22 Siehe auch Andreas Fischer, *Anthroposophische Heilpädagogik und Sozialtherapie. Eine Einführung,* hrsg. vom Verband anthroposophische Heilpädagogik und Sozialtherapie in der Schweiz (VAHS), Rubigen 2019.

23 Rudolf Steiner, *Heilpädagogischer Kurs* (GA 317), Vorträge vom 28. und 30. Juni 1924, Dornach [8]1995, Seite 61 ff. und 76 ff.

24 Während des Schlafes lösen sich die beiden oberen Wesensglieder, das Ich und der Astralleib, vorübergehend von den unteren Wesensgliedern, dem physischen und dem Ätherleib. Eine gestörte Lösung und spätere Wiedereingliederung wirkt sich direkt auf die Vorgänge des Einschlafens und des Aufwachens aus. Siehe Rudolf Steiner, *Die Geheimwissenschaft im Umriss* (GA 13), Dornach [30]1989, Seite 82.

25 Rudolf Steiner, *Heilpädagogischer Kurs* (GA 317), Vortrag vom 30. Juni 1924, Dornach [8]1995, Seite 88.

26 Rudolf Steiner, *Physiologisch-Therapeutisches auf Grundlage der Geisteswissenschaft. Zur Therapie und Hygiene* (GA 314), Vortrag vom 7. April 1920, Dornach [4]2011, Seite 266.

27 Siehe auch Rudolf Steiner, *Menschenwerden, Weltenseele und Weltengeist. Erster Teil: Der Mensch als leiblich-seelische Wesenheit in seinem Verhältnis zur Welt* (GA 205), Basel [3]2016; ders., *Geisteswissenschaft und Medizin* (GA 312), Dornach [7]1999; Martin Niemeijer, Michel Gastkemper, Frans Kamps (Hrsg.), *Entwicklungsstörungen bei Kindern und Jugendlichen. Medizinisch-pädagogische Begleitung und Behandlung,* Dornach 2011; Karl König, *Heilpädagogische Diagnostik,* Dornach 1994; Walther Bühler, *Der Leib als Instrument der Seele in Gesundheit und Krankheit,* Stuttgart [12]1993; Olaf Koob, *Wenn die Organe sprechen könnten. Grundlagen der leiblich-seelischen Gesundheit,* Frankfurt am Main [6]2016; Wolfgang Rißmann, Ad Dekkers, Jana Ertl, »Angaben zur Psychiatrie im Werk Rudolf Steiners«, in: *Der Merkurstab,* Heft 3/2013, Seite 234–248; Heinz-Hartmut Vogel, *Die vier Hauptorgane. Herz, Niere, Leber, Lunge. Anthroposophisch-menschenkundliche Gesichtspunkte zur Entwicklungsgeschichte, Pathologie, Psychosomatik und Therapie,* Bad Boll 1995.

28 Siehe auch Fritz Hemmerich u.a., www.alltagsmeditation.de.

29 Karl Jaspers, *Einführung in die Philosophie. Zwölf Radiovorträge,* München 2004.

30 Simone Weil, *Schwerkraft und Gnade,* München 1989.

31 Rudolf Steiner, *Freiheit – Unsterblichkeit – Soziales Leben. Vom Zusammenhang des Seelisch-Geistigen mit dem Leiblichen des Menschen* (GA 72), Vortrag vom 11. Dezember 1918, Dornach 1990.

32 Aus dem Vorwort des epochalen Buches *Grundformen der Angst* von Fritz Riemann, München ^{45}2019.

33 Fritz Riemann, *Grundformen der Angst,* München ^{45}2019.

34 Jakob Böhme, *Von der Menschwerdung Jesu Christi,* Frankfurt am Main 1995, Erstausgabe 1620.

35 Klaus Dörner (Hrsg.), *Irren ist menschlich. Lehrbuch für Psychiatrie und Psychotherapie,* Köln ^{25}2019.

36 C.G. Jung, *Gesammelte Werke,* Band 7, Düsseldorf 1964, § 266, 404.

37 Siehe die Zeitschrift *Das Seelenpflege-bedürftige Kind,* 1961, Heft 2, Michaeli.

38 Søren Kierkegaard, *Der Gesichtspunkt für meine Wirksamkeit als Schriftsteller,* Kopenhagen 1859, Seite 19.

39 Karl Jaspers, *Allgemeine Psychopathologie,* Berlin ^{9}1973, Seite 19.

40 Luise Reddemann (Hrsg.), *Psychotraumata. Primärärztliche Versorgung des seelisch erschütterten Patienten,* Köln 2006.

41 Bessel van der Kolk, *Verkörperter Schrecken. Traumaspuren in Gehirn, Geist und Körper und wie man sie heilen kann,* Lichtenau ^{5}2018.

42 Andreas Krüger, *Erste Hilfe für traumatisierte Kinder,* Ostfildern ^{8}2019.

43 Siehe auch Barbara Senckel, *Du bist ein weiter Baum. Entwicklungschancen für geistig behinderte Menschen durch Beziehung,* München ^{5}2017.

44 Heinz Kohut, *Narzissmus. Eine Theorie der psychoanalytischen Behandlung narzisstischer Persönlichkeitsstörungen,* Frankfurt am Main ^{9}1995.

45 Søren Kierkegaard, *Der Gesichtspunkt für meine Wirksamkeit als Schriftsteller,* Kopenhagen 1859, Seite 19.

46 Sensorische Integration (SI) unterstützt die Integration der Sinne bei beeinträchtigter Körperwahrnehmung und fördert den Kontakt zur Umwelt. Siehe auch Jean A. Ayres, *Bausteine kindlicher Entwicklung. Sensorische Integration verstehen und anwenden,* Berlin 2002.

47 Christian Scharfetter, *Schizophrene Menschen. Diagnostik, Psychopathologie, Forschungsansätze, Weinheim* ^{4}1995.

48 Cornelia Schrader, *Mit den Augen die Seele bewegen. Wege aus dem Trauma für Menschen mit geistiger Behinderung durch EMDR und BHS,* Marburg 2012.

49 Hierzu hat Ingrid Ruhrmann viel erarbeitet; siehe auch die Website des Bernard-Lievegoed-Instituts in Hamburg www.bli-hamburg.de bzw. www.bli-hamburg.de/angebot/das-embodiment-concept/.

50 Donald W. Winnicott, *Reifungsprozesse und fördernde Umwelt,* Gießen 2006.

51 Siehe Karl König, *Der Kreis der zwölf Sinne und die sieben Lebensprozesse,* Stuttgart 1999.

52 Peter A. Levine, *Trauma-Heilung. Das Erwachen des Tigers. Unsere Fähigkeit, traumatische Erfahrungen zu transformieren,* Essen 1998.

53 Cornelia Schrader, *Mit den Augen die Seele bewegen. Wege aus dem Trauma für Menschen mit geistiger Behinderung durch EMDR und BHS,* Marburg 2012.

54 Entwickelt nach Luise Reddemann; siehe dies., *Imaginationen als heilsame Kraft. Zur Behandlung von Traumafolgen mit ressourcenorientierten Verfahren,* Stuttgart 2015.

55 Jon Kabat-Zinn, *Gesund durch Meditation. Das große Buch der Selbstheilung,* München 2011.
56 Christa Wolf, *August,* Frankfurt am Main [5]2012.
57 Ebd.
58 Colin C. Tipping, *Ich vergebe. Der radikale Abschied vom Opferdasein,* Bielefeld [2]2004.
59 Friedrich Hölderlin, »Patmos«, in: ders., *Sämtliche Werke und Briefe,* Erster Band, München [4]1984, Seite 379.
60 Nach Richard G. Tedeschi, siehe auch ders., / Lawrence G. Calhoun, *The handbook of posttraumatic growth. Research and practice,* New York 2014.
61 Was Fragen der Resilienz wie generell weiterführende Fragen zu Formen der Traumatisierung und deren Therapie betrifft, kann ich auf das Buch von Christian Schopper *Trauma überwinden. Ein Handbuch für Therapeuten und Betroffene* (Stuttgart [2]2019) verweisen.
62 Zitat eines Betroffenen, von Christian Scharfetter an den Anfang seines Buches *Schizophrene Menschen. Diagnostik, Psychopathologie, Forschungsansätze,* Weinheim [4]1995, gestellt.
63 Luc Ciompi, *Außenwelt – Innenwelt. Die Entstehung von Zeit, Raum und psychischen Strukturen,* Göttingen 1988.
64 Luc Ciompi, *Affektlogik. Über die Struktur der Psyche und ihre Entwicklung,* Heidelberg 2019.
65 Christian Scharfetter, *Schizophrene Menschen. Diagnostik, Psychopathologie, Forschungsansätze,* Weinheim [4]1995.
66 Siehe Carl R. Rogers, *Die nicht-direktive Beratung,* Frankfurt am Main 1999; ders., *Entwicklung der Persönlichkeit. Psychotherapie aus der Sicht eines Therapeuten, Stuttgart* 2014.
67 Siehe auch Johannes Bockemühl, *Umwege ins Leben. Impulse für die Kinder- und Jugendpsychiatrie,* Stuttgart 2014.
68 Edward M. Podvoll, *Von Psychose genesen. Psychosen verstehen und behandeln,* Badenweiler 2017; ders., *Aus entrückten Welten. Psychosen verstehen und behandeln,* Kreuzlingen 2004.
69 Michaela Amering, Margit Schmolke, *Recovery. Das Ende der Unheilbarkeit,* Bonn [5]2012; Peter N. Watkins, *Recovery. Wieder genesen können. Ein Handbuch für Psychiatrie-Praktiker,* Bern 2009; Dorothea Buck-Zerchin, *Ermutigungen. Ausgewählte Schriften,* Norderstedt 2012.
70 Rainer Maria Rilke, *Briefe an einen jungen Dichter,* Berlin 2019, Brief an Franz Xaver Kappus vom 23. April 1903.
71 Siehe auch Rudolf Treichler, »Grundzüge einer geisteswissenschaftlich orientierten Psychiatrie«, in: Friedrich Husemann, Otto Wolff, *Das Bild des Menschen als Grundlage der Heilkunst. Entwurf einer geisteswissenschaftlich orientierten Medizin,* Band III: *Zur speziellen Pathologie und Therapie,* Stuttgart [4]1993, Seite 401ff.; Lasse Wennerschou, *Was ist Heileurythmie? Sieben Briefe an interessiert Fragende,* Dornach [5]2010.

72 Beispielsweise in: Rudolf Steiner, *Damit der Mensch ganz Mensch werde. Die Bedeutung der Anthroposophie im Geistesleben der Gegenwart* (GA 82), Dornach ^{2}1994, Vortrag vom 11. April 1922, Seite 150.

73 Siehe Rudolf Treichler, *Der schizophrene Prozess. Beiträge zu einer erweiterten Pathologie und Therapie*, Stuttgart ^{2}1981; siehe auch Frank Anselmann, *Unterschiede zwischen seelischer Störung und sogenannter geistiger Behinderung*, www.vahs.ch/fileadmin/user_upload/newsletter/2011/NL_5/Zusammenf._Weiterb._Volbehr_nov_2010_RF.pdf (Stand: 2020). Siehe auch z.B. Rudolf Steiner, *Theosophie. Einführung in übersinnliche Welterkenntnis und Menschenbestimmung* (GA 9), Dornach ^{32}2003, Seite 38 oder: ders., *Die Geheimwissenschaft im Umriss* (GA 13), Dornach ^{30}1989, Seite 54. Siehe auch Gaetano Benedetti, *Todeslandschaften der Seele. Psychopathologie, Psychodynamik und Psychotherapie der Schizophrenie*, Göttingen ^{4}1994.

74 Rudolf Steiner, *Meditative Betrachtungen und Anleitungen zur Vertiefung der Heilkunst* (GA 316), Vortrag vom 25. April 1924, Dornach ^{4}2003, Seite 219.

75 Siehe Rudolf Steiner, *Allgemeine Menschenkunde als Grundlage der Pädagogik (I)* (GA 293), Vortrag vom 30. August 1919, Dornach ^{9}1992.

76 Siehe beispielsweise den Film *Soteria Bern*, Regie: Leila Kühni, im Internet unter https://www.igsbern.ch/de/soteria/film-untertitel-de.php; siehe auch Luc Ciompi (Hrsg.), *Wie wirkt Soteria? Eine atypische Psychosebehandlung kritisch durchleuchtet*, Bern 2001.

77 Bertolt Brecht, »Der Neinsager«, 2. Bild, in: ders., *Ausgewählte Werke in sechs Bänden*, Band 1, Frankfurt am Main 1997, Seite 317.

78 Romano Guardini, *Vom Sinn der Schwermut*, Mainz ^{8}2003.

79 Pieter C. Kuiper, *Seelenfinsternis. Die Depression eines Psychiaters*, Frankfurt am Main 1995.

80 Franz Kafka, *Tagebücher*, Frankfurt am Main 1990, Tagebucheinträge vom 3. Mai 1915, 4. Dezember 1913, 3. Mai 1913, 7. Oktober 1915, 9. Dezember 1919 und 20. November 1913.

81 Martin Buber, *Das dialogische Prinzip*, Gütersloh ^{9}2002.

82 Viktor Emil von Gebsattel, »Studien zur speziellen Psychopathologie«, in: ders., *Prolegomena einer medizinischen Anthropologie. Ausgewählte Aufsätze*, Berlin 1954.

83 Teresa von Ávila, *»Ich bin ein Weib – und obendrein kein gutes«. Eine große Frau, eine faszinierende Mystikerin*, Freiburg im Breisgau 2011.

84 Siehe auch Rudolf Treichler, »Grundzüge einer geisteswissenschaftlich orientierten Psychiatrie«, in: Friedrich Husemann, Otto Wolff, *Das Bild des Menschen als Grundlage der Heilkunst. Entwurf einer geisteswissenschaftlich orientierten Medizin*, Band III: *Zur speziellen Pathologie und Therapie*, Stuttgart ^{4}1993, Seite 401 ff.; Lasse Wennerschou, *Was ist Heileurythmie? Sieben Briefe an interessiert Fragende*, Dornach ^{5}2010.

85 Siehe zu den Seelenübungen auch Klaus Adams, Wolfgang Rißmann, Marko Roknic, *Das innere Gleichgewicht finden. Seelenübungen für Achtsamkeit, Herzenskultur und Willensstärkung*, Berlin ^{2}2018.

86 Mona Jacobi (Hrsg.), *Aus Leid wächst neue Lebenskraft. Trost und Zuspruch in Dichterworten*, Stuttgart 2002.

87 Fritz Riemann, *Grundformen der Angst*, München ^{45}2019.

88 Siehe Douglas A. Bernstein, Thomas D. Borkovec, *Entspannungstraining. Handbuch der Progressiven Muskelentspannung nach Jacobsen*, Stuttgart ^{14}2018.

89 Siehe Monika Fingado, *Therapeutische Wickel und Kompressen. Handbuch aus der Ita-Wegman-Klinik*, Dornach ^{5}2012; Els Eichler, *Wickel und Auflagen. Aus der Praxis geisteswissenschaftlicher Medizin. Anleitung für Pflegende*, Bad-Liebenzell / Unterlengenhardt ^{7}2000.

90 Arno Pötzsch, *Du kannst nicht tiefer fallen als nur in Gottes Hand*, Evangelisches Kirchengesangbuch 533.

91 Zitiert nach Helen Müller-Frei, *Kleiner Mut, wohin? Mut ist Angst, die gebetet hat*, Zug 2017.

92 Siehe z.B. Kallistos Ware, Emmanuel Jungclaussen, *Hinführung zum Herzensgebet*, Freiburg im Breisgau ^{9}2004 und Emmanuel Jungclaussen, *Unterweisung im Herzensgebet*, St. Ottilien ^{6}2013.

93 Rudolf Steiner, *Heilpädagogischer Kurs* (GA 317), Vortrag vom 30. Juni 1924, Dornach ^{8}1995, Seite 76 ff.

94 Karl Jaspers, *Allgemeine Psychopathologie*, Berlin ^{9}1973.

95 Siehe Rudolf Steiner, *Nervosität und Ichheit. Stressbewältigung von innen*, Dornach ^{3}2011.

96 Lucien Israël, *Die unerhörte Botschaft der Hysterie*, München ^{5}2014.

97 Dieses Beispiel könnte auch im Kapitel über die Posttraumatische Belastungsstörung angeführt werden, letztlich geht eine schwere Traumatisierung bedingend voraus. Es wird hier zur Verdeutlichung des verborgenen Konflikts wiedergegeben.

98 Zur Vertiefung siehe Christian Schanze (Hrsg.), *Psychiatrische Diagnostik und Therapie bei Menschen mit Intelligenzminderung. Ein Arbeits- und Praxisbuch für Ärzte, Psychologen, Heilerziehungspfleger und -pädagogen*, Stuttgart ^{2}2014.

99 Joachim Gneist, *Wenn Hass und Liebe sich umarmen. Das Borderline-Syndrom*, München ^{8}2012.

100 Johannes Bockemühl, *Umwege ins Leben. Impulse für die Kinder- und Jugendpsychiatrie*, Stuttgart 2004, Seite 135.

101 Ebd.

102 Henning Köhler, *Die stille Sehnsucht nach Heimkehr. Zum Verständnis der Pubertätsmagersucht*, Stuttgart ^{3}2008.

103 Catrin Albonico, *Ess-Brechsucht ist heilbar. Von der inneren Zerrissenheit zur schöpferischen Mitte durch Eudynamik*, Schaffhausen 1999.

104 C.G. Jung, *Gesammelte Werke*, Band 7, Düsseldorf 1964, § 266, 404.

105 Benita Quadflieg-von Vegesack, *Ungewöhnliche Kleinkinder und ihre heilpädagogische Förderung von der Geburt bis zur Einschulung*, Ostfildern 1998.

106 Die Zitate stammen aus: *Autistische Menschen verstehen lernen*, hrsg. vom Verein zur Förderung autistisch Behinderter »Autismus Stuttgart e. V.«, Stuttgart ^{2}2008.

107 Arno Geiger, *Der alte König in seinem Exil,* München 2011.
108 Ebd.
109 Rainer Maria Rilke, *Briefe an einen jungen Dichter,* Berlin 2019, Brief an Franz Xaver Kappus vom 16. Juli 1903.
110 John Bayley, *Elegie für Iris,* München 2002.
111 Huub Buijssen, *Demenz und Alzheimer verstehen. Erleben – Hilfe – Pflege. Ein praktischer Ratgeber,* Weinheim [10]2016.
112 Beispielsweise *Eine Wanderung in den Bergen* oder *Ein Tag am Meer,* beide veröffentlicht vom Verlag an der Ruhr, oder *Ein Tag im Tierpark* aus der Reihe *Ilses weite Welt* vom Verlag medhochzwei.
113 Rudolf Steiner, *Grundlegendes für eine Erweiterung der Heilkunst nach geisteswissenschaftlichen Erkenntnissen* (GA 27), Dornach [7]1991, Seite 12 f.
114 Søren Kierkegaard, *Der Gesichtspunkt für meine Wirksamkeit als Schriftsteller,* Kopenhagen 1859, Seite 19.
115 Rudolf Steiner, *Heilpädagogischer Kurs* (GA 317), Vortrag vom 26. Juni 1924, Dornach [8]1995, Seite 33 f.
116 Ebd., Vortrag vom 25. Juni 1924, Seite 14 ff.
117 Zitiert nach: Bernhard H. F. Taureck, *Emmanuel Lévinas zur Einführung,* Hamburg [4]2006.
118 Sandra Schulz, *»Das ganze Kind hat so viele Fehler.« Die Geschichte einer Entscheidung aus Liebe,* Reinbek bei Hamburg 2017.
119 Klaus Sarimski, *Entwicklungspsychologie genetischer Syndrome,* Göttingen [4]2014.
120 Siehe z.B. Ruthard Stachowske, *Drogen, Schwangerschaft und Lebensentwicklung der Kinder. Die Leiden der Kinder in der drogenkranken Familie,* Kröning [2]2009.
121 Gerhard Neuhäuser, *Syndrome bei Menschen mit geistiger Behinderung. Ursachen, Erscheinungsformen und Folgen,* Marburg [3]2010.
122 Silke Jordan, *Handbuch der Unterstützten Kommunikation,* Karlsruhe [2]2013; siehe auch die Publikationen der Gesellschaft für Unterstützte Kommunikation e.V., www.gesellschaft-uk.org/ueber-uk/publikationen.html.
123 Luise Reddemann (Hrsg.), *Psychotraumata. Primärärztliche Versorgung des seelisch erschütterten Patienten,* Köln 2006.
124 Marga Hogenboom, *Menschen mit geistiger Behinderung besser verstehen. Angeborene Syndrome verständlich erklärt,* München [4]2014.
125 Leo Kanner, »Autistic disturbances of affective contact«, in: *Nervous Child,* 1943, Band 2, Seite 217–250; Hans Asperger, *Die »Autistischen Psychopathen« im Kindesalter,* Habilitationsschrift, Universität Wien 1944.
126 Leo Kanner, »Autistic disturbances of affective contact«, in: *Nervous Child,* 1943, Band 2, Seite 217–250, zitiert nach Helmut Remschmidt, *Autismus. Erscheinungsformen, Ursachen, Hilfen,* München [5]2012.
127 Ebd.
128 Hans Asperger, *Die »Autistischen Psychopathen« im Kindesalter,* Habilitationsschrift, Universität Wien 1944.
129 Ebd.

130 Ebd.
131 Ebd.
132 Siehe Astrid Viciano, »Euthanasie in der NS-Zeit«, in: *Süddeutsche Zeitung*, 18. November 2018 sowie Edith Sheffer, *Aspergers Kinder. Die Geburt des Autismus im »Dritten Reich«*, Frankfurt am Main 2018.
133 *Autistische Menschen verstehen lernen*, hrsg. vom Verein zur Förderung autistisch Behinderter »Autismus Stuttgart e.V.«, Stuttgart [2]2008.
134 B.B. White, »Autism from the inside«, in: *Medical Hypotheses*, Vol. 24, 1987.
135 Dietmar Zöller, *Ich gebe nicht auf. Aufzeichnungen und Briefe eines autistischen jungen Mannes, der versucht, sich die Welt zu öffnen*, München 1995.
136 Birger Sellin, *Ich Deserteur einer artigen Autistenrasse. Neue Botschaften an das Volk der Oberwelt*, Köln 1997.
137 Ebd.
138 Gunilla Gerland, *Ein richtiger Mensch sein. Autismus, das Leben von der anderen Seite*, Stuttgart 1998.
139 Susanne Nieß in: *Autismus*, Heft 39/95.
140 Auch diese Schilderungen entstammen der Schrift *Autistische Menschen verstehen lernen*, hrsg. vom Verein zur Förderung autistisch Behinderter »Autismus Stuttgart e.V.«, Stuttgart [2]2008.
141 Dietmar Zöller, *Autismus und Körpersprache. Störungen der Signalverarbeitung zwischen Kopf und Körper*, Berlin 2001.
142 Dietmar Zöller, *Ich gebe nicht auf. Aufzeichnungen und Briefe eines autistischen jungen Mannes, der versucht, sich die Welt zu öffnen*, München 1995.
143 Temple Grandin, *Ich bin die Anthropologin auf dem Mars. Mein Leben als Autistin*, München 1997.
144 Gunilla Gerland, *Ein richtiger Mensch sein. Autismus, das Leben von der anderen Seite*, Stuttgart 1998.
145 Susanne Schäfer, *Sterne, Äpfel und rundes Glas. Mein Leben mit Autismus*, Stuttgart [2]2002.
146 Nicole Schuster, *Ein guter Tag ist ein Tag mit Wirsing. (M)Ein Leben in Extremen. Das Asperger-Syndrom aus der Sicht einer Betroffenen*, Berlin 2007.
147 Donna Williams, *Ich könnte verschwinden, wenn du mich berührst. Erinnerungen an eine autistische Kindheit*, München [2]1996.
148 Dietmar Zöller, *Ich gebe nicht auf. Aufzeichnungen und Briefe eines autistischen jungen Mannes, der versucht, sich die Welt zu öffnen*, München 1995.
149 Aus: *Autistische Menschen verstehen lernen*, hrsg. vom Verein zur Förderung autistisch Behinderter »Autismus Stuttgart e.V.«, Stuttgart [2]2008.
150 Gunilla Gerland, *Ein richtiger Mensch sein. Autismus, das Leben von der anderen Seite*, Stuttgart 1998.
151 Dietmar Zöller, *Autismus und Körpersprache. Störungen der Signalverarbeitung zwischen Kopf und Körper*, Berlin 2001.
152 Nicole Schuster, *Ein guter Tag ist ein Tag mit Wirsing. (M)Ein Leben in Extremen. Das Asperger-Syndrom aus der Sicht einer Betroffenen*, Berlin 2007.

153 Gunilla Gerland, *Ein richtiger Mensch sein. Autismus, das Leben von der anderen Seite,* Stuttgart 1998.

154 Temple Grandin, *Ich bin die Anthropologin auf dem Mars. Mein Leben als Autistin,* München 1997.

155 Gunilla Gerland, *Ein richtiger Mensch sein. Autismus, das Leben von der anderen Seite,* Stuttgart 1998.

156 Temple Grandin, *Ich bin die Anthropologin auf dem Mars. Mein Leben als Autistin,* München 1997.

157 Dietmar Zöller, *Ich gebe nicht auf. Aufzeichnungen und Briefe eines autistischen jungen Mannes, der versucht, sich die Welt zu öffnen,* München 1995.

158 Aus: *Autistische Menschen verstehen lernen,* hrsg. vom Verein zur Förderung autistisch Behinderter »Autismus Stuttgart e.V.«, Stuttgart ^{2}2008.

159 Zitiert nach: Temple Grandin, *Ich bin die Anthropologin auf dem Mars. Mein Leben als Autistin,* München 1997.

160 Temple Grandin, *Durch die gläserne Tür. Lebensbericht einer Autistin,* Hannover 2014.

161 Susanne Nußbeck, *Gestützte Kommunikation. Ein Ausdrucksmittel für Menschen mit geistiger Behinderung?,* Göttingen 2000; Vera Bernard-Opitz, Anne Häußler, *Praktische Hilfen für Kinder mit Autismus-Spektrum-Störungen (ASS). Fördermaterialien für visuell Lernende,* Stuttgart ^{3}2017.

162 Aus: *Autistische Menschen verstehen lernen,* hrsg. vom Verein zur Förderung autistisch Behinderter »Autismus Stuttgart e.V.«, Stuttgart ^{2}2008.

163 Axel Brauns, *Buntschatten und Fledermäuse. Mein Leben in einer anderen Welt,* München 2004.

164 Donna Williams, *Wenn du mich liebst, bleibst du mir fern. Eine Autistin überwindet ihre Angst vor anderen Menschen,* München 1996.

165 Temple Grandin, »Eine persönliche Perspektive auf den Autismus«, zitiert nach Bernhard Schmalenbach in: *Seelenpflege* 4(2006).

166 Temple Grandin, *Ich sehe die Welt wie ein frohes Tier. Eine Autistin entdeckt die Sprache der Tiere,* Hannover 2015.

167 Gunilla Gerland, *Ein richtiger Mensch sein. Autismus, das Leben von der anderen Seite,* Stuttgart 1998.

168 Aus: *Autistische Menschen verstehen lernen,* hrsg. vom Verein zur Förderung autistisch Behinderter »Autismus Stuttgart e.V.«, Stuttgart ^{2}2008.

169 Siehe auch Anne Häußler, *Der TEACCH®-Ansatz zur Förderung von Menschen mit Autismus. Einführung in Theorie und Praxis,* Dortmund ^{5}2016.

170 Rudolf Steiner, *Heilpädagogischer Kurs* (GA 317), Vortrag vom 30. Juni 1924, Dornach ^{8}1995, Seite 78.

171 Tanja Sappok (Hrsg.), *Psychische Gesundheit bei intellektueller Entwicklungsstörung. Ein Lehrbuch für die Praxis,* Stuttgart 2019.

172 Rudolf Steiner, »Die Hygiene als soziale Frage«, Vortrag vom 7. April 1920, in: ders., *Physiologisch-Therapeutisches auf Grundlage der Geisteswissenschaft. Zur Therapie und Hygiene* (GA 314), Dornach ^{4}2011, Seite 266 f.

173 William Gordon Lennox, *Epilepsy and related disorders*, Boston 1960.
174 Paul Vogel, »Von der Selbstwahrnehmung der Epilepsie«, in: *Der Nervenarzt*, 32. Jahrgang (1961), Seite 438.
175 Zitiert nach: Bernhard H. F. Taureck, *Emmanuel Lévinas zur Einführung*, Hamburg ^{2}1997.
176 Abraham H. Maslow, *Motivation und Persönlichkeit*, Reinbek bei Hamburg 1999.
177 Carl R. Rogers, *Entwicklung der Persönlichkeit. Psychotherapie aus der Sicht eines Therapeuten*, Stuttgart 2014.
178 Lieselotte Ahnert (Hrsg.), *Frühe Bindung. Entstehung und Entwicklung*, München ^{4}2019.
179 Marijke Bijloo, »Bindung und Bindungsproblematik«, in: Martin Niemeijer, *Entwicklungsstörungen bei Kindern und Jugendlichen. Medizinisch-pädagogische Begleitung und Behandlung*, Dornach 2011.
180 Hilde Domin, »Es gibt dich«, in: dies., *Sämtliche Gedichte*, Frankfurt am Main 2015, Seite 196.
181 Sinnspruch von Rudolf Steiner: »Es reißt der Zusammenhang«, in: ders., *Wahrspruchworte* (GA 40), Dornach ^{9}2005, Seite 217.
182 Rosmarie Welter-Enderlin (Hrsg.), *Resilienz. Gedeihen trotz widriger Umstände*, Heidelberg 2006.
183 Siehe auch Karl König, *Sinnesentwicklung und Leiberfahrung. Heilpädagogische Gesichtspunkte zur Sinneslehre Rudolf Steiners*, Stuttgart ^{6}2020.
184 Henning Köhler, *Von ängstlichen, traurigen und unruhigen Kindern. Grundlagen einer spirituellen Erziehungspraxis*, Stuttgart ^{9}2019.
185 Zitat von Anne Frank in der Dauerausstellung im ehemaligen KZ Bergen-Belsen.
186 Paul von der Heide, *Therapie mit geistig-seelischen Mitteln. Psychosomatik, Psychotherapie, Kunsttherapie*, Dornach ^{2}2001.
187 Irvin D. Yalom, *Denn alles ist vergänglich. Geschichten aus der Psychotherapie*, München 2015.
188 Hein Kistner, *LebensWege. Biografiearbeit von Menschen mit Behinderung*, Düsseldorf 2018.
189 Garry Prouty, Dion Van Werde, Marlis Pörtner, *Prä-Therapie*, Stuttgart ^{6}2019.
190 Michael Ende, *Momo*, Stuttgart 2018.
191 Rudolf Steiner, *Heilpädagogischer Kurs* (GA 317), Vortrag vom 28. Juni 1924, Dornach ^{8}1995, Seite 73.
192 Wolfram von Eschenbach, *Parzival*, Band II, 9. Buch, Stuttgart 1992, Seite 29 ff. (446 ff.).
193 Siehe Karl-Heinz Ruckgaber, »Psychopharmaka: Wirkung auf die Wesensglieder«, in: *Seelenpflege* 4(2008).
194 Rudolf Steiner, *Heilpädagogischer Kurs* (GA 317), Vortrag vom 28. Juni 1924, Dornach ^{8}1995, Seite 61.
195 Dag Hammarskjöld, *Zeichen am Weg. Das spirituelle Tagebuch des UN-Generalsekretärs*, Stuttgart ^{6}2019, Seite 148.

196 Zur Vertiefung siehe auch Rudolf Steiner, *Die Nebenübungen. Sechs Schritte zur Selbsterziehung*, Basel 2012.

197 Siehe Anmerkung 196 oder beispielsweise auch Rudolf Steiner, *Anweisungen für eine esoterische Schulung. Aus den Inhalten der »esoterischen Schule«, Dornach* 1999.

198 Siehe beispielsweise Fritz Helmut Hemmerich, *Wendepunkt Burnout. Anleitungen für die Praxis. Das Salutogenese-Konzept*, Augsburg ²2012 oder Hilmar Dahlem, *Burnout – Mit der Krise wachsen. Wege zu neuer, individueller Lebensgestaltung*, Berlin 2011.

199 *Literarischer Wochenkalender 2018* mit Texten von Menschen mit geistiger Behinderung, hrsg. von »Die Wortfinder e.V.«, Bielefeld, www.diewortfinder.com.

200 Simone Weil, *Schwerkraft und Gnade*, München 1989.

201 Barbara Senckel, *Du bist ein weiter Baum. Entwicklungschancen für geistig behinderte Menschen durch Beziehung*, München 2017.

202 Zitiert nach: Joachim Kuropka, *Bischof Clemens August Graf von Galen*, Münster 1988.

203 Hans Müller-Wiedemann, *Karl König. Eine mitteleuropäische Biografie*, Stuttgart 2016.

204 Albert Schweitzer, *Ehrfurcht vor dem Leben*, Bern 1986.

205 Ebd.

206 Rudolf Steiner, *Heilpädagogischer Kurs* (GA 317), Vorträge vom 5. und 6. Juli 1924, Dornach ⁸1995, Seite 154 ff. und 174.

Literatur

Grundlegende Literatur zur Thematik der Doppeldiagnosen

- Anton Došen, *Psychische Störungen, Verhaltensprobleme und intellektuelle Behinderung. Ein integrativer Ansatz für Kinder und Erwachsene*, Göttingen 2010
- Christian Schanze (Hrsg.), *Psychiatrische Diagnostik und Therapie bei Menschen mit Intelligenzminderung. Ein Arbeits- und Praxisbuch für Ärzte, Psychologen, Heilerziehungspfleger und -pädagogen*, Stuttgart 2014
- Tanja Sappok (Hrsg.), *Psychische Gesundheit bei intellektueller Entwicklungsstörung. Ein Lehrbuch für die Praxis*, Stuttgart 2019
- Barbara Senckel, *Du bist ein weiter Baum. Entwicklungschancen für geistig behinderte Menschen durch Beziehung*, München 2017
- Pia Bienstein, Peter Weber (Hrsg.), *Psychische Störungen im Arbeitsgebiet der Heilerziehungspflege*, Köln 2014
- Albert Lingg, Georg Theunissen, *Psychische Störungen und geistige Behinderungen. Ein Lehrbuch und Kompendium für die Praxis*, Freiburg im Breisgau ⁷2017
- Klaus Dörner (Hrsg.), *Irren ist menschlich. Lehrbuch für Psychiatrie und Psychotherapie*, Köln 2019

- Martin Niemeijer, Michel Gastkemper, Frans Kamps (Hrsg.), *Entwicklungsstörungen bei Kindern und Jugendlichen. Medizinisch-pädagogische Begleitung und Behandlung*, Dornach 2020
- Benita Quadflieg-von Vegesack, *Ungewöhnliche Kleinkinder und ihre heilpädagogische Förderung von der Geburt bis zur Einschulung*, Ostfildern 1998
- Rüdiger Grimm, Götz Kaschubowski (Hrsg.), *Kompendium der anthroposophischen Heilpädagogik*, München 2008

Seelische Entwicklung und Biografie

- Romano Guardini, *Die Lebensalter. Ihre ethische und pädagogische Bedeutung*, Kevelaer 2016.

Zu den Lebensrhythmen

- Diether Lauenstein, *Der Lebenslauf und seine Gesetze*, Stuttgart ^{5}1985
- Mathias Wais, *Biografiearbeit – Lebensberatung*, Stuttgart ^{3}1996
- Hein Kistner, *LebensWege. Biografiearbeit von Menschen mit Behinderung*, Düsseldorf 2018
- Gudrun Burkhard, *Das Leben in die Hand nehmen. Arbeit an der eigenen Biografie*, Stuttgart 2017
- Rudolf Treichler, *Die Entwicklung der Seele im Lebenslauf. Stufen, Störungen und Erkrankungen des Seelenlebens*, Stuttgart ^{7}2015
- Bernard Lievegoed, *Der Mensch an der Schwelle. Biografische Krisen und Entwicklungsmöglichkeiten*, Stuttgart 2012
- Rudolf Steiner, *Vom Lebenslauf des Menschen. Vorträge*, hrsg. von Erhard Fucke, Stuttgart ^{6}2006
- Rudolf Steiner, *Wahrspruchworte* (GA 40), Basel ^{10}2019 (darin vor allem: Zwölf Stimmungen)

Zum SEO-Konzept

- Tanja Sappok, Sabine Zepperitz, *Das Alter der Gefühle. Über die Bedeutung der emotionalen Entwicklung bei geistiger Behinderung*, Bern ^{2}2019
- Tanja Sappok, Sabine Zepperitz, Brian Fergus Barrett, Anton Došen, *SEED. Skala der emotionalen Entwicklung – Diagnostik*, Bern 2018

Diagnosefindung

- Christian Schanze (Hrsg.), *Psychiatrische Diagnostik und Therapie bei Menschen mit Intelligenzminderung. Ein Arbeits- und Praxisbuch für Ärzte, Psychologen, Heilerziehungspfleger und -pädagogen*, Stuttgart 2014
- Anton Došen, *Psychische Störungen, Verhaltensprobleme und intellektuelle Behinderung. Ein integrativer Ansatz für Kinder und Erwachsene*, Göttingen 2010

- Albert Lingg, Georg Theunissen, *Psychische Störungen und geistige Behinderungen. Ein Lehrbuch und Kompendium für die Praxis,* Freiburg im Breisgau ^{7}2017
- Pia Bienstein, Peter Weber (Hrsg.), *Psychische Störungen im Arbeitsgebiet der Heilerziehungspflege,* Köln 2014

Zur Klassifikation psychiatrischer Erkrankungen

- Horst Dilling, Werner Mambour, Martin H. Schmidt, *Internationale Klassifikationen psychischer Störungen: ICD-10,* Bern ^{10}2018

Zur anthroposophisch erweiterten Diagnostik

- Martin Niemeijer, Michel Gastkemper, Frans Kamps (Hrsg.), *Entwicklungsstörungen bei Kindern und Jugendlichen. Medizinisch-pädagogische Begleitung und Behandlung,* Dornach 2020 (In diesem Buch werden vor allem die menschenkundlichen Aspekte hinsichtlich Diagnostik, Haltung und Therapie eingehend dargestellt.)
- Rüdiger Grimm, Götz Kaschubowski (Hrsg.), *Kompendium der anthroposophischen Heilpädagogik,* München 2008 (hierin insbesondere: Jan C. Göschel, »Methoden heilpädagogischer Diagnostik«)
- Karl König, *Heilpädagogische Diagnostik,* Dornach 1994
- Erika Schöffmann, Dieter Schulz, *Wege zum Anderen. Facetten heilpädagogischer Diagnostik auf anthroposophischer Grundlage,* Frankfurt am Main 2015
- Peter Selg, *Der therapeutische Blick. Rudolf Steiner sieht Kinder,* Dornach ^{4}2018
- Benita Quadflieg-von Vegesack, *Ungewöhnliche Kleinkinder und ihre heilpädagogische Förderung von der Geburt bis zur Einschulung,* Ostfildern bei Stuttgart 1998 (hier unter anderem zu den »sieben Lebensprozessen«)
- Walther Bühler, *Der Leib als Instrument der Seele in Gesundheit und Krankheit,* Stuttgart ^{12}1993
- Olaf Koob, *Wenn die Organe sprechen könnten. Grundlagen der leiblich-seelischen Gesundheit,* Frankfurt am Main ^{6}2016
- Wolfgang Rißmann, Ad Dekkers, Jana Ertl, »Angaben zur Psychiatrie im Werk Rudolf Steiners«, in: *Der Merkurstab,* Heft 3/2013, Seite 234–248
- Heinz-Hartmut Vogel, *Die vier Hauptorgane. Herz, Niere, Leber, Lunge. Anthroposophisch-menschenkundliche Gesichtspunkte zur Entwicklungsgeschichte, Pathologie, Psychosomatik und Therapie,* Bad Boll 1995
- Rudolf Steiner, *Menschenwerden, Weltenseele und Weltengeist. Erster Teil: Der Mensch als leiblich-seelische Wesenheit in seinem Verhältnis zur Welt* (GA 205), Basel ^{3}2016
- Rudolf Steiner, *Heilpädagogischer Kurs* (GA 317), Dornach ^{9}2024
- Rudolf Steiner, *Wie erlangt man Erkenntnisse der höheren Welten?* (GA 10), Basel ^{26}2022

Angst

- Fritz Riemann, *Grundformen der Angst,* München ^{47}2022

Psychiatrische Erkrankungen

- Karl Jaspers, *Allgemeine Psychopathologie,* Berlin ^{8}2012

Posttraumatische Belastungsstörung (PTBS)

Es gibt ein breites und sehr differenziertes Angebot herausragender Literatur zum Themenkomplex Trauma bzw. Posttraumatische Belastungsstörung. Ganz subjektiv möchte ich nennen:

- Luise Reddemann, *Imaginationen als heilsame Kraft. Zur Behandlung von Traumafolgen mit ressourcenorientierten Verfahren,* Stuttgart ^{23}2016
- Luise Reddemann, *Überlebenskunst. Von Johann Sebastian Bach lernen und Selbstheilungskräfte entwickeln,* Stuttgart ^{9}2013
- Bessel van der Kolk, *Verkörperter Schrecken. Traumaspuren in Gehirn, Geist und Körper und wie man sie heilen kann,* Lichtenau ^{7}2021
- Christian Schopper, *Trauma überwinden. Ein Handbuch für Therapeuten und Betroffene,* Stuttgart ^{3}2024
- Peter A. Levine, *Trauma-Heilung. Das Erwachen des Tigers. Unsere Fähigkeit, traumatische Erfahrungen zu transformieren,* Essen 1998
- Andreas Krüger, *Erste Hilfe für traumatisierte Kinder,* Ostfildern ^{11}2023
- Ellen Bass, Laura Davis, *Trotz allem. Wege zur Selbstheilung für Frauen, die sexuelle Gewalt erfahren haben,* Berlin ^{15}2009
- Bernd Ruf, *Trümmer und Traumata. Anthroposophische Grundlagen notfallpädagogischer Einsätze,* Arlesheim 2012
- Hans Peters, *Psychotherapeutische Zugänge zu Menschen mit geistiger Behinderung,* Stuttgart 2001
- Cornelia Schrader, *Mit den Augen die Seele bewegen. Wege aus dem Trauma für Menschen mit geistiger Behinderung durch EMDR und BHS,* Marburg 2012

Psychosen

Wer sich tiefergehend mit Fragen der schizophrenen Psychose beschäftigen möchte, kann unter anderem in folgenden Büchern Anregungen finden:

- Christian Scharfetter, *Schizophrene Menschen. Diagnostik, Psychopathologie, Forschungsansätze,* Weinheim ^{4}1995 (Ein wesentliches Buch, das die Psychose als Krankheitsbild umfassend schildert.)
- Gaetano Benedetti, *Todeslandschaften der Seele. Psychopathologie, Psychodynamik und Psychotherapie der Schizophrenie,* Göttingen ^{4}1994 (Dieses Buch bemüht sich in tief eindrucksvoller Weise um innere Verstehenszugänge einer psychotischen Symptomatik.)

- Silvano Arieti, *Schizophrenie. Ursachen, Verlauf, Therapie. Hilfen für Betroffene,* München [6]1989 (ein umfassend informatives Buch, gerade auch für Betroffene geschrieben)
- Michaela Amering (Hrsg.), *Hoffnung Macht Sinn. Schizophrene Psychosen in neuem Licht,* Beiträge der 9. Tagung zur Subjektiven Seite der Schizophrenie, Wien 2008 (beschreibt den Aspekt »Recovery«, ebenso wie das im Folgenden genannte Buch)
- Michaela Amering, Margit Schmolke, *Recovery. Das Ende der Unheilbarkeit,* Bonn [5]2012
- Thomas Bock, *Lichtjahre. Psychosen ohne Psychiatrie. Krankheitsverständnis und Lebensentwürfe von Menschen mit unbehandelten Psychosen,* Bonn 2014
- Arnhild Lauveng, *Nutzlos wie eine Rose. Ein Plädoyer für mehr Menschlichkeit in der Psychiatrie,* München 2013 (eindrückliche Eigenschilderung einer psychotischen Erkrankung)
- Anton Došen, *Psychische Störungen, Verhaltensprobleme und intellektuelle Behinderung. Ein integrativer Ansatz für Kinder und Erwachsene,* Göttingen 2010 (In diesem wie in den beiden folgenden genannten Büchern wird die besondere Situation von Menschen mit Unterstützungsbedarf, die an einer schizophrenen Psychose erkrankt sind, in einzelnen Kapiteln dargelegt.)
- Christian Schanze (Hrsg.), *Psychiatrische Diagnostik und Therapie bei Menschen mit Intelligenzminderung. Ein Arbeits- und Praxisbuch für Ärzte, Psychologen, Heilerziehungspfleger und -pädagogen,* Stuttgart 2014
- Pia Bienstein, Peter Weber (Hrsg.), *Psychische Störungen im Arbeitsgebiet der Heilerziehungspflege,* Köln 2014

Zwei herausragende Filme zum Thema:
- *Soteria-Bern* von der Regisseurin Leila Kühni, im Internet zu finden unter www.igsbern.ch/de/soteria/film-untertitel-de.php sowie
- *Schnupfen im Kopf. Ein Leben mit der Psychose,* ein Film der Betroffenen Gamma Bak

Affektive Erkrankungen

- Romano Guardini, *Vom Sinn der Schwermut,* Ostfildern [9]2008
- Stavros Mentzos, *Depression und Manie. Psychodynamik und Therapie affektiver Störungen,* Göttingen [5]2011
- Pieter Cornelis Kuiper, *Seelenfinsternis. Die Depression eines Psychiaters,* Frankfurt am Main 1995
- Mark Williams, Jon Kabat-Zinn u.a., *Der achtsame Weg durch die Depression,* Freiburg im Breisgau [6]2017
- Daniel Hell, *Welchen Sinn macht Depression? Ein integrativer Ansatz,* Reinbek bei Hamburg 2006
- Olaf Koob, *Die dunkle Nacht der Seele. Wege aus der Depression,* Stuttgart [3]2007
- Markus Treichler, *Sprechstunde Psychotherapie. Krisen – Krankheiten an Leib und Seele – Wege zur Bewältigung,* Stuttgart [3]2007

- Erwin Ringel, *Selbstmord. Appell an die anderen,* Gütersloh [5]1995
- Beat Schmidt, Cora Hartmeier, Christian Bannert, *Arzneimittellehre für Krankenpflegeberufe,* Stuttgart [7]2003
- Schirin Homeier, *Sonnige Traurigtage. Illustriertes Kinderfachbuch für Kinder psychisch kranker Eltern,* Frankfurt am Main [8]2020
- Erdmute von Mosch, *Mamas Monster. Kindern Depression erklären,* Bonn [6]2014

Neurotische Störungen

- Stavros Mentzos, *Neurotische Konfliktverarbeitung. Einführung in die psychoanalytische Neurosenlehre unter Berücksichtigung neuer Perspektiven,* Frankfurt am Main 1996
- Siegfried Elhardt, *Tiefenpsychologie. Eine Einführung,* Stuttgart [18]2016
- Walter Bräutigam, *Reaktionen – Neurosen – Abnorme Persönlichkeiten. Seelische Krankheiten im Grundriss,* Stuttgart [6]1994
- Viktor E. Frankl, *Das Leiden am sinnlosen Leben. Psychotherapie für heute,* Freiburg im Breisgau 2021
- Markus Treichler, *Sprechstunde Psychotherapie. Krisen – Krankheiten an Leib und Seele – Wege zur Bewältigung,* Stuttgart [3]2007
- Klaus Adams, Wolfgang Rißmann, Marko Roknic, *Das innere Gleichgewicht finden. Seelenübungen für Achtsamkeit, Herzenskultur und Willensstärkung,* Berlin [2]2018 (zu den »Seelenübungen«, die hier ausführlich beschrieben werden)
- Thich Nhat Hanh, *Der Geruch von frisch geschnittenem Gras,* Bielefeld 2016 (Anleitung zur Gehmeditation)

Angststörungen

- Gerald Hüther, *Biologie der Angst. Wie aus Stress Gefühle werden,* Göttingen [13]2018
- Verena Kast, *Vom Sinn der Angst. Wie Ängste sich festsetzen und wie sie sich verwandeln lassen,* Freiburg im Breisgau 2023
- Henning Köhler, *Vom Rätsel der Angst. Wo die Angst begründet liegt und wie wir mit ihr umgehen können,* Stuttgart [5]2016
- Eckhard Roediger, *Wege aus der Angst. Ein Ratgeber für Betroffene und Angehörige,* Stuttgart 2005
- Michael Rufer, Heike Alsleben, Angela Weiss, *Stärker als die Angst. Ein Ratgeber für Menschen mit Angst- und Panikstörungen und deren Angehörige,* Göttingen [3]2023
- Matthias Wildermuth, *Angstentstehung und -bewältigung im Säuglings-, Kindes- und Jugendalter. Zum hilfreichen Umgang mit angemessenen Formen,* Stuttgart 2006

Zum »Herzensgebet«:

- Emmanuel Jungclaussen, *Unterweisung im Herzensgebet,* St. Ottilien [6]2013
- Kallistos Ware, Emmanuel Jungclaussen, *Hinführung zum Herzensgebet,* Freiburg im Breisgau [9]2004

Zwangsstörungen

- David Althaus, Nico Niedermeier, Svenja Niescken, *Zwangsstörungen. Wenn die Sucht nach Sicherheit zur Krankheit wird,* München [3]2018
- Ulrich Knölker, *Zwangssyndrome im Kindes- und Jugendalter. Klinische Untersuchung zum Erscheinungsbild, den Entstehungsbedingungen und zum Verlauf,* Göttingen 1987
- Hans Reinecker, *Ratgeber Zwangsstörungen. Informationen für Betroffene und Angehörige,* Göttingen [2]2017
- Sigrun Schmidt-Traub, *Zwänge bei Kindern und Jugendlichen. Ein Ratgeber für Kinder und Jugendliche, Eltern und Therapeuten,* Göttingen [3]2021
- Hansruedi Ambühl, *Psychotherapie der Zwangsstörungen. Krankheitsmodelle und Therapiepraxis, störungsspezifisch und schulenübergreifend,* Stuttgart [2]2005
- Walter Holtzapfel, *Seelenpflege-bedürftige Kinder. Zur Heilpädagogik Rudolf Steiners,* Dornach 2003
- Georg von Arnim, »Vergessen und Erinnern«, in: Rudolf Grosse, *Zum Heilpädagogischen Kurs Rudolf Steiners,* Stuttgart [2]1981

Hysterie

- Lucien Israël, *Die unerhörte Botschaft der Hysterie,* München [6]2020
- Viktor E. Frankl, *Psychotherapie für den Laien. Rundfunkvorträge über Seelenheilkunde,* Freiburg im Breisgau [13]1989
- Stavros Mentzos, *Neurotische Konfliktverarbeitung. Einführung in die psychoanalytische Neurosenlehre unter Berücksichtigung neuer Perspektiven,* Frankfurt am Main [26]2013
- Klaus Adams, Wolfgang Rißmann, Marko Roknic, *Das innere Gleichgewicht finden. Seelenübungen für Achtsamkeit, Herzenskultur und Willensstärkung,* Berlin 2015

Persönlichkeitsstörungen

Zu Persönlichkeitsstörungen allgemein:

- Rainer Sachse, *Persönlichkeitsstörungen verstehen. Zum Umgang mit schwierigen Klienten,* Köln [11]2020
- Otto F. Kernberg, *Schwere Persönlichkeitsstörungen. Theorie, Diagnose, Behandlungsstrategien,* Stuttgart [10]2019
- Christian Schanze (Hrsg.), *Psychiatrische Diagnostik und Therapie bei Menschen mit Intelligenzminderung. Ein Arbeits- und Praxisbuch für Ärzte, Psychologen, Heilerziehungspfleger und -pädagogen,* Stuttgart [2]2014

Zum Borderline-Syndrom:

- Joachim Gneist, *Wenn Hass und Liebe sich umarmen. Das Borderline-Syndrom,* München [17]2016

- Ewald Rahn, *Umgang mit Borderline-Patienten,* Bonn 2010
- Martin Bohus, Markus Reicherzer, *Ratgeber Borderline-Störung. Informationen für Betroffene und Angehörige,* Göttingen 2012
- Andreas Knuf (Hrsg.), *Leben auf der Grenze. Erfahrungen mit Borderline,* Köln [3]2011
- Andreas Knuf, Christiane Tilly, *Borderline. Das Selbsthilfebuch,* Köln [8]2018
- Ulrich Sachsse, *Selbstverletzendes Verhalten. Psychodynamik – Psychotherapie. Das Trauma, die Dissoziation und die Behandlung,* Göttingen [7]2008
- Dieter Beck, Henriette Dekkers, Ursula Langerhorst, *Borderline-Erkrankungen,* Stuttgart 1998

Ess-Störungen

- Helmut Remschmidt (Hrsg.), *Kinder- und Jugendpsychiatrie. Eine praktische Einführung,* Stuttgart [6]2011
- Johannes Bockemühl, *Umwege ins Leben. Impulse für die Kinder- und Jugendpsychiatrie,* Stuttgart 2004
- Georg Soldner, Hermann Michael Stellmann u.a., *Individuelle Pädiatrie. Leibliche, seelische und geistige Aspekte in Diagnostik und Beratung. Anthroposophisch-homöopathische Therapie,* Stuttgart [5]2018
- Henning Köhler, *Die stille Sehnsucht nach Heimkehr. Zum Verständnis der Pubertätsmagersucht,* Stuttgart [3]2008
- Catrin Albonico, *Ess-Brechsucht ist heilbar. Von der inneren Zerrissenheit zur schöpferischen Mitte durch Eudynamik,* Schaffhausen 1999
- Charlotte Buhl, *Magersucht und Esssucht. Ursachen, Beispiele, Behandlung,* Stuttgart [2]1991
- Hilde Bruch, *Der goldene Käfig. Das Rätsel der Magersucht,* Frankfurt am Main 1994
- Markus Treichler, *Sprechstunde Psychotherapie. Krisen – Krankheiten an Leib und Seele – Wege zur Bewältigung,* Stuttgart [3]2007

Demenz

- Jan-Pieter van der Steen, *Demenz und Altersverwirrtheit. Hintergründe und Praxishilfen,* Stuttgart 2012
- Hans Förstl, Carola Kleinschmidt, Barbara Pointon, *Demenz. Diagnose und Therapie,* Stuttgart 2010, Neuauflage 2018
- Huub Buijssen, *Demenz und Alzheimer verstehen. Erleben, Hilfe, Pflege. Ein praktischer Ratgeber,* Weinheim [7]2013
- Volker Fintelmann, *Alterssprechstunde. Ein Ratgeber zum Umgang mit dem Alter,* Stuttgart [3]2005
- Udo Baer, Gabi Schotte-Lang, *Das Herz wird nicht dement. Rat für Pflegende und Angehörige,* Weinheim [13]2019
- Elisabeth Stechl, Elisabeth Steinhagen-Thiessen, Catarina Knüvener, *Demenz. Mit dem Vergessen leben. Ein Ratgeber für Betroffene,* Frankfurt am Main [3]2017

- Gudrun Piechotta-Henze (Hrsg.), *Das Vergessen erleben. Lebensgeschichten von Menschen mit einer demenziellen Erkrankung,* Frankfurt am Main 2007
- John Bayley, *Elegie für Iris,* München 2002
- Arno Geiger, *Der alte König in seinem Exil,* München 2014
- Christian Schopper, *Weisheit, Würde und Demenz. Altern in Gesundheit und Krankheit,* Arlesheim 2017
- Bernhard Schmalenbach, *Heilpädagogische Perspektiven auf das Alter. Anregungen zur Aus- und Weiterbildung für die Begleitung von Menschen mit Behinderung,* Dornach 2016
- Tanja Sappok, Bettina Lindmeier (Hrsg.), *Demenz bei geistiger Behinderung,* Materialien der Deutschen Gesellschaft für seelische Gesundheit bei Menschen mit geistiger Behinderung (DGSGB), Band 38, Berlin 2017
- Nicola J. Maier-Michalitsch, Gerhard Grunick (Hrsg.), *Leben pur. Alternde Menschen mit komplexer Behinderung,* Düsseldorf 2015
- Rudolf Steiner, Ita Wegman, *Grundlegendes für eine Erweiterung der Heilkunst nach geisteswissenschaftlichen Erkenntnissen* (GA 27), Basel [3]2016 (zur Metamorphose der Lebenskräfte)

Psychiatrische Aspekte heilpädagogischer Bilder

Eine wesentliche Vertiefung hinsichtlich der Syndrome findet sich in:

- Klaus Sarimski, *Entwicklungspsychologie genetischer Syndrome,* Göttingen [4]2014
- Gerhard Neuhäuser, *Syndrome bei Menschen mit geistiger Behinderung. Ursachen, Erscheinungsformen und Folgen,* Marburg [3]2010
- Bernfried Leiber, Gertrud Olbrich, *Die klinischen Syndrome,* Band 1: *Krankheitsbilder* und Band 2: *Symptome,* München 1996
- Gerhard Neuhäuser (Hrsg.), *Geistige Behinderung. Grundlagen, klinische Syndrome, Behandlung und Rehabilitation,* Stuttgart [3]2003
- Sandra Schulz, *»Das ganze Kind hat so viele Fehler.« Die Geschichte einer Entscheidung aus Liebe,* Reinbek bei Hamburg 2017
- Peter Grünewald, Frits Wilmar, *Vererbung und Genetik im Lichte der anthroposophischen Geisteswissenschaft,* Dornach 1992
- Marga Hogenboom, *Menschen mit geistiger Behinderung besser verstehen. Angeborene Syndrome verständlich erklärt,* München [4]2014 (In diesem Buch findet sich eine sehr einfühlsame bildhafte Darstellung.)

Autismus-Spektrum-Störung (ASS)

Zum Autismus bzw. zur Autismus-Spektrum-Störung gibt es ein sehr breites Angebot an Literatur. Hervorzuheben sind:

- Helmut Remschmidt, *Autismus. Erscheinungsformen, Ursachen, Hilfen,* München [5]2012 (Hier werden in einer kleinen Schrift Grundlagen der aktuellen Kenntnis über den Autismus von einem ausgewiesenen Fachpsychiater beschrieben.)
- Elisabeth Kutzli, *Vom Schicksal autistischer Kinder,* Gempen 2009

Drei Handbücher über Autismus, insbesondere im Kindes- und Jugendalter, sind:

- Brita Schirmer, *Elternleitfaden Autismus. Wie Ihr Kind die Welt erlebt. Mit gezielten Therapien wirksam fördern. Schwierige Alltagssituationen meistern,* Stuttgart ³2020
- Maureen Aarons, Tessa Gittens, *Das Handbuch des Autismus. Ein Ratgeber für Eltern und Fachleute,* Weinheim 2007
- Carl H. Delacato, *Der unheimliche Fremdling, das autistische Kind,* Freiburg im Breisgau ³1985

Ganz wesentlich für das »Verstehen von innen« Betroffener sind die Selbstberichte autistischer Menschen. Hier eine kleine Auswahl:

- Axel Brauns, *Buntschatten und Fledermäuse. Mein Leben in einer anderen Welt,* München 2004
- Donna Williams, *Ich könnte verschwinden, wenn du mich berührst. Erinnerungen an eine autistische Kindheit,* München ²1996
- Susanne Schäfer, *Sterne, Äpfel und rundes Glas. Mein Leben mit Autismus,* Stuttgart ²2002
- Gunilla Gerland, *Ein richtiger Mensch sein. Autismus, das Leben von der anderen Seite,* Stuttgart 1998
- Jasmine Lee O'Neill, *Autismus von innen. Nachrichten aus einer verborgenen Welt,* Bern 2001
- Temple Grandin, *Ich sehe die Welt wie ein frohes Tier. Eine Autistin entdeckt die Sprache der Tiere,* Berlin 2006
- Tito Rajarshi Mukhopadhyay, *Der Tag, an dem ich meine Stimme fand. Ein autistischer Junge erzählt,* Reinbek bei Hamburg 2005
- Birger Sellin, *Ich will kein Inmich mehr sein. Botschaften aus einem autistischen Kerker,* Köln 2015

Aus der anthroposophischen Literatur kann hervorgehoben werden:

- Elisabeth Kutzli, *Vom Schicksal autistischer Kinder,* Gempen 2009
- Walter Holtzapfel, *Der frühkindliche Autismus als Entwicklungsstörung,* aus der Reihe »Heilpädagogik aus anthroposophischer Menschenkunde«, Stuttgart 1988

Zum TEACCH®-Ansatz

- Anne Häußler, *Der TEACCH®-Ansatz zur Förderung von Menschen mit Autismus. Einführung in Theorie und Praxis,* Dortmund ⁶2022

Zur Gestützten Kommunikation (FC):

- Susanne Nußbeck, *Gestützte Kommunikation. Ein Ausdrucksmittel für Menschen mit geistiger Behinderung?,* Göttingen 2000

Zur Unterstützten Kommunikation (UK):

- Vera Bernard-Opitz, Anne Häußler, *Praktische Hilfen für Kinder mit Autismus-Spektrum-Störungen (ASS). Fördermaterialien für visuell Lernende,* Stuttgart ³2017

Eine große Fundgrube von Beispielen bietet die Schrift:

- *Autistische Menschen verstehen lernen,* hrsg. vom Verein zur Förderung autistisch Behinderter »Autismus Stuttgart e.V.«, Stuttgart ^{2}2008 (3 Hefte)

Außerdem zu empfehlen:

- Martin Buber, *Ich und Du,* Stuttgart 2021

Psychiatrische Aspekte der Epilepsie

- Günter Krämer, *Diagnose Epilepsie. Kurz und bündig: Wie Sie die Krankheit verstehen, die besten Therapien für sich nutzen und Ihren Alltag optimal gestalten,* Stuttgart ^{3}2021
- Dieter Schmidt, *Epilepsien. 200 Fragen und Antworten,* München ^{8}2012
- Gerd Dannhardt, Susann Seddigh, Thomas Vogt, *Epilepsie. Grundlagen und Therapie,* Berlin 2002
- Rudolf Steiner, *Heilpädagogischer Kurs* (GA 317), Dornach ^{8}1995
- Frans Kamps, Martin Niemeijer, »Epilepsie«, in: Martin Niemeijer, Michel Gastkemper, Frans Kamps (Hrsg.), *Entwicklungsstörungen bei Kindern und Jugendlichen. Medizinisch-pädagogische Begleitung und Behandlung,* Dornach 2020
- Karl König, *Heilpädagogische Diagnostik. Neun Vorträge gehalten für Heilpädagogen und Sozialtherapeuten in Berlin, 12. bis 18. Mai und 8. bis 10. November 1965,* Arlesheim 1994 (darin: »Epilepsie und Hysterie«)
- Rudolf Treichler, *Vom Wesen der Epilepsie,* Stuttgart ^{3}1991

Aggressive Verhaltensweisen

Eine breit gefächerte Einführung findet sich in:

- Martha Furger, Doris Kehl (Hrsg.), *»... und bist du nicht willig, so brauch ich Gewalt.« Zum Umgang mit Aggressionen und Gewalt in der Betreuung von Menschen mit geistiger Behinderung,* Luzern 2003

Weiterhin kann herausgehoben werden:

- Jacques Heijkoop, *Herausforderndes Verhalten von Menschen mit geistiger Behinderung. Neue Wege der Begleitung und Förderung,* Weinheim ^{6}2014
- Karl Leitner, *Sehnsucht nach Sicherheit. Problemverhalten bei Menschen mit Behinderung,* Düsseldorf 2013

Therapie

Zur Bindung:

- Barbara Senckel, *Du bist ein weiter Baum. Entwicklungschancen für geistig behinderte Menschen durch Beziehung,* München 2017
- John Bowlby, *Frühe Bindung und kindliche Entwicklung,* München ^{8}2021

- John Bowlby, *Bindung als sichere Basis. Grundlagen und Anwendung der Bindungstheorie*, München ^{5}2021
- Marijke Bijloo, »Bindung und Bindungsproblematik«, in: Martin Niemeijer, Michel Gastkemper, Frans Kamps (Hrsg.), *Entwicklungsstörungen bei Kindern und Jugendlichen. Medizinisch-pädagogische Begleitung und Behandlung*, Dornach 2020
- Martin Buber, *Das dialogische Prinzip*, Gütersloh ^{9}2002
- Martin Buber, *Ich und Du*, Stuttgart 2021
- Larry K. Brendtro, Martin Brokenleg, Steve Van Bockern, *Kindheit und Jugend zwischen Entmutigung und Zuversicht. Ein indianischer Weg. Perspektiven für eine bessere Zukunft*, Lüneburg 1995

Zur Psychotherapie bei Menschen mit Intelligenzminderung:
- Hans Peters, *Psychotherapeutische Zugänge zu Menschen mit geistiger Behinderung*, Stuttgart 2001
- Marlis Pörtner, *Ernstnehmen, Zutrauen, Verstehen. Personzentrierte Haltung im Umgang mit geistig behinderten und pflegebedürftigen Menschen*, Stuttgart ^{15}2017
- Silvia Görres, Gerd Hansen (Hrsg.), *Psychotherapie bei Menschen mit geistiger Behinderung. Eine Einführung für Heil- und Sonderpädagogen, Erzieher und Eltern*, Bad Heilbrunn ^{2}1992
- Garry Prouty, Marlis Pörtner, Dion Van Werde, *Prä-Therapie*, Stuttgart ^{2}2009
- Hein Kistner, *LebensWege. Biografiearbeit von Menschen mit Behinderung*, Düsseldorf 2018

Zur medikamentösen Therapie:
- Otto Benkert, Hanns Hippius (Hrsg.), *Kompendium der psychiatrischen Pharmakotherapie*, Berlin ^{14}2023
- Beat Schmidt, Cora Hartmeier, Christian Bannert, *Arzneimittellehre für Krankenpflegeberufe*, Stuttgart ^{7}2003
- Asmus Finzen, Harald Scherk, Stefan Weinmann, *Medikamentenbehandlung bei psychischen Störungen. Leitlinien für den psychiatrischen Alltag*, Köln 2017

Zur anthroposophisch begründeten medikamentösen Therapie:
- Markus Sommer, *Metalle und Mineralien als Heilmittel*, Stuttgart ^{2}2021
- Markus Sommer, *Heilpflanzen. Ihr Wesen – ihre Wirkung – ihre Anwendung*, Stuttgart ^{4}2022

Zur körperorientierten Therapie:
- Monika Fingado, *Therapeutische Wickel und Kompressen. Handbuch aus der Ita-Wegman-Klinik*, Dornach ^{5}2012
- Monika Fingado, *Rhythmische Einreibungen. Handbuch aus der Ita-Wegman-Klinik*, Dornach ^{4}2012
- Alfred Künzler u.a. (Hrsg.), *Körperzentrierte Psychotherapie im Dialog*, Heidelberg 2010 (u.a. zu Embodiment)

Zu Rudolf Steiners Konzept der »unteren Sinne«:
- Karl König, *Sinnesentwicklung und Leiberfahrung. Heilpädagogische Gesichtspunkte zur Sinneslehre Rudolf Steiners,* Stuttgart [6]2020
- Benita Quadflieg-von Vegesack, *Ungewöhnliche Kleinkinder und ihre heilpädagogische Förderung von der Geburt bis zur Einschulung,* Ostfildern 1998
- Henning Köhler, *Von ängstlichen, traurigen und unruhigen Kindern. Grundlagen einer spirituellen Erziehungspraxis,* Stuttgart [9]2019

Zur Kunsttherapie:
- Paul von der Heide, *Therapie mit geistig-seelischen Mitteln. Psychosomatik, Psychotherapie, Kunsttherapie,* Dornach [2]2001
- Rüdiger Grimm, Götz Kaschubowski (Hrsg.), *Kompendium der anthroposophischen Heilpädagogik,* München 2008 (darin vor allem das Kapitel »Heilpädagogische Handlungsmethoden«, Seite 286 ff.)

Zur Heileurythmie:
- Rudolf Steiner, *Heileurythmie* (GA 315), Basel [6]2021
- Margarete Kirchner-Bockholt, *Grundelemente der Heileurythmie,* Dornach [5]2010
- Lasse Wennerschou, *Was ist Heileurythmie? Sieben Briefe an interessiert Fragende,* Dornach [5]2010
- Ursula Langerhorst, Peter Petersen, *Heileurythmie. Ihre Wirkung und ihre wissenschaftliche Bewertung,* Stuttgart 1999
- Julia Bort, *Heileurythmie mit Seelenpflege-bedürftigen Kindern,* Arlesheim [3]1995

Selbstfürsorge

- Aaron Antonovsky, *Salutogenese. Zur Entmystifizierung der Gesundheit,* Tübingen 1997
- Viktor E. Frankl, *Wer ein Warum zu leben hat. Lebenssinn und Resilienz,* Weinheim 2017
- Günther Opp, *Was Kinder stärkt. Erziehung zwischen Risiko und Resilienz,* München [5]2024
- Rudolf Steiner, *Nebenübungen. Sechs Schritte zur Selbsterziehung,* Basel [7]2022

Zu den »Seelenübungen«:
- Klaus Adams, Wolfgang Rißmann, Marko Roknic, *Das innere Gleichgewicht finden. Seelenübungen für Achtsamkeit, Herzenskultur und Willensstärkung,* Berlin [2]2018

Zu Burn-out:
- Fritz Helmut Hemmerich, *Wendepunkt Burnout. Anleitungen für die Praxis. Das Salutogenese-Konzept,* Augsburg [2]2012
- Hilmar Dahlem, *Burnout – Mit der Krise wachsen. Wege zu neuer, individueller Lebensgestaltung,* Berlin 2011

Epilog

- *Literarischer Wochenkalender 2018* mit Texten von Menschen mit geistiger Behinderung, hrsg. von »Die Wortfinder e.V.«, Bielefeld, www.diewortfinder.com
- Peter Selg, *Die Punkt-Umkreis-Meditation des Heilpädagogischen Kurses. Vom werdenden Ich des Menschen*, Arlesheim 2013
- Hans Müller-Wiedemann, *Karl König. Eine mitteleuropäische Biografie*, Stuttgart 2016 (darin Briefe von Karl König).

Adressen

Arztsuche

Deutsche Gesellschaft für Medizin für Menschen mit geistiger oder mehrfacher Behinderung e.V.
Herzbergstraße 79 | D-10365 Berlin
Tel. (030) 54 72 35 54
E-Mail: info@dgmgb.de
www.dgmgb.de
Hier kann angefragt werden, wenn man einen Arzt sucht, der Erfahrung in der Behandlung von Menschen mit Assistenzbedarf und zusätzlicher seelischer Erkrankung hat.

Schweizerische Gesellschaft für Gesundheit bei Menschen mit intellektuellen Entwicklungsstörungen SGGIE
Kehlhofhöhe 1b | CH-6043 Adligenswil
Tel. (078) 950 38 38
E-Mail: info@sshid.ch
www.sshid.ch

Österreichische Ordensprovinz, Barmherzige Brüder
Taborstraße 16 | A-1020 Wien
www.barmherzige-brueder.at

Gesellschaft Anthroposophischer Ärztinnen und Ärzte in Deutschland e.V.
Herzog-Heinrich-Straße 18 | D-80336 München
Tel. (089) 716 77 76-0
E-Mail: info@gaed.de
www.gaed.de

Stationäre Behandlungsmöglichkeiten

Bundesarbeitsgemeinschaft Medizinische Behandlungszentren für Erwachsene mit Behinderung e.V.
c/o Intercongress GmbH, Ingeborg-Krummer-Schroth-Straße 30
D-79106 Freiburg
Tel. (07 61) 696 99-283
E-Mail: bagmzeb@intercongress.de
www.bagmzeb.de

Wohngemeinschaften u. a.

Adressen, die bei der Suche nach Schulen, Werkstätten, Heimen etc. auf anthroposophischer Basis hilfreich sein können:

in Deutschland:

Anthropoi – Bundesverband anthroposophisches Sozialwesen e.V.
Schlossstraße 9 | D-61209 Echzell-Bingenheim
Tel. (060 35) 60 92 10
E-Mail: bundesverband@anthropoi.de
www.anthropoi.de

Camphill Schulgemeinschaften e.V.
Föhrenbühlweg 5 | D-88633 Heiligenberg-Steigen
Tel. (075 54) 80 01-0
Notfall-Telefon: (01 60) 804 49 83
E-Mail: foehrenbuehl@camphill-schulgemeinschaften.de
www.camphill-schulgemeinschaften.de

in der Schweiz:

Anthrosocial – Verband für anthroposophische Heilpädagogik, Sozialpädagogik und Sozialpsychiatrie Schweiz
Beitenwil 61 | CH-3113 Rubigen
Tel. (031) 838 11 29
E-Mail: info@anthrosocial.ch
www.anthrosocial.ch

in Österreich:

Allgemeine Anthroposophische Gesellschaft – Landesgesellschaft in Österreich
Tilgnerstraße 3/2 | A-1040 Wien
Tel. (01) 505 34 54
E-Mail: buero@anthroposophie.or.at
www.anthroposophie.or.at

in allen übrigen Ländern:

Anthroposophic Council for Inclusive Social Development
Ruchti-Weg 9 | CH-4143 Dornach
Tel. ++41 (61) 701 84 85
E-Mail: info@inclusivesocial.org
www.inclusivesocial.org

Therapien

Deutsche Gesellschaft für Anthroposophische Psychotherapie e.V.
Schimmelstraße 29 | D-72622 Nürtingen
Tel. (070 22) 219 90 16
E-Mail: kontakt@dtgap.de
www.dtgap.de

Anthrosocial – Verband für anthroposophische Heilpädagogik, Sozialpädagogik und Sozialpsychiatrie Schweiz
Beitenwil 61 | CH-3113 Rubigen
Tel. (031) 838 11 29
E-Mail: info@anthrosocial.ch
www.anthrosocial.ch

Berufsverband für Anthroposophische Kunsttherapie BVAKT
Ginsterweg 8 | D-37077 Göttingen
Tel. (023 30) 60 66 73
E-Mail: verwaltung-2@bvakt.de
www.anthroposophische-kunsttherapie.de

Schweizer Verband für Anthroposophische Kunsttherapie (SVAKT)
Medizinische Sektion
Rüttiweg 45 | CH-4143 Dornach
Tel. (076) 597 03 03
E-Mail: info@svakt.ch
www.svakt.ch

Österreichische Vereinigung anthroposophisch orientierter Kunsttherapien ÖVAOK
Tilgnerstraße 3 | A-1040 Wien
Tel. (06 76) 421 17 58
E-Mail: oevaok11@gmail.com
www.anthroposophische-kunsttherapien.at

Berufsverband Heileurythmie BVHE
Roggenstraße 82 | D-70794 Filderstadt
Tel. (07 11) 779 97 23
E-Mail: sekretariat@berufsverband-heileurythmie.de
www.berufsverband-heileurythmie.de

Heileurythmie Berufsverband Schweiz
Oberer Zielweg 60 | CH-4143 Dornach
Tel. (061) 701 72 94
E-Mail: info@heileurythmie.ch
www.heileurythmie.ch

Verband diplomierter Heileurythmisten in Österreich
Südtirolerstraße 16 | A-4020 Linz
E-Mail: verband@heileurythmie.at
www.eurythmie-therapie.at